脉动医学大成

MAIDONG YIXUE DACHENG

脉动医学是中国人对人类医学的特色性贡献

许跃远 许睿怡 著

人体疾病万种，不出形气二物，
临床治疗千法，改变病脉唯一。

中医古籍出版社
Publishing House of Ancient Chinese Medical Books

图书在版编目（CIP）数据

脉动医学大成 / 许跃远，许睿怡著 . — 北京：中医古籍出版社，2025. 7. — ISBN 978-7-5152-2873-0

Ⅰ . R241.2

中国国家版本馆 CIP 数据核字第 20246MU555 号

脉动医学大成

许跃远　许睿怡　著

策划编辑　杨淑媛
责任编辑　吴　岥
特约编辑　吴海芳
封面设计　LUCKY
出版发行　中医古籍出版社
社　　址　北京市东城区东直门内南小街 16 号（100700）
电　　话　010-64089446（总编室）010-64002949（发行部）
网　　址　www.zhongyiguji.com.cn
印　　刷　万卷书坊印刷（天津）有限公司
开　　本　787mm×1092mm　1/16
印　　张　33.25
字　　数　805 千字
版　　次　2025 年 7 月第 1 版　2025 年 7 月第 1 次印刷
书　　号　ISBN　978-7-5152-2873-0
定　　价　198.00 元

作者简介

许跃远

男，70 岁，安徽寿县人。幼蒙耳提，中医世家，西医科班。临床 50 载，一生仅挖一口井。

——

世界中医药学会联合会脉象研究专业委员会历届副会长
北京中医药大学临床专家、学科带头人、名医传承工作室负责人、岐黄导师
许跃远中医传统技能传承工作室负责人（北京市中医药管理局）
世界中医药学会联合会回医药专业委员会副会长
广东省中医院指导老师
海南省中医院外聘专家
中华中医药学会中医诊断分会委员
悉尼中医学院医学顾问
新西兰中医学院客座教授
安徽省许氏脉诊第四代非遗传承人
江淮名匠
……
主要著作：《脉神》《大医脉神》《象脉学》《许跃远现代脉学精华》
发表经脉论文十数篇

许睿怡

女，39 岁，硕士研究生，许氏脉诊非遗传承人。

出版说明

自汉晋仲景、叔和之后数千年，再无扁鹊先贤们“隔垣内照，洞微膏肓”之脉学盛况；现代医学手术去除病变组织器官和常年维持控制治疗，给患者身心带来较大伤害，给医疗开支带来巨大压力，发挥古今医学各自优势的医学新模式的探索显得尤为重要，而脉动医学便是一种在脉动视野下对一种新型医学模式的探索。

神农学派和岐黄学派是古中医的两个学派，其中神农学派著作以《神农本草经》为代表，而岐黄学派著作包含了《黄帝内经》《阴阳十一脉灸经》等，而扁鹊、医缓等古中医名家通过经脉构建了“隔垣内照”的脉诊机制和体系，将岐黄经脉学派推向高峰，后因种种原因暗昧沉沦了数千年。许氏脉动医学包含经脉诊断学和脉动治疗学，荟萃与整合了古今医学智慧，继承扁鹊经脉学派内容，同时还原中医经脉的现代医学科学地位，阐明经络及其调控的原理，细究其本质，则是在脉动视野下的一种医学新模式，所以是医学上一部极具意义的著作。

本书作者许跃远，20 世纪 50 年代生人，回族，安徽寿州人。中医世家出身，后西医院校毕业。编者们秉承继承发扬传统医学的原则，竭尽全力配合作者工作，希望将此部有特殊意义的著作敬献给有缘读者，但是因为作者所处年代教育及家族环境等因素，其行文风格和言语用词较为特殊。诸如有时将文言和白话用词“融为一炉”，同时，由于本书的内容新颖特殊，言语组织上有时略显艰涩，其中也包括一些特殊词汇的含义，比如海许氏区，海氏区原指人体体表存在与脏腑对应的反射区域，因为许老师在临床上还发现部分其他反射区，故本书作者将两者合在一起，统称为海许氏区。再如脏腑脉晕，周学海等医家认为是脉外干扰因素，而许老师结合临床认为是脉象中脏腑脉气、脏腑内病灶脉气及病灶的病理脉气在寸口呈现的脉学形态。

总之，编者们希望将有助于中医传承创新的著作尽可能挖掘出来以飨读者，本书便是一部承古通今，具有创新性和潜在价值的医学著作。但是由于历史环境以及编者的水平有限，书中不免有诸多不足之处，欢迎各位读者批评指正。

作者导言

幼蒙许氏经脉非遗耳提，庭饮岐黄上池甘露，成年西学洗礼，再业医50年，古稀有感点滴："人体脉动有海量的医学蕴藏。"故潜心于脉动医学研究，并借此书博文或管窥脉动玄机。

中医学的经脉之谷具有5000年积淀，广大悉备、研究极深且精彩纷呈。因而，作者将人体经脉医学和寸口医学两部分内容合二为一著《脉动医学大成》。这两部分内容都是关于人体脉动的医学科学。经脉诊断主旨研究人体表皮微脉动、真皮小脉动、皮下中血管脉动与机体相关的疾病学、症状学、治疗学内容。脉动治疗学主要阐述改病脉而达病愈的临床医学模式。

《脉动医学大成》研究人体表皮、真皮、皮下脉动及其医学内涵，补缺和完善了中医疾病诊断学、症状辨证学及人工干预脉动的临床医学模式，在西医B超、CT、磁共振和检验室诊断疾病之外，诠释脉诊这一徒手诊断疾病并与仪器类比的技艺，研究西医需长期用药的疾病而中药可以短期治愈，或在手术之外探究通过针灸调控或中草药干预而自愈的机制和技法。

其中，经脉诊断学部分研究经络脉动和穴位脉动的感循技法，真实感循经脉、络脉、经穴及其路径，并以病脉脉动的态势为依据，剖析脉动中的脏腑形态、病灶形态、病理图腾以及体质学内涵，阐释脉动具有现代医学疾病诊断效应、症状学辨析效应、治疗学验证效应，实现中医脉诊诊断现代医学疾病（比肩西医B超、CT洞察人体脏腑的徒手模式）。

脉动医学在人体脉动中的"形与气"研究方面执牛耳，荟萃与整合古今医学智慧，还原循经感传、"是动"为穴、"以痛"为腧这是古中医人立论经脉的初衷并指导临床运用。阐述经脉、经络和穴位的感触技法及穴位、经气的指感形象，确立人体经脉结构与穴位的解剖实质，还原中医经脉的现代医学科学地位，阐明经络及其调控的原理并确立：疾病是机体神经调控与体液调控失常的结果，人工再干预经脉具有再调控的愈病效应并实证经脉结构及其构架的模式是人体第三调控系统。

有专家说"中医不科学"，本书作者坚决反对并认为：中医的科学性体现在古中医人对体表第三调控系统的发现，体现在对辨证施治而离散疾病的高维思维，体现在人体脉动要素中相关医学内涵的诠释，体现在经络结构的神经调控以及伴行血路的体液调控以及体表联系内脏的免疫网络的建立，临床中具体又体现出"西医可为我亦为之，我之所为西医难为"的阳春白雪。作者很现实地告诉后学：西医外科思维仅是抛弃病脏，内科思维仅是对抗和终身服药维持。世界医学应该添加中医思维，这是因为中医思维——病症统揽、生态诊疗、重病慢愈、中病小病速愈、难病预防并与之相伴，尤其强调人体生态。

童年耳濡目染，家人们寒衣陋室为百姓诊治疾病，所用的药物仅是田间地头所采集，所用的工具也仅是针和瓶瓶罐罐而已，如此简陋的环境却能保一方百姓平安。

书中感循经络脉动、穴位脉动、寸口脉动以及据经、据络、据病、据证等一系列用针、用药技法多出自作者的传承、发现与学习及其临床实践。绘制的人体经脉图实为人体经络真实布列，更适用于临床诊治，同时也系统解开经脉、经络、穴位实质的千古之谜。作者关于经络、经穴及其功效便于定位、记忆和临床实操及其命名的理论均源自人体生态理念并符合现代医学科学认知。

脉诊是医学诊断学的第二视野，脉动医学是中国人对人类医学独具特色的贡献，是与现代神经医学和体液调控并驾齐驱的第三医疗模式。在中国五千年文明史中，神农尝百草，针砭刺病躯相当于人工神经和体液外调控，如此大实验、大数据，史无前例。破译脉动医学海量信息，道出脉动医学人体试验与小白鼠试验的不同，彰显人类医学的生态性、科学性和临床实用性，是人类医学的原生态医疗模式。当代医学偏重于仪器诊断却忽略了脉动的徒手技能，中医以气化病，至今难窥经脉实质和疾病诊断，两种背离的思维体系暗昧了人类原生态的医学宗旨，本书将其有机契合。事实上，岐黄经脉学派在两千年前已经具有脉诊观内的记录，只不过其传人被不良的竞争手段暗昧。作者从手法感循、古典记载、解剖证实、临床验证等多方面探究人体脉动，并以一位临床医生的单薄之力演绎脉动医学新模式。

脉动诊治是中医乃至中西医的“神仙手眼”，虽非能弥纶天地之道，但她是人类原生态医疗与人工智能相比肩的医学科学。可以想象脉诊三分钟诊断与各类仪器类同甚至还有他知，针刺类似于加强版的神经调控，草药治病和辨证的理念相当于体液再调控，中药的归经研究早已先于靶向治疗，如此之医道将有无限的生命力。脉动医学将铸就呵护生命的白衣天使神仙手眼、绝技在身、游刃有余于临床且知来藏往、出类拔萃。

假如，中医人敞开胸怀重新认知脉动的医学科学或参伍以变，则中医人将一改颓势且东学西渐，假如西医参悟中医思维，那么过度干预人体的思维将会被反思。人类医学若是中西医学并存的模式，则这位医学巨人双足则是现代医学与传统医学，三指类如仪器设备，针药并举类如内外学科。

北京中医药大学是中医学子的天堂，中医领军人才、华佗班的教学建设将开启中医再创辉煌的里程。两届特批临床专家的举措，已造就百家争鸣的学术气氛，学究们是需要添加点“天马行空”的成分，但这将为广大学子带来品类丰盛的知识游目。徐安龙校长和谷晓红书记也是我结缘北中医的伯乐，两位学富五车、已登道岸的大家，不弃我学识浅薄，给了我勤能补拙的发展空间，再次感恩！

许跃远

北京中医药大学

2024 年 5 月 1 日

目录

脉动医学是中国人对人类医学独具特色的贡献

第一章 脉动生命科学

第二章 经络研究

第三章 经与脉研究

第四章 经脉线的感循

第五章 经脉诊断荟萃

第六章 据寸口脉辨病症

第七章 经脉治疗学

第八章 临床修脉

第一章

脉动生命科学

脉动医学是中国人对人类医学独具特色的贡献

一 脉动：生命的交响乐

人是脉动的生命体，表皮、真皮、皮下分布着纵横交错的脉动线：分布于真皮的纵横脉动线古中医人将其构思为经络，至今科学界仍在用许多手段试图破解经络这一秘密。事实上，我们忽略了经脉的“显微镜”和“解剖刀”——脉诊，打开尘封的史册，通过“把脉”中的“是动”让您犹如穿越时空来聆听作者与岐黄诸圣的丝丝“耳语”。

表皮纵横脉动线是神经调控与体液调控的载体，又是人体免疫网络。手触表皮微涩的脉动线——古中医人称其为孙脉；真皮纵横交错的脉动细线被古中医人称之为经络；关节曲处脉动为三种脉动线“同窗”的形式，古中医人将其统称为经脉。体表三层或者说三种不同粗细的经与脉，构建成人体有机的生命乐器。脉学家三指轻抚脉动的“琴弦”，感触其脉动态势或感循其经脉线路，可以探究人体病症。针灸学者拨动“琴弦”（针灸、刮痧、按摩）可以原生态地调控人体生理、病理，这是中国人诊治人体疾病的智慧。

六淫、七情、虫伤、感染、外伤都会导致人体脉络的不通并影响生命音符的音素，而脉学家可以触脉诊病，感知疾病脏器、病灶、病理并运用针灸与汤液打通脉络、调控病痛，这与现代医学神经及体液调控如出一辙。脉诊：赋予其“证”的内涵则专注于“脉气”，体察人体证候，辨证施治；赋予其“病”的思维则强调“隔垣内照，洞微脏腑”的脏腑成像，传承者可以比肩 B 超、CT，而“辨病施治”将是人类生命科学中具有生态意义的全科医疗。

图 1.1 是人体生命乐器的示意图，该图让我们理解脉诊经脉而诊病症，调控经脉而

达祛病的道理；在经脉上浮取，三指轻抚七音音节，对应感循人体头、颈、胸、上腹部、中腹部、下腹部、盆腔七个气血单元，就能洞悉人体而“隔垣内照”，并与B超、CT成像类同。假如我们仅获取脉气，浮、沉、迟、数、大、小、有力、无力用于人体体质学辨证，寸口脉沾手即知症状。

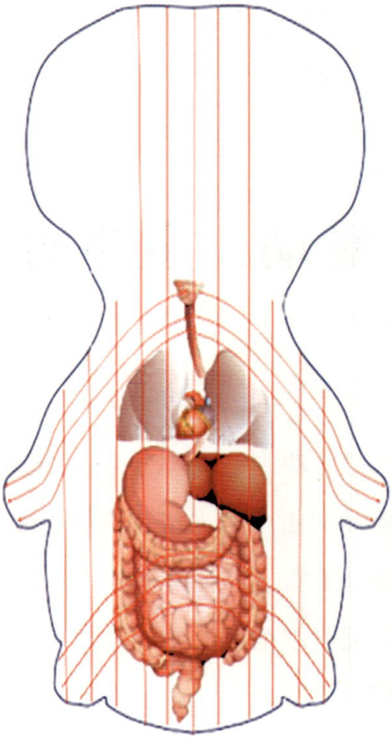

图 1.1　经脉纵横，可诊断病症也可干预疾病

人体这部发音的乐器——心脏为振荡器，血管为琴弦、穴位为音符，经、脉、穴演绎出人体脉动的医学体系，暗合现代医学的神经调控、体液调控以及免疫网络布列。上工候脉感触皮肤的微血管和小血管（在表皮与真皮），获取微、小脉动中的“络结”，知悉经络终始现象并透视内脏病灶。中工候脉感触中血管（皮下），辨识脉气，知悉体质，以证离散疾病，而其少数脉诊佼佼者可感知“脏腑、病灶、病理脉图腾”，甚至诊断人体疾病，比肩理化诊断设备。下工候中血管“脉气”，获取人体症状学内涵而辨证施治。脉动诊治技法的上工技艺则如神仙手眼，出类拔萃于中西临床。

现代医学关于人体仅存在神经与体液调控机制的认识并不全面，人体经脉结构是神经与体液调控异常的前提下发挥再调控的第三结构与机制，就人体的健康来说这更重要。脉动医学有“见垣一方人”“一拨云天之应”的传说。21世纪，将哺育出千千万万位智慧型的扁鹊、余跗，而他们将更精于“隔垣内照，洞微膏肓”。古中医早在春秋时期便可内观脏腑，如今她浴火重生，凤凰涅槃。

作者第一夙愿：中医药大学的教授都是长桑君，其学生皆为扁鹊。第二夙愿：对人体经脉有认知的同仁协助起来，在全国各地、在世界各国大兴脉动诊治的岐黄医技。

二 经络：人体第二脑皮层

大脑借助神经、血液循环司理人体生理、生化代谢。皮肤与五官却是大脑感知内外的触角，脑皮层与皮肤恰如生命的两极，同时肩负着司理生命机能的重任。解剖学形象地描述了脑皮层中存在与人体类似的感觉和运动侏儒，就是这个酷似外星人的脑侏儒（图 1.2）时时刻刻司理着身体各脏腑的机能，谁的使用频率高，谁的功能精细，则皮层对应的侏儒躯体就发达，原来人体被外星人脑侏儒所控制，躯体及其内脏只是脑侏儒的附庸和子民。而皮肤存在的经脉与络脉恰是脑皮层撒出的网，将人体内脏通过皮肤网络在自己管辖的范围内，其中横行经脉为脑皮层联系人体的神经和血管，纵行络脉则为横行经脉的连接支脉，经与络的纵横布列，将完成大脑、皮肤、内脏的有机连接，完成人体神经、体液、免疫的网络布局。脑皮层神经控制着血脉调控人体生理，而当其异常时人工干预皮肤经脉则可以再调控机体病患，这与直接刺激大脑功能区域，机体出现应答如出一辙。同理，病灶的信息一方面传递到脑皮层，另一方面在皮肤经脉上出现敏化的穴位和区域，干预穴位临床出现的效应与刺激脑皮层功能区域类同。经作者研究发现，穴位的实质就是皮肤中穿支小血管和穿支小神经末梢，这种神经末梢没有髓鞘，网格状地布列于皮肤表层和真皮层，且联系于内脏和大脑。统观经穴的布列态势：横看是人体神经节段的表皮、真皮穿支，纵观是中医经脉循行线路。

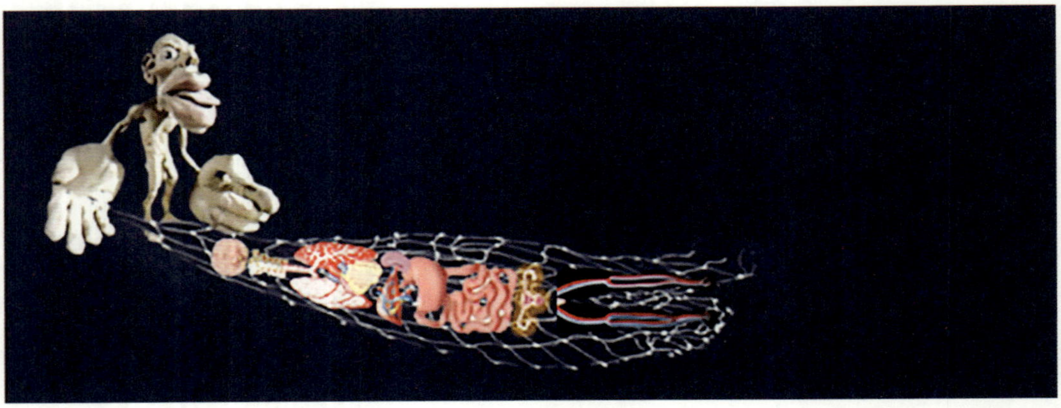

图 1.2　脑侏儒示意图

科学家用微电刺激脑侏儒的不同部位可以干预或调控人体对应的脏器，而刺激人体皮肤同样具有干预和调控人体脏腑机能的功效，尤其在人体疾病时针刺皮肤特定部位（穴位）更有临床效应。几千年来，中国人在自己的身上进行过不计其数的针刺实验，发现经络循行路线、独创针灸学科。

经脉这种人体神经和血管构建的光缆，它载荷着机体向中枢输送的信息，又传输着中枢对机体的各种调控指令。人体脏腑不论大小，不论结构复杂与否，其构建总是神经与血管并行的模式，而中国古代医学家选择饮上池水的手感循皮肤上的这种结构，立说经脉并构思经络循环，这条经脉承载着中国医学5000年的智慧，如今她如同长江、黄河般繁衍出滔滔不绝的华夏文明（图 1.3）。

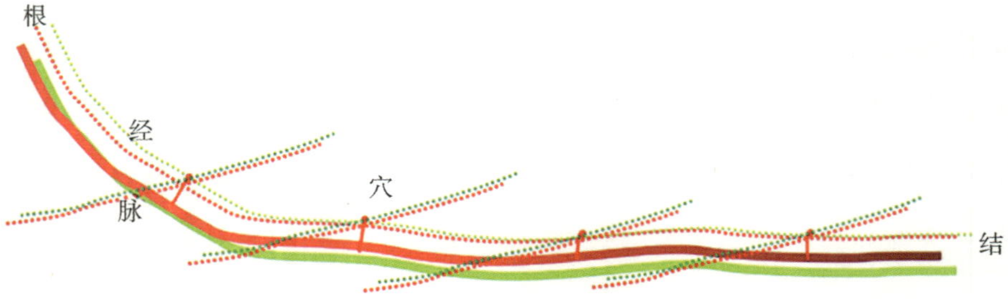

图 1.3　一条经脉演绎世界的医学模式——中医

注：红线表示为人体皮肤（表皮、真皮）血管的纵横布列，绿线则为皮肤（表皮、真皮）小神经的纵横布列，纵横交叉则为经穴。

表皮和真皮分布着微、小血管和没有鞘膜的微、小神经，且因为这些没有鞘膜的微小神经彼此间的接触和缝隙性连接，将人体皮肤构建成类似于地球仪似的经纬线，形成与大脑皮层相对应的调控结构，针刺或拨动皮肤经纬线上密集的触发点（经穴），随即调控脏腑、祛除病痛的效应就会出现。这是继西医神经与体液调控理论之外中医人发现的人体第三调控结构和系统（图 1.4）。

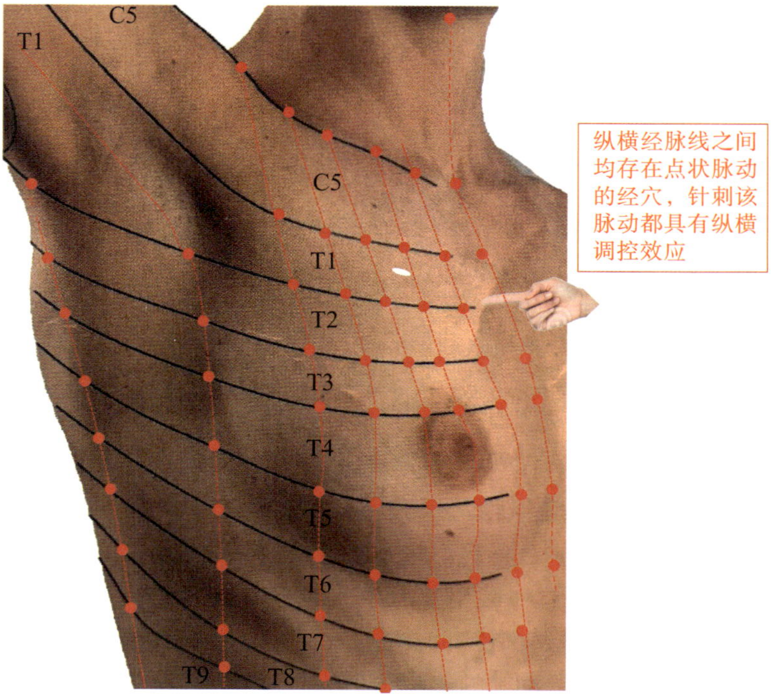

图 1.4　人体第三调控结构和系统

作者脉诊人体经脉且发现体表经脉真实存在（诚然经脉乃至经脉医学是古中医扁鹊学派的构建，至今现代医学仅有局部解剖的点滴涉猎）。当我们用水平的眼光去观察经穴的布列态势时，我们会吃惊地发现经穴的横列与人体脊神经、血管真皮支的布列完全重叠，而横列的真皮支神经、血管发出的纵行皮支却与中医的经脉循行线相重叠。这种巧合暗示出祖国医学的经脉循行线路就是人体皮肤的神经与血管结构，就是现代医学神经与体液调控的结构。而岐黄医术几千年来演绎的针灸术、按摩术完全是人工调控人体神经与体液的模式。

手术这种放弃脏腑的模式和西医维持治疗等方法并不是治疗疾病最完善的技法。

相反，针灸和汤液疗法有机结合，在临床中能解决许多疑难问题。作者研究发现：临床真正针刺到经穴其疗效非凡。作者在临床中经常运用经穴的气化针法，可以在3分钟内令体表的小肿瘤明显缩小，可以快速令患者退热，可以令肿大的脏腑体积缩小。

当前人类医学貌似先进但许多疾病并未彻底治愈，如，癌症的生死参半、三高症的终身服药……中医认为：人类疾病只有表、里与半表半里三病，寒、热、虚、实四证。千百年来中医人运用它祛散疾病，“辨证施治”亦可取得桴鼓之效。假如，兼取中西之法可谓病症同治。作者认为人体仅有四病：进化不足、自然老化、外因干预、内因易感。而人体与生俱来的体外调控结构将每时每刻地期盼着它的医生触碰按钮，干预病痛。深入研究经脉的干预技法则能游刃有余于临床且执简驭繁，这应当是人类医学的原生态。

中医的岐黄学派以针刺作用经脉，神农学派以大自然的中草药调控脏腑气血，均存在直接或辅助调控人体神经和体液的作用，均是疾病治疗的重要手段。如果说中医人加强岐黄和神农学派乃至脉诊知病的技法研究（将仪器诊断仅作为参照依据），则中医更具特色，中医人的前景更辉煌。

中国医学的大思维应当构建于中西医之上，既有传统医学的传承又有现代医学的兼取，并以此碰撞出创新思维。而据脉诊断、改变病脉治病的脉动医学模式将是前景广阔的生态医学科学。

三 中医的科学性

中医学是一门研究人体生理、病理、疾病诊断与防治以及养生康复的传统医学学科，至今已有数千年的历史。中医基础理论、临床诊治、预防养生三大部分构成了中医学完整的理论体系。她是中国人民长期同疾病作斗争的经验结晶，为人类医学的发展作出了巨大的贡献。

（一）经络学说

中医基础理论诸如八纲辨证、脏腑辨证、病因辨证、六经辨证、卫气营血辨证、三焦辨证等多种辨证方法及针灸学均以经络构架为基础。经络结构不明，中医自然备受不科学的质疑？事实上，经络结构经笔者几十年潜心研究后发现：经络结构就是人体皮肤内的小神经、血管，这种纵横走向的结构被古中医通过脉诊感循而发现。布列于经脉循行线上的经穴完全是人体皮肤浅层的小神经、血管的穿支结构，而以经脉构建的脏腑说、卫气营血说异曲同工地道出现代医学有关人体神经与体液调控的内涵。

经络：历代中医经典均有著述，如《黄帝内经》《伤寒杂病论》《针灸甲乙经》《针灸大成》等。《素问·皮部论》言："欲知皮部以经脉为纪者，诸经皆然。""凡十二经络脉者，皮之部也"。张仲景《伤寒杂病论》就经络、脏腑的脉象这样说："脉分三部。浮部分经，以候皮肤经络之气；沉部分经，以候五脏之气；中部分经，以候六腑之气。"脉诊的浮部候经络之气？作者理解：①脉诊浮取可以感知经络之气；②经络结构在皮肤？因作者是安徽省许氏脉诊非遗传承人，已就人体皮肤经络问题通过脉诊感循潜心研究几十年，结果让作者大吃一惊！原来古中医论述的经络结构真实存在于人体皮肤：十二经脉、奇经八脉均为真皮内小神经和小血管，经络结构在真皮内的布列均与人体脊神经真皮分支及其伴行小血管走向完全一致。也就是说，中医的经络结构就是现代医学真皮内小神经、小血管结构。只不过西医通过人体解剖，而中医先贤通过手的感循（脉诊是动）而认知。脉诊感循经络是借助真皮脊神经伴行的真皮小动脉的脉搏而感知，并且手指感循下，经络是纤细的脉动线（神经皮支的脉诊感觉是线形脉动）。

现代医学认为人体存在神经、体液两大调控系统以及以此结构运行的免疫网络。事实上，中医经络之网就是人体真实的气血之网、免疫之网。中医十二正经布列在四肢皮肤，与现代医学神经、血管的皮支分布完全相同。也就是说现代医学提出的神经、体液调控理念，中医人在战国时期就已经掌握并利用针刺该结构的方法，践行于临床了。人体疾病将导致人体神经与体液调控乃至免疫网络发生紊乱，而中医人却发现此时人工干预经络，包括针刺、刺血等技法可以治疗疾病，可以再调控人体神经、体液以及免疫之功能。这是中国人对世界医学的贡献。

横看中医经脉，她完全是人体神经、血管的真皮支；纵看经脉，她完全是中医的传统经脉线路。中医先贤将皮肤神经与伴行的血管称为经脉；经就是神经，脉就是血脉。而构架经络理论的脏腑、卫气营血等学说，言明经络为人体皮肤内卫气（免疫）之网。因此，现代医学认知的神经与体液调控以及以此结构构架的免疫网络与中医的经络构架完全是一回事，如此之科学还不令令人汗颜?

当人体经络之网被证实为人体皮肤神经、体液、免疫之网时，中医的各种辨证理论与现代医学理论自然接轨。世界人都知道中医经络之网（人体神经、体液、免疫之网）在战国时期已经发现并运用于临床，中医人很早认识了中药归经，直到近代和现代医学才有靶向药物的发现与运用于临床。

实践是检验真理的唯一标准，中医学的理论都是从实践的总结，然后又上升到理论，再用这种理论去指导临床实际工作。中医的经络循环说，就是早于现代医学的科学。

（二）中医诊断

中医诊断主要以望、闻、问、切为方法。而精巧的切脉却在短暂的几分钟内，以平脉为标准，检索脉动 20 余种脉象要素并以此为依据，具体剖析人体体质学之异常；再以无形为参照，搜索脉动中脏腑之形、病灶之形、病理之形，以达到 B 超、CT 等影像诊断一样的精准度。或复诊时再采集脉动之形气，比较首诊、复诊二次脉气或脉图腾的改变，判断眼前该患者病情向愈、有效还是无效，对处方做出合理的调整。如此往复最终治愈了该病。

由外及内的望诊，病人自身感受的问诊，极具临床经验的闻诊，以及类比西医 B 超、CT 精准度的中医脉诊，他们将其有机地结合，这就是科学的生态诊断技法。

（三）临床诊治

中医的诊治皆为生态模式。强调个体化治疗，一人一方，一则因时、因地、因人、因证、因症，而制定方案；二则随证随症加减，根据患者具体情况随时调整治疗方案。中医治病“一人一方”，这种个体化治疗模式为中医“辨证施治”的基本原则，即针对每位病人的病情，选出最佳的治疗方法，达到疗效最佳的目的。以个体化医疗为基础，是针对每一个病人的具体病情，正确又精确地应用适当的治疗方法，包含精准临床据脉辨证、精准据脉诊断体质和诊断疾病、精准的临床治疗三个阶段。而因人而异地把脉、针灸、开药则是具体的临床实践。精准医学强调患者的最大获益，使传统的医疗模式走向整合化，治疗上具有明显的针对性，对个人提供疾病预防、筛查、诊断、治疗和康复计划，高效配置了社会医疗投入，以最小资源投入获取最大健康保障。精准医学有重大的社会经济学意义，可以有效控制不合理药费支出，提高疗效，降低药品不良反应，减少因此引发的额外医疗费用支出。对我国的医疗发展具有很深远的现实意义。

（1）讲究无药为上医：人体生命结构之完美，生命力量之强大，远远超过我们的想象；蕴藏在生命中的自愈力量会治愈人体疾病，而高明的医生将利用自己的医学知识因势利导帮助患者恢复健康。体内或体表，引起人体疾病的生物有原生动物、线形动物、扁形动物、节肢动物，还有可能是某些细菌、真菌、病毒等。中医人暂时没有把主要精力放在病原体研究上，而是非常注重疾病传播途径以及人体对疾病的反应，这种以自身不变应万变的思维在科技飞速发展的今天也彰显出高智慧。

作者研究发现：门诊几乎一半患者均为脊柱相关性病变；临床各种疼痛、各种骨骼、肌肉、筋膜、神经等病患采取针灸干预可以完全而快速地解决这类问题。这是因为人体的直立而导致许多疾病：人体内脏挂在脊柱上，脊柱两侧的肌张力不等（固定模式的肢体训练）可以导致椎间隙不等、受力不均，各脏腑神经均布列于椎间隙，于是神经的压迫、脏腑与肢体的功能障碍均因此而发生。如此说来，中医的针灸对世界医学的贡献将占 50%的分量，甚至更高。

（2）强调整体观：中医认为人与自然、社会环境之间均有密切关系，只有人体与自然环境、社会因素协调一致，才能保持最佳健康状态，反之则易导致疾病的发生。中医还认为人是一个有机整体，各个脏腑、经络、肢体（肢骸）、官窍等，在生理上相互联系，相互制约；在病理上相互影响，相互传变；中医这种注重人体自身及与自然、社会诸多因素相关联的整体观，无疑不谋而合于当今所倡导的“生物—社会—医学心理学模式”。

（3）辨证施治：辨证论治是中医诊断和治疗疾病的基本方法，包括辨证与论治两个部分。其中辨证是指将通过四诊（望、闻、问、切）收集到的临床症状及体征，在中医基础理论指导下，进行综合分析，辨明机体在疾病发展过程中某一阶段病位、病性、病因和邪正关系等（证候）。论治则是在辨证结论的基础上，确定相应的治疗原则及方法。证候既可以表达某一疾病某一阶段的特征，又可以指多种疾病在某个阶段呈现的共同病理特征，所以中医治病着眼于证的异同，同一种疾病不同证候，治疗方法不同，不同疾病，证候相同，治疗方法则相同，这就是所谓的“同病异治”和“异病同治”。中医辨证是以中医病证辨识为基础，在问诊、望诊、闻诊、切诊等诊断手段的基础上，定位疾病，再综合运用中药、针灸、推拿等治疗方法，精确地施以治疗，达到扶正祛邪、平衡阴阳的目的。辩证思维也是中国古代哲学思想的另一个重要内容。传统中医理论认为，人体生命活动和疾病发生发展都是一个动态变化的过程，这个过程中存在着各种对立又统一的因素，如阴阳、五行、六气等。这些因素之间既相互制约又相互促进，既相互协调又相互转化，从而推动人体生命活动和疾病发生发展的进程。因此，在研究人体生命活动和疾病发生发展时，要从动态出发，考虑事物的变化趋势和规律，把握事物的内在统一性和矛盾性，区分事物的主要方面和次要方面，确定事物的本质和特征。在临床诊断治疗时，也要从动态出发，根据人体内外环境的变化情况，及时调整诊断和治疗方案，达到因时制宜，因势利导的目的。

（4）中医循证：相对西医而言，中医循证医学实践有他独到的地方，强调医疗决策建立在医生长期临床实践经验以及临证患者的认可上。有经验的中医，制定诊疗方案主要依据历代医籍记载的名家经验和现代中医临床研究。这种经验是历代医家经千百年反复验证的临床经验与集体智慧。以古今名医经验为线索和起点，开展高水平的临床研究，是提高中医循证医学实践水平，从而提高整体临床水平的重要途径。

（四）中医养生理念

中医上的人体体质认知是指人体在先天禀赋和后天获得的基础上所形成的形态结构、生理功能和心理状态等综合而稳定的固有特质，是人类在生长、发育过程中所形成的与自然、社会环境相和谐的个性特征。中医养生就是指通过预防疾病、增强体质、颐养生命从而达到增康延寿的目的。

人的健康标准其实很简单：管理好体重，参照20岁的标准，坚持一生呵护。因为，20岁的人体是代表人来到这个世界并在生长中与大自然共振最终达成的原设计图纸。此时的体质以及心脏、骨骼、肌肉、脑力是适应人一生最原始最合适的配置。有不少人，到了中年，体重不知不觉中增加了原体重的几分之几，于是人的体质、心脏、骨骼、肌肉、脑力等都要适应这种改变，并付出不应有的代价。

中医的养生源于古人的智慧，时至今日，古人们最具发言权。《黄帝内经》载："上古之人，其知道者，法于阴阳，和于术数，饮食有节，起居有常，不妄作劳，故能形与神俱，而尽终其天年，度百岁乃去。今时之人不然也，以酒为浆，以妄为常，醉以入房，以欲竭其精，以耗散其真，不知持满，不时御神，务快其心，逆于生乐，起居无节，故半百而衰也。夫上古圣人之教下也，皆谓之虚邪贼风，避之有时，恬淡虚无，真气从之，精神内守，病安从来。是以志闲而少欲，心安而不惧，形劳而不倦，气从以顺，各从其欲，皆得所愿。故美其食，任其服，乐其俗，高下不相慕，其民故曰朴。是以嗜欲不能劳其目，淫邪不能惑其心，愚智贤不肖，不惧于物，故合于道。所以能年皆度百岁而动作不衰者，以其德全不危也。"这是古人对养生的高度概括。

疾病预防方面，《黄帝内经》曰：故圣人不治已病，治未病；不治已乱，治未乱，此之谓也。夫病已成而后药之，乱已成而后治之，譬犹渴而穿井，斗而铸锥，不亦晚乎？这种强调预防疾病的思维当是后学楷模。战国时期神医扁鹊，经常为王爷治病，医术很了得。魏文王就问扁鹊：你家的三个兄弟都精通医术，那谁最为厉害呢？扁鹊就答道：自然是我大哥最厉害，然后是我二哥，最后才轮到我。魏文王很好奇，问他：那为什么你名声最大呢？扁鹊回道：因为我大哥看病是在别人病发之前就将病人医治好了，所以别人感受不出来，因而他的名声只限于我们家里。我二哥则是在病人病情刚发作时就将其医治好，所以名气只在乡间。我则是只能在病人病情严重时医治，还要下药、把脉、插针等手段，故而外人都认为我的医术很高明，名声也大。《汉书·艺文志》载："有病不治常得中医。"看到这些内容，作为当代医生的我们，应当感到内疚。

几千年前的中医就能领悟到治未病的重要性，就能有"有病不治常得中医"的高论。相比之下，当代的医生动不动就用广谱抗生素，甚至加上激素，如此力求快速愈病，事实上，我们每天都在人为地制造耐药病株而忽略机体的自愈机制。久而久之，人类会付出代价。近年来，世界各地的大规模疫情传播，再次提醒人类：在病因学研究的同时，要更关注疾病传播的媒介以及人体的不良反应而找到更科学更廉价的应对措施，中草药在这种环境下逐步成为热点。

几千年前，中医人以大自然馈赠的中草药，以及针刺等生态手段呵护身体，懂得治未病这种朴素而又科学的思想观念，这是多么智慧的理念，又何言中医不科学？

（五）中医阴阳学说

中医阴阳说是依据对生活与自然的观察而立说。阴阳说早在夏朝就已形成，并认为阴阳两气是天地万物的本源。阴阳相合，万物生长，在天形成风、云、雷、雨各种自然气象，在地形成河海、山川等地形，在方位则是东、西、南、北四方，在气候则为春、夏、秋、冬四季。人们都会体会到白天与黑夜的阴阳互换，一年四季冷暖的变化。当然中国古人研究阴阳并不是那样简单；他们建立起观宇宙、观日月、观大气、观季节、观动植物的生长以及认知生命的哲学思维，这种空间与生命的"连理"关系印证了古中医人的大智慧。地球巡天 24 小时，28 星宿受到人们的检阅，而站在人本位的角度来认知生命，古人自然要把人与自然联系起来思考。天之四象，人有耳、目、口、鼻为之对应；地之四象，人有气、血、骨、肉为之对应；人又有三百六十骨节以应周天之数；所以天有四时，地有四方，人有四肢。如此之造化并不是偶然的巧合，而是自然的和谐状态。仲景的六经辨证描绘了人体阴阳表里思维：太阳经、阳明经、少阳经、太阴经、少阴经、厥阴经在机体也暗合了日月星辰间那种彼此枢转的关系。

（六）中医五行学说

中国古人对自然的观察与研究而建立“五行说”。古人发现北斗星的斗柄指向具有规律性变化：当斗柄指向北方的时候，进入冬季。当斗柄指向东方的时候，进入春季，当斗柄指向南方的时候，进入夏天，当斗柄指向西方的时候，进入秋天。如此循环往复，于是以人为中心的斗建五行学说从此建立。五行这种无限循环，生生不息的相生、相克、相侮、相乘和辨证关联，构建出中国古代哲学思想。

让人惊叹的是中国古人还将这种对大自然的认知扩展到生活的每一细节，每一角落。万物五行属性的归类，生克制化的关系，逐步升华到让整个学说的充盈与丰满。此时的五行不单可以特指某种自然物，而且上升到具有属性或功能和现象的代称或符号。五行的特性也成为分析、归纳各种事物和现象的属性及研究各类事物内部相互联系的依据。《尚书·洪范》对五行特性做了经典阐述，形成后世对五行特性阐发的主要文献依据。《汉书·艺文志》中也有关于古中医人运用五行学说将中草药分类的内容。《伊尹汤液经》中就记载了五行脏腑与五行中草药之间的关系，创建经方学派。虽然该书遗失，但张仲景的《伤寒论》及道医书《辅行诀》有所传承并沿袭至今。

古中医人以口尝身受的具体实验，研究出中草药的四气、五味及其特性，并研究自然风、寒、暑、湿、燥、火六淫之气与人、与药之间的辨证对接，构建出温和的医学思想和临床干预模式。汤液疗法直至今日仍然是中国人乐于接受的用药方式。

中医思维的临床辨证，这种几千年来的临床经验不应被低估，她的巧妙之处就在于这种临床思维所涉及的高度与广度；医生无需全知患者的疾病，因为疾病的最终结局在体质上也就是寒、热、虚、实四证。在脉象上也仅是浮、沉、迟、数四纲。也就是说不管人体疾病千万种但其最终的结局就是寒、热、虚、实四证或阴阳，表里两病。他们不去追溯疾病的病因却十分在意病因传染于人体的媒介，不去研究疾病的病种，更着意于疾病后人体出现的证候。因为他们智慧地懂得病原微生物不断产生且千变万化，研究的投入很大甚至无极限，获益却很小，故转而选择有效地避让邪气，远离风、寒、暑、湿、燥、火的传播途径，这就是智慧。临床实践中，中医人更注重重病后人体的机能反应，据此来就地取材进行治疗，取一些田间地头的草药就可以完胜疾病的袭扰。这在现代医学高度进步的今天，也彰显出中国人的智慧和中医的科学涵养。

四 回眸古代医学与岐黄医技

古中医学源自神农本草和岐黄医学两大流派，《黄帝内经》《伤寒论》为两大医学流派的早期遗存。脉动医学，是医者通过脉诊诊断疾病，司外揣内以候藏象的方法。

世界各国传统医学，如古希腊、古埃及、古印度医学都有通过脉搏诊断疾病的记录。近年出土的十一脉简帛医书是世界上现存最早的医学专著，其关于人体体表脉动及其脉诊，内容的记录早于《黄帝内经》。

经络在中国古代最初被称为“脉”，后渐分为经脉和络脉而统称为经络。人体大小动静脉遍布四肢百骸，而四肢、躯干、头面部脉动被古代医学家作为诊断疾病的媒介，这种医学思想在中国秦汉时期已经形成。

经、穴、脉的状况是中医诊病与辨证的指示灯，同时经穴中以作为治疗的靶点，这些都是关于脉动的学问。睿智的中国人敏锐地察觉到经脉的临床数值与经脉结下不解之缘，这与经脉承载着人体海量的医学信息有关。神农、岐伯、俞跗、扁鹊、仓公、秦和等（以下统称为扁鹊）古代医学家对经脉信息解读与梳理的过程，为人们呈现出一段段神奇的医话。这种类似 B 超、CT 的诊察医技，早于当代医疗诊断设备 2000 年，这种核心技艺传承仅在中国千百年来传承至今，未曾失传。今时的我们运用脉动医学，好似潜入人体以窥得人体之变，这似乎穿越了时光隧道来到古医家们的临证场景，而再现了那些“隔垣内照，洞微膏肓”的神话。经脉是人类生命科学的信息库，存在许多鲜为人知的医学内涵。

人类对疾病发生、进展的认识，随着现代科技水平的提高而不断进步。中医早期是通过与巫术的斗争而博得劳动人民与权贵的认可。令人震惊的是，神农、岐伯立针、药技法，而扁鹊、医缓等选择以脉诊入手并构建“隔垣内照”的脉诊机制，超前实现“尽见五脏症结”类似于现代医学理、化诊断的科技成果的目标。虽然他们的出现仅是中国医学发展史中模糊的一页，但他们对中医学的发展与进步起到不能忽略的品牌效应，比如至今每一位中医人都有在古医学案例中“淘宝”和学习经典的基因。

事实上，人类认识疾病有五次飞跃，而脉学诊断也对应存在着 5 个层次。①个体医学：在个体医学视野下，我们会将生命个体与自然结合，以征候解析或离散疾病，辨证施治是这一体系的高端。鉴于此认识的脉学则仅取脉象要素的浮沉辨表里、迟数推寒热，有力无力辨虚实，大小辨阴阳。而六经辨证则试图通过表、半表半里、里证的界定演绎伤寒，并使中医取得沿袭至今的影响。②器官医学：现代医学一系列理、化检测达到“尽见五脏症结”的水平，中医好似落伍。事实上，扁鹊学派早在 2000 多年前已经通过脉诊达到“隔垣内照”“尽见五脏症结”的类似于 B 超、CT 的诊断效果。虽然他们的技法在两汉时期散失，但《象脉学》就病脏的寸口位置，病灶大小，病理形态在当代再次演绎“尽见五脏症结”的脉诊绝技，并且传承有序，形成有着数千弟子的流别。③细胞医学：在这一层次中，中医似乎被挤出了队列，而实际上脉诊却独领风骚，象脉学仍然可以通过脉诊获取对疾病病理学的认知。脉诊几分钟，脏器的结节、肿瘤、溃疡、炎症等状况一目了然。④分子医学：阐明了疾病在分子、细胞和整体水平的生理、病理机制，成为临床预测、诊断、干预和治疗的有效手段。脉诊在临床预测、疾病与症状的诊断、临床干预、治疗方法的选定上都有仪器无法比拟的价值。⑤量子医学：量子医学是一个全新、有效、快速发展的学科，它涵盖了人体疾病的预防、诊断、治疗和康复甚至“未病先治”等前沿医学科技。脉诊对体外乃至异常信息的捕捉同样具有特异性，比如，脉诊识别独栋别墅被古藤攀爬，主人有抑郁、纠结、恐怖心理。穿越房屋上方的高压电，女主人月经异常、男主人脾气暴躁。房间内收藏的石头会影响部分主人的心脏，出现胸闷，心前区疼痛等症状。乍听起来读者会有玄学的错觉，事实上，人拥有的一切都与该人关联并且信息纠缠，室内的陈设都会受到身体能量的影响，冰冷的石头会耗散主人的能量与精力，凝结人体气血。在左寸脉的动气中，脉学家可以检索到这种隐患。量子医学让人类的生存更睿智，对于难于应对的自然现象选择躲避或放弃，这是智慧人生的标志。祖国医学的五行学说，五运六气学说乃至中国人的易经学、风水学已经具备量子学的雏形，这也是中国人的智慧结晶（图 1.5）。

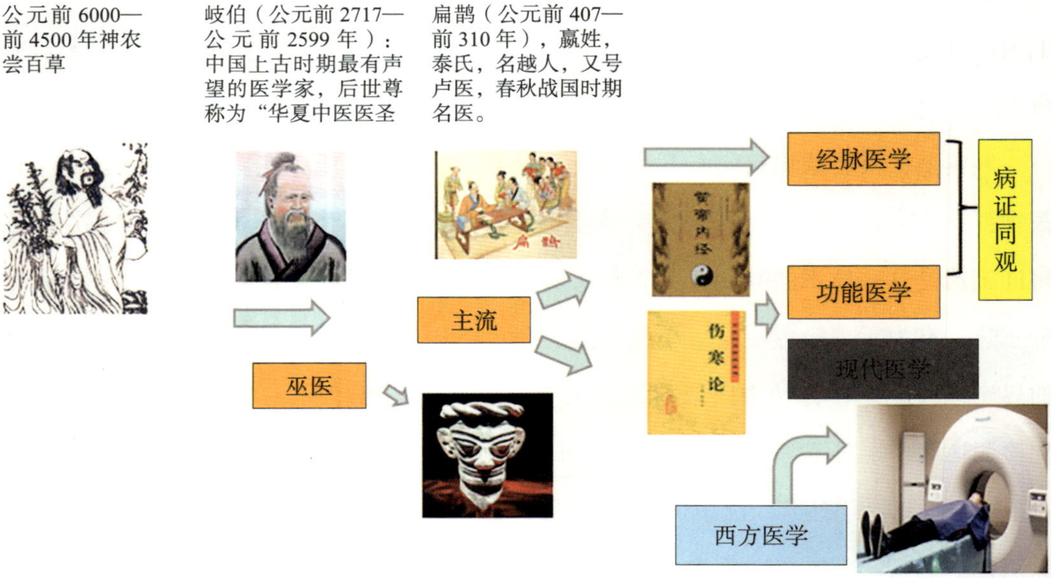

图 1.5　中国医学发展现状

早期人类认识世界是以眼观身受的方式来达到的，如中国的先知们通过对北斗星的观察，发现斗柄指向与一年四季的变化存在关系，斗柄北指则为冬季，斗柄东指为春季，南指为夏季，西指为秋季，周而复始，生生不息。于是先知们在以我立于大地的角度构建出五行说，这种斗建制的认知哲学也是中医认识自然乃至人体脏腑机能的蓝本，《伊尹汤液经》乃至陶弘景的《辅行诀》均为这种思维的医疗模式。而张仲景的六经辨证则构思于二十八星宿观象授时说，强调证候的阴阳枢转六经辨证，以证离散疾病，这均是伟大的医学认知创新。

人类认识世界在不借助仪器时，可以用“形与气”来概括。“形”包括一切有形物，“气”概括为各种功能态。就认识人体疾病来说也存在形与气的认知。病是一种结构与形态的异常，属于“形”的范畴，而人体的体质或者说机能却是证候“气”的性质。西医的病为形，中医的证为形与气的综合态。

现代医学近百年对内脏的观察得益于医学仪器的发展，医生可以通过仪器检测的手段发现人体脏器的异常，尤其在循证医学思维模式下得以快速发展，直至今日盛极一时。而中医就呵护生命来说，司外揣内，强调天人合一。

战国时期经脉医学的代表——扁鹊及其医术，为当代医学模式提供了智慧的参照。扁鹊的大哥能治未病，二哥治病初，扁鹊治大病。而治大病的扁鹊却十分赞赏治未病的大哥和治病初的二哥，并道出了医生的技艺层次。倡导疾病的预防，防微杜渐，不赞成渴而掘井，斗而铸锥，更不提倡待疾病到了严重程度而不得已采取过度干预。病后控制不如病中控制，病中控制不如病前预防，可惜当今亡羊补牢的模式我们每天都在重复上演。反观当代："三高症"的心血管疾病医嘱为终身服药甚至放上支架，其最终的结局一定是复发或者脏器被药物损坏，而去保肝、洗肾。事实上，"三高症"的秘密仅在于饮食过度，节制饮食可缓解病情，节食（动物脂肪）和活血消斑则愈。三年严重困难时期我国"三高症"患者几乎为零，而如今三甲医院心血管疾病门诊量最大，猝死率也最高。时空划过几千年，我们的科技进步但思维并不如扁鹊、俞跗前卫。

扁鹊对桓侯的脉诊，虢太子尸厥的治疗案例，医缓赴晋出诊为晋景公诊病医案，这些都在实证古代部分医学家"洞微膏肓"高境界。扁鹊与医缓、仓公的脉诊类似现代化仪器，扁鹊徒手治疗类似于 ICU 抢救室同等功效，中草药的归经类似于西药的靶向，原来在人类梦寐以求更高端医疗设备的同时，脉动的医学模式这一人类原生态医道技法，早已有前人在尝试。现逐一将 3 个案例剖析如下。

扁鹊见蔡桓，立有间。扁鹊曰："君有疾在腠理，不治将恐深。"桓侯曰："寡人无疾。"扁鹊出，桓侯曰："医之好治不病以为功。"居十日，扁鹊复见桓侯，曰："君之病在肌肤，不治将益深。"桓侯不应。扁鹊出，桓侯又不悦。居十日，扁鹊复见桓侯，曰："君之病在肠胃，不治将益深。"桓侯又不应。扁鹊出，桓侯又不悦。居十日，扁鹊望桓侯而还走。桓侯故使人问之，扁鹊曰："疾在腠理，烫熨之所及也；在肌肤，针石之所及也；在肠胃，火气之所及也；在骨髓，司命之所属，无奈何也。今病在骨髓，臣是以无请也。"居五日，桓侯体痛，使人索扁鹊，以逃秦矣。桓侯遂死。扁鹊对桓侯的诊断从外而内，从病初到病危，脉诊类同 X 光透视，临床干预预案精准而简洁。尤其"疾在腠理，烫熨之所及也；在肌肤，针石之所及也；在肠胃，火齐之所及也；在骨髓，司命之所属，无奈何也。今在骨髓，臣是以无请也。"更符合现代医学对危重疾病病程一般规律的认知。晚期癌症的骨转移，ICU 里危重疾病的监护均存在人去财空，或财去人残的预判。假如当代基层医师们有扁鹊大哥、二哥的无病知有病，初病知病危，哪有闹市般的省、市级医院呢？假如大医院医生是扁鹊：“扁鹊言医，为方者宗，守数精明，后世修（循）序，弗能易也。”哪有劳民伤财、亡羊补牢的结局呢？假如，教授们都是长桑君、毕业的学生都是扁鹊则天下黎民何惧于病乎？如果当代中医人都是张仲景，张仲景也赞赏扁鹊：“余每览越人入虢之诊，望齐侯之色，未尝不慨然叹其才秀也。”

扁鹊过赵王，王太子暴疾而死，鹊造宫门曰：“吾闻中学卒有壤土之事，得无有急乎？”中庶子之好方者应之曰：“然，王太子暴疾而死。”扁鹊曰：“人言郑医秦越人能活太子。”中庶子难之曰：“吾闻上古之为医者曰苗父，苗父之为医也，以菅为席，以刍为狗，北面而祝，发十言耳，诸扶而来者，举而来者，皆平复如故。子之方能如此乎？”扁鹊曰：“不能。”又曰：“吾闻中古之为医者曰俞跗，俞跗之为医也，搦脑髓，束肓莫，炊灼九窍而定经络，死人复为生人，故曰俞跗。子之方能若是乎？”扁鹊曰：“不能。”中庶子曰：“子之方如此，譬如以管窥天，以锥利地；所窥者甚大，所见者甚少。钧若子之方，岂足以变骇童子哉？”扁鹊曰：“不然。物故有昧揥而中蛟头，掩目而别白黑者。太子之疾，所谓尸厥者也，以为不然，入诊之，太子股阴当温，耳中焦焦如有啸者声色者，皆可治也。”中庶子入报赵王，赵王跣而趋出门曰：“先生远辱幸临寡人，先生幸而有之，则粪土之息，得蒙天履地而长为人矣。先生不有之，则先犬马填沟壑矣。”言未已，涕泣沾襟。扁鹊遂为诊之，先造轩光之鳖，八成之汤，砥针砺石，取三阳五输；子容捣药，子明吹耳，阳仪反神，子越扶形，子游矫摩。太子遂得复生。天下闻之，皆曰：“扁鹊能生死人。”鹊辞曰：“予非能生死人也，特使夫当生者活耳，夫死者犹不可药而生也，悲夫乱君之治，不可药而息也。”扁鹊携众弟子现场抢救太子病案，好似当代 ICU 病室对危重者的救护，只不过使用的方法却是针药并举、疏通经脉、醒脑开窍推拿艾灸的生态医技。针刺手足三阳之五输（井、荥、输、经、合）穴，子容捣药，子明吹耳，阳仪反神，子越扶形，子游矫摩，最终王太子转危为安。临床上，昏迷病人，采取针刺疗法非常有效，脑出血病案的早期，采取放血疗法胜过降低脑压的输液疗法。醒脑开窍、芳香化气、活血化瘀、破淤散结、开门逐寇等医技手段均是祖国医学创立的具有现实临床意义的治疗技法，而针灸对脑病的康复治疗常常彰显独到的疗效。

《扁鹊·仓公列传》："夫以阳入阴中，动胃繵缘，中经维络，别下于三焦、膀胱，是以阳脉下遂，阴脉上争，会气闭而不通，阴上而阳内行，下内鼓而不起，上外绝而不为使，上有绝阳之络，下有破阴之纽，破阴绝阳，（之）色（已）废脉乱，故形静如死状。太子未死也。夫以阳入阴支兰藏者生，以阴入阳支兰藏者死。凡此数事，皆五脏厥中之时暴作也。良工取之，拙者疑殆。"《史记·扁鹊仓公列传》："夫以阳入阴支兰藏者生，以阴入阳支兰藏者死。"张守节《史记正义》：引《素问》"支者顺节，兰者横节（笔者按：支、兰可以解释为经络），阴支兰胆藏也。"因为阳入袭阴而阻绝脏气的能够治愈，阴入袭阳而阻绝脏气的多死。

脉诊分析"尸厥"脉案：寸为阳，关为中（视为阴阳交接），尺为阴（内经言：寸主头胸，关主腹中，尺主下缘）浮为阳而沉为阴。

阳入阴中，动胃繵缘，中经维络——寸脉浮位无脉而绝上升之阳气，仅关脉沉位微动，浮位中位也无脉动，手太阴脉（注：手太阴脉是指寸口桡动脉旁的真皮小动脉）在寸口中焦也繵缘于胃（由于寸脉无脉，关部被覆于阴气），形成中经维络。

中经维络，别下于三焦、膀胱——手太阴脉在寸口中焦繵缘于胃，左右尺脉（左尺膀胱、右尺三焦）脉伏，但尺脉侧缘另有别下的脉动（指手太阴脉的尺脉）。是以阳脉下遂，阴脉上争，会气闭而不通——指脉伏而气闭不通。阴上而阳内行，下内鼓而不起，上外绝而不为使，上有绝阳之络，下有破阴之纽，破阴绝阳，（之）色（已）废脉乱，故形静如死状。太子未死也——脉伏而不能鼓荡，气血不能上行，但关脉伏位和尺脉仍然有脉，人的脸色难看，貌似昏死状，但太子没死。夫以阳入阴支兰藏者生，以阴入阳支兰藏者死。凡此数事，皆五脏厥中之时暴作也。良工取之，拙者疑殆——伏位有脉动尚有命，伏位没有脉动则无命，太子的脉案为突发的昏厥，名医能鉴别，而庸医有贻误战机的可能。

在对昏迷病人的脉诊研究中，笔者发现：许氏脉诊的左寸脉在左高骨之上的部位，而左寸的高骨上为心脏的对应脉位。关脉动，则说明人尚有心、肺功能（这是鉴别生死的寸口脉技法）。尺脉动为脉有根的一种表现，脉有根则人五脏可以生还，而脉无根为死脉。良医明此理，遇上急诊能应对自如而庸医则草菅人命。《难经》"上部无脉，下部有脉，虽困无能为害也。所以然者，譬如人之有尺，树之有根，枝叶虽枯槁，根本将自生。脉有根本，人有元气，故知不死”“夫以阳入阴支兰藏者生，以阴入阳支兰藏者死”。可以解释为阳气入阴脉（经络）则生，阴气入阳脉（经络）则死（图 1.6）。

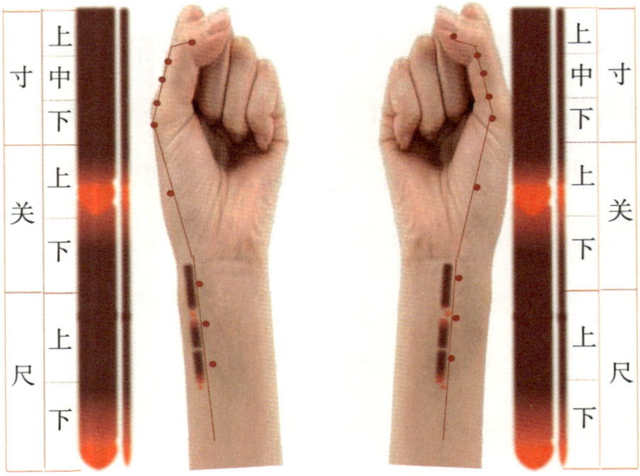

图 1.6　扁鹊“尸厥”寸口脉象示意图

注：寸口脉多指桡动脉脉动。事实上，寸口有两种脉动，即手太阴脉动，和桡动脉脉动。因而寸口为经脉的复合体。左手太阴经行于桡动脉内侧，右手太阴经行于桡动脉外侧。

公元前 581 年，晋景公梦两恶鬼入膏肓，得了重病，向秦国求救。秦桓公派遣医缓会诊。医缓候脉后言：“疾不可为也，在肓之上，膏之下，攻之不可，达之不及，药之不至，不可为也。”晋景公称赞曰：“良医也。”医缓脉诊，可以得知晋景公病在膏肓，作者在研究冠心病患者的脉形时发现：冠状动脉硬化在指下的感觉形态为树枝状，心肌梗死病灶的“脉形”为斑片状的小结节，左右冠状动脉粥样硬化的“脉形”为老树枝状指感形态，严重的冠心病合并有心肌梗死的脉象图腾恰如两个小人。原来医缓脉诊发现晋景公患了严重的冠心病和心肌梗死。经络中的“膏肓”穴位，在背部的第四椎骨两旁，正是心脏投影的位置。人们习语中的“病入膏肓”，含有“不治之症”的意思（图 1.7）。作者研究认为：脉诊是医生体察患者身体的触诊技法，在遍诊法散失后，将寸口脉气作为主要参照指标并应用于临床。通过对寸口脉的触诊，可以获得两大信息：一为人体体质学内涵的异常变化，为中医辨证施治的主要依据。二为人体结构或形态学内涵的异常变化，相当于现代医学“病”的内涵。

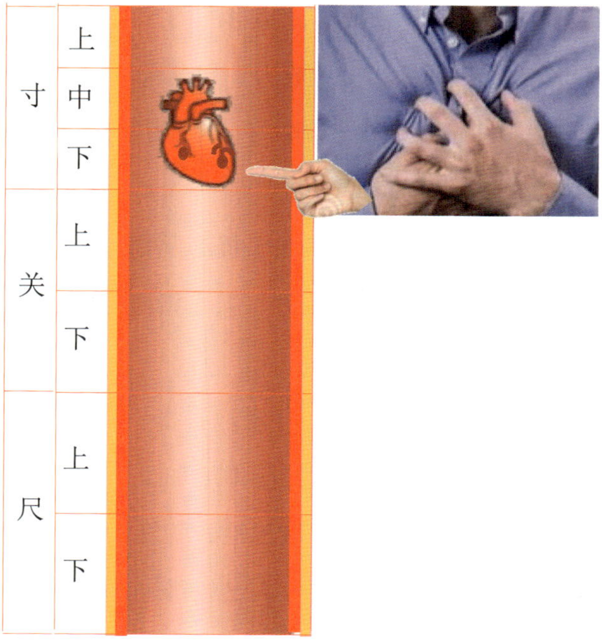

图 1.7 人体“膏肓”穴位及寸口位置示意图

如今，现代医学通过各种仪器的检查，让医生获得了疾病的实证，并摘得了科学的桂冠，扁鹊脉诊，“隔垣内照”医技却因为肤浅之人固守不外传的原则而被部分人称之为“玄学”。更有甚者，有的中医教科书删去了与扁鹊相关的史实记载。事实上，中医因人而异的诊治方法在周秦汉时期已十分成熟，经脉医学就“疾病”与“证”的研究已经取得类似于现代医学的科学价值，扁鹊就是此医学流派的代表。

历代中医师均采取师带徒的方式传授自己的医道，表现为理论与实践结合的。《史记·扁鹊仓公列传》：扁鹊者，渤海郡郑人也，姓秦氏，名越人。少时为人舍长，舍客长桑君过，扁鹊独奇之，常谨遇之，长桑君亦知扁鹊非常人也。出入十余年，乃呼扁鹊私坐，间与语曰：“我有禁方，年老，欲传于公，公毋泄。”扁鹊曰：“敬诺。”乃出其怀中药与扁鹊：“饮是以上池之水三十日，当知物矣。”乃悉取其禁方书尽与扁鹊，忽然不见，殆非人也。扁鹊以其言饮药三十日，“视见垣一方人”。以此视病，尽见五藏症结，特以诊脉为名耳。为医或在齐，或在赵，在赵者名扁鹊。《史记》言扁鹊的学医过程，表面看仅是民间的传奇史话，事实上，这体现了师徒技艺传承中的“道不传六耳”的古规。扁鹊对长桑君十余年的敬重，长桑君对扁鹊十余年的观察，彼此结下深厚友谊，在此心照不宣的情况下，长桑君才将自己的医学绝技秘密传授予扁鹊，而扁鹊传承了师父的医技后，刻苦训练，最后成为一代名医。作者研究认为：扁鹊脉诊“视见垣一方人”是史实，通过一个月的脉诊学习，内照脏腑已是易事，在作者遍布世界的学子中“尽见五脏症结”者大有人在。

所谓扁鹊饮上池水，事实上他的秘密仅在于提高手指敏感度，这是脉诊“内照”技法的第一要素，也是脉诊开天目的必要条件。当手指微血管和微神经（感觉小体）裸露，形成“络砂”时就已经打开天眼。

具体技法就是将手指握于手心，让手心汗浸泡手指一月（皮肤 28 天脱皮一次），待手指皮肤茧皮脱落后，手指的“内照”功能随即增加。进一步训练感觉小体的（对待脉动中脏腑图腾、病灶图腾、病理图腾）敏锐性，就能打开隔垣内照、洞穴膏肓的天目。而民间所言的天目多在童年实现，成年人已经错过这种机遇，许氏脉诊的学习是成人再开天目的训练过程。物理学研究认为，人肉眼能观察到世界的东西仅占 20%，其余 80%是我们肉眼看不到的。作者对寸口脉动的解读发现：寸口的空间维度高于三维，人类可以通过寸口研究开发出更高维度的视野。

通过对人体寸口部位的脉诊我们可以得到类似于现代医学各种医疗设备的检查结果，这种徒手的病证同观的诊疗模式无可非议是人类医学认知领域的阳春白雪。痛心的是扁鹊被庸医妒杀，经脉医学的病证同观技法也掩埋于汉墓，以至于中医传承下来的东西仅是常人所谓的把脉知症的技法。而《黄帝内经》《难经》记载的经脉史料或者说周秦汉时期经脉医学体系孑遗的汇编直到今日仍然难解，难解的核心原因是脉诊有关“脉形”技法的失传。

脉象要素中有“脉形”与“脉气”两种成分；脉气凝聚成形、候脉之“形”取象则可诊病（它类同于 B 超、CT 的图像），病离散成气则可辨证。扁鹊学派候脉读取的是“脉形”而知病，张仲景及其后学读取了“脉气”而仅知证，脉形技法仅仅需要师带徒的传承和脉气诊法教学即可。再看祖国医学五行学说、六经辨证、脏腑学说、气血阴阳学说、三焦辨证学说、卫气营血学说、《伤寒杂病论》《金匮要略》《 神农本草经》等无一不是以反映人体证候之气为核心，而忽略有关人体疾病的“脉中形”。中医今天与西医相较存在没有完成内观脏腑的落后之处。而中医要完成内观脏腑这种里程碑式的飞跃依赖脉诊则最为现实，再研究仪器试图超越西医的可能性是有，但独创较难。

就脉象来说，中医有关“脉形”的认知缺失，《黄帝内经》《难经》就读不懂，是何物也难以参透。

《难经》后，独取寸口脉气，至此中国医学止步于辨证施治的层面，最终在诊病上被外国的机器设备打败而面临诸多诟病。庸医李醯妒杀扁鹊成为千古罪人，因为他使得中国医学发展停滞 2000 余年。同样，无视经脉医学病症同观的当代人，其罪更大，因为他们阻碍了中国医学的新生。李醯杀扁鹊仅是出于嫉妒的狭隘心理，但李醯并没有预想到他的行为会导致中国医学成就至此后 2000 余年仍然不能超过扁鹊的后果。如今西医的医疗设备既具备了扁鹊的潜能，而且已经成长为医疗的主导。中医只有将每个中医人培养成徒手诊断的扁鹊才能繁荣发展，否则只能依赖政策保护才能勉强生存。

国医大师邓铁涛先生说，在汉代以前，中医有四大流派，分别是医经、经方、神仙、房中。医经与经方为代表的五行学说和六经辨证均以斗建和二十八宿星移为模型，构建出天人合一的整体观念，诚然这也是人类医学的首次进步。事实上，扁鹊的经脉医学，更确切地说扁鹊的脉诊“隔垣内照”术完全达到了四大流别之上的“太上”的高度，直到现代医学随着科技的进步才与之相当。

再说长桑君，它是中医技能保守派的代表，如果长桑君有胸怀有格局，选择多带几位高徒，扁鹊被杀还有其他传人，中医的今天可能别开生面，《内经》《难经》也不会是现在的版本，中医的教科书也一定会改写，至少“经络实体是什么”的问题，不会让泱泱大国多次立项，耗费巨资。作者十分羡慕西医老师们，将自己的学术经验无保留地传递给学生还生怕学生不会，就是因为格局，今天西医成为世界医学的领头羊也源于此。

面对疾病，中国需要千千万万位扁鹊、余跗，需要病与证合一的人类原生态医疗模式。以气化病的中医和仅识病的西医都仅是先进医学模式发展的沉舟与前夜，建立健全中国经脉医学的大思维、大构架后，当代中医和中国人学习的西医均为其子系统。21 世纪的中医应当是中西医汇通的中医学领军人才，北京中医药大学 9 年制硕博连读的模式就是一种尝试。

地球村需要无限座经脉医科大学，每一位公民都有权利获得脉动医学教育的资格并且没有年龄、性别、肤色的限制，就是因为她是人类原生态医学模式的模板。天下医生都应有扁鹊的医术，大学教授都应是开放的长桑君。期待脉动医学登堂入室，期待千千万万位扁鹊凤凰涅槃。

当前我国需要大批具有中国特色和世界水平的中医药领军人才及其培养体系，培养富人文、重经典、强实践、求创新、面向国际的中医药高层次人才，他们是中西医两条腿并行且勇于临床实践的践行者，作者有生之年将为中国岐黄医学而奔走、呐喊！

五 脉动：人体医学的第二视野

脉动是生命的玄牝之门，包藏海量的医学未知。未经研究我们都认为：人类自身（不借助仪器设备）并不具备内观自身内脏的功能。但作者历经数十年研究发现：内观脏腑除西医仪器之外的另一窗口就是脉动。仲景《伤寒杂病论》有言："平脉大法，脉分三部。浮部分经，以候皮肤经络之气；沉部分经以候五脏之气；中部分经，以候六腑之气。"脉动中存在脏腑图腾、病灶图腾、病理图腾。全面认知脉动图腾，我们将构建生命的诊治新模式，推动中医学第二次医学（内观脏腑）的进步。

（一）脉动的概念

按人体解剖层次可以将人体脉动分为 6 种：

（1）微血管脉动；

（2）小血管脉动；

（3）点状脉动（穴位）；

（4）中血管脉动；

（5）大血管脉动；

（6）心动。

以寸口为例：要感知桡动脉脉动就必须经过表皮微脉动、真皮小脉动、点状脉动、皮下桡动脉（中血管）脉动。

作者研究发现：①表皮微脉动。载荷着风、寒、暑、湿、燥、火对人体的干预，载荷着自然信息的干扰。②点状脉动。先人以穴位命名，为机体患病时人工再调控的特异性靶点。③真皮小脉动线。在人体体表呈纵横布列，先贤已经以经络脉命名。它是沟通机体内外、调控脏腑疾病的通道。尤其是体表海氏区多存在与脏腑对应的信息连接，临床干预具有特异性。④皮下脉动，古人以脉口命名。它是人体其小无内、其大无外的第二信息空间。⑤大血管脉动。大血管为人体生命的高速公路，肩负起人体包括肢体的气血运输，其不通或被损害都将直接影响生命的存在，这里不再赘述。⑥心动，除现代医学认知的心电以外，尚存在人体心理、性格、婚恋、行为、财富、命运、房屋、收藏、自然景观等多种信息熵。脉学研究逐次剖析人体各层次脉动直至内核，我们将深层次地认知生命的脉动现象，驰骋于生态医学进步的科技前沿（图 1.8）。

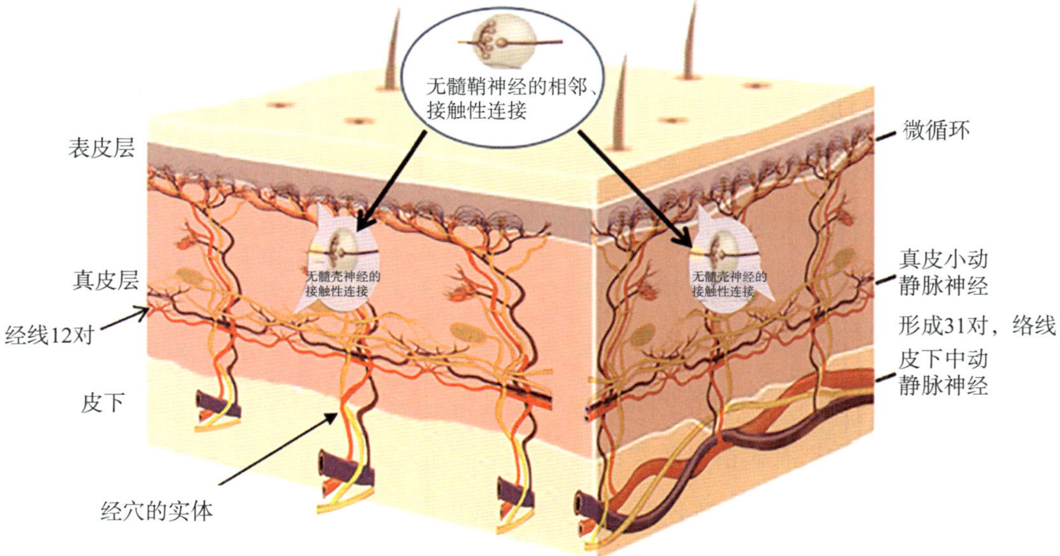

图 1.8 脉动示意图

（1）表皮微脉动：由表皮微动、静脉与微 C 神经构建，《内经》称其为孙脉。在人体表纵行 26 条，横行 30 对。在指下的感觉为微涩的脉动带，带宽在 0.7cm 不等。现代医学谓其为微循环。作者研究认为：它是人体与自然接触的面，潜藏了海量的自然信息，可以这样说：人体每一次惊骇或生动的场面，在这都有记录，掌握它可发挥惊天地、泣鬼神的作用。

（2）真皮小脉动：由真皮小动脉、小静脉与小 C 经脉构建，《内经》称其为经络。横行 30 对（12 正经在其中），在指下的感觉为线形细脉动。纵行 26 条（奇经八脉亦在其中）。经络的单经开放可以窥视疾病之表里、根结、终始。而经络的循环模式则构建出祖国医学脏腑学说、经络学说、卫气营血学说等中医理论模型。总之体表存在的血管神经是全身气血运行通道，是内联脏腑，外联形体官窍，沟通内外上下感应的信息传导通路。掌握她可触发类如微电刺激脑侏儒并产生一系列生理、病理效应，具有真正生态呵护生命的潜能。

（3）皮下脉动：人体共存在 30 对横行脉动（四肢展开），由皮下中动脉、静脉与中神经组成。在《内经》12 正经的命名中多为四肢的表皮、真皮与皮下脉动明显且较显露部分。作者研究认为：皮下脉动及其态势是可比肩现代医学仪器诊断疾病、诊断及其症状辨证的窗口，这一窗口可以内窥人体、体察病灶及其病理。掌握她，人类将站在更高维度反观自己内脏，观天地人和。

（4）穴位脉动：为皮下血管、神经的真皮、表皮穿支。是真皮的纵横小脉动，表皮的微脉动与皮下中血管的连接支。由于穴位中存在 C 神经的分支，且在表、真皮内形成纵横交叉的无髓鞘神经的接触性连结与缝隙性连结，构成了经络的四通八达潜在性泛传导通路。疾病是机体神经与体液调控紊乱的结局，选择人工干预（针刺或艾灸等）穴位，调控效应就会产生沿神经节段传导以及经络纵横传导的生理现象。因而作者认为穴位是人体人工再调控的靶点，而经络是这一调控效应的传导通路。事实上，经络线上各脏腑均具有矿苗般的海许氏区（皮肤海氏区和作者发现的皮肤调控区域），人工干预则具有直接干预脏腑效应，甚至具有脑皮层中枢的同等效应。

（二）脉动的解析

按脉动要素可以将脉动解析为“脉形”与“脉气”两大种类。脉形有十余种类别，脉气有 20 余种要素。

1. 脉形：疾病之窗

精研者的脉诊将产生比肩 B 超、CT、磁共振的疾病诊断效应。

（1）人体形：意象躯体构架、体型、配置，定位病变位置。如图 1.9 所示，寸口的寸脉中（脖子）凹陷，面部与胸略高。例如：肺部肿瘤，在寸脉的下 1/3 部，二层位出现结节状指下感觉。仔细感觉还能辨别结节的形态和病理。师传手法：可以将指感转为目视（类似于 X 光荧屏下，或 CT、磁共振阅片）。

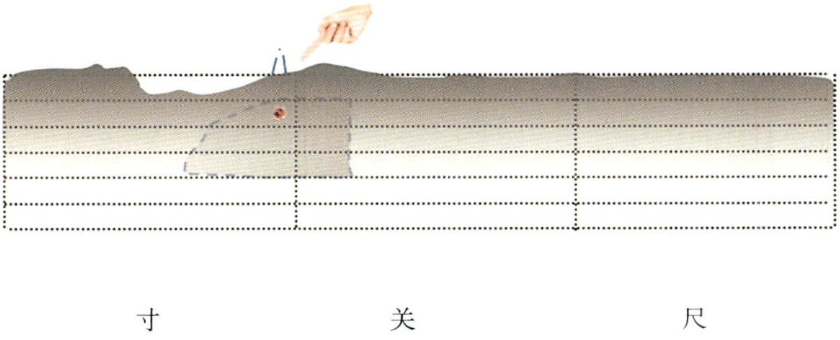

图 1.9　脉形示意图

（2）筋膜形：定位疼痛病变、时间、部位、病因、程度。

（3）肌肉形：解析肌肉病变的位置、性质、程度、时间。

（4）骨骼形：解析每一块骨骼的病变、病程。

（5）管腔形：了解各种管道炎症改变，狭窄等通畅程度以及对应脏腑罹病情况。

（6）被膜形：了解骨性被膜、脏腑皮膜病理性改变，诊断曾经或当下病患。

（7）五官形：脑手结合感知五官脉冲图腾，描绘相应病变。

（8）脏器形：精准定位脏器及其病变，了解功能、状态、知悉病理等。取其形则《象脉学》一书将其七分属。即左手寸：左侧头、颈、左肺、心。左手关：左乳房、脾、胃。左手尺：胰尾、左肾、膀胱、生殖器（左睾丸或女子左附件、左下肢）。右手寸：右头、颈、右肺。右手关：右乳房、肝、胆。右手尺：胰头、右肾、膀胱、生殖器、下肢。临床可类如西医理化仪器，精准区分病脏、病灶、病理。图 1.10 为脉动中的脏腑图腾。

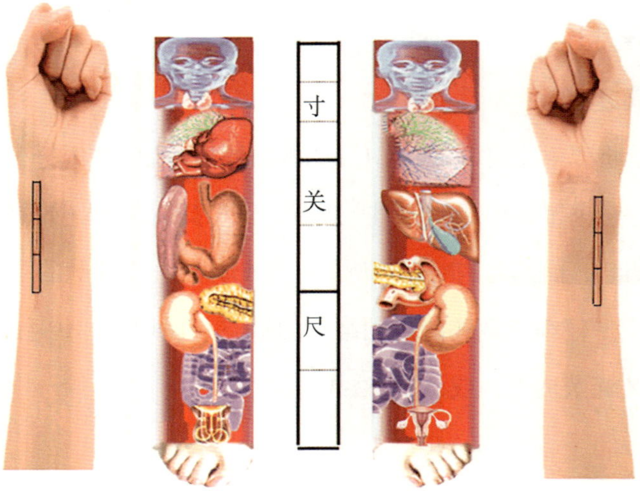

图 1.10　脉动中的脏腑图腾

（9）病理性（图 1.11）：确定病灶的病理特征，诸如：炎症、瘀血、梗死、肿瘤、囊肿、结石等等。

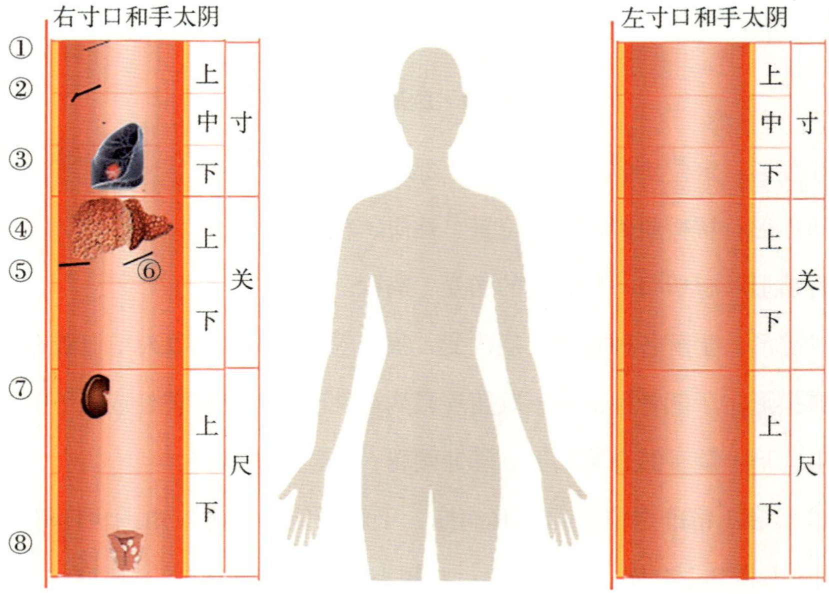

图 1.11　寸口脉

（10）脉管壁厚薄：①壁厚。脂质化，低压高，体质湿热，不易出汗，行为邋遢。②壁薄。多清淡，若弦细则易过敏，体质寒凉，易出汗，行为清廉洁净。

（11）双管脉：以寸口脉动为例，双管脉存在多种形式。皮下桡动脉分支多样，或伴行经络线的增粗与扩张等。左寸脉的丫形分叉多提示患者为双重性格。

（12）反关脉：特指桡动脉偏离正常人的位置而背行于腕外。此时我们着重原寸口位置的轻手感循，会发现右寸口桡动脉外侧，左寸口桡动脉内侧存在手太阴肺经的脉动细线（该脉动线为真皮小动静脉、小真皮神经组成）。

（13）斜飞脉：特指桡动脉偏离正常人的位置而斜行于腕外。属正常解剖变异。一般，桡动脉变异位置，手太阴经也随之变异位置。

（14）经络形：①经。为人体横行的真皮小血管和无髓鞘小神经组成，如肋间神经、血管的真皮支。当组织的疼痛、炎症等一方面会造成经脉血行受阻，另一方面经脉受阻也可提示同神经节段脏器病变，临床出现终始现象。②络。为经线的纵行连接支。其出现血行瘀滞时，将有络脉脉动异常的表现，临床内脏牵涉性疼痛、体表脏腑反射区域异常等都与此关联。

（15）穴位形：经与络脉的交界处出现的点状脉动为人体经穴。穴位的解剖结构是皮下动静脉和神经向皮肤表层穿行的皮穿支。例如：经穴的五输穴井、荥、输、经、合，合计为60穴，均为点状脉动。事实上，五输穴井、荥、输、经、合，谈的是穴位的深浅性质。四指末端的井穴一般因皮下动脉浅且细，脉动浅，脉点也小。皮下脉动较深则穴位也深潜，如孔最穴为大穴之属。

（16）络节形：指在感循经络线时，指下出现的结节状有形脉动，且与经络连接（应排除局部组织的结节）。

（17）心结形：特指围绕在心晕脉动边缘散在的颗粒状结节，提示有诸如感情纠葛、婚外情、自然景观、家中不协调的陈设和收藏等信息。

（18）自然形：特指大自然的图腾在脉动表面显现，如户外山、河、田、地、老宅、树木、墓、碑、高压电路、电线杆等几何形态。

（19）物态形：特指不协调的收藏等，以及与主人不和谐的室内陈设与摆件或刀、剑常常也显示于寸口。

（20）婚恋形：解析男女间婚恋状态和趋势，家庭和睦与否、异性恋信息等等。

2. 脉气：脉动 – 症状之门

辨证施治的依据就是脉气。

（1）脉的浮沉：运用不同指力举按脉动，感知其脉动态势的浅显或深沉，更昭示人体气血的充盈程度以及分布的状态。临床意义：辨表里、虚实；辨个性；辨生活经历等。

①辨表里虚实。上感时的寸脉浮、尺脉沉。表示咽部的充血，四肢寒。若寸浮而脉滑，说明人体体温在渐升，可以出现口干但无需饮水现象。若脉浮数则患者大热，欲饮。若脉浮弦，则内热外寒而喜热饮。若脉沉则精液亏损，脉沉且无力则体虚病重等。

②辨个性。浮：濡者气怯，芤者无畏，虚则气弱，实者无束等。沉：潜而迟为，微者心苦，沉弦有力具弑人之心等。

③辨生活经历。浮：漂浮、移动难坚守。沉：后发、能耐多固执。

（2）脉的频率：指脉动在呼吸间出现的频率，它反映基础代谢的快慢、体温的高低、血行的速度、月经的提前或后推。性格的躁、缓，行为的冲动与温和等。

（3）脉的节律：指脉动的规律性，多见 3 个方面。①脉动慢于每次呼吸 4 次以下，脉动出现不规律现象谓之结脉。②脉动快于每次呼吸 5 次以下，脉动出现不规律现象谓之促脉。③脉动大小、快慢不规律出现，谓之代脉。

（4）脉的虚实：虚特指浮、大、无力三要素构建的脉象。实特指弦、长、实、大、有力五要素兼脉体。虚多表示体质、体能、气血亏虚等多因素。实多主病程初起、正气不虚，阳毒暴作或邪气旺盛。临床意义：辨别疾病虚实，辨气机升降浮沉，判断体质，判断预后和攻、补等治疗禁忌。

（5）脉的长短：长约三指宽，短则不足（以候脉者三指为据）。寸长头重气余，尺长骶椎与腰背部肌肉高张力性病变等。

（6）脉的粗细：①粗大壁薄而气横溢——易汗，若气虚或正在减肥断食。②粗大壁厚挺指——血管脂质化（硬化）或腰骶背部肌肉高张力性病变。③细而有力——内热外寒且不易汗。④细而无力——气虚血虚。⑤细而无力脉迟——骨寒（也可谓真心寒）。⑥脉细无力壁薄——过敏体质。

（7）脉的张力：脉的张力是指血管的收缩与舒张的力度或程度，也泛指血管的弹性。张力高以弦脉为主，张力低以散脉为最。

脉弦的 5 种意义。①寒湿：机体受风寒而出血。②内心压力大：血管收缩。③外部压力大：血管反应加剧。④防御心理：弦而壁厚。⑤疾病：肾上腺素堆积（如：肝病、精神病、抑郁症等）。

脉散的 4 种意义。①心地善良：脉散无边。②佛心：无求无欲。③清淡：过食甜食或无盐食物。④过汗：大汗后，亡阴亡阳而脉散。

（8）脉的流利度：特指脉搏来势和去势的流利（畅通）程度。脉来流利而圆滑者为滑脉，来势艰涩不流利者为涩脉。①滑：脉畅或低热或女子月经、早孕。②涩：机体的炎症（或脏腑炎症、脏腑内病灶炎症），高血糖，瘀血。

（9）脉的对称：指脉动态势的双寸口或分部之间存在差异。例如：寸与寸、关与关、尺与尺之间或寸关、关尺或寸尺脉间的脉力、张力、振幅、浮沉、粗细等脉“气”差异。临床多见脊柱相关性疾病与症状。

（10）脉的温度：指双脉口之间或寸尺之间存在温度的差异，常见于脑血管疾病发病前后或血管病变等。

（11）脉的振幅：脉道容积与脉搏波态势，波形体现了流通血液量的变化，波峰处（也就是振幅的大小）体现了血液在一定时间段出现最多的量；脉搏波的频率体现了每分钟的心搏数，也就是心率。

（12）脉的黏稠度：多指对脉流黏滞度稠与稀的描述，脉流浑浊而涩多为血脂高，脉虚或散多为血黏度偏低。临床上若脉流浊，心、脑、肝、颈动脉可以感触到冠脉的狭窄、斑块、梗死病灶等。相反，则脉流稀疏，精气亏损。

（13）脉的枯润度：泛指脉动的精气神，或大而空或小而坚，或鼓荡奔涌或慢如抽丝，或干瘪皮燥或皮油渗湿等均具有对等临床意义。

（14）脉的势能：是指脉搏波主流的趋向，是来大去小或来小去大，是脉气横溢或脉气冲撞手指等多具有情志等心理问题。

（15）脉的轴向：①是指脉道和脉流综合纵观而觉察出的中轴，它提示躯体的体态，或前倾、后仰，或左右高低不对称，下肢长短不等。②脏腑气血也存在轴向的考量，例如胰腺的气血轴向与脉道呈 90°，而心脏与子宫的气血倒置。考其原因，是部分脏腑气血与躯体气血总轴走向不同的缘故。图 1.12 提示临床上辨别脏腑的气血轴向将有利于区分脉动中各个脏腑气血信道，明示脏腑脉晕在寸口中的位置、病变等。具体内容参考《象脉学》。

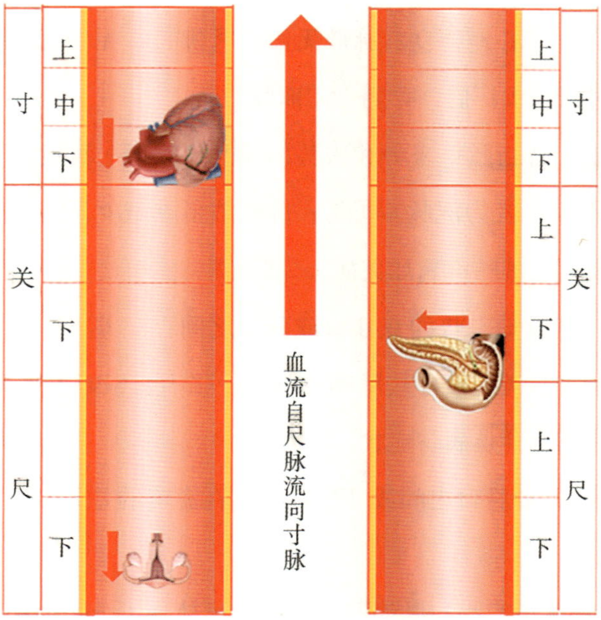

图 1.12　气血轴

图 1.12 表示，心在寸口的象图腾、子宫的象图腾与解剖相反，而胰腺的气血轴向为横向。

（16）脉的外围：人有胖瘦（腕部粗细）之别、脉有粗细之分，触及脉道首先必察脉道的外周组织，因此，脉道外组织的枯荣、肥腻、汗、油、皮燥、肌张力、脉的屈曲等都是脉象采集和参考的元素。

（17）脉的分属：脉动的分属特指三指范围内人体的信道分属。以寸口脉动（皮下桡动脉脉动）为例。

①传统中医取其气，将左右寸口各三分（图 1.13）：左手分（寸：心，关：肝，尺：肾），右手分（寸：肺，关：三焦，尺；命门）。临床可辨证。

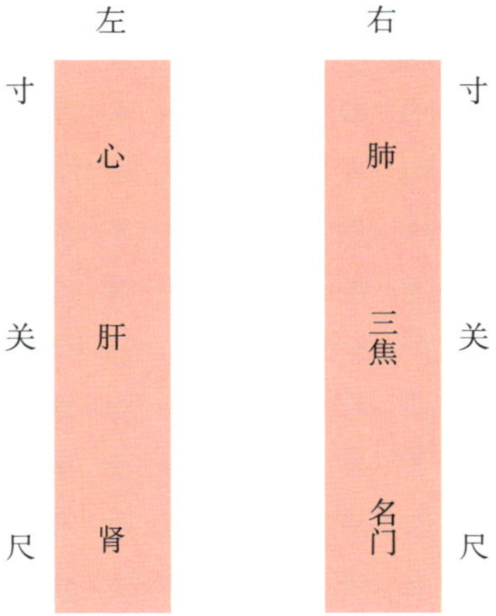

图 1.13　传统寸口脉

②作者在《象脉学》和《许跃远脉学精华》等著作中将寸口脉七分属（图 1.14）。寸口脉道七分属为寸口脉临床直接诊断疾病奠定类如 B 超、CT 般效应的基础。因为，心动与脏腑脉动之间，存在发音和接收的信息传递情况。脉动有声音的元素，七分是人类认识声音元素的普遍认知。

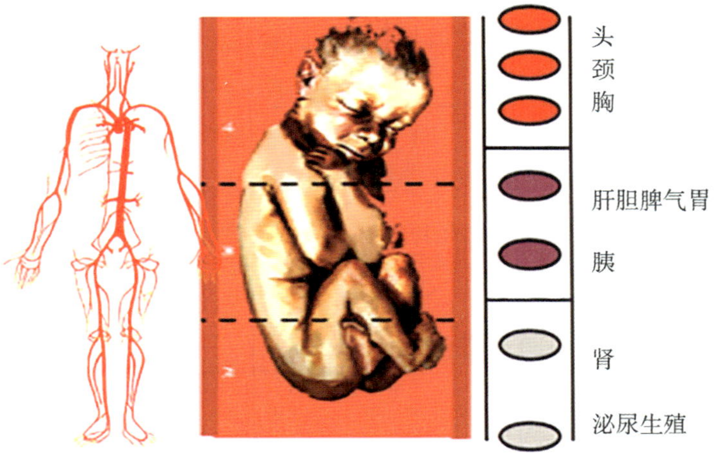

图 1.14　寸口脉七分属

具体将图 1.13 进一步细化，见图 1.15；依据本图，临床脉诊就可以完成对各种疾病的诊断，精准度比肩 B 超和 CT。

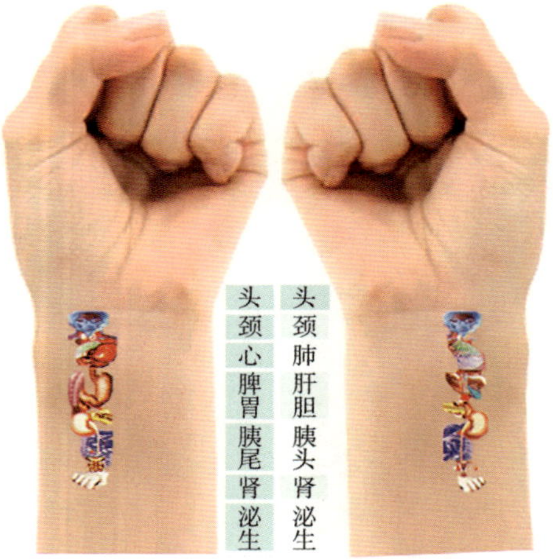

图 1.15　细分寸口脉

③按手触层次可分以下几点。

表皮脉动：纵横布列的孙脉，穴位。

真皮脉动：纵横布列的经络和经穴。

皮下脉动的管壁：研究皮肤、淋巴结、筋膜、肌肉病变。

脉流：研究脏腑病变、病灶、病理等。

脉四周：研究人体疼痛信息、骨骼与肌肉、筋膜病患的脉中象等。

《素问·脉要精微论》“夫脉者，血之府也”。脉象是人体“形与神俱”的信息源（图1.16）。

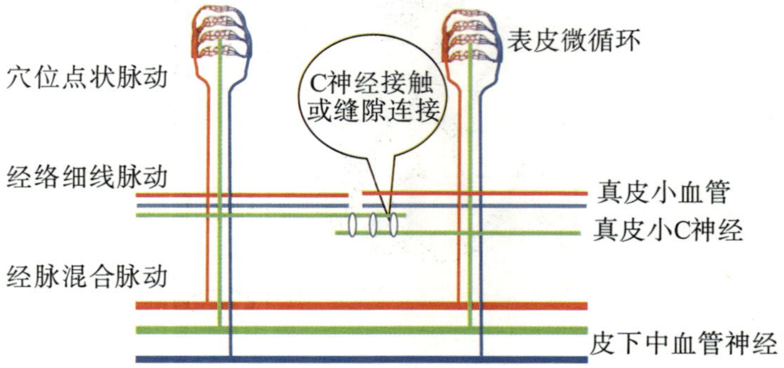

图 1.16　脉象示意图

总之，脉气的信息辨识应该多方位多层次剖析，掌握以脉道为空间的全息脉气将会对生命现象产生更深刻理解。

（三）脉动：比肩理化检验

感知脉动可以根据脉气的滑涩程度判断血黏度的高低，例如脉体浊实而气涩常常是血甘油三酯增高的脉象。脉虚，血流似水者常常为贫血，脉涩尤其是左尺脉浮位脉涩微灼指腹的感觉为高血糖、糖尿病的脉象。脉弦若铁丝，肝的脉晕出现且脉晕涩而灼指常常是肝功能异常、转氨酶升高的肝炎脉象。甲状腺脉晕涩而灼指，脉率不常多见甲状腺炎，脉数而躁（指脉气去大回小）多为甲状腺功能亢进，脉沉迟者多为甲状腺功能减退等等。

（四）脉动：人体诊疗密码

经脉结构就是人体神经血管的真皮支，它网络全身，沟通内脏肢节。脏腑有疾病“是动”在指节，调控指节也具有干预脏腑的功能。她非常类似于人工刺激大脑功能区域，这与一条管道两头的压力与振动都会相互呼应具有同样道理。事实上，人体在真皮并没有另外长出脏腑与指节互通的管子，仅是真皮 C 神经联动模式下的血管缩放及其气血调控机能性关联，针刺或热灸均可以通过指节的干预而对疾病的脏腑进行再调控，其原理也类同于刺激脑部功能区域并出现对应效应，这种效应很类似于大脑皮层通过脊神经对内脏的控制机制，只不过它需要人工实施。另外，皮肤存在各脏腑的牵涉性区域（海氏区域），经络线经过该区域会出现临床干预效应，或者说临床直接干预海氏区域而出现靶脏腑的效应。

人体经脉的构架与脏器的结构都是一种模式；假如将人体缩小，将脏器放大，它们的结构模式均为微血管、微神经，小血管、小神经，中血管、中神经的构建模式。现代医学认为，人体存在神经与体液两大调控系统。但作者研究认为，人体患病则表示神经与体液调控的紊乱，而在人体体表经络上可进行针刺干预并能愈病则说明经络结构存在再调控作用。也就是说，经络结构是人体继神经和体液调控之外的第三调控结构。真皮内 C 神经被针刺后的传导以及其接触性连接的 C 神经泛传导均可以导致小血管的涟漪性缩舒，并出现人体脏腑或机体的调控效应。

（五）脉动与脏腑病理

脏腑疾病时的脉象图腾，根据该脏腑形态内不同的脉气表现可以精准感知其病理状态。请参考《象脉学》或参考作者论文“脉诊形、气与病症”等。

1. 脉涩

（1）脉涩表示机体存在炎症：如糖尿病患者的脉涩，说明糖尿病患者全身都存在慢性炎症。

（2）局灶性脉涩：说明局部存在炎症。如轻触关脉肝的图腾（肝在疾病时会出现肝形态的脉气团），当出现类似于肝形态的涩脉团，说明肝内存在炎症。同理，左肺中野出现气管样脉形并伴有条索样涩脉则为左肺气管炎症。而肺部出现结节样改变，其结节周围出现局灶性涩脉则为磨玻璃样肺结节等。

（3）脉涩代表血瘀：机体微循环不通，脉气会涩。如高甘油三酯患者，脉气浑浊或脉的浮位气涩。这说明微循环因甘油三酯堵塞而出现血行瘀滞。炎症和血瘀的脉气均涩它们的区别在于医生的病理和病因分析。

2. 痞块

指腹部因癥瘕积聚而可摸到的包块，常伴有腹胀、腹痛等症状的病症。

（1）癥积：指腹部出现的实质性包块（多见实质性脏器病变），常常固定不移。疼痛部位较固定，形成的时间也稍长，病情比较重，多为腹部器质性病变；脉象：可在双关脉出现占位性脉晕。例如，肝硬化则双关脉均会出现肝形态的硬结和脾形态的硬结。右关脉桡侧、左关脉尺侧出现线样条索样弦边，而寸口脉（桡动脉）的边缘手太阴肺经关联性痉挛并出现一条细线样弦线。如右肝部分切除，则肝的寸口脉形也出现半个肝的图腾（图 1.17）。

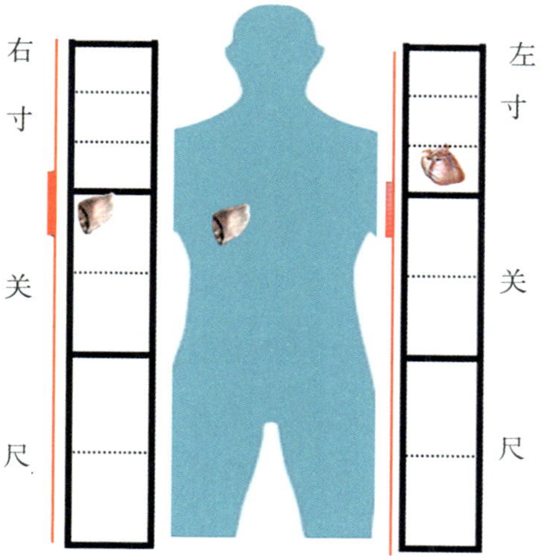

图 1.17 半肝图腾

图 1.17 表示右肝病灶切除，在右寸口关脉可以清晰地感触到肝形态的半肝图腾（肝切除的脉晕），肝脉晕内组织粗糙，切口处不规则。同时右关桡侧出现弦边，而左关尺侧缘也会出现不清晰的弦边。

（2）瘕聚：指腹部包块出现聚散无常、疼痛部位不固定、病史较短、病情比较轻、多为腹部功能性病变，多见于空腔脏器痉挛性改变。

脉象多为脏腑形态的脉晕。例如，女性的乳腺增生，可在双关脉中出现乳房形态的脉晕，质地偏柔软，乳房图腾可以推动且有漂浮于脉道外的感觉。

3. 肿瘤

脏腑脉图腾内局灶性实性结节，据其病理性质（良、恶性），两种病性呈现了多种形态。

（1）良性肿瘤：良性肿瘤脉晕形状边缘光滑、多呈圆形、形状规则等。

①脉晕边缘光滑：脉晕团边缘比较光滑，瘤体脉晕与周围界限明显，脉晕具有移动性。

②脉晕圆形：因瘤体膨胀性生长所以常见圆形因而脉晕也是圆形。一般脉晕外层多有包膜，与周围的组织界限明显。

③脉晕形状规则：良性肿瘤脉晕形态规则、柔和。实性结节内部脉气涩、鼓荡前却（慢去快回）呈“轻刀刮竹节状”。而囊性结节的脉晕多见外有包膜，内无脉气的感

觉。临床上，高张力的囊肿因快速生长而具有膨胀感，低张力或干瘪的囊肿生长缓慢或停止生长。钙化灶和结石其脉晕为密集或单枚样结节，脉晕指下有三无感觉：无包膜、内无脉气、无规则指感。

（2）恶性肿瘤脉晕。

①息肉状：类如蘑菇，呈外生性生长状，指下感觉为表面欠光滑小结节状，多发或单发，常在空腔脏器壁面，较固定。例如发生在直肠壁上的息肉状肿瘤，指下的感觉为：肠壁一段管壁僵硬（这是恶性标志），在硬壁的外缘（肠腔）出现多发或单一结节样突兀物，脉晕固定（指下推之彰显固定的感觉），表面粗糙甚至刺手。

②乳头状：为外生性生长性肿瘤。形态为乳头状多发实性小突起而积聚的占位性肿块，因而其脉晕也呈质地不均性结节状脉气团，且表面粗糙（晕内脉气涩，有轻刀刮竹节样感觉）。

③结节状：因肿瘤膨胀性生长，脉晕为多枚小圆形结节集合在一起的感觉。它与乳头状肿瘤的指感区别仅在于结节脉气的形态。乳头状：根小而外展，结节状：外展扩大样脉气。但当肿瘤很大，中心多会液化（缺血性坏死）此时会出现中心凹陷而空旷，有质地不均，空腔内有液平面的感觉，而其边缘仍然会有可以区别的形态指感。

④分叶状：因肿瘤膨胀性分叶状生长，因而其指感为多极化间有分隔的涩气脉晕。

⑤囊状：其脉晕为中间空旷无脉气或小有涩脉（但轻刀刮竹节的感觉不明显），而外缘呈实质性涩脉感。

⑥浸润性包块状：因其浸润性生长，指下的感觉为边缘刺手，不规则或见旁边有类似小病灶的脉晕。存在肿瘤病灶明显的涩脉和轻刀刮竹节样感觉，指推脉晕有不易推动的感觉。

⑦弥漫性肥厚：临床多见各种被膜（胸膜、骨膜、大网膜、胃壁、肠壁等）癌性病变或炎症性增厚，手指下的感觉区别在增厚的基底。癌症基底浸润有根刺手且不易移动，组织增厚样病变多为无根、不刺手，仅是单纯的增厚。

（3）痉挛：脏腑痉挛的指感为脏腑脉晕的变形，有束缩或缰绳样感觉。

（4）疼痛：出现脏腑边缘（左寸口为尺缘，右寸口为桡缘）寸口手太阴脉对应部位的弦线。作者在《象脉学》或《大医脉神》等书中均以“边脉”称谓。

（5）损伤：有脉动的组织损伤或修复都会留下局部脉气的改变并引发对应脉晕的出现，而无脉动的组织比如骨骼（以长骨为多见）骨折时不一定能发现脉气的异常，但软骨、颅骨、股骨例外。

（6）水湿：湿属于六淫之一。分为内湿和外湿，外湿指外感湿邪，内湿为水湿内停。另：饮停胃肠称为痰饮，流于胁下为悬饮（积液），饮溢肢体为溢饮，犯于胸中为支饮。多会出现边膜粗糙，内有液体的感觉。

（六）37 种脉动及其证候、预后

一般 37 种脉气的改变，多是临床辨证的依据。

（1）脉浮：病气表浅且多见病初；久病伤正，脉浮为体虚病进；

（2）脉沉：久病、内伤精气；而新病脉沉转中则为病减或向愈。

（3）脉短：多见气滞、久病不足或气短；心脑血管疾病脉短常见中风。

（4）脉长：多由邪气盛实，正气不衰，邪正搏击所致。脉长而洪数，阳毒内蕴等，新病来势凶猛。

（5）脉细：疾病纠缠机体反映于脉象，久之脉动形态细小，切之，如摸发丝样。指下感起落明显。临床意义：①体虚劳损。气血双虚，脉道失于充盈而致脉体细小、软弱无力。②忧郁水湿。水湿充斥肌肤，脉气束缚而细小柔软；或湿邪阻遏而致气血运行无力、细小。③温热内蓄。温热内蓄营血，灼耗机体阴气而致气血不足。临床还多见于营养不良、体弱者。

（6）脉粗：粗脉，也叫大脉。多见：①痰湿内阻。痰湿、水饮等阴邪滞留体内，输布脉中，脉体壅滞，脉气兼涩终至脉体变粗。临床常见三高症，多因油腻厚味而致。②正气大亏而虚劳。脉大而空，正气不足，虚阳浮越，脉大；临床当浮沉统取而辨。③邪盛病进。多见于疾病中后期并发新病。例如糖尿病、肾病等。

（7）脉涩：多见血瘀、缺血，慢性炎症；脉润必滑，脉瘀必涩；长期妄为而精血枯萎其脉涩；寒湿入营，则血痹脉涩；好逸恶劳，饮食不节则血稠、血糖高而脉涩；外感六淫而滞于饮，血气胶杂，脉亦涩；七情所伤，肺、脾、肾气化失常，水湿内停，凝聚成痰亦见脉涩；临床上，肿瘤内部脉气多涩，这说明肿瘤内部的早期为毒聚、后期中心会缺血性坏死并出现瘤体内液化现象。

（8）脉滑：多见血温血燥。《素问·脉要精微论》言：滑者阴气有余也。痰饮、食滞皆为阴邪内盛，气实血涌，鼓动脉气故脉滑。若邪热波及血分，血行加速，则脉象滑数相兼，多为内热。《素问·玉机真脏论》说：脉弱以滑，是有胃气。张志聪说：邪入于阴，则经血沸腾，故滑也。所以有滑脉朴实的说法。滑而和缓之脉为平人之常脉，多见于青壮年。景岳言：若平人脉滑而冲和，此是荣卫充实之佳兆。妇人脉滑而停经，应考虑妊娠。过于滑大则为有疾病。

（9）脉迟：多见体寒。脉气缓慢，寒则凝滞，气血运行缓慢主寒证。①实寒证。脉迟有力为实寒证。②虚寒证。脉迟无力为虚寒证，见于阳气虚损，运行气血无力。

（10）脉数：多见血热。脉搏急促（每分钟脉搏在90次以上）。主病为热证。①有力为实热。外感热病初起，脏腑热盛，邪热鼓动，血行加速，脉快有力，为实热。②无力为虚热。阴虚火旺，津血不足，虚热内生，脉快而无力。

（11）脉浊：多见血稠。特指脉体偏粗大，脉流浑浊（类如泥浆）而脉气涩的高血脂脉象。该脉象是心脑血管疾病的重要标志，在脉浊的基础上，见肝脉涩，脉气厚腻为脂肪肝。心晕上出现结节为斑块，出现冠脉样条索为血管梗死性狭窄，而出现心肌样脉晕时为心肌梗死。于冠脉上出现一小段机械型梗塞样脉晕为人工支架，一段冠脉形若死蚯蚓状为心冠脉搭桥。心晕内侧缘出现条索（边脉）为心绞痛。脑梗死中风的脉浊（具有X形交叉样改变：一侧寸脉实大而对侧关尺脉也实大，另一侧寸脉脉气小、沉，对侧关尺脉也小、沉且脉的振幅消失），多次复发的患者说明饮食没有控制，大鱼大肉不予节制复发难以避免。

（12）脉濡：特征为浮柔细软。临床见于诸虚或湿困。阴虚不能敛阳故脉浮软，精血不充则细弱。多见于崩漏等虚劳失精或内伤泄泻、自汗喘息等病症。凡久病精血亏损，营血亏少，阳气虚弱，卫表不固及中气怯弱者，都可出现濡脉。此外，湿困脾胃，阻遏阳气，也可出现濡脉。

（13）脉弦：主肝病、寒证、痛证，亦是高血压、中风病常见脉象。脉弦具备3个特征：脉体硬、形体长、张力高。主肝胆病、痰证、饮证、疟疾、外寒内热、疼痛等。

临床凡肝损多见脉弦，若弦缓而软则病愈。

（14）脉虚：浮中沉皆举按无力而虚大者为虚脉。脉管的紧张度减弱，脉管内充盈度不足，多为气血两虚。久病脉虚多为常理，新病脉虚应预防病情加剧。

（15）脉弱：阴精虚损，阳气衰微而脉弱。新病和久病脉弱均预后欠佳。

（16）脉结：多见窦性心律不齐等。临床也见于青壮年过度劳心者。

（17）脉代：见于心律失常和心肌缺血、心肌病变等且多为不良预后。病久脉代者死，心晕如浮云，脉代 3 日内必死。

（18）脉促：主阳盛热结，气血、痰饮、宿食停滞；亦主脏腑气血虚弱，阴血衰少等心脏或代谢性疾病。

（19）脉紧：数而弦为脉紧，切如转索绳形。浮紧多见肌肉酸痛，沉紧多见疼痛。

（20）脉疾：快过数者脉名疾。亡阴之象，临床多见心动过速。

（21）脉缓：缓四至，从容和缓为常脉。缓迟为体寒多见肢体寒痛。

（22）脉革：革似按鼓皮。女见失血，男见血虚精亏。

（23）脉散：散如触牙膏，初触有形，再触混沌边。久病脉散为死兆。常人为心善慈悲者或真和尚。

（24）脉牢：伏力为牢。大多是阴寒里实的坚积。其中分为积与聚、疝、癥、瘕几类。积聚，积者，脏病也，终不移则脏病难治；聚者，腑病也，发作有时，辗转痛移腑病易治。

（25）脉伏：沉之深、下指推筋靠骨求，真气不行症痞结。

（26）脉芤：脉如葱管，边实中空。为气血伤耗，自汗骨蒸之类。久之骨空精脱而必病。

（27）脉洪：满指波涛，来多去少。火热内蕴，阳热亢盛。

（28）脉微：极细欲绝，若有若无，至数不明。气血虚衰。多见于休克、虚脱、慢性虚弱病症等。但春、冬，老、弱者例外。

（29）脉动：如豆之滑，摇动冲撞感觉。见于脏腑气血欠通之证。若脏腑内见局灶性脉动多为占位性病变或气血积聚之象。

（30）脉实：以脉力强、脉形大、脉势盛为特点。为邪气亢甚而正气不虚，正邪相搏，气血壅盛之证。临床凡邪气有余、阳热内郁、腑实便坚、三焦火盛、食滞胁痛等皆可见脉实。

（31）脉漾：特指脉波不见高峰，类如秋水荡漾。心瓣膜或室间隔缺损、动静脉瘘等病变而致。临床常见缺氧、发绀、无力等证。脑血管中风卒中的患者其病肢关尺脉常常脉漾无振幅。

（32）脉击：特指血流中另见分流喷涌，为脏腑出血而致。临床常见出血性失血等证。

（33）音脉：特指脉体上具有声音的震颤感。多为心瓣膜狭窄或室间隔缺损、动静脉瘘（肾透析）等病灶发出的颤声。临床上若见漾音脉多可确诊为心瓣膜、室间隔关闭不全等对应病变。

（34）脉潮：特指脉来似潮水，一大一小脉。多见于心肌病变，如心肌梗死等。

（35）风脉：特指双寸口脉的长短、粗细、振幅、管壁张力不对称的脉象。临床多见于中风或神经压迫病症。一般中风患者在发病前 2 ～ 3 年会出现这种脉象，早期积极调控可以避免这样情况发生。

（36）边脉：各种疼痛的脉象。临床上，在寸口对应脏腑脉晕的边缘出现这种脉象（疼痛时多为小血管的不通，寸口边缘在真皮处有手太阴肺经可以预示全身疼痛的部位）。

（37）奇脉：奇脉是指吸气时，脉搏明显减弱甚至消失，呼气时恢复原来的现象。临床见于吸气时胸膜腔内压显著增加的疾病，如心包积液和缩窄性心包炎，肺气肿、哮喘、胸腔积液等慢性阻塞性肺疾病。

总之，掌握37种脉象且圆机活法于临床辨证，常可得心应手，毕竟百病不离其宗。而掌握脏腑脉形或病灶脉晕乃至病理形的指感变化规律则对临床诊断疾病和治疗疾病及其疗效判定具有内观的高度。类如，病灶脉晕的变弱、消失为病向愈或病愈，反之则表明治疗无效。例如，卵巢囊肿：囊肿脉气减弱或变软（张力下降）为病情好转，囊肿脉晕消失为治愈，临床上若患者来时囊肿张力已经不高，可以视为向愈而无须治疗。

（七）脉动参病机

从脉象推测病因病机在许多古医籍中都有记载，如《金匮要略·水气病》篇曰：“寸口脉沉而迟，沉则为水，迟则为寒，寒水相搏。”又如《金匮要略·胸痹心痛短气病》篇曰：“脉阳微阴弦，即胸痹而痛。”阳微阴弦是指关前（寸部）脉微弱，关后（尺部）脉弦急，阳微为胸阳不足，阴弦为阴邪内盛，二者结合，说明上焦阳虚，下焦阴邪乘虚冲逆于上，导致胸痹而痛。

在疾病发生发展过程中，脉象会随之出现相应的变化。及时准确地辨清脉象，对预测疾病的进退，有一定的临床意义。如外感病脉象由浮转沉，病证由表入里，病情加重；若实热证热势渐退，脉象和缓，是热退将愈之候，反之脉急数，烦躁不安，则病情加重；若久病、重病，虽精神不振，但脉渐和缓有力，是胃气渐复，疾病向愈之兆。阐述病性寒热虚实为人体症状的范畴，脉象客观地反映疾病性质，寒病脉多迟、紧、弦；热病脉多数、滑、洪；虚证脉多虚弱无力，如细、弱、濡、缓、微、散等；实证脉多应指力强，如洪、弦、滑、长紧等。多年来，作者发现左寸脉下 1/3 处为人体心脏的具体脉位，该脉位的细、弱、濡、缓、微、散与人体一一对应，出现胆怯、体虚、乏力、代谢降低、病危、将死等症状。

（八）脉动窥心理

以脉动的形、气综合分析可以洞微人的心理状态，窥视人的内心活动，这里略述一二。

（1）胆大：心脏的脉搏大而有力为胆大反之为小。若脉沉弦有力且心晕外侧缘（左心壁厚）更有力，该人具有杀人之勇。

（2）纠结心：心晕非圆形，不饱满，陷于脉道内为纠结心。纠结于诸事中难以自拔。

（3）情绪低落：心晕脉动向鱼际方向，脉搏去时无力，回时有力为情绪低落。患者常常心灰意冷，对诸事没有兴致。

（4）自信心：左心室的厚薄程度决定人的自信心大小，左心肌厚者自信心强，为人处世也较强势。

（5）好奇心：心晕桡侧缘大鱼际方向出现小心晕且互相呼应，为爱好广泛，好奇心强。若左关脉动则具有第二个职业。（若心晕小鱼际方向出现小心晕且互相呼应，此人正在恋爱）。

（6）心惊悸：左寸心晕张力略高，脉形如豆，脉搏高峰惊慌掠过，有种动荡不定的感觉。

（7）紧张：反映在右尺，右尺弦直、脉管绷细且时有一种微颤感，心晕小。

（8）心理创伤：纠结的心晕尺侧缘出现纵向小细线，直插心晕为心理创伤（该线若倾斜则为室内收藏的刀剑等）。

（9）愤怒感：左关及其周围组织馒头状隆起，局部脉洪大上拱，脉气四溢外散。

（10）抑郁：心晕偏小，陷于脉道中且脉动指向小鱼际，去多回少。

（11）陷落感：右尺脉尺侧缘组织空软无支撑，脉体孤立。

（12）孤苦伶仃：脉细无力，左关脉凹陷无脉。

（13）杀人心理：脉沉细弦，心晕沉而力强。若见心晕尺侧缘小细线刺向心晕则该人多有短刃携左右。

读取脉动心理学中，关于人生、前途、命运、升官、发财等内容需要我们剖析脉动中精彩纷呈的象图腾，立足高维度，探索未知世界。因为本书重点不在此列（本书重点是研究经络实质及其临床运用和寸口脉学诊断及其临床医学干预），这里仅略述一二。若对这些研究有兴趣，作者有时间将在《寸口玄牝》中细细讲述。

第二章

经络研究

脉动医学是中国人对人类医学独具特色的贡献

人类以整体观念认识疾病，这是生命科学研究的第一次进步，这次进步让人类从此淡化了对神灵的敬畏。解剖人体和现代医学的理化诊断为人类提供疾病学诊断，似乎让人觉得这种看到内脏的进步彰显中医黑箱论的屈下。其实不然，扁鹊在 2000 年前就创造了思外揣内、洞微膏肓的史话。显微镜观察细胞使疾病认识出现里程碑式的飞跃，近代对疾病分子层次乃至基因工程的研究揭开了生命秘密，而量子层次的研究，揭秘微观粒子等为生命科学研究的高级阶段。事实上，易医或者是道医在一定层次上或许有类似的预判，中医虽然以整体角度为主，但岐黄学派的经脉技法却独辟蹊径地发现了经络，这点在当代甚至也没能完全破译。

经与脉均是人体血管脉动。《中医诊断学》载："关于经络的实质问题，目前虽有多方面的研究，但尚未得到解决。本书目的在于论述脉诊，故而不能亦不必要做这种性质的工作。但在阐述《内经》脉法时，不能不涉及经络，而从脉诊的角度去探索则确实发现经络即血脉这一事实。"《难经》："十二经皆有动脉，独取寸口，以决五脏六腑死生吉凶之法，何谓也？然。寸口者，脉之大会，手太阴之脉动也。"众所周知寸口为桡动脉脉动处，《难经》有"寸口手太阴之脉动"。按此分析，桡动脉是手太阴肺经。临床脉诊时桡动脉仅三指所容，而手太阴经延续到中府穴并与肝经交接，这在解剖上说理不通。《脉经》有"寸口者，脉之大要会也"，意思是说，寸口是经与脉的大会处。事实上，寸口是桡动脉和手太阴肺经的混合体，在这一认识上《内经》《难经》言语隐晦或者说《内经》《难经》的作者本身也不清晰。作者在反关脉和斜飞脉的脉诊研究中发现：当桡动脉背行于桡骨后缘时，原寸口处仍然存在着纤细的脉动，触诊这一脉线发现它向鱼际方向延伸，而鱼际穴、少商穴均为脉动线上跳动的脉动点，再从少商穴的脉动处向中府穴感触，发现这条纤细的脉动线上共有十一枚脉动点，脉动细线和脉动小点的位置与中国中医研究院的明代藏本"正人名堂图"（图 2.1）有关手太阴肺经、经穴位置相同。

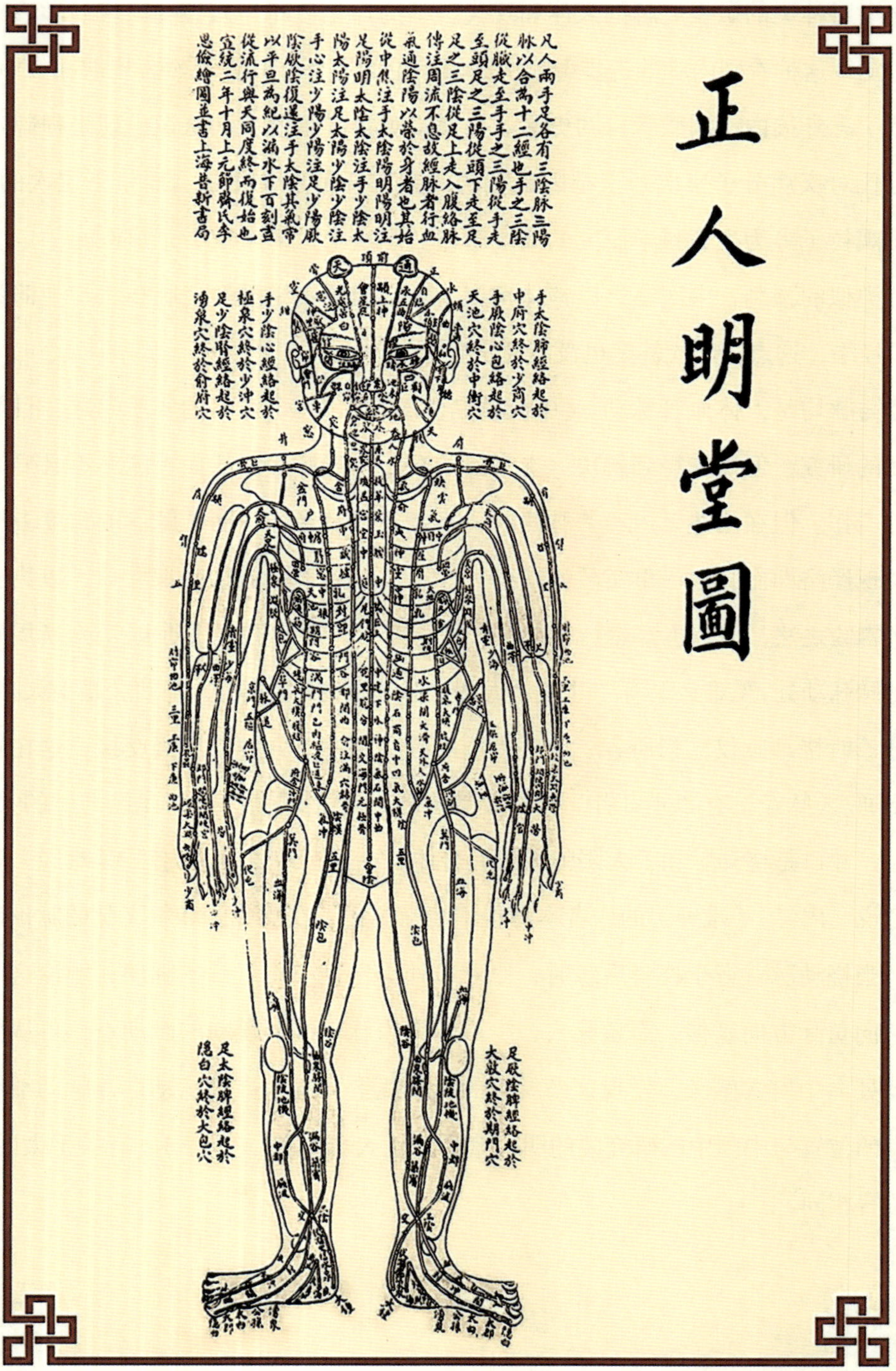
正人明堂圖
凡人兩手足各有三陰脉三陽脉以合為十二經也手之三陰從臟走至手手之三陽從手走至頭足之三陽從頭下走至足足之三陰從足上走入腹絡脉傳注周流不息故經脉者行血氣通陰陽以榮於身者也其始從中焦注手太陰陽明陽明注足陽明太陰太陰注手少陰太陽太陽注足太陽少陰少陰注手心注少陽少陽注足少陽厥陰厥陰復還注手太陰其氣常以平旦為紀以漏水下百刻晝從流行與天同度終而復始也
宣統二年十月上元節龔氏李思儉繪圖並書上海普新書局
手太陰肺經絡起於中府穴終於少商穴
手厥陰心包絡起於天池穴終於中衝穴
手少陰心經絡起於極泉穴終於少沖穴
足少陰腎經絡起於湧泉穴終於俞府穴
足太陰脾經絡起於隱白穴終於大包穴
足厥陰脾經絡起於大敦穴終於期門穴

图 2.1 明代“正人名堂图”

现将作者发表在《中华中医药杂志》和《美国生物医学和生命科学杂志》上的有关经络研究的论文刊于此，期待读者进一步研究和参考。

一 脉诊发现手太阴肺经

以扁鹊为代表的经脉医学盛行于周秦，二汉时期暗昧散失。“遍诊法”孑遗于《内经》《难经》后淡出临床。《脉经》后，天下言脉者皆专注于人体体质学内涵即寸口脉“气”的研究，至此中医脉诊学作为“辨证施治”的工具而沿袭至今。

经脉医学的“遍诊法”强调的是经脉循行与感传，强调根与结、标与本的互动共振，强调根、本在四肢末端，病灶之标在经脉循行线上，感触根与本的“是动”便知道本经的气血流注变化和判断结或标之病所。于是古代经脉学家认定四肢的五输穴为人体调控的本经要穴。针刺时遵循“针刺感受处，疾病反应所，治疗作用点”三大功能[1]调控人体生理或者说在人体生理调控机制紊乱的情况下发挥再调控作用。

《难经》言：“十二经皆有动脉，独取寸口以决五脏六腑生死之法也。何谓也？然。寸口者，脉之大会，手太阴之脉动也。”《针灸大成》也详细记述了十二经脉动应手处，例如：手太阴肺经：中府、云门、天府、侠白、尺泽、经渠；手阳明大肠经：合谷、阳溪、五里；手少阳三焦经：和髎；足阳明胃经：大迎、下关、人迎、气冲、冲阳；“是动”是脉诊的语言，是手指下脉动态势的语境。《灵枢·经脉》详细记录了十二经脉的起止、循行、络属和分支，并在描述其皮部层次时曰“……诸脉之浮而常见者，皆络脉也。”《中医诊断学》：“关于经络的实质问题，目前虽有多方面的研究，但尚未得到解决。本书目的在于论述脉诊，故而不能亦不必要做这种性质的工作。但在阐述《内经》脉法时，不能不涉及经络，而从脉诊的角度去探索则确实发现经络即血脉这一事实。”[2]

这些有关经络实体的信息语言均提示经络是脉诊的指感实体，自 1956 年以来国家将经络研究列为全国自然科学发展规划的重点项目，各种研究成果均提示经络现象的存在，但偏离脉诊过远。又由于经络在皮表且肉眼难辨，解剖刀划开皮肤经络已经被忽略。试想，几千年前的古中医人他们除了自身的潜能以外，还能有什么发明让现代高科技也望尘莫及的地方呢？事实上，先贤在《素问·皮部论》中已经明示：“凡十二经络脉者，皮之部也。”

1. 经脉分诊

从《内经》《难经》的熟读中，我们总会有脉诊来自经脉、经络的心得，《史记·扁鹊仓公列传》载：“……扁鹊以其言饮药三十日，视见垣一方人。以此视病，尽见五藏症结，特以诊脉为名耳。”这段传奇故事，给我们传递了扁鹊候脉是假而望诊为真的感知？笔者幼承庭训，祖母与伯父“候脉知病”的记忆终生不忘，包括笔者“候脉知病”信手拈来，而望诊有此能力者未见其人。诚然脉诊的学习非但一时，没有十年、八年的潜心研究很难有建树，对短文感悟最深处是“饮上池水”一语，实践中悟到：手心为上池，手心汗为上池水。手指在手心汗中浸泡一月，茧皮脱去，手指皮嫩是掌握此功能的第一秘密，因而笔者候脉的左手从来不触它物仅以候脉，并明示自己的学生，手不触物，专于脉诊，而学生独“饮上池水”后“尽见五脏症结”者不计其数。

（1）饮上池水：按下列技法，每日习练，一周见效，一月大成。

（2）指腹敏化：手指攥在手心，手心汗液浸泡指腹一月以上，平时不触物。

（3）去蒙：指腹脱去粗皮，指腹触感渐渐敏锐。

（4）胎息：稍息，轻屏呼吸。

（5）虚化：虚化一切，包括自身。

（6）意守：心专注于指下。

（7）虚触：轻轻地挨上皮肤，等待经脉细线样和与穴位点状脉动的出现。

2. 寸口经脉

十二经均有脉动，这种脉动为混合型，它包括皮下中动脉，真皮小动脉，表皮微动脉，浅表静脉等，而寸口脉动则为典型的混合性脉动态势。古人将皮下中动脉的脉动态势与真皮小动脉脉动态势统称为经脉、络脉，将表皮微脉动称孙络。《素问·皮部论》言："邪客于皮则腠理开，开则邪入客于络脉，络脉满则注于经脉，经脉满则入舍于腑脏也。"因此，在手指饮上池水后，感触经脉时还要区别指感下的解剖层次，分清经脉与脉道的不同位置与不同动气。现将寸口脉动与手太阴肺经以示意图标识（图 2.2）。

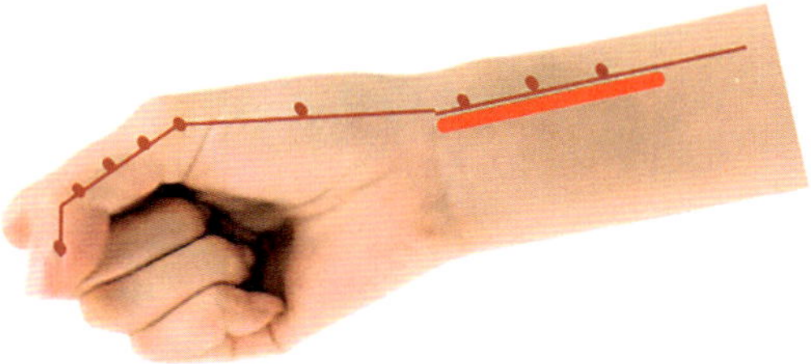

图 2.2　手太阴肺经与桡动脉

注：中粗红线条为寸口脉道，纤细的红线为手太阴肺经，梅花小红点表示穴位所在。

触诊手太阴肺经时，指下有几种感觉：

（1）涩手的脉动带：手指轻浮在表皮（是接触而非接触）可以感触到表皮微动脉脉气，脉气弥散、微灼热于手，呈带状宽为 0.7cm 左右。

（2）涩手的脉动细线：手指轻触表皮下（在真皮的层次），应手 1mm 粗，脉细如发丝，脉动微弱而涩手，脉动细线不是一根自始至终，而是一根细线的顺延排列。

（3）纤细的线：脉动中掺杂有发丝样细线与脉动线伴行。

（4）脉动小节：经脉线上散在脉动小点，应手冲动并向外周弥散，恰似泉水四溢。一般躯干穴位均存在纵、横交叉的脉动细线。

（5）桡动脉：位于寸口皮下，为中动脉。

在《内经》《难经》就寸口脉的描述中，将寸口脉动说成为"脉之大会"明示寸口脉动不是单一成分，至今学术界普遍误将桡动脉说成是手太阴肺经，这里存在偏颇。

3. 手太阴肺经与穴位分诊

少商穴为始点向上肢感循，直到中府穴。

（1）少商穴：在拇指距甲内缘 2 毫米处，为芝麻粒大小的脉动小点，经线也行走于赤、白交界线的真皮内。沿该脉点向鱼际方向有纤细的脉动线应手并延续到鱼际穴。另外，少商穴距甲缘 2 毫米尚存在纤细的脉动细线向内侧行走，并连接合谷。

（2）鱼际穴：位于拇指掌骨中间的鱼际赤白线上，大小类似芝麻粒状的小脉动。手太阴肺经自鱼际穴向太渊穴顺延，脉动细线行走于桡动脉（左手内侧，右手外侧）边缘的真皮内。

（3）太渊穴：脉动混合于桡动脉，在反关脉和斜飞脉、桡动脉背行时，寸口太渊穴的脉动十分清晰，位于第二腕横纹真皮内，其皮下与桡动脉有交通支连接，肺经向经渠穴方向顺延。

（4）经渠穴：类同太渊，位于高骨处的真皮内。

（5）列缺穴：类同太渊和经渠穴，在高骨的近心端一横指处的真皮内，肺经自此向孔最顺延。

（6）孔最穴：肺经在腕横纹与肘横纹连线近肘横纹 1/3 处，为小动脉交叉点，脉动范围较大。续孔最肺经向尺泽穴顺延。

（7）尺泽穴：位于（肘横纹有两道，在远心端的肘横纹）桡骨外侧肘横纹 1/3 处，脉动呈点状，下有小动脉交叉。肺经自尺泽穴向上顺延于侠白穴。

（8）侠白穴：位于前臂（曲侧）肱二头肌外缘五寸处，脉动点状，其周围有小动脉穿行。肺经自侠白穴向上顺延于天府穴。

（9）天府穴：位于前臂（曲侧）肱二头肌外缘肱骨小结节体表投影的真皮处，脉动点状。肺经于天府穴处转横行顺延于云门穴。天府穴处另有经脉交叉。

（10）云门穴：位于胸前壁外上的肩胛骨喙突上方，锁骨下窝凹陷处的真皮内。脉动点状。肺经于云门穴处下连中府穴。注：云门穴处有纵行经脉线交叉，肺经向中线（任脉）延续。

（11）中府穴：位于云门穴下一寸处真皮内，脉动点状。

笔者感触的手太阴肺经和其经穴位置与明刊本《正人名堂图》[3] 相同。并注意到：明刊本《正人名堂图》手太阴肺经中的天府穴与图 2.3（手太阴肺经示意图）定位完全相同，而《黄帝名堂经》与《国际标准针灸挂图》有别于图 2.3 定位。在穴位的定位问题上，由于触及经脉脉动细线和穴位的技法遗失，史料中存在不少的混乱，这可能与内难经推导“骨寸法”却淡化经脉与穴位的手法触及不无关联。

必须强调的是：经脉循行与经络循环有本质的区别，经脉循行是开放的单经循行而经络是循环无端的气血流注，本研究将揭示经脉或者说经络的本质。

4. 经脉实质剖析

在皮肤的触诊中：敏感手轻拂表皮（似接触而非接触）可以感知到涩手的涩脉带，这是微血管（微循环）的脉感。轻手感触真皮（轻轻接触皮表），指下出现纤细的脉动线为真皮小血管，发丝样细线为真皮内神经。假如在寸口感触，可以感知皮下中动脉（桡动脉），真皮小动脉、神经（左寸口在桡动脉内侧，右手在桡动脉外侧），表皮涩脉带。

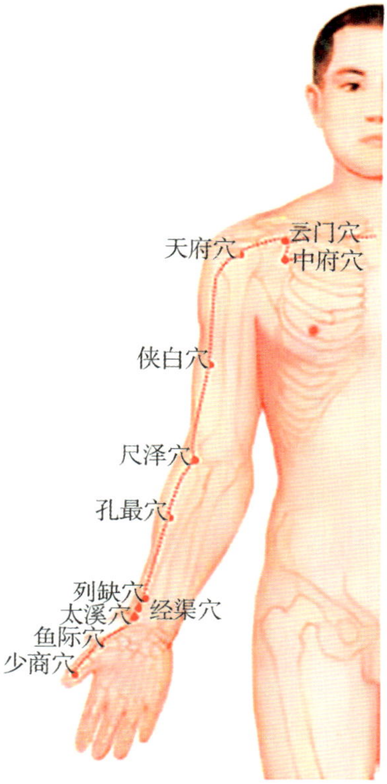

图 2.3 手太阴肺经

（1）触诊发现：人体躯干皮肤对称分布着许多横行经脉，人体四肢展开坐立时，经脉线呈水平分布，左右对称。古人将横向脉线称之为络、纵向脉线称之为经，《扁鹊经脉医学》写道：“当代经络学说对于经络系统的描述是：经与络都是生理解剖组织学领域内的客观存在的实物。纵行的主干为经，横行的分支为络。”[4] 以解剖学的角度来分析手太阴肺经，或者说手三阴、三阳，笔者认为：手三阴、三阳只不过是人体颈、胸（C4–T1）血管、神经皮脂的延长。奇经八脉中的带脉也是胸（T12）神经、血管平面的皮脂而已。

（2）再发现：感触手太阴肺经在天府穴位之后的经脉为水平方向行走，向躯干正中延伸，并与胸前诸经交叉，接近任脉处形成浮络。而传统经络学中的手太阴肺经在中府穴处走出并上行于云门穴、天府穴……在躯干前笔者共发现 5 条纵行的脉动细线与手太阴肺经交叉，它们依次规律地排列，同任脉保持平行。也就是说人体躯干前存在有 11 根（包括任脉）纵行的经脉线，后背同样存在 15 根（包括督脉）纵行的经脉。《灵枢 · 经脉》：“肺手太阴之脉，起于中焦，下络大肠，还循胃口，上膈属肺，从肺系横出腋下，下循臑内，行少阴、心主之前，下肘中，循臂内上骨下廉，入寸口，上鱼，循鱼际，出大指之端：其支者，从腕后，直出次指内廉，出其端。”也略述了手太阴肺经与腹前诸经的交叉连接。人体躯干部共发现26条纵行的经脉，31条横向行走的络脉。纵横交错处又存在有明显的小脉动，也就是经穴。

（3）解剖分析：人体表皮、真皮存在横行与纵行的血管、神经的结构，该皮质神经为C神经性质。因为C神经没有外壳，绝缘不好，彼此间可以发生接触性或缝隙性连结[5]。因此，人体皮肤内存在横行与纵行的C神经性质的传导通路。单纯认为经脉或者说经络是一根管子是不正确的认识，但经脉或者说经络由于C神经的连接却构成纵、横连接的功能性通路。古人通过脉诊发现经脉的根与结或标与本共振或互动的临床现象，它是经脉线双向传导的生理现象与机理所在，先贤巧妙地将这一结构串联成经络循环，成就中医经络循环理论，这是智慧之举。

临床上，咽部不适、鼻塞时，我们选择少商穴点刺放血，可以获得鼻通、咽爽的效果。这是因为鼻咽之标与少商之本或鼻咽之结与少商之根在C神经双向传导下互动（古人在少商穴手触“是动”），观察鼻、咽红肿热痛，而选择针刺在本或根处“开门逐盗”并获得标外与结处的疗效。腰椎间盘突出或脱出症，因一侧腰肌的痉挛为主要病因，（一侧腰肌痉挛会导致腰椎间盘突向对侧），选择手术为第一治疗方案是极其错误的。临床上，在手灵骨[6]针刺，针刺后痉挛的腰肌迅速松弛，突出的腰椎间盘自动复位。（笔者手触手阳明经发现：手阳明经在后背与背部各经脉都有交叉连接）。针刺夹脊穴深处的神经干对胃肠的调控有肯定疗效，这是针刺神经的调控。临床上还常见一种应病现象[7]，与内脏同神经节段的体表出现“海德氏带”，在其经络连接线上的针刺为外周敏化调控等[8]。笔者也认为：选择穴位针刺调控的原理是经络跨神经节段的广泛性连接的泛化性的再平衡，也是事实上的瘗病，而经络网络全身的构架将建立起牵一发而动全身的调控结构与机制，特别是在人体神经调控与体液调控紊乱时发挥再调控。

5. 小结

笔者通过反关脉的研究，发现手太阴肺经实体。感触手太阴肺经并明辨出经脉、经穴，最后发现躯干纵、横交错的双向传导的经脉实体。又在肺经上发现许多脉动小点与明刊本《正人名堂图》的手太阴肺经相同，揭示了古人以脉诊定经、穴的秘密。

人体经络与穴位实体的脉诊发现，这只是经络研究方法的实质性进展。它虽然揭秘出经络实体的存在，但经络实体解剖学意义的发现才是该研究的最终目标。笔者认为：在脉诊的指导下完成经络实证解剖只待立项问题。因考虑新经络图的严谨性，限于篇幅笔者暂不将其刊入。

脉诊是经络研究的内功，史料如同扁鹊的耳语，练好内功，衣带渐宽终不悔则经络真身凤凰涅槃，浴火重生。

参考文献

[1] 潘卫星 . 针灸的神经生物学机理 [J]. 中华中医药杂志，2018，33（10）：4281-4297.

[2] 赵恩俭 . 中医诊断学 [M]. 天津：天津科学技术出版社，2002：16.

[3] 黄龙祥 . 中国针灸史图鉴 [M]. 天津：青岛出版社，2003：86-87.

[4] 刘澄中，张永贤 . 扁鹊经脉医学 [M]. 沈阳：辽宁科学技术出版社，2012：19.

[5] 冷三华 . 痛症经络逆向刺激疗法 [M]. 北京：人民卫生出版社，2017：15.

[6] 邱雅昌，董氏奇穴 [M].2 版 . 北京：人民卫生出版社，2019：69.

[7] 肖波，苏曼 . 中枢神经系统缝隙连接综述 [J]. 国外医学生理、病理科学与临床分册，2002，22（3）：205-208.

[8] 潘卫星 . 针灸的神经生物学机理 [J]. 中华中医药杂志，2018，33（10）：4286-4287.

二 经络实体发现和第三调控架构

1. 人体体表经脉路径

《黄帝内经》是中医存世最早的医学经典，有关经络的阐述为岐黄医学乃至针灸学提供理论依据。近代发掘的《脉书》《足臂十一经》《足臂十一经灸脉》“涪水经脉木人”等文物实证了经络结构的前世今生。当前脏腑学说和针灸临床运用广泛，但经络实体研究尚缺乏科学答案。笔者以《灵枢 · 经脉》为依据，以许氏脉诊非遗技法 [1] 感循人体体表脉动，结合现代医学解剖学新进展，佐证经络实体真实存在，它构建于人体纵横浅表脉动。

人体表皮存在微动、静脉吻合及其微神经皮支司理的微循环，真皮存在 C 神经和小动、静脉构建的纵横网络式结构，C 神经没有髓鞘，彼此相邻或接触会发生接触性或缝隙性连接 [2] 并与小动、静脉构建出纵横交错的脉动线路。同时也为经脉的双向传导即终始现象提供解剖学支持，为经络理论的构建提供循环无端的连接模式。

人体 31 对神经节段，环顾人体一周，借脊髓神经交叉传导到对方和联系内脏，在腹前正中线终止。该调控带所辖部位（体表和内脏）有神经的互联，脏腑疾病时选择针刺的方法沿着神经节段干预，具有由外而内的神经调控价值 [3]，而针刺十二正经四肢端经脉都具有这种神经调控机制。31 对神经和血管节段在真皮的层次彼此发出真皮支和表皮支，形成相互跨节段的重叠连接 [4]，并形成感循有 13 对脉动细线样感觉的经脉纵行路线 [5]，例如，中医奇经八脉和足三阴三阳躯干部分的纵行脉动。由于 13 对跨神经节段纵向连接，构建了经络的纵横连接模式，临床上针刺经脉线及其穴位会出现左病右治、上病下治、前病后治、内病外治等针感的慢传导机制。如果说临床上针刺横行经脉是神经传导相关联的快传导，那么针刺纵行经脉则是 C 神经跨节段的慢传导，而慢传导则是《黄帝内经》“升降之刺，以知其要”的要处。而古法针灸强调的缪刺或巨刺效应更仰仗于跨神经节段效应。

皮肤跨神经节段的纵行经脉在功能上类似于贯穿于脊髓各节段的脊髓固有基束 [6]，当然脊髓各节段之间也有相互重叠的连接，这种重叠联系相当程度上保证和完成人体的各种复杂的反射性活动，完成人体跨神经节段传导的调节和协调功能，并在一定程度上保持脊髓横断或脊髓休克的情况下，皮肤的部分感觉存在。

13 对纵行经脉由人体 31 条横行脊神经节段的血管、神经真皮分支发出，构成人体经纬性质的真皮纵横连接，而纵横交叉点都是神经与血管的发出点，因垂直于手指，感循时均为小点状脉动，灵枢经言其为“是动为穴”。如图 2.4 所示。

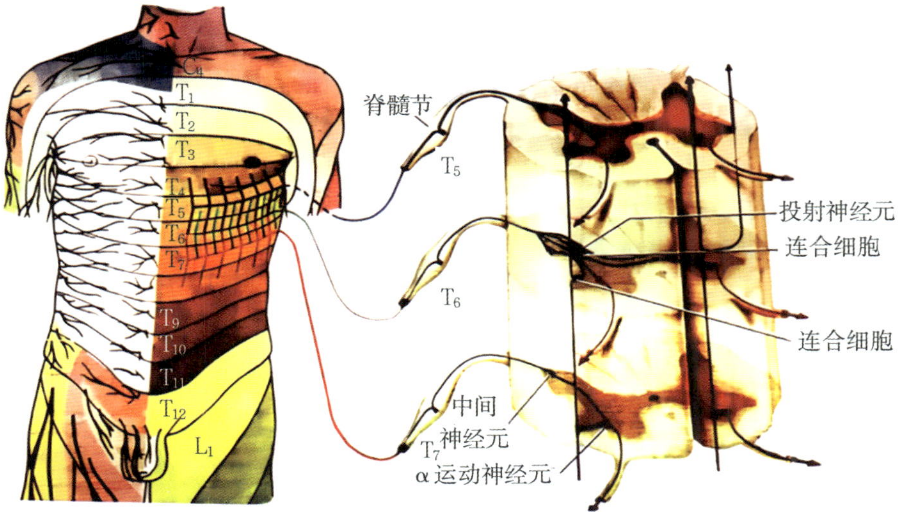

图 2.4　真皮内小 C 神经、血管的跨节段连接

总之，经络循环由 31 对横向经脉和 13 对纵向经脉构建而成。穴位是纵横经脉的结合点脉动。解剖示意图 2.5 所示经脉、经络、穴位脉动。

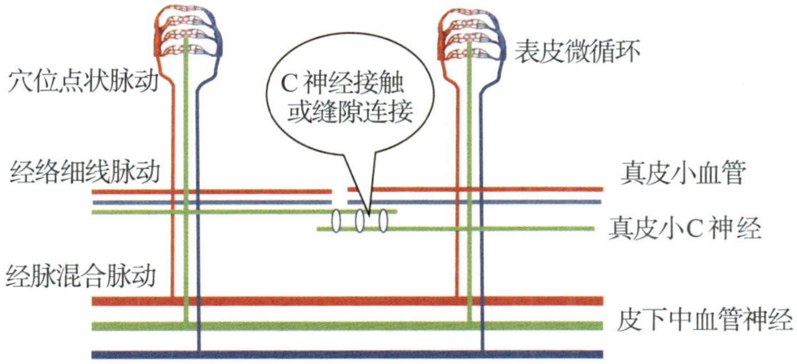

图 2.5　经脉、经络、穴位脉动

2. 经脉、穴位与解剖的关系

图 2.5 所示穴位有 3 种树样结构：由动脉树，静脉树，神经树组成。

（1）动脉树：皮下或肌肉间中动脉（ ϕ2 厘米左右）分支成小动脉（ ϕ0.3 ～ 1 毫米左右）行走于真皮内，小动脉向表皮行走，分支成微动脉（ ϕ0.3 毫米左右）与微静脉吻合，形成微循环。同时部分分支小血管跨越相邻血管、神经节段，构成交叉重叠的线路，这也是手感循形成细线样脉动和点状脉动的基础结构。小动脉血行由内向外，逐级分枝，在低倍显微镜和目视下观察，形如树状[7]。

（2）静脉树：静脉与动脉伴行，血行由外向内。

（3）神经树：与动、静脉伴行，表皮与真皮的 C 神经皮脂，特别是跨相邻节段的连接，构成一系列纵横双向慢传导的临床现象，为针灸乃至经络理论提供解剖学支撑。

（4）横行经脉：专指横向行走的真皮小血管和 C 神经皮脂。人体左右各 31 对，感触时呈细线样脉动。主要见于手足三阴、三阳。

（5）络脉：指真皮内纵向小血管和 C 神经的结构。从横向经脉发出，感触时具有纵行的线状脉动。例如，奇经八脉等。

（6）经络：特指构建与纵横经络的循环模式。

（7）经穴：为表皮、真皮、皮下血管神经的连接支，在真皮分支成纵横交错的小血管神经而构成广泛的连接。纵横交错点即为经穴位置。

由于血管与神经伴行，战国时期岐黄医家以脉诊“遍诊法”感循的方式发现了该结构的脉动，循经选择病灶远端明显是动处针刺，取得临床疗效，并形成以扁鹊为代表的经脉医学。后汉时期岐黄学派著《黄帝内经》，系统地阐述了经脉医学内容，并进一步发掘经脉的终始现象[8]遂将经脉构建成经络循环理论，将经络线上可以触及的点状脉动命名为穴位，后又经历代医学家的耕耘，最终形成今天的经络教学蓝本，近代考古发掘均为实证。图 2.6 为手太阴脉动的解剖示意图。

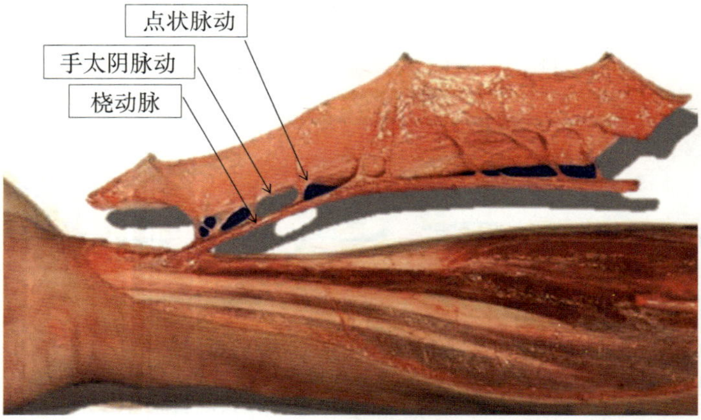

图 2.6　手太阴脉动的解剖示意图

3. 经络机制研究

穴位密布于人体皮肤，使真皮内 C 神经彼此串联，形成酷似“多米诺骨牌效应”阵列。她类似手牵手的街舞，微循环单元在 C 神经信息传递下收缩或扩张借以调控局部生理与病理，并形成牵一发而动全身的协调模式，也构成效应于人体神经与体液调控紊乱时的人工再调控功能性结构。另一方面，“三树”在表皮形成伞状膨大结构，借以扩大感触面，这一生理结构可以保证皮肤的排泄、吸收等功能的实现，同时还增加皮肤的敏感性。用光、声、电等刺激有应答效应[9]，并保持刺激效应的传递而不衰减[10]，当然经脉并不是解剖学意义的直通管道，而是“三树”间互达的无髓鞘神经皮脂的接触和缝隙性连接下构建的血管缩放与共振形成的终始或标本或根结现象（图 2.7）。

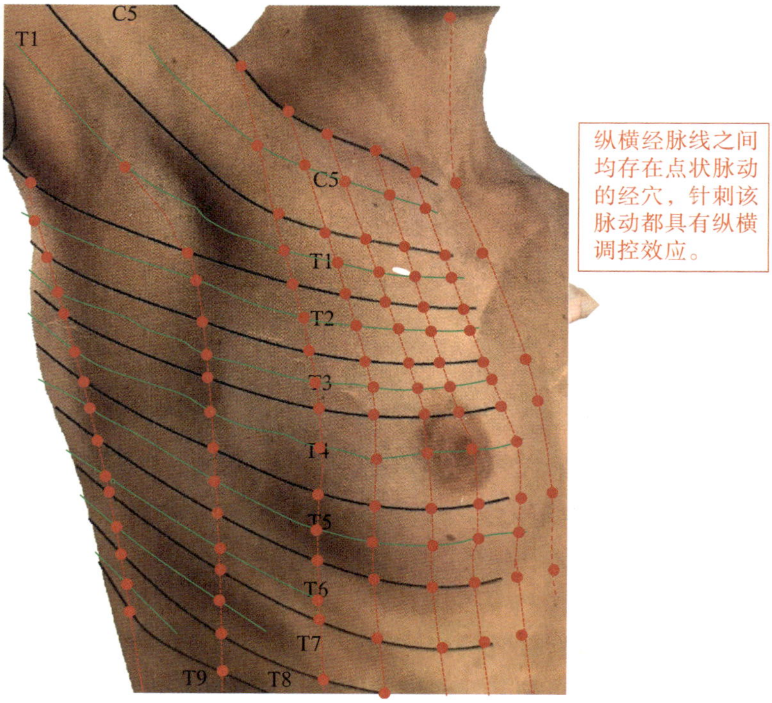

图 2.7　人体纵横经脉和穴位交界处的穴位

注：纵行的红线前后共 26 条，古人以足三阴、三阳以及奇经八脉命名。横行黄线为 31 对，古人将颈 4 －胸 1 的神经、血管节段的皮脂以手三阳、三阴命名等。黑线表示为神经、血管平面的节段性界线。

经络内 C 神经皮支彼此连接，纵横贯穿人体上下、左右、前后、内外，并与神经干保持水与波的关系。因此，经络具有神经和体液双重生理调控作用，同时在机体自控机制紊乱时效应于人工再调控。因此经皮针刺、艾灸、刮痧、按摩均为疾病的治疗手段而非辅助医疗模式。

（1）经络敏化：经络之所以具有自主与人工干预的效应，是因为经络线上密集排列着具有“效应器”性质的穴位，并支撑经络现象[11]。这种结构构成了除神经、体液调控之外的第三调控（人工再调控）构架。内脏或体表的病患可以导致所属区域 C 神经敏化、人体各种体表的牵涉性疼痛[12]。人体 31 对脊神经和 13 对纵行经络线但凡穿越 C 神经敏化的区域皆会对敏化区有调控作用或者是敏化作用，敏化的 C 神经会出现标本效应或根结效应（图 2.8）。

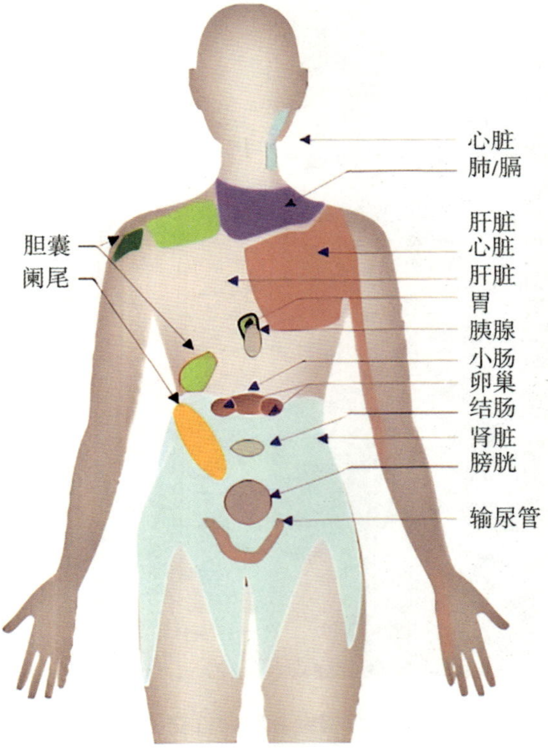

图 2.8　体表牵涉性疼痛和 C 神经敏化

（2）跨神经节段传导的针刺测试：经络内的刺激效应及其传导与人体神经有联系但更重要表现为跨神经节段的传导。患者胆区疼痛，疼痛感觉的原因是胆区 C 神经敏化，选择阳陵泉穴针刺，胆区疼痛立即消失[13]。这也说明，人工干预远端穴位可以改善胆区炎症反应。针刺足三里穴对胃肠的不适或慢性胃炎等疾病有良效，多次针刺有治愈功效[14]，这与该穴在足阳明胃经的联结上有关。慢性咽炎，针刺少商穴，患者立感咽部舒适，以注射针点刺少商致其出血，咽部充血即刻缓解[15]。手阳明经的皮神经末梢跨神经节段传导，神经联系为颈6—7节段，这一节段与咽部有关联。

（3）C神经节前或节后抑制测试：针刺灵骨穴，对非脱出的椎间盘突出和膨出症具有肯定疗效[16]。取效的原理是，针刺该穴位可以松弛痉挛的腰部肌肉，除去椎间盘突出或膨出的诱因。针刺明眼穴，患者眼睛即刻舒适明亮，因为脊神经6—7，与胸1神经均可以通过交感神经节调控眼睛。

（4）直接刺激脏器神经干或神经节：深刺华佗夹脊至神经外科，治疗内脏病变临床疗效肯定。选择第六胸椎华佗夹脊穴，轻轻点击神经干外膜，可以即刻解决胃痛、食欲差、消化不良、化疗导致肠胃不适等症状。针刺蝶腭神经节：沿蝶腭管向对侧眼方向，斜刺55mm，触及蝶腭神经节，对过敏性鼻炎有肯定疗效，这均说明针刺神经具有愈病效应[17]。而经络、经穴效应除神经效应以外尚掺和有病灶血液循环的缩、放联动。

（5）欣快效应：经络的舒展与血液充盈，常常使人有欣快感和肌肉的轻松感。例如，细针浅刺合谷穴和太冲穴，或浅刺肚脐的上缘和下缘，令病人保暖休息。病人常有飘飘欲仙的欣快感，事实上这是针刺激发了副交感神经而引发的血管舒张效应[18]。

（6）控温或降压效应：高热病人，我们选择曲池、尺泽、少海和对侧合谷针刺，多在20分钟内退热。高血压：同样选择上述穴位也可降压。它的机理是自主神经的血管扩张和排汗作用[19]。

（7）调控意志效应：随意选择抑郁症病人，在其百会穴和双陷谷透刺涌泉穴，令病人休息30分钟后，有明显缓解症状效应[20]。多次治疗有愈病效应。

（8）内分泌干预效应：直接挑刺6—9肋神经皮脂与膀胱经、阳维、阳跷穴，患者乳房胀痛即刻消失，质地也变得松软。

（9）直接切断病灶区经络临床应用广泛：例如，发生后遗症的三叉神经疼痛、带状疱疹等顽疾，神经性偏头痛等顽疾，西医选择神经根消融术，中医选择病灶部位的经络线小刃针切断术，疼痛即刻缓解，疗效事半功倍。

4. 双向传导测试

脉诊感循到鱼际穴，选择经络笔在鱼际穴处电击，刺激效应远传少商、上传太渊直至孔最（图 2.9）。

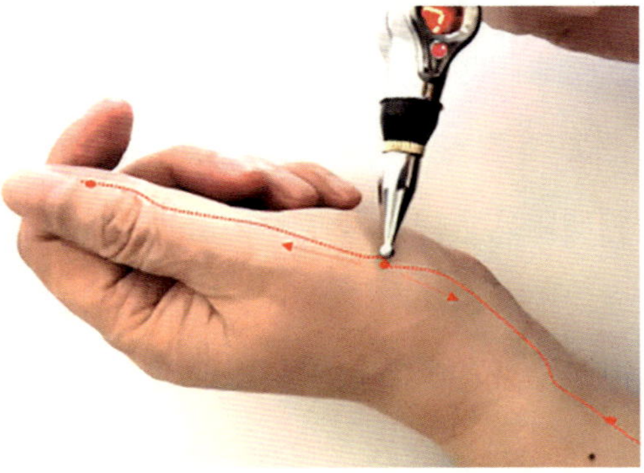

图 2.9　经络笔点击鱼际穴出现双向感传

这种试验无须选择经络敏感人，正常人都存在这种结果，将经络现象神秘化是科学的谎言。经络实体之所以存在诸多假说，是因为我们没有认真研读中医经典，缺失经脉感循技法及其传承。

5. 讨论

笔者运用许氏经脉感循技法发现了人体皮肤真实存在纵横经脉的可感循性及其布列，揭秘经脉乃至经络的实质及其构建模式。经与络这一围绕周身，交通上下、连接内外的微、小无髓鞘神经与血管结构，至今它仍然是解剖学和生理学尚没有清晰认识或者说尚没有宏观其效应的人工外调控系统。并实证了岐黄医学乃至中医针灸学理论的科学性。

6. 结论

人体真皮内确实布列着横向经脉 31 对，纵行络脉 13 对，纵横交错点为穴位。古中医人通过徒手感循其浅表脉动而构建经络理论，并指导临床针灸等运用。因其在人体神经和体液调控紊乱时仍然效应于人工再调控，且临床具有简便、快捷、速效等特点，笔者将其命名为人体第三调控结构和系统。

参考文献

[1] 许氏脉诊非遗技法：脉诊“形”“气”与病症 [J]. 中华中医药杂志，2019，34（1）：29-33.

[2] 王克摸 . 无髓神经纤维的生理功能 [J]. 生理科学进展，1992，23：126-130.

[3] 潘卫星 . 针灸的神经生物学机理 [J]. 中华中医药杂志，2018，33：4281-4297.

[4] 赵晏，史文春，王会生，等 . 大鼠感觉神经末梢之间的跨节段信息传递 [J]. 西安医科大学学报，1996，17（2）：140-142.

[5] 许跃远，赵鹏飞 . 脉诊发现手太阴肺经 [J]. 中华中医药杂志，2020，35（8）：4.

[6] 沈丽，许鹿希，马维义 . 大白鼠下行脊髓固有束的起始细胞和背外侧索核在脊髓内的联系 [J]. 解剖学报，1988，（3）：28-33，117.

[7] 柏树令，李吉 . 皮肤微循环血管树的实验形态学研究（五）[J]. 中国烧伤创疡杂志，（1）：5-8.

[8] 经脉终始篇 [J]. 中医药通报，2009，6：16.

[9] 李鼎 . 经络探踪六十年：与刘澄中先生关于经脉现象研究的讨论 [J]. 中医药文化，2012（2）：36-38.

[10] 李定忠，傅松涛，李秀章 . 经络研究概况及其存在的实证：关于经络的理论与临床应用研究之一 [J]. 中国针灸，2004，24（11）：773-778.

[11] 张敏 . 经络的本质 [C]// 世界中医药大会夏季峰会暨“一带一路”中医药发展国际研讨会 . 2015.

[12] 李春昌 . 什么是“牵涉痛”？是怎么发生的？ [J]. 中国社区医师，2010（4）：2.

[13] 罗斌 . 针刺阳陵泉穴缓解胆绞痛的即效性观察 [J]. 现代医学与健康研究，2018：14.

[14] 诸圆圆 . 针刺治疗慢性胃炎穴位运用探析 [J]. 中华中医药学刊，2015（6）：1527-1529.

[15] 向平 . 少商穴点刺放血治疗急性咽炎 120 例 [J]. 实用中医药杂志，2012，28（2）：133.

[16] 戢柄金 . 针刺治疗腰椎间盘突出症研究进展 [J]. 实用中医药杂志，2012，28（7）：

607-608.

[17] 许作诗 . 脉冲电针刺蝶腭神经节治疗过敏性鼻炎 104 例 [J]. 福建医药杂志，1995(3): 41.

[18] 王文琴 . 太冲穴针灸主治应用的古代文献研究 [D]. 山东中医药大学，2012.

[19] 范然，高莹，王舒 . 针刺曲池穴治疗高血压的机制研究进展 [J]. 中华针灸电子杂志，2015，4（1）：16-18.

[20] 周明倩，宣丽华 . 针刺太冲透涌泉治疗失眠症 19 例 [J]. 上海针灸杂志，2011，30（5）：328.

三 脉诊感循手厥阴心包经及其研究

中国汉代将人体十一脉转变为十二经脉系统，从此完善了中医经脉理论，并沿用至今。近半个世纪中国出土的秦汉医学帛书和竹简为研究中医经脉理论及其起源提供了参考依据。20 世纪 70 年代出土的马王堆汉墓帛书的抄书年代大致在秦始皇统一六国至汉文帝十二年（公元前 221—前 168 年），其中以《足臂十一脉灸经》和《阴阳十一脉灸经》及 20 世纪 80 年代出土的汉代张家山竹简《脉书》这些古医书的内容基本一致，都记载了人体仅有十一条脉而没有关于手厥阴心包经的记录。考古专家普遍的认为这些文献断代可靠，能够准确地反映秦汉早期或春秋战国晚期医者对人体经脉认知，应该说这些出土文物是当时医者的医学理论，或者说是指导当时医疗实践的解剖、生理和病理学著作。

“十一脉文献”早于《内经》这是有关专家的公认，但“十一脉文献”中无穴位、针具或针刺疗法，仅提到灸法，甚至尚未建立气血循行、经络乃至循环或脏腑归经理论、经穴归经理论。而传世的《内经》及后世的经典却以十二经脉为基准，补缺了“手厥阴心包经”。十一脉到十二经脉的转变或发现可谓是中医经脉医学的进步，统观史料，“遍诊法脉诊”等临床触诊或感循，应该是发现前臂阳性脉动和阴性脉动的主要手段。随着古代经脉医学技法的盛行，以及扁鹊等诸多脉学家临床研究的深入，就人体皮表浮络及其浅层脉动的研究，他们逐渐完成对这条经脉的临床发现，打开《灵枢·经脉》认真研读您会有英雄所见略同的认知。有专家认为：十一脉和十二脉的理论源自人体解剖学：手三阴与上肢动脉：手少阴－尺动脉；手厥阴－正中动脉；手太阴－桡动脉。足三阴与下肢动脉：足少阴－胫后动脉；足厥阴－胫前动脉；足太阴－腓动脉。笔者认为：这一说法欠正确，甚至不正确！正确的说法是，手少阴脉动之源为尺动脉；手厥阴脉动之源 1/3 源于正中动脉，70%源于桡动脉和尺动脉；以此类推。因为皮下血管与经络不是一回事，事实上，经脉特指皮下动脉与真皮动脉的合称，经络线特指真皮小动脉与真皮小无髓鞘神经的合体。而诊寸口脉那是《难经》以后的事。

笔者临床发现：中国古中医人建立的经脉说乃至经络说，是古代医学家对人体皮表脉动脉诊感循的临床描述。他们将经脉线单经开放式布列，以皮下脉动为指示，经线为标本或根结的连接线合言其为经脉，而经络线的纵横交叉布列并特指真皮脉动线为经络，其经气循行为经络循环，经与络线的交叉点为经穴位置。这里存在人体皮肤精细解剖学的内涵，不妨让我们回顾一下人体皮肤的解剖，并汗颜古代经脉医学家遍诊脉法的水准。

1. 皮肤的解剖

（1）表皮微循环：为表皮毛细血管床（宽约 0.7cm），有微动脉、微静脉和微 C（无髓鞘）神经构建。

（2）横行经线：真皮内横向行走的真皮小动、静脉血管和 C 神经（无髓鞘）皮支。人体体表指腹能感循到 30 对且左右对称分布。

（3）络线：真皮内与躯体纵轴平行行走的小动静脉血管和 C 神经（无髓鞘）的结构。它从横向经脉发出并跨越相邻横行经脉，与相邻经脉的纵行络脉并行并形成躯体高下性质的经络线，环顾人体一周共 24 条（奇经八脉也在其列）。图 2.10 为人体神经节段及其真皮无髓鞘小神经的解剖示意图。

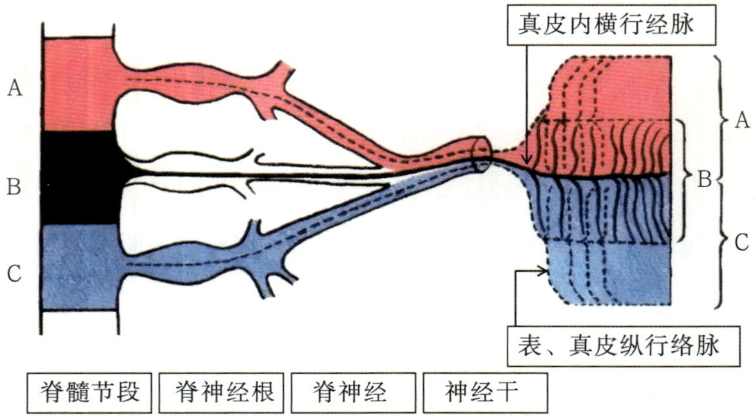

图 2.10　人体神经节段及其真皮无髓鞘小神经的解剖示意图

①经穴：为表皮、真皮、皮下血管神经的连接，垂直于皮表。该连接支在真皮的层次分支成纵横交错的小血管、小神经，形成纵横线形脉动，纵横交错点即为经穴的点状脉动位置。图 2.11 为皮肤结构和感循示意图。

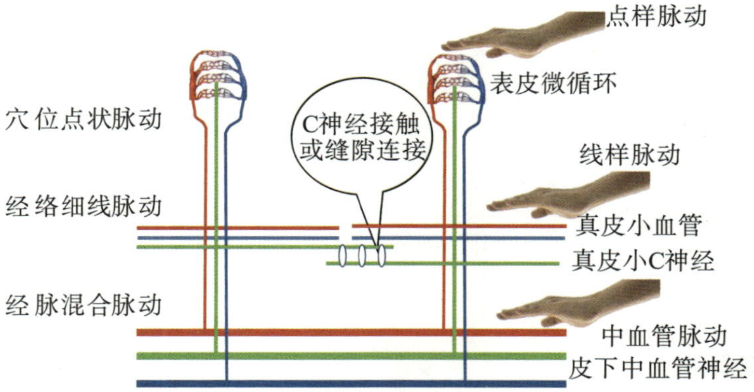

图 2.11　皮肤结构和感循示意图

注：古人以手感循皮肤经脉，会出现脉动（触及血管）和线（触及小神经）的感觉。感觉纵横交会处的穴位则呈四周放射性细线加中心小脉动的感觉。感循四肢末端的穴位五输穴，（井、荥、输、经、合）就有这种描述。

②经络：经络线将躯体体表布列成纵横交错的方格状网络，表皮与真皮的 C 神经没有髓鞘，具有接触连接和相邻性连接的特性，并形成躯体在神经干传导（快传导）之外的经脉慢传导通路。就是因为这种特性它构建出扁鹊学派的终始现象和该脉法及其缪刺的针灸效应。综观纵横经脉线的全身网状布列，中医感循线样脉动、经脉循行、

单经开放、循环无端、卫气营血构思、脏腑归经、临床缪刺、奇脉法、六经辨证等均因此而水到渠成且真实描述。

③ C 型神经纤维：直径为 0.5 ～ 1μm，传导速度每秒约 2m 的无髓神经纤维，称为 C 型神经纤维。此名称来自近年根据神经纤维粗细及其传导速度分类。C 型神经纤维受损伤后易恢复，因恢复过程中不生成髓鞘，所以再生亦较快。属于此型的神经纤维有：植物性神经节后纤维、周围神经和后根的无髓纤维、传导痛温觉的神经纤维、嗅神经的嗅丝等。就是因为该无皮神经的相互接触或相邻才构成人体神经节段的彼此相连，脏腑与肢端的跨神经节段连接。刺激该结构则伴随小血管和微循环血管产生收缩和开放，形成气至而有效的临床调控效应。

2. 人体经络布列

人体经脉的单经开放布列这里不赘述，现将人体体表经络线布列分享于此（图 2.12）。

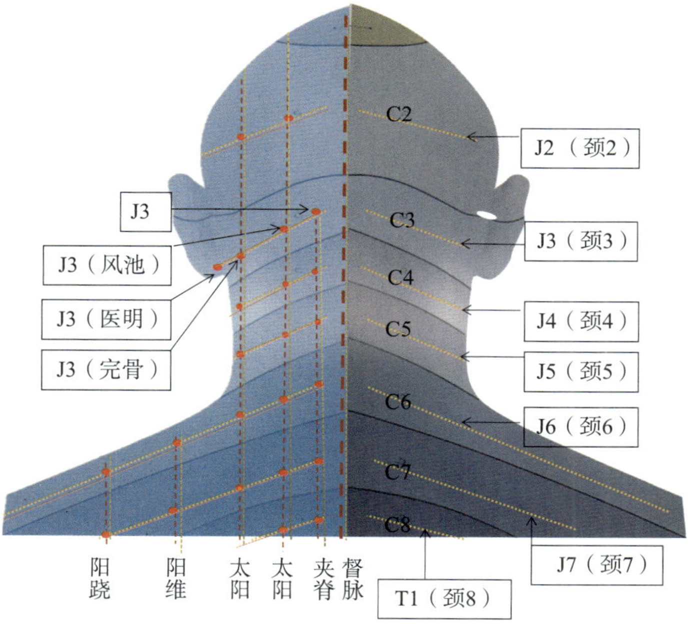

图 2.12 人体体表经络线布列示意图

注：1. 黄线表示真皮无髓鞘小神经分布。2. 红线示意为真皮小动脉分布。3. 红点表示穴位，恰在纵横经络线交叉处。

图 2.12 会给临床研究或者说经络结构带来无限的遐想，至于经络循环“日字形”“目字形”“田字形”连接没有走不通的路，临床缪刺、巨刺也是随机应答。

3. 手厥阴心包经研究

人群中 70% ～ 90% 其前臂有两条主要动脉，即两侧的尺动脉与桡动脉。两动脉均在腕口有脉搏可以触及，该脉动为皮下中动脉脉动，由这两支动脉在真皮分别形成手太阴肺经和手少阴心经。这说明手厥阴心包经 70% ～ 90% 其脉动的血源以尺、桡动脉为血源并通过侧支形成。笔者脉诊感循发现：手厥阴心包经 70% ～ 90% 存在与尺、桡动脉的连接支，这也与汉简帛所述的手少阴和手太阴脉吻合。但人类前臂位于内侧正中尚有 10% ～ 30% 人存在正中动脉，手厥阴脉也可以以正中动脉为血源。图 2.13 为手太阴肺经与桡动脉关系示意图。

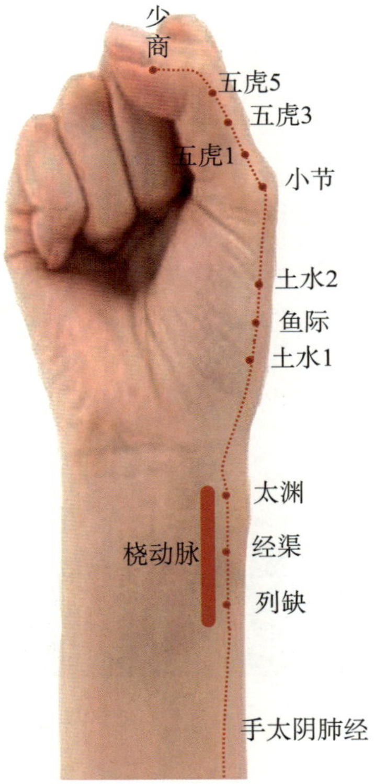

图 2.13 手太阴肺经与桡动脉关系示意图

图 2.13 告诫人们，腕口脉动历代中医书籍所言脉动多是指皮下中动脉，而非经络。事实上，经络脉动在真皮，而常言之脉动在皮下。

4. 手厥阴心包经临床感循

（1）经脉感循必备的技法（许氏脉诊非遗技法）。

①饮上池水：手轻握拳，将手指握于掌心令手心汗浸润指腹一月以上，待指腹脱去茧皮，感觉神经末梢（触觉小体）外露，此时您的手已经具备感循经脉的能力。

②心净：忘却世间事，唯有脉诊入梦频。

③心静如止水：感循经脉线时心静如止水，甚至呼吸也碍事。

④指柔而密触：指腹柔软且密切接触于皮肤，在表皮和真皮的层次好似与皮肤融合。

⑤心手相照：洗心忘念，心聚焦于指下与真皮脉动共起伏，渐渐一条条经脉线清晰于指下，经穴的点状脉动类如泉眼般明晰。

（2）手厥阴心包经感循。

①手厥阴心包经的临床感循：该经由其真皮小血管、无髓鞘小神经在第一二胸肋间隙的真皮形成。该经脉起于第一胸椎间隙华佗夹脊穴发出，环绕胸经交极泉穴绕胸前一周，止于胸前肾经。在周荣穴手厥阴心包经向前臂中间行走，止于中指尖中冲穴。

②感循：脊柱华佗夹脊第一脉动处⟷经线沿后背第一二肋间真皮行走⟷极泉⟷周荣⟷中府⟷气户⟷缺盆⟷俞府⟷气舍，前臂经线自周荣穴⟷天泉⟷土顶⟷曲泽⟷肝灵 123⟷郄门⟷间使⟷内关⟷大陵⟷劳宫⟷火星上下⟷脾肿⟷中冲（董氏奇穴亦在其中）。

③手厥阴心包经脉示意图：我们将传统手厥阴心包经经脉线横看，图 2.14 与颈五神经真皮小神经行走同辙。这也明示中医经络具有现代医学解剖学依据。

5. 第三调控构架

现代医学认为人体借神经和体液调控完成其生理、病理机制。但人体疾病时也说明人体自备的调控机制发生紊乱，而此时中医人按人体经络及其穴位针刺具有立起沉疴效应，这也说明人体存在效应于人工再调控的结构或机制。中医经几千年临床实践及其对针灸效应研究并发现与人体神经节段布列和传导机制有明显区别的经络结构，特别是经络的循环无端和高下性质的单经开放以及临床缪刺、巨刺效应，其调控机制与神经传导、体液调控不同，尤其在机体疾病状态下（她标志着人体自身体液与神经调控失败）而人工干预经络结构确具有康复效应。如果有人认为中医经脉调控与神经调控类似，那么纵行跨神经节段传导的缪刺或巨刺效应将有力说明人体存在第三调控结构及其机制。

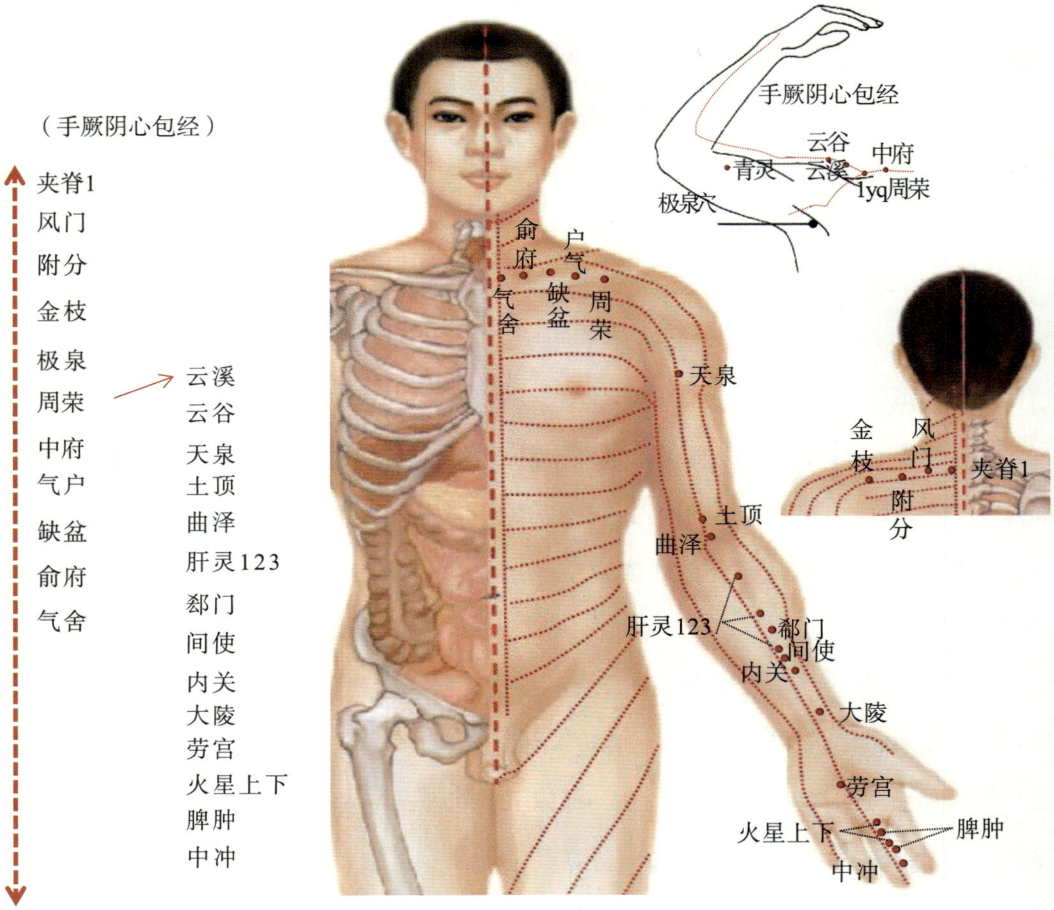

图 2.14　手厥阴心包经脉示意图

有中国人发现，经络的第三调控效应是人体自备的结构和系统，存在有病治病无病预防的临床效应。为此我们认为以经络结构建立的中医经脉理论具有科学的基因、高科技的潜质、作为生态医疗的先驱、广泛运用和传播的现实和未来。

第三章

经与脉研究

脉动医学是中国人对人类医学独具特色的贡献

中医经络实体研究困扰中外学术界。笔者潜心研究脉诊40年，发现寸口脉的边缘（左桡动脉内侧、右桡动脉外侧）均存在纤细的脉动细线，并类似于有关手太阴肺经的描述。还发现寸口到少商穴的经脉线上存在五枚小脉动，其位置与手太阴肺经的列缺、经渠、太渊、鱼际、少商穴位置一致。在反关脉和斜飞脉（桡动脉背行）的感触中，手太阴肺经更清晰。从少商穴开始向上臂感触，发现手太阴肺经循行线实体及其十一枚经穴位置与明刊本"正人名堂图"完全相同。将该技法推广到全身，终于理清经脉的循行线路及其经穴的精准位置。原来经脉的实质是脉诊感触下的脉动细线，经穴却是经脉线上一枚枚小脉动。

经脉医学"遍诊法"强调经脉循行与感传，强调根与结、标与本的互动共振，强调根、本在四肢末端，病灶之标在经脉循行线上，感触根与本的"是动"便知道本经的气血流注变化和判断结或标之病所。于是古代经脉学家认定四肢的五输穴为人体调控的本经要穴。针刺时着重针刺感受处，疾病反应所，治疗作用点三大功能调控人体生理或者说在人体生理调控机制紊乱的情况下发挥再调控作用。

《针灸大成》详细记述了十二经脉动应手处，例如：手太阴肺经：中府、云门、天府、侠白、尺泽、经渠；手阳明大肠经：合谷、阳溪、五里；手少阳三焦经：和髎；足阳明胃经：大迎、下关、人迎、气冲、冲阳；"是动"是脉诊的语言，是手指下脉动态势的语境。《灵枢·经脉》详细记录了十二经脉的起止、循行、络属和分支，并在描述其皮部层次时曰"……诸脉之浮而常见者，皆络脉也"。《中医诊断学》："关于经络的实质问题，目前虽有多方面的研究，但尚未得到解决。本书目的在于论述脉诊，故而不能亦不必要做这种性质的工作。但在阐述《内经》脉法时，不能不涉及经络，而从脉诊的角度去探索则确实发现经络即血脉这一事实。"

这些前贤有关经络实体的语言描述均提示经络是脉诊的实体指感，自1956年以来国家将经络研究列为全国自然科学发展规划的重点项目，各种研究成果均提示经络现象的存在，但偏离脉诊过远。又由于经络在皮表且肉眼难辨，解剖刀划开皮肤经络已经被忽略。试想，几千年前的古中医人他们除了自身的潜能以外，还能有什么发明让现代高科技也望尘莫及呢？事实上，先贤在《素问·皮部论》中已经明示："凡十二经络脉者，皮之部也。"

从《内经》《难经》的熟读中，我们总会有经脉、经络来自脉诊的心得，《史记·扁鹊仓公列传》载："……扁鹊以其言饮药三十日，视见垣一方人。以此视病，尽见五藏症结，特以诊脉为名耳。"这一史实，给我们传递了扁鹊候脉是假而望诊为真的感知？笔者自幼被耳提面命，祖母与伯父"候脉知病"的记忆终生不忘。包括笔者"候脉知病"信手拈来，而望诊有此能力者罕见其人。只不过脉诊的学习非但一时，没有十年、八年的潜心研究很难有所建树。对短文感悟最深处是"饮上池水"一语，祖母与伯父给我的庭训是："手心为上池，手心汗为上池水。手指在手心汗中浸泡一月，茧皮脱去"。手指皮嫩是掌握此功能的第一秘密；因而，笔者候脉的左手从来不触它物，仅在脉诊时使用，并明示自己学生，手不触物，专于脉诊。而学生在"饮上池水"后"尽见五脏症结"者不计千人。

十二经均有脉动，这种脉动为混合型，它包括皮下中动脉、真皮小动脉、表皮微动脉、浅表静脉等，而寸口脉动则为典型的混合性脉动态势。古人将皮下中动脉的脉动态势与真皮小动脉脉动态势统称为经脉、络脉，将表皮微脉动称孙络。《素问·皮部论》言："邪客于皮则腠理开，开则邪入客于络脉，络脉满则注于经脉，经脉满则入舍于腑脏也。"因此，在手指饮上池水后，感触经脉时还要区别指感下的解剖层次，分清经脉与脉道的不同位置与不同脉动之气。

人体躯干皮肤对称地分布着许多横行经脉，人体四肢展开坐立时，经脉线呈水平分布，左右对称。古人将横向脉线称之为络、纵向脉线称之为经，《扁鹊经脉医学》写道："当代经络学说对于经络系统的描述是：经与络都是生理解剖组织学领域内的客观存在的实物。纵行的主干为经，横行的分支为络；"以解剖学的角度来分析手太阴肺经，或者说手三阴、三阳，笔者认为：手三阴、三阳只不过是人体颈、胸（C4–T1）血管、神经皮脂的延长，奇经八脉中的带脉也是胸（T12）神经、血管平面的皮脂而已。人体站立，四肢下垂，好像为纵行的布列，而当人体四肢展开，当为横行布列。因此，手足三阴、三阳当以络脉命名。

感触手太阴肺经在天府穴位之后的经脉为水平方向行走，向躯干正中肾络（原：肾经）延伸，并与胸前诸经交叉，接近任脉处形成浮络。而传统经络学中的手太阴肺经在中府穴处走出并上行于云门穴、天府穴。在躯干前笔者共发现5条纵行的脉动细线与手太阴肺经交叉，它们与任脉保持平行且规律地依次排列。作者感触人体躯干前存在 13 根（包括任脉）纵行的经脉线，后背（包括腋中线）同样存在 13 根（包括督脉）纵行的经脉线。《灵枢 · 经脉》："肺手太阴之脉，起于中焦，下络大肠，还循胃口，上膈属肺，从肺系横出腋下，下循臑内，行少阴、心主之前，下肘中，循臂内上骨下廉，入寸口，上鱼，循鱼际，出大指之端：其支者，从腕后，直出次指内廉，出其端。"也略述了手太阴肺经与腹前诸经的交叉连接。作者在人体躯干部共发现 26 条纵行的经脉，30 条横向行走的络脉。纵横交错处又存在有明显的小脉动，这就是经穴。

人体表皮、真皮存在横行与纵行的血管、神经的结构，该皮质神经为 C 神经性质。因为 C 神经没有外壳而绝缘不好，彼此间接触就会发生接触性或缝隙性连接。因此，人体皮肤内存在横行与纵行的 C 神经性质的传导通路。单纯认为经脉或者说经络是一根管子是不正确的认识，但经脉或者说经络由于 C 神经的连接却构成纵、横连接的功能性通路且具有双向传导效应。机体或者说脏腑的机能调控完全仰仗于神经调控下的血管收放，这种类似于汽车油路和电路的原理同样适应于脏腑机能调控机制。

古人通过脉诊发现经脉的根与结或标与本共振或互动的临床现象，它是经脉线双向传导的生理现象与机理所在，先贤巧妙地将这一结构串联成经络循环，成就中医经络循环理论，这是智慧之举。

临床上，咽部不适、鼻塞，我们选择少商穴点刺出血，可以获得鼻通、咽爽的效果，当然在其经脉线上或者在其近处均具有类似效应。这是因为鼻咽之标与少商之本或鼻咽之结与少商之根在 C 神经双向传导下互动（古人在少商穴手触"是动"），观察鼻、咽红肿热痛，而选择针刺在本或根处"开门逐盗"并获得标与结处的效应。腰椎间盘突出或脱出症，因一侧腰肌的痉挛为主要病因，（一侧腰肌痉挛会导致腰椎间盘突向对侧），选择手术为第一治疗方案是极其错误的。临床上，在手虫洞穴（作者发现）针刺，针刺后痉挛的腰肌迅速松弛，突出的腰椎间盘自动复位。笔者手触手阳明经又发现：手阳明经在后背与背部各经脉都有交叉连接，针刺夹脊穴深处的神经干对胃肠的调控有肯定疗效，这是针刺神经的调控效应。临床上还常见一种应病现象：内脏与皮表同神经节段会出现皮肤的"海德氏带"，在其皮肤敏化区域针刺，对内脏具有调控效应。笔者认为：选择穴位针刺，其调控的原理是经络跨神经节段的传导及其调控区域气血的再平衡，也是事实上的应病。而经络网络全身的构架将建立起牵一发而动全身的调控结构与机制，尤其是在人体神经调控与体液调控紊乱时效应于外调控。

人体经络与穴位实体就是人体脊神经和血管的真皮支，而穴位则是皮下神经血管向皮表穿行的分支。作者这种建立在解剖结构上的脉诊发现，是经络研究的突破性进展。脉诊是经络研究的内功，史料如同扁鹊的耳语，练好内功，则经络真身凤凰涅槃。

作者则在感循经脉之气之余，发现脉气中的脏腑图腾，在采集脏腑图腾之余又发现脏腑内病灶的脉图腾，在完成脉诊内视脏腑、内视病灶之余，逐一梳理，将脏腑乃至病灶的病理性质及其微观指感一一鉴别，于是脉诊比肩仪器诊病这一目标自然形成。寸口脉动是经脉的窗口，其中脏腑图腾、病灶图腾、病理图腾醒目，寸口脉诊断的徒手模式可以具体应用于临床，或辨证施治或直接诊断疾病，这是中医学里程碑式的发现。至此中医完成第二次医学进步（内视脏腑）并肩于现代医学之列。

一 经络

（1）“经”的原意是“纵丝”，有路径的意思，简单说就是经络系统中的主要路径，存在于机体内部，贯穿上下，沟通内外；“络”的原意是“网络”，简单说就是主路分出的辅路，存在于机体的表面。经络纵横交错，其交界处为点状脉动（为皮肤小神经血管裸露于外的穿支），中医人感循其点状脉动，临床对其实施针刺达到再调控疾病的目的。《灵枢·脉度》说：“经脉为里，支而横者为络，络之别者为孙。”这是将脉按大小、深浅的差异分别称为“经脉”“络脉”和“孙脉”。经络的主要内容有：十二经脉、十二经别、奇经八脉、十五络脉、十二经筋、十二皮部等。其中属于经脉方面的，以十二经脉为主，属于络脉方面的，以十五络脉为主。它们纵横交贯，遍布全身，将人体内外、脏腑、肢节连成为一个有机的整体。

作者研究发现：人体四肢展开，经线均为横行，这是事实上的真皮内的脉动线，是真皮内 C 神经与小动、静脉组成的脉动线。古人将下肢足三阳、三阴的横行脉动线与躯干的纵行脉动线组合在一起，以站立的姿势，展现出足六经。事实上，人体手足三阴、三阳的经线均由真皮内 30 对小神经、动静脉组成。四肢展开时均为横行，均发自于椎间隙，也就是由实质性的人体脊神经皮脂和小血管构建。躯干的纵行脉动线是由横行经线分支的真皮小 C 神经、小动静脉组成，纵行布列躯干一周，形成 26 根纵行脉动线。当人体站立上肢下垂时，古人误认为四肢的经脉为高下性质。如此说来，古人有关纵为经，横为络的说法乃至当代的经络图、针灸图均需要系统重建。

（2）络脉：经络的络：古人将横行的体表循行线路称为络。但作者研究却发现：络脉为机体纵行的位于真皮的小脉动线（若解剖该脉动线，我们会发现它起源于横行的经脉）。一般络脉均很短，均在跨越 2 ～ 3 横行经脉之后消失，但他们却彼此组成一条条具有高下性质的纵行络脉。也就是说，每一条络脉均由多条小络脉彼此跨横行经脉而组成。古人在指下探寻的络脉很长，事实上，它是相邻横行经脉相续发出络脉的组合体。彼此在 C 神经的连接下出现根与结、标与本的联动。这种联动非常重要，它是针灸出现上病下治，前病后治等缪刺现象的主要传导路径，也是针灸作用机制主要区别于西医神经传导的依据，也是人体（站立位置）的纵向传导线路。总结来说在十二正经中，上下肢经脉均布列解剖学意义的横经，而奇经八脉则是解剖学意义的纵经。

二 经络的实质

经络是分布于真皮内的血管、神经及其功能性结构，存在解剖实体，在体表可以用手指感循。在上古就有俞跗、岐伯、扁鹊等医家通过手触诊的方式感循它的存在。

这里作者必须强调经络的循环与经脉不全是一回事。因为，只有循环模式的经络才是经络，单条开放的经或络则为经脉。事实上，《内经》关于经络和穴位的认识存在诸多疑问，这源于经络循行技法的丧失。作者研究认为：经脉表达的是病脏与肢节的终始现象，而经络在表达脏腑与肢节联系的同时，重点强调了十二经脏腑循环的脏腑理论体系。为中医经络学说、五行学说、脏腑学说、汤液疗法的理论、药物与针灸归经都铺垫了基石，这与现代医学血液循环理论殊途同归。

关于经络实质问题，诸多学者从不同角度，对经络实质进行了探索，提出了形形色色的假说。假说的来源：第一，溯本求源，考证前人关于经络概念和内容，参照现代生命科学的成就提出来；第二，根据临床观察或实验研究得到一些体会；第三，根据现代医学有关成果和经络现象进行推理。以作者对经络实体的研究成果来看，他们在某个侧面反映了经络的现象，但这些假说尚不能对经络实体有所阐明，对经穴与脏腑的关联以及针灸作用的机制难以做出圆满的解释。中外学者几十年针灸经络探秘，逐渐形成经络研究的四大主流学派：神经生理学派——神经传导学说，生理生化学派——体液循环学说，生物物理学派——生物场学说，整体间隙学派——结缔组织结构学说等。但作者认为：这些研究均为经络现象，偏离经络实质过远。关于经络实质问题作者的结论是：（1）人体真实存在经络实体。（2）在皮肤表层的微血管和微神经（无髓鞘）为孙脉的解剖实体。（3）在真皮的小血管与小神经（无髓鞘）为经络的解剖学实体。而皮下血管（中血管）与经络线的组合则为经脉。（4）经络交界处的点状脉动（皮下中血管神经、真皮小血管神经、表皮微血管神经穿支）为经穴。临床上，手指触及皮下脉动，此时已经自觉和不自觉地越过孙脉和经络线了，这与经络感循技法的遗失以及脉诊技法的粗略有关。事实上，《脉经》后的脉诊仅取寸口皮下的桡动脉，而忽略桡动脉旁真皮内的小动脉以及表皮的孙脉，这是经络实体不明的原因。

我们必须明了：经络不是血管的单一成分，它与真皮小、无髓鞘神经的组合才是古中医人称谓的经络（脉诊时存在线样脉动），而经络线与皮下中动脉的组合方称为经脉。

经络实体其效应不仅在于跨神经节段传导和临床干预的“气至而有效”，它的更重要意义还在于中国人为人类医学发现了人体除自身神经调控和体液调控之外，存在着效应于人工外调控的结构与系统——人体第三种调控系统与结构。

经络实体是脉诊的指触语境，是关于体表纵横经脉布列在指下的感循语言。经络活体解剖存在伦理问题，尸体解剖又存在肉眼分不清问题等。作者认为：将试验动物化疗脱毛后，脉诊体表感循经络并标记，然后再动脉血染色标记，快速冷冻，可以解剖出经络实体。而单纯的尸体解剖或直接解剖由于表皮微循环、真皮小动脉内动脉血的消失而难以肉眼看到。显微镜下仅能看到局部而难以纵观。

三 经络的结构

经络是人体血管、神经的功能性通路。纵观其结构，它有三层构架，事实上它是人体皮肤的营养装置，没有它生命将会停止。而古人指下感循的经络其实质是真皮内血管的脉动。既然是触及，那只有由表及里地进行：

先触及表层的微动静脉、微神经皮脂为孙脉。同时触及表皮的孙脉和真皮内小动静脉与小神经为经或络。同时触及表层的孙脉和真皮的经与络以及皮下的动脉为经脉。

再触及经络交界处独立的“是动”为穴位。《素问·皮部论》言：“邪客于皮则腠理开，开则邪入客于络脉，络脉满则注于经脉，经脉满则入舍于腑脏也。”

历代有关经络的文字描述均指向真皮脉动，当然单纯将经络拟定为脉动这是片面的，人体绝不可能另设管子进行上下、左右、内外的互通，就是相通也解释不了《内经》缪刺的原理（就人体的血循环互通、神经互通、体液互通也难以诠释缪刺的临床机理），而跨神经节段 C 神经与血管的联动则是这些问题的最完美答案。四十余年来，作者根据指下脉动的顺延，循经感触，结合现代医学解剖学完成经络的实体发现，最终认定它是人体继神经调控和体液调控之外的第三调控系统。这一结构的发现是对扁鹊经脉医学的解读，是人类医学的新发现。也是有关经络实质以及经络原理这一世界性医学难题的最终诠释。

人体皮肤中血管、神经的三层构架：微血管在表皮形成微循环，小血管、小（无髓鞘）神经在真皮内形成经络，皮下中血管和中神经（快传导功能）形成经脉，在这一构架中，由于人体四肢的延长，上肢颈 4 至胸 1，下肢腰 1 至骶骨 1 的神经、血管也分别被拉长，古人用脉诊的方式感触四肢真皮的脉动，将其命名为手三阴、三阳，下肢足三阴、三阳，而躯干的真皮脉动却以络脉命名。明朝李时珍在《奇经八脉考》中将奇经八脉另立路线，据作者脉诊发现：奇经八脉是躯干具有高下性质的真皮脉动，是贯穿人体 31 对横行脉动的真皮脉动。如果说，手、足三阴、三阳在古中医表达的是根与结、终与始，后世中医表达了指节与脏腑的关系或者说经络循环关系，事实上，奇经八脉则是连接手、足三阴、三阳的通路，也是连接全身横行经脉的通道，是构成上病下治、左病右治、前病后治的缪刺通道。这非常重要，因为，在本书发布以前，学术界或中医界尚没有关于此连接解剖结构的认知存在。作者研究发现“奇经八脉”的解剖实体，由于该结构的连接，经络可以形成《黄帝内经》循环模式，并实现治病救人诸多临床疗效的效应。人体从体表到内脏就是由于经络结构的连接，才构成上下左右整体的有机生命模式。

网络上搜索到上肢桡动脉的皮瓣，该图可以看到桡动脉在皮下，而真皮小动脉就是手太阴肺经的解剖实体，这也是人类第一次目睹手太阴肺经。作者在大学 4 年级的时候伯父面传的脉诊“饮上池水”法，8 岁时祖母耳提面命教我的脉诊技法，都说手太阴经脉在寸口脉道旁，至此我恍然大悟。如图 3.1 所示。

31 对神经、血管节段借助交通支向真皮内小动、静脉、神经提供营养与支持，真皮内小动、静脉、神经节段与节段之间彼此均发出跨节段分支，形成相互铰链的接触性联系。真皮与表皮的神经是没有髓鞘的神经，在彼此接触时会形成接触性连结和缝隙性连结，这一连接构成了经络的上下连接，当其交通支（穴位）受针刺刺激时，刺激信息将出现或上、或下的跨神经节段的双向传导，它类似于双向的多米诺骨牌效应。如图 3.2 所示。

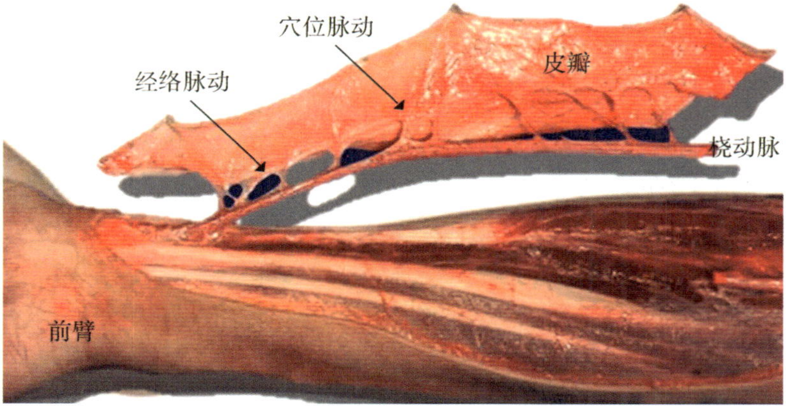

图 3.1　前臂皮瓣中经络与穴位脉动的实质解析

注：桡动脉行于皮下，肺经行走于真皮，而穴位的脉动却是皮下动脉与肺经的连接支。

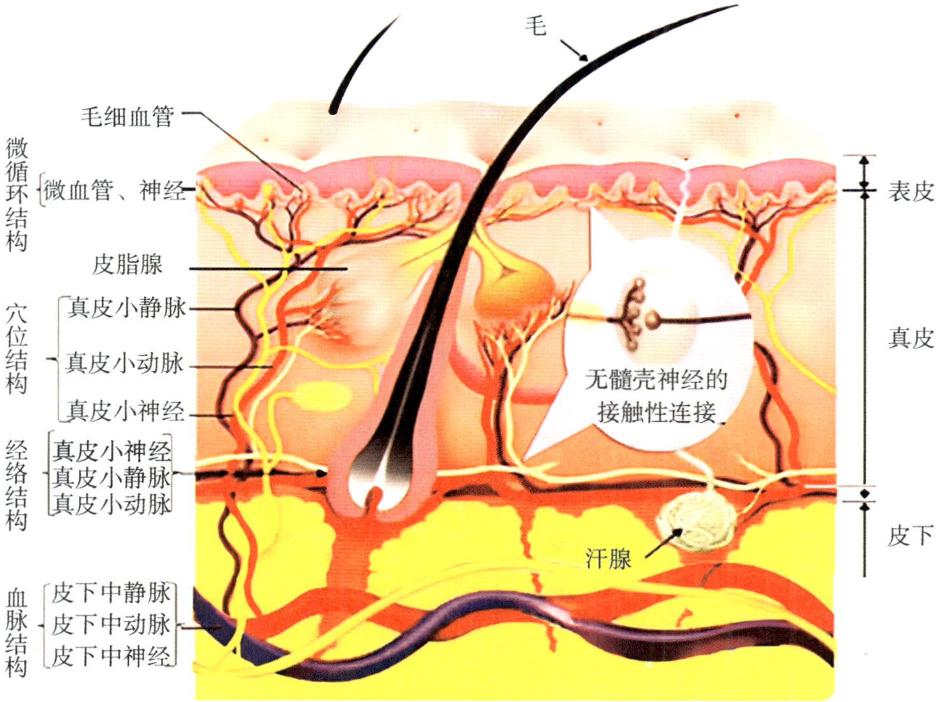

图 3.2　示意图

环顾人体躯干，人体共有 13 对跨神经、血管结构，古人分别将其命名为三阴、三阳，阳维、阴维，阳跷、阴跷，任督二脉，华佗夹脊。

四 经络图疑云

经络是《内经》载录的经脉循环，它与上古、中古经脉的形态、结构甚至思想不同。经脉医学之经是开放的经脉循行线路，与经络循环理念不同。例如，近来出土的西汉中早期，即公元前 2 世纪左右的“涪水经脉木人”（图 3.3）。与中医通行的十四经脉系统不同，该模型只有十脉，故可称为针灸木人的十脉系统。该人的经脉循行特点为：（1）阴脉上行头部。（2）手少阴、太阴经通过足阳明经上行。（3）手厥阴经在颈侧上头面，过耳前上巅顶，过三阳成五会，会于督脉。（4）足太阳经两侧走行，为单线路对称走行脊柱旁。（5）脉行路线蜿蜒、挺直。（6）足太阳、少阳经间为带脉。（7）各脉间有交会，没穴位。（8）两手厥阴上头顶，交会督脉。头侧与手阳明、手少阳、足太阳“三阳五会”。

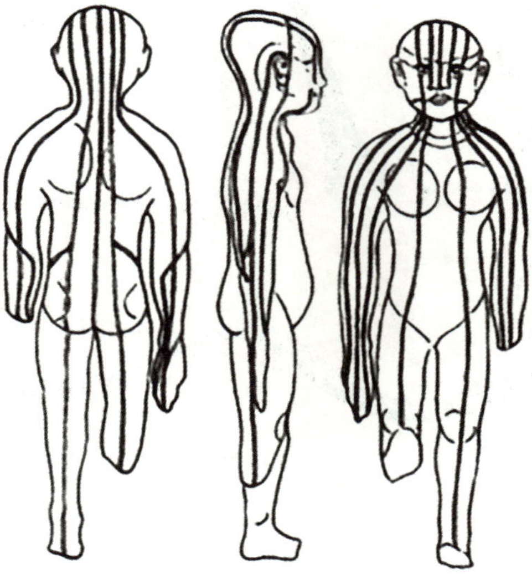

图 3.3　经脉木人经线循行特点示意图

而中医学院教科书的经络系统是一种闭路循环，线路上密布穴位，形成一种内外、上下互通的结构（图 3.4）。

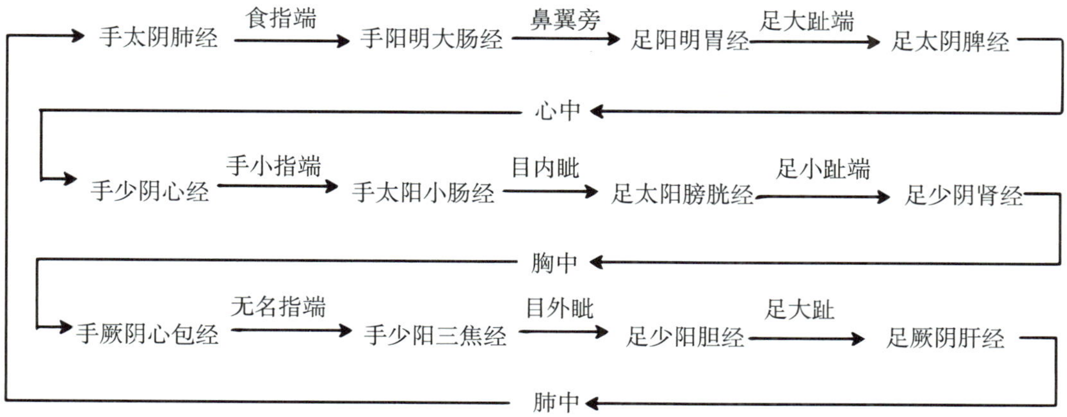

图 3.4　经络循环

㊄ 经、脉解剖

1. 经脉

人体体表横行的脉动线（皮支神经），分布在头、颈、胸、腹、上下肢，为表皮、真皮、皮下脉动的综合体（内含三层脉动）共 31 对，左右对称分布。古中医人以脉诊感循此结构为依据，构建 12 经脉，脉动线的起点和终点均特定有皮下脉动，并以此脉动构建标本、根结脉法。

2. 络脉

为横行经脉的纵行小分支，它们并行或相邻跨节段连接而成。其解剖为表皮纵行脉动线（表皮微神经、血管）和真皮纵向脉动线（真皮小无髓鞘神经、血管）。

3. 穴位

学名腧穴、经穴，它是从表皮－真皮－皮下的血管、神经的穿支结构（是人体皮表经络线上深达皮下的小神经血管）。经穴：具有通过针灸或者推拿、点按、艾灸等刺激获得疾病治疗效应（表浅不能深达皮下的脉动不具有治疗疾病的效应或效应弱小，阿是穴虽然不在经脉线上，但其脉动也深达皮下，亦具有治病疗效）。

作者研究认为：穴位的神经、血管是表皮连接皮下中血管、神经的直接通道，也就是说穴位是皮下中血管和神经的直接穿支（图3.5）。它必须满足以下5个条件方符合穴位的称谓并具有靶向效应。（1）表皮具有微血管与微无髓鞘神经构建的微循环单元。（2）在该单元的中心必须存在深达真皮和皮下的小血管与小无髓鞘神经。（3）在真皮上这种小血管和小无髓鞘神经必须形成以自身为中心且纵横交叉的外连接。（4）连接皮下中血管和中神经。（5）指下感觉必须是纵横经脉线中心的点状脉动。

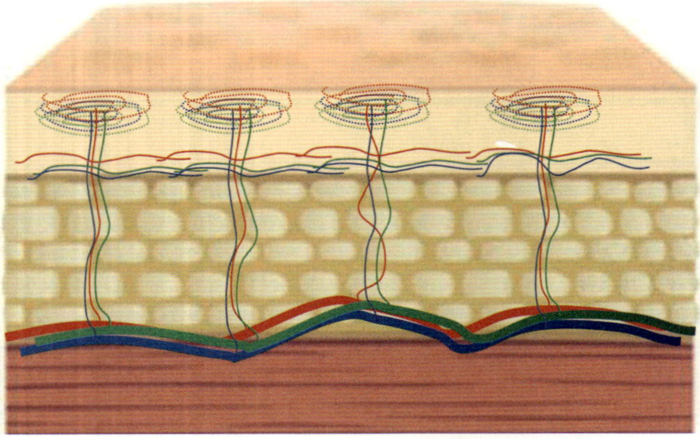

图3.5　示意图

4. 孙脉

特指表皮微脉动线（微神经），亦有纵、横之分。《灵枢·经脉》：经脉十二者，伏行分肉之间，深而不见；这里不能理解为经脉很深，应当理解为深处见不到，而是在浅处。经脉以十二经脉为主，属于络脉方面的，以十五络脉为主。它们纵横交贯，遍布全身表皮以及脏腑内，并将人体内外、脏腑连成整体。从解剖的角度来认识孙脉，它是表皮微循环的微血管脉动兼有微无髓鞘神经的参与。事实上，人体的经、络脉动的表浅部分均存在孙脉。孙脉在皮表感循一般为0.7cm宽的微动脉带，是皮肤的毛细血管床。感循孙脉：为微涩手指的带状脉动，脉动极其微弱（术者候其脉时，屏住呼吸，注意力高度集中在指下方可得到）。

5. 络结

指经络线上疾病性质的脉动气结，为脏腑、病灶的皮肤信息包（皮肤的肿瘤、痣、蜘蛛痣、疣、瘊子等不在此列。有时体表的曲张静脉，血栓形成的静脉窦络结，肉眼可见，它们可由多种原因形成。在络结上放血，可以治疗关联性疾病。但在体内脏腑中存在的畸形络结，破裂时可引起大出血，或有危及生命的风险）。在皮下动脉或真皮动脉线上出现的络结是人体脏腑疾病图腾，是脏腑气血瘀滞而形成的信息包，为疾病脏腑的信息熵、病灶信息熵、病理信息熵。《象脉学》根据这三种信息熵的形态，形成与B超CT类似的技术，为人类徒手、无损伤诊断疾病开先河。

6. 畸结

是特指在人体内外，大小不一的畸形团块。这种畸结有大有小，遍布全身。在皮部多为肉眼不见，但手能触及的结节，且与经络循行连接线上，常是局部组织疼痛的标识。比如：肝硬化，可以在三指感循经脉的中指感循到一种硬结。

7. 脉

《内经》前后人体小血管或中血管脉动或小血管与中血管合参的脉动线。《难经》或《脉经》后，经典的主旨皆为皮下中血管脉动。寸口为典型的经脉窗口，它也是三层脉动线构建而成的。

8. 经脉医学

依据经与脉的临床医学模式。《史记》的作者司马迁记载：在春秋战国时期，号称扁鹊的秦越人被妒杀，可以破译古代经脉医学的俞跗密码就此暗昧失传，其实就是“经脉”学术流派。经脉循行性感觉就是俞跗密码。近年来，对于经脉循行性感觉与现象的再发现及其科学研究，终于使这个被称为“千古之谜”的俞跗密码或经络密码得到使用再研究。经脉医学，是基于经脉现象和循行性感觉的临床医学模式。以脉诊为诊断，针灸、草药的熏蒸洗涤和汤液内服对病症实施治疗的方式方法。经脉实质是脉诊为前提的“遍诊法”语境，存在真实的解剖结构，因此中医经络及其医疗模式是科学存在的而不是虚拟的。

六 脉动：人体的信息库

21 世纪初“人类基因重组计划”的“基因检测”让人类

从此打开了生命“天书”。事实上 5000 年来，中医的经脉医学早已无数次解开了这一生命密码。经脉是人类疾病治疗的密码系统，这与经脉涵盖人体的生理、病理信息有关。据经脉中的病理信息诊断疾病，据脉中信息密码干预疾病，且完全建立在徒手基础上的原生态诊断和干预模式，仅此一点就可奠定其医学地位。

经脉的微血管、微神经，小血管、小神经，中血管、中神经构建的密集网络遍及全身，渗透内外。而纵横经络交叉处又见突出的经穴，并且在特定的皮肤区域（海氏区）出现与脏腑直接牵连的敏感区，针刺这些部位具有如直接刺激脑皮层特定区域的功效。脉动之形可以直接诊断疾病类如理化仪器，脉动之气可以辨别证候，拨动经穴又可以直接干预病痛，中草药可以改变病脉而病症同治。

1. 经脉是气血储备系统

《灵枢·痈疽》篇说：“中焦出气如露，上注溪谷，而渗孙脉，津液和调，变化而赤为血，血和则孙脉先满溢，乃注于络脉，皆盈，乃注于经脉。”当饮食下胃，经过胃的消化作用，将营养物质注入中焦、溪谷、渗入到孙脉，营养物质合调生成血液后，首先充满毛细血管（孙脉）。再流入小血管（络脉），小血管满了，再流入大血管（经脉）。

在解剖层次上，人体的血库特指皮肤毛细血管形成的微循环，其血储备占机体血总量的 20%，经脉主人体气血循环，《灵枢·痈疽》篇中讲：“变化而赤为血……皆盈乃注于经脉。”后接着指出：“阴阳已张，因息乃行，行有经纪，周有道理……经脉流行不止，与天同度，与地同纪。”就是说，经脉中的血液营养阴阳，使阴阳的气活动起来，这就是肺部的呼吸，经脉在肺部呼吸的推动下运行。它的运行是有规律的，周而复始地循环也是有道理的。但作者研究认为：人体的小血管和微血管都是经络的范畴，它不单纯存在于皮肤，而是广泛存在于机体和脏腑内部。一年四季的气候变化、人体体温昼夜的差别、每天活动量的多寡等等，均需要运行经络内的气血来完成。在健康的层次上，健康与否完全依赖于微循环的调节，科学研究已经证实，人体的老化是微循环的逐渐闭塞与减少，人体死亡前首先是远端微循环不通，表现为足底的尸斑渐渐上行归心。作者的经脉医学技法，用手指感触其脉动的方式，发现躯体存在着 13 对跨神经血管节段的调节结构，最终作者确定她就是经脉中奇经八脉的实体。经络具有内外联系、前后联系、左右联系、上下联系，在机体神经调控和体液调控无效的情况下，人工干预经络，仍然可以取得再调控效应。这是经络研究的里程碑式的发现。图 3.5 为真皮内血管与 C 神经接触性连接的示意图。详见作者在《中华中医药杂志》发表的“脉诊发现手太阴肺经”,《美国生物医学与生命科学杂志》发表的“发现经络实体与第三调控构架”等论文。

2. 经络是血氧调节系统

经脉流行不止的现象，与天地运作的现象是一个道理。《灵枢 · 邪气脏腑病形》说：“经络之相贯，如环无端。”就是说：人体的经脉和络脉是相互贯通循环无端的。关于经脉循环不休，连环不断的论述，在《灵枢》中营卫生会、卫气等篇章中都有论述。

经络受寒则（小血管和微循环）挛缩，组织气血不通，长时间的寒冷刺激会导致局部的疼痛，严重者出现功能障碍。例如肩周炎的发病诱因多与肩周软组织的受寒有关。而有肩周炎的患者，其寸脉的中段，手太阴肺经会出现明显的线形脉动，线形脉动中涩脉明显，甚至形成不通的线状条索，假如肩周肌群病患则寸脉中段还会出现更明显的条索状肌肉样脉图腾。选择局部针刺或艾灸等方法调理具有疗效，选择静脉刺血可以明显解决疼痛，而临床用温经的桂枝汤加减当归、羌活或葛根汤常具有良好效果。疗效的机理也是病变部位脉管开放，病理性代谢物被清除。事实上，运用小刃针沿皮下手法分离肩周筋膜，更具有良好的疗效。

3. 经络是沟通人体内外的通道

经脉调节人体各器官功能，《灵枢·海论》说：“夫十二经脉者，内属于府藏，外络于枝节。”《灵枢·本脏》说：“经脉者所以行血气而营阴阳，濡筋骨、利关节者也。”《灵枢·邪客》说：“营气者，泌其津液，注之于脉，化以为血，以荣四末，内注五脏六腑，以应刻数焉。”

人体皮肤具有排泄、吸收功能，而人工干预经络，运用烧山火透天凉手法，可以达到即刻出汗或收缩毛孔的效应。传统的膏药贴敷皮肤达到舒筋活络的功效，而这一疗效的实现完全是通过经络的气血通畅来实现。临床上面对许多癌症患者，针灸师会选择特定的经穴行针，患者身体会发出一种熏人的尸臭味，这可能是机体在对应刺激下出现的皮肤腠理开放，体内的湿毒外排的现象。这里还存在可能的机理：经络为第三胚层发育，与血管、内脏的内外被皮均有广泛联系与分布，这种结构可靠地保证了内外调控功能的实现。由于经络四通八达，针灸技法的内病外治、上病下治、左病右治、前病后治也是通过经络的互联来实现。纵观经络实体布列，横经（经脉）与人体脊神经和脏腑关联密切，纵络与脏腑的体表牵涉区域有关联。

4. 经络是沟通脏腑与指节的通路

据秦汉经脉学说发展情况分析，“足臂”“阴阳”两个学派都不是凭空产生的，经脉学说的每一个发展过程，都有经脉解剖作基础，脉管系统是“经脉”的主要物质基础。《灵枢·脉度》说：“脉为里，支而横者为络，络之别者为孙”。

经络在表皮、真皮，广泛发布的纵横经脉将人体联系成有机的整体，结构的实质却是纵横交叉的小血管、皮神经。现代医学模式下的神经、体液调控机制也建立在这些结构的基础上。事实上，十二经脉及其奇经八脉，现代医学尚没能认知，在人体解剖中没有发现它的存在，真皮的解剖却仅看到它的局部，仅有脉诊达到精巧的地步才能感知它的存在。《灵枢》的作者们多次告诉人们，“经脉是人体内外主持气血循环的循环系统”。

古中医人用脉诊感知的是躯干高下性质的皮肤浅表脉动及其脉动线，这种高下性质的脉动与四肢的浅表脉动连接，构成经络的结构基础。内脏的疾病会牵涉于体表，会出现体表脉动的异常，这种异常脉动会联系于四肢肢端，于是人体存在脏腑与肢端间的联络，奇经八脉与十二正经的交错连接就构成脏腑与肢端，肢端与脏腑双向连接，这就是《灵枢》经脉的终始现象和根结思维及其标本与构思的解剖说。

5. 穴位是人体最小脏器

具有连接于表皮、真皮、皮下的小血管和小无髓鞘神经的结构方可以称其为穴位。因此，构成穴位的三要素（小动脉、小神经、小静脉）与人体脏器构造类同，只不过微小而已。或者说脏器由无限枚这种类似于穴位的结构组成，人体皮肤存在大小三层血管、神经，而穴位则是沟通内外，放大与传递干预信息的功能性结构。有试验表明，经络可以传导声、电等，将皮肤穴位放大，就能揭示这种功能（图 3.6）。

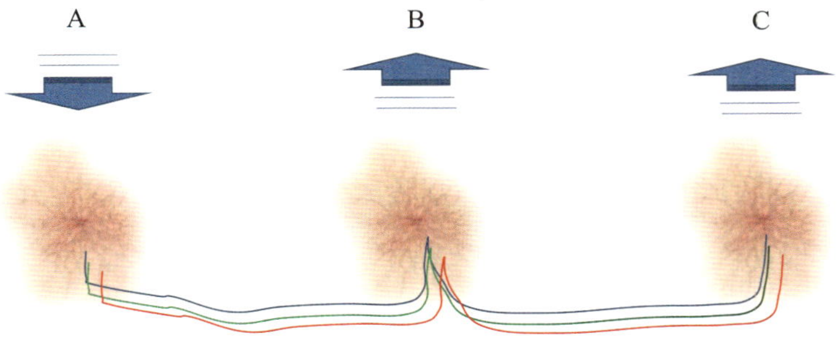

图 3.6 经络的传导示意图

如图 3.6 所示：刺激 A 则，则 A 将信号压缩，传递到 B 与 C 再放大。这与经络的根结、标本原理类同。

6. 经络是人体裸露的调控通道而经穴就是靶点

人体体表构建的三层血管神经，尤其是真皮层小血管小神经的结构，纵横布列于人体体表，形成有上下传导人工干预信息、向心性（向脊髓方向）传导干预信息、向大脑传递干预信息的网络。经络时刻感受外因（风、寒、暑、湿、燥、火）干预，同时也接受着人体生理体液性和神经性调控。但在机体疾病时，这一系统将发生紊乱，生理性调控已经失效，但此时该结构仍然接受人工外调控，并产生愈病效应。《灵枢·经脉》载：“经脉者，所以能决生死，处百病，调虚实。”意思是说，人体的十二条经脉，调节脏腑的功能，血和气沿着经脉行走，营养阴阳的气血，保持阴阳的平衡，滋润全身的各种关节，使关节滑利。而营气的作用，就是应付四肢和五脏六腑并时时刻刻地运行。假如人体的阴阳失去平衡，发生疾病，经脉方能调节人体的阴阳虚实，使百病调和，所以，经脉是决定人生死的调节器官。

㊆ 关于标准经络图的疑问

疑问一，就世界卫生组织通行的经络图而言，标示的经脉与经脉之间相互重叠，或缠绕或扭曲，给人一种杂乱无章的感觉？作者认为：经络是人体正常的解剖结构，手指可以感触它的存在，解剖也有清晰的结构，它的实质就是人体皮肤 31 对神经、血管的真皮支，它们有十分规律的分布，包括彼此相间而行。它保证了身体上下、内外、前后的连接性、整体性。而流行的经络图没有真实地反映出人体体表存在的脉动分布。图 3.7 是作者脉诊感触下的躯干背部经脉。试想，古人认为经脉是人体气血通道，按市售的经络图去理解经脉分布，人体腋下是气血不到的地方，显然这是值得商榷的。

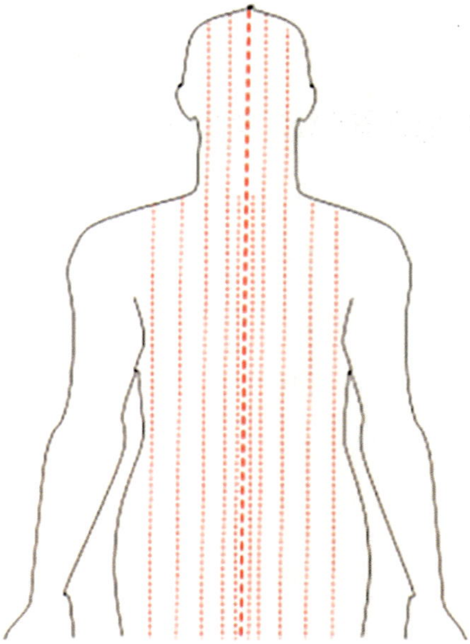

图 3.7　脉诊感

疑问二，足少阳经偏于腋前呈蛇形盘曲上行，似有借腹前阴经穴位上行的表示，其依据何在？少阳经不在人体阴阳相交的地方出现显然有悖古代人立论阴阳的初衷。作者脉诊却发现：足少阳经分行于人体赤、白线，环顾人体一周，构成枢转人体阴阳二气的门轴与分水岭。在近代出土的《脉书》《足臂十一经脉》均言："直者贯腋，枝者肩髃"（图 3.8）。而作者脉诊认为：足少阳经直线贯穿于腋下，在腋下行走到小指尖，环五指一周，在手大拇指少商穴和鱼际重叠，从鱼际别行于前臂赤、白线，手太阴肺经与手阳明经之间上头，其在肩部第一穿越阴、阳跷络。第二穿越阴、阳维络等等，如此说来，少阳经路径及其布列应该按解剖实际重建（当然这样会破坏六经的历代传承和中医理论构架，尤其破坏了十二正经的历代顺延）。但作者总以为：标准足少阳胆经如此循行完全是人为的借穴。

疑问三，穴位位置的问题是临床取效的原则问题，取穴的方法是手触的舍与取，以"是动为穴""以痛为腧"为原则。《内经》出现的"同身寸法"标注穴位，是经络实体与穴位实体失去感触技法之后的产物，至此中医人看图估穴，久而久之失之毫厘，谬以千里。我们悲哀地看到，各大医院、中医附院的针灸师们持之以恒地为病人针灸，却疗效平平，不说国内单说国外已经有十万多家针灸诊所开诊，针灸师们也在重复同样的工作。作者在国外一家诊所会诊期间，那里的中医师们对每一位来诊的患者施的针法都一样。患者先面朝上睡下，从头到足的挨个儿刺去，再加下肢或腹部神灯电热温灸。40 分钟后，后背如法针刺一遍又加电温灸 40 分钟，最后按摩师全身上下地按摩一遍。结果患者吃了苦头、费了时间、多花了钱财而事后疗效平平。

"是动为穴""以痛为腧"为古中医人在临床中总结出的铁律。用针强调针下辨气，气至而有效，并以脉变向愈为准。针灸"欲以微针通其经脉，调其血气，营其逆顺出入之会，令可传于后世"。以刺多少枚针计费且不强调手法调气，更不求脉向愈的模式，是在曲解针灸的原理。机体有自我调控能力的机制，每针刺一针机体都会有应答并出现脉象的改变，不求其理而求其数，以针数计费存在铜臭味且疗效平平，终究会使古中医人有关针灸治病的伟大创举平庸化。

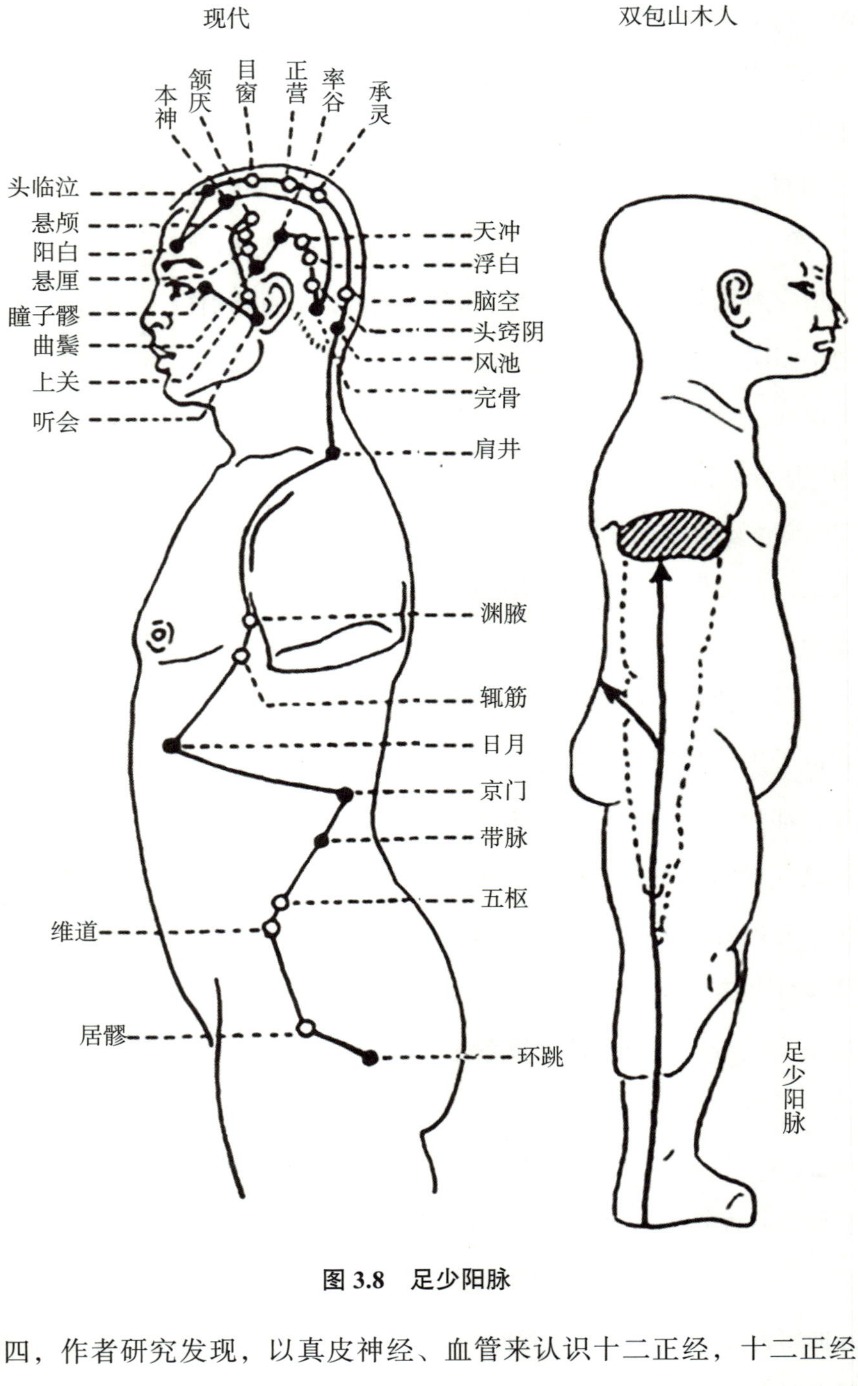

图 3.8 足少阳脉

疑问四，作者研究发现，以真皮神经、血管来认识十二正经，十二正经仅可以看成为络脉。因为，《灵枢》言："横者为络，纵者为经"。作者脉诊感触带脉的脉动与十二正经的行走类同，都是真皮内 31 对神经节段的小血管、神经皮脂。手三阴三阳是人体上肢颈 6、颈 7、胸 1 真皮小神经与血管的延长，而足三阴、三阳却是腰

4 与骶 4 神经、血管的皮支延长以及躯干络脉的组合体。既然第十二胸神经血管节段的脉动线被命名为带脉，手、足三阴三阳也应该列为带脉一类，因为，彼此都是横行的经与脉。当人以大字形的姿势分开双腿坐在地面时，您一定恍然大悟，原来十二正经与带脉却是人体 31 个神经血管节段的横行皮支而已，与躯干肋间神经、血管的皮支的都是一回事。现代医学解剖早已发现人体皮表存在 30 对横行小血管、神经皮支的节段，只不过，图 3.9 表示的是人体皮肤神经节段的感觉界线。而真正真皮内经脉细线样脉动或者是经络实体的位置却在神经节段的中间方位，这是作者长达数十年感循与触摸后发现的。

作者研究还认为：中医有关经脉的结构是由人体体表神经血管平面的小神经和小血管构建，它完全是古中医人脉诊感循下的线路图和临床描述。将岐黄医学的核心内容落实到解剖实体，这是岐黄医学走进科学殿堂的里程碑。再以实体解剖的面目展现中医针灸技法的科学性，这是科学中医的实证。但是，将十二经脉仅仅以横行神经、血管来解读，这将导致经络的临床意义限定在神经传导，这有悖于中医有关经络循环思维的初衷，同时许多针灸的临床现象也解释不了。经与脉，可以直译为神经与脉道，事实上，在十二经脉的起始端，作者又发现了足以证明中医经络理论和解释针灸临床现象的结构——络脉。原来，真皮、表皮 30 对横行经脉每一条横行经脉均又发出 26 根真皮和表皮跨节段的连接支。作者惊讶地认识到：古中医人或者说岐黄医学学派及其传人，他们以人体体表脉动为依据，以手指感循的技法构建出经脉和经络说，现代医学至今尚没有彻底明理。聪慧的岐黄人将 30 对横行经脉中手足十二经立为正经，将 26 条纵络（包括奇经八脉）列为络脉，以针刺、艾灸、刮痧、按摩等技法保健机体。体表真皮神经纵横交叉布列就构建出经络的循环模式。图 3.9 为人体神经、血管平面的横径布列图。如此说来，横看人体皮肤 12 正经的经脉却是地地道道的人体皮肤内神经和血管结构。而纵看人体经脉却是 31 根神经、血管的跨节段连接的奇经八脉。

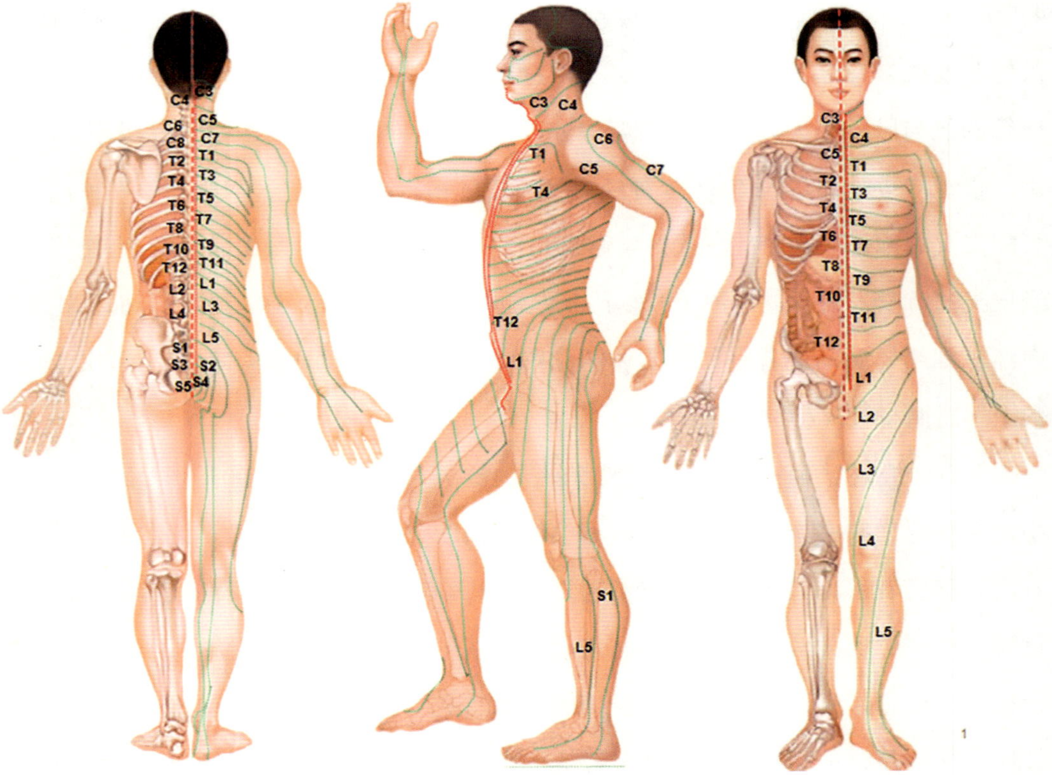

图 3.9 人体表浅经脉和真皮经脉（经络）

人体表浅经脉和真皮经脉（经络）就存在于图 3.9 所示每一浅表神经和血管节段中，图示为每一条横行经脉（正经）的分布范围，事实上，我们仅用手寻或者显微解剖即可发现。

疑问五，冲脉是大血管的脉动吗？古人已经界定大、中、小血管的概念并以孙脉、经络、经脉来命名。作者认为冲脉的实体就是图 3.10 黑线内的大血管在指下的冲动感觉。胃为水谷之海、脑为髓海、胸之膻中为气海、冲脉为血海均有其道理。

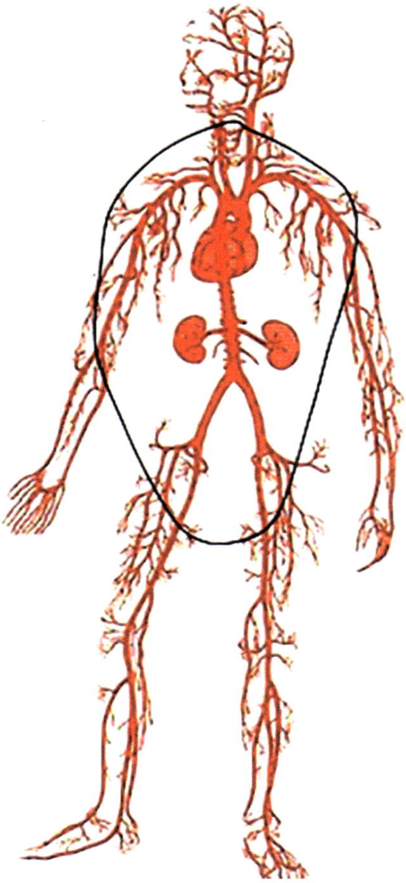

图 3.10 冲脉示意图

疑问六，奇经八脉是高下性质的正经？确定奇经八脉的正经地位比较重要，因为它是躯体唯一具有高下性质的经脉，这种说法是以世界通用的标准解剖学站立的姿势为依据。人体的横行经脉 31 对（除第二颈神经没有皮支可以感循以外）实为 30 对，在表、真皮借奇经八脉上下联系形成网络结构，这是中医独立于西医解剖的要处。因此，躯干部（奇经八脉或足六经的躯干部分）为真正的纵行脉动，原十二经之列却是横经。当然任督二脉的神经、血管发源和其他奇经八脉有所不同，但也是高下性质的经脉。

人体站立，纵行 13 对经脉发源于 30 对横行血管、神经节段。横行皮支血管、神经彼此均发出跨越对方的小分支，形成高下性质的跨神经节段的脉动，并最终形成纵行经脉。也就是说，在躯干上真实存在具有高下性质的经脉，环顾人体一周，共有 13

对，左右对称分布。躯干纵络的发现，圆满诠释祖国医学的经络理论及其针灸临床缪刺现象。

经络实体不明时，冠以何种假说，图腾画成任何模样都有它存在的缘由，但作者脉诊发现经络真实结构后，我们应当纠偏。26 条纵行经脉，可以沿用 12 对正经的名称，这是因为任督二脉血管、神经皮支与其他经脉的来源不同（后章叙述），气血运行的归属也不同，正好为 12 对正经。而手足三阴、三阳也仅能称其为手足三阴、三阳 12 络脉了。不过，如此大动干戈必然有很大的阻力，毕竟几千年的惯性已经是事实，因此，作者建议沿用手足六经为 12 正经，而将躯干 26 道纵行经脉改称为 26 络脉。如此说来：当建立纵行经脉为络，横行经脉为经的新规矩。在古人的思维中络脉是联系内外、上下、左右的支脉，而 26 道纵行经脉的功能恰巧扮演了这种角色。如此建立起来的系统，会规矩地出现后背为阳，前面为阴，足阳明经与足太阴脾也不需要人为地扭曲了。当 12 条经脉与 13 条络脉交联起来，四通八达的经络，经纬全身的格局已经出现，纵横经络交接的中心脉动点就是穴位，机体如此布局，牵一发而动全身的调控结构就形成了，人体除神经调控和体液调控系统以外，由人体体表经脉构建的第三调控系统也确立了。医生的手能摸到，解剖刀也能剖出，肉眼也能看得见，理论上又能符合科学，中医经典也能被考证，临床疗效也能验证，如此，经络实体的千古之谜也就解密了。

疑问七，奇经八脉不仅只是 8 脉而是 26 脉？经作者长达 20 余年的感循研究，最终确立人体纵行络线为 26 根（图 3.11）。

图 3.11 让我们明白，手足三阴、三阳脉发源于脊柱为横行经脉，应当命名为络脉，由于人体站立，上肢下垂而误导了古人。奇经八脉是纵行经脉也被古人分割为足六经与奇经八脉，因此就出现共用、混搭、重复的命名错误。

图 3.12 是临床脉诊感触人体背面阳经的实操图。

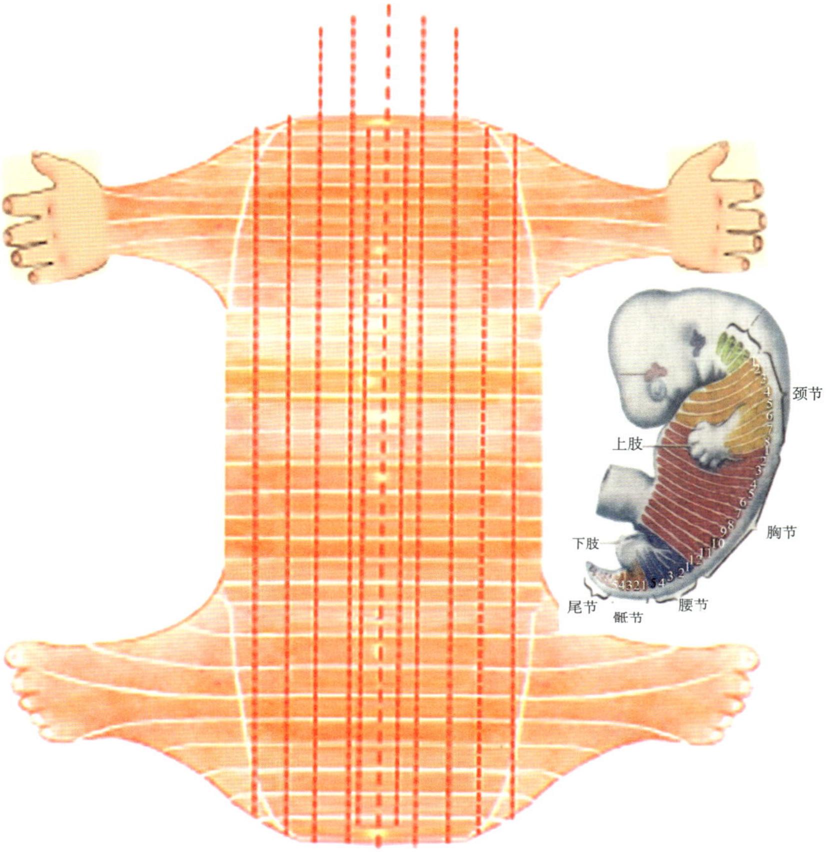

图 3.11　人体纵行络线示意图

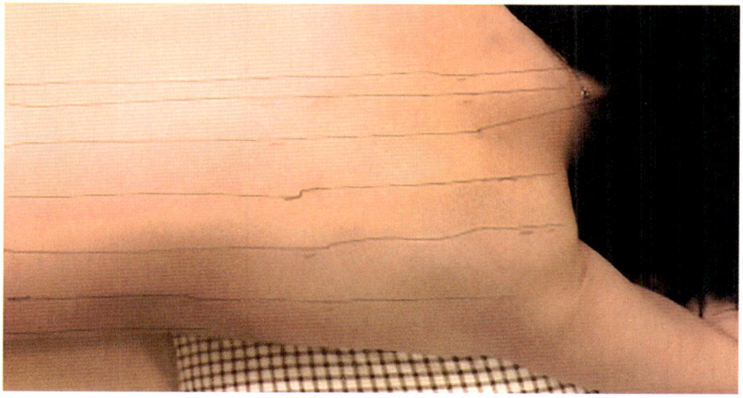

图 3.12　临床脉诊感触人体背面阳经的实操图

疑问八，奇经八脉（除任督二脉）与 12 正经相互交叉，交叉的中心为穴位；事实上，十二正经每一经均来自脊神经和血管，而奇经八脉却发源于横行经脉，呈规律性分布。奇经八脉纵向跨越30横经脉，形成网格状（历代经络图的背面都可以看到穴位的位置为网格样分布），而每一处交会点都是穴位。12正经借助奇经八脉连接上下，手足阴阳经均借助奇经八脉上行。明代医学家李时珍《奇经八脉考》指出：阴经阳经相互贯通，如圆环一样没有开端，没有终止。其流溢之气，进入奇经，相互灌溉，在内温煦脏腑，在外滋润腠理。奇经统共八脉，不拘制于十二正经，无表里配合，故称之为奇经。

疑问九，《黄帝内经》《脉书》《足臂十一经灸经》《阴阳十一灸经》等均以“是动”或“脉动”来论述经脉，而在《灵枢经》后《脉经》却将脉动更改为动脉。因而“是动”或“脉动”以及“动脉”都是脉诊的语言，这种指下的感觉才是经脉或经络的原始依据。《扁鹊经脉医学》道：“当代经络学说对于经络系统的描述是：经与络都是生理解剖组织学领域内的客观存在的实物。纵行的主干为经，横行的分支为络；”因此，但凡横行经脉命名为络，纵行经脉命名为经它符合古今有关经脉或经络的命名规则。

经与络的概念或功能现象用单一的血管说理不通，用神经说也不符合中医古籍的相关描述，二者结合起来说经络实体就迎刃而解了。鉴于古代科技水平的限制，中医人尚没有精细的显微解剖，唯一自然的方法那就是手摸了。宁静地摸到表皮微血管脉动取名为孙络。摸到真皮小血管脉动和小细线（神经纤维）的纵横交错称其为经络，并构思成循环无端的经络流注学模型。摸到皮下中血管脉动，则总称为经脉。于是临床上“是动”“不通则痛”的经络触摸语境是《黄帝内经》《脉经》《针灸大成》《针灸甲乙经》《金匮要略》等经典专著中反复出现的语句。

疑问十，十二经别、十五络脉当忽略：十二经别是十二经脉在胸腹及头部的内行支脉，具有沟通表里，连接十二经的作用。十五络脉是人体十二经脉加上躯干前的任脉、躯干后的督脉各自别出的络脉和躯干侧的脾之大络，共十五条。当作者经络实体存在说建立以后，十二经别、十五络脉这些众说纷纭的赘生物不立自废。因为上述的十五络脉其实就是躯干的纵行经脉。

疑问十一，综述经络构建，《伤寒论》《金匮要略》的六经辨证是否还能成立？下肢六经或上肢六经均与躯干的纵行经脉有广泛连接，《伤寒论》《金匮要略》的六经辨证及其理法方药就有这种暗合思维，增加了科学性。事实上只有横向经脉存在，才有纵向经脉的存在。纵行经脉发源于横行经脉，而在纵行经脉的广泛偶联下，横行经脉具有了彼此间广泛的联系，形成牵一发而动全身的开阖效应。前阴后阳，内阴外阳而二腋中为少阳，如此按机体体位实际分布具有合理的原生态性布局。由于该结构的布列，理论上怎样构思其循环模式都具有存在的理由。

疑问十二,十二正经的阴阳及其实质，作者脉诊感循十二正经发现：手足四肢（避开躯干）十二正经，阴阳表里经纯是来源同一神经、血管平面。也就是说它们因为后天肢端的延长而延长（与人体肋神经、血管行走性质相同）：

手太阴肺经与手阳明大肠经同属颈六神经、血管平面。

手厥阴心包经与手少阳同属颈七神经、血管平面。

手少阴心经与手太阳小肠经同属颈八神经、血管平面。

下肢类同。

疑问十三，经络实质不是一根长在皮肤内的管子，但它又是许多小血管、微血管在皮神经（无髓鞘神经）的接触性或缝隙性连接而形成的功能性通路。经络的临床现象是人们对其认识趋向复杂，单纯的神经传递或血液流动均无法解释下述特点：

（1）速度较慢，为米每秒量级（这是无髓鞘神经皮质的传导速度）。

（2）可被机械压迫和注射生理盐水及冷冻降温所阻断（符合通路学说）。

（3）可出现回流和泛感传（符合真皮小神经的泛传导性）。

（4）可绕过疤痕组织及通过局部麻醉区，可趋向病灶（与C神经的功能有关联）。

（5）循经感传的路线上有时出现血管扩张、轻度水肿并可测出肌电发放（是C神经受刺激后形成的小血管联动）。

（6）发现部分截肢病人在截肢部位出现泛经络感传（符合经络的经纬连接）。躯干纵行经脉为横行的神经、血管节段的皮质小分支，部分横行经脉断裂或部分纵行经脉断裂均不影响经络的传感，因为经络纵横之间具有广泛的连接。临床上部分截瘫病人尚存在不敏感的皮肤知觉就是实例。事实上，经络内的皮质小神经在切断后均会在3～6个月再生连接。

总之，经络循环的经与经之间、络与络之间、经与络之间、经络与穴位之间有广泛的联系，由此而产生内病外治，上病下治，前病后治，左病右治的独特治疗方法。经络具有与神经调控与体液调控相提并论的第三调控作用和结构，经络最大的特点是：人体自控紊乱时，效应于人工调控，这是诺贝尔医学奖级别的发现。近代有关经络现象的研究，均证明经络现象的存在，本发现也是各种有关经络科学研究的最终答案。

八 经络调控原理研究

1. 经络调控

神经节段的调控：人体 31 对横行中血管、神经节段，其中 30 对节段的血管、神经由内及表地发出小血管、神经，直至表皮形成三层结构，营养与调控该节段的生理功能，同时这些节段的神经与该节段支配的内脏具有神经联系。当本节段范围的内脏出现疾病时，显示自身神经和体液调控紊乱，而体外针对神经、血管、筋膜、肌肉和震动椎体等干预均具有对病脏再调控效应。以肋间带状疱疹病变为例，带状疱疹病毒侵害一个神经节段或 2 ～ 3 个神经节段，患者出现局部条索状、片状疱疹，疼痛沿着一个神经节段或 2 ～ 3 个神经节段传导，而对侧却不会出现病变。临床上可以在病灶的表皮反复地挑刺水泡，拔火罐，吸净渗出液，可以快速缓解疼痛，排除病毒并加速病变愈合。假如，以小刃针轻轻切断真皮小神经，具有即刻缓解疼痛症状的效果，而表皮与真皮的血管神经具有再次愈合能力。四肢三阴、三阳性针刺就存在这种节段性调控原理，具有直接干预本经脏腑的传导效应。在根节理论的经脉医学模式中，余跗“一拨见病之应”多选择在四肢末端的本而治标病，选择肢节的节部而治根病。因为四肢的神经、血管仅是横行神经、血管的延长，而针刺疗效更直接也更快（图 3.13）。

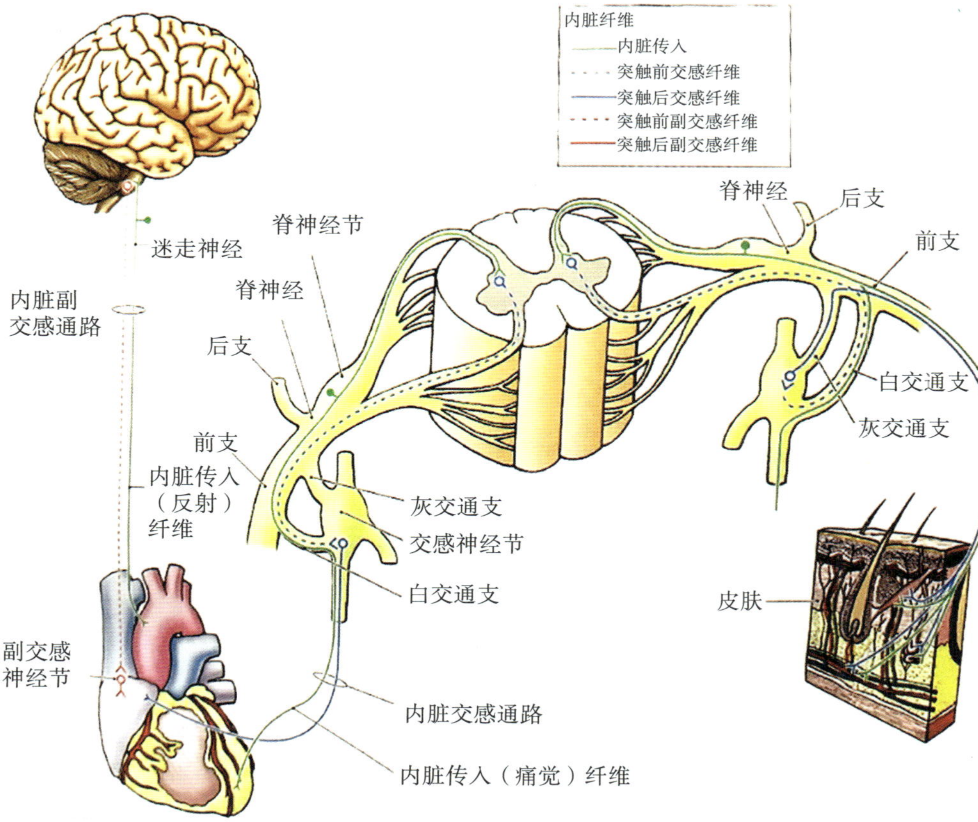

图 3.13 经络调控示意图

2. 跨神经节段调控

30 条血管、神经节段在真皮每一节段血管、神经均会发出跨越相邻节段的真皮血管、神经，且由于该神经没有髓鞘，神经与神经之间只要相邻就会形成连接，就会形成上下潜在性连接通路，这与电路没有绝缘而互通的原理一样。人体躯干共存在 13 对纵向的具有双向性传导的连接通道。它是横行经脉的连接桥梁，也是经络理论存在的解剖学基础。中医针灸、刮痧、艾灸、火罐、缪刺、药热透、皮肤的微电刺激应答等均依赖于该结构的存在。由于该结构的存在，经络的各种假说均可成立，因为该结构将人体连接成整体。还在一定程度上使得脊髓横断或脊髓休克情况下皮肤的部分功能保留。人体表皮和真皮内纵横交错的神经、血管，构成人体经纬性的经络系统（图 3.14）。

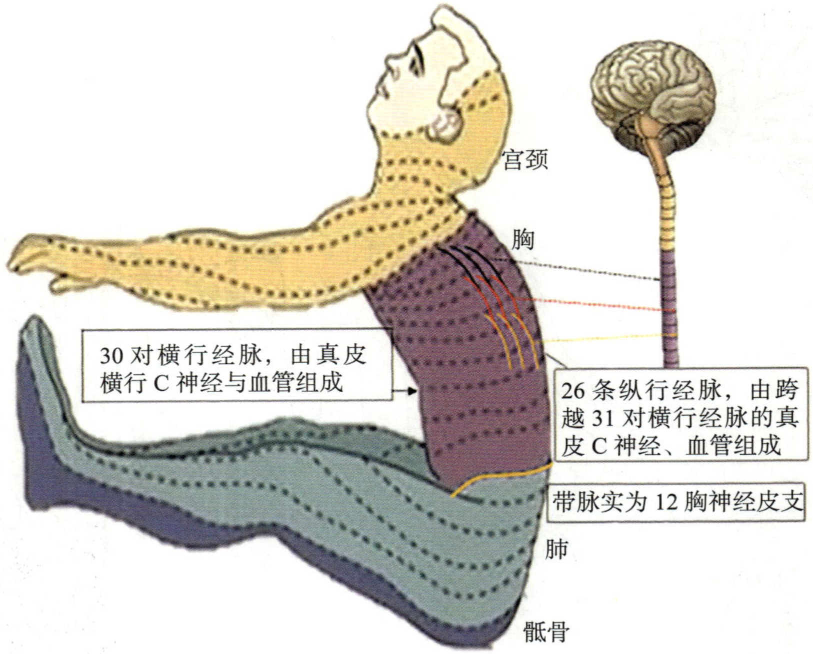

图 3.14　跨神经节段调控

由于这些结构中均有脉动，中国战国时期名为扁鹊的医生用手指触摸的方式发现了该结构，并形成以扁鹊为代表的经脉医学。后汉时期黄帝学派著《黄帝内经》系统地阐述了经脉的内容，并构建出经与络循环无端的经络理论，将经脉更名为经络，将经络线上可以触及的脉动命名为经穴。近代出土的长沙马王堆汉墓和成都老官山汉墓的《脉书》《足臂十一脉灸经》、西汉漆雕彩绘经脉木人均为实物证明。经脉或经络理论体系，孰是孰非学术界尚不能界定其良莠，但就临床实践来说，作者还是肯定《内经》的进步。

3. 经络上下双向传导

刺激效应借神经节段传递上行中枢，也可以借脊髓后角传递到对侧以及分属内脏。还由于神经皮质的跨神经传导，形成头面、胸腹与四肢的共振或者说“根”与“结”，“标与本”的终始关系。实验例一：用经络笔电刺激鱼际穴，自己可以感到电麻感向拇指甲边缘的少商穴以及向手臂方向的经渠穴传导。这一试验无需经络敏感人群的寻找，每一个人除非皮肤失去知觉都具有可复制性（图 3.15）。

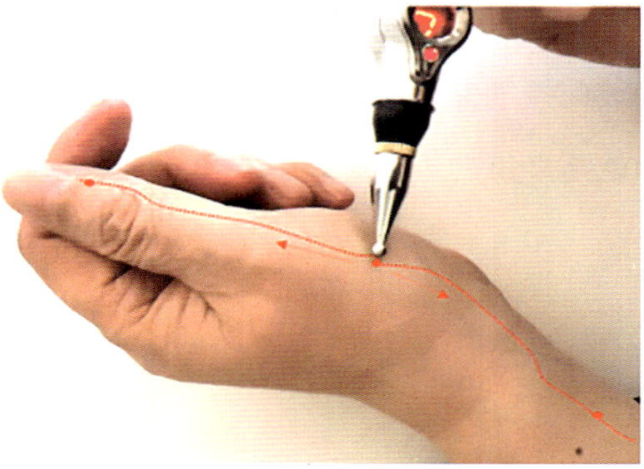

图 3.15 经络上下双向传导示意图

统观皮下、真皮、表皮血管，结构是一种液性的低阻抗通道：

对电流、声波、同位素、热能等，经络均具有试验的应答性。受试者都可以形成表皮的带状双向传递，真皮的线性双向传递，皮下的血性双向传递。当然这是古人手指触摸前提下的经络通路，事实上，真皮和表皮动静脉神经相互重叠，彼此共振而成的管线，它本身不是上下、前后、左右、内外互通的直接通道，而是许多小血管在神经支配下与病灶共振出现的根、结现象，他类似于手拉手的街舞，许多人动作协调出现联动，彼此松手便为个体。图 3.16 为经络组成中的微血管神经、小血管神经与皮下中血管神经的结构模式图。当然该结构在没有解剖的情况下脉诊感循是最方便最直接的手段，脉诊感循到线性脉动这是经络的存在，经络线上密集的“是动”处就是穴位。而穴位脉动却是经络脉动的血行来源。古人有关五输穴的描述也表达了经脉和穴位的上述内涵。

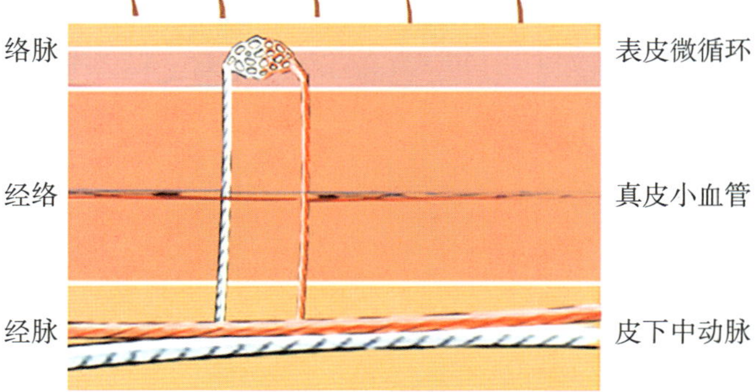

图 3.16 正常情况下经络组成中的微血管神经、小血管神经与皮下中血管神经的结构模式图

经络则是众多穴位单元组合的结构，双向传导的主要条件在于无髓鞘神经的连接，这种连接是无髓鞘神经彼此接触而发生的接触性或缝隙性连接。在无髓鞘神经的同理下，血管的协调性脉动就是经络的正常脉动，穴位的异常“是动”也反映出经络所关联脏腑的异常（图 3.17）。

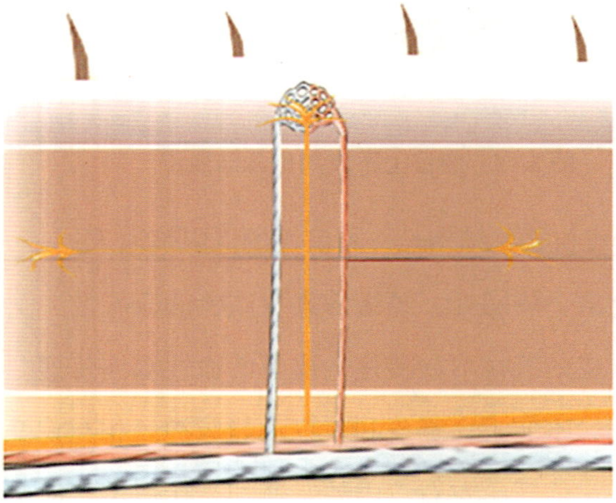

图 3.17　异常情况下经络组成中的微血管神经、小血管神经与皮下中血管神经的结构模式图

图 3.17 所示：皮下中血管和神经干其分支进入真皮，形成真皮内经络结构和表皮孙络。单一的分支结构则为穴位的解剖实体，穴位的这一结构模式具有生物效应，它的组成成分与脏器的组成成分和模式类似，是最小脏器的模型。

皮下血管神经上分布无数的穴位样结构，这些结构彼此肩并肩、手拉手排列，在没有髓鞘神经的串联下组成具有多米诺骨牌效应的联动装置，因而经脉的双向传导实现了。穴位的神经纤维较长，可以跨越 2 或 3 个穴位并形成连接，于是人类的皮肤就形成一块整体互联的装置，牵一发而动全身，刺激一处即可以出现全身的效应。它的表现形式为：一种外刺激信息双向传递，在表皮为条索样带状双向传输，真皮线形双向传递，皮下的血管、神经快速传递（图 3.18）。

由于中血管的分支小血管在真皮内，轻触皮肤时有一种线形脉动，这种线形脉动在人体有 30 对，左右对称地横行分布。又有在躯体上跨神经节段分布的 13 对纵向脉动，中医的经络更强调 13 条纵向脉动线，历代有关经络的医书，“是动则病”或“以痛为腧”均提示经络是细线样脉动。表皮由于毛细血管太细，指下的感觉很弥散，呈带状分布。《难经》《脉经》后中医寸口脉诊强调的是桡动脉脉动态势，桡动脉为皮下的中血管，脉动明显，而经络常常因为脉管口径太细而被忽略。人体受风寒时，寸口脉弦，左手寸口的尺侧缘，右手寸口脉的桡骨侧缘常常会出现手太阴肺经的纤细脉动。事实上经络是小血管、孙络为微血管，疾病时首先是微血管的障碍，其次是小血管的障碍，到了中血管的障碍生命也就快结束了。内脏与皮肤类同。

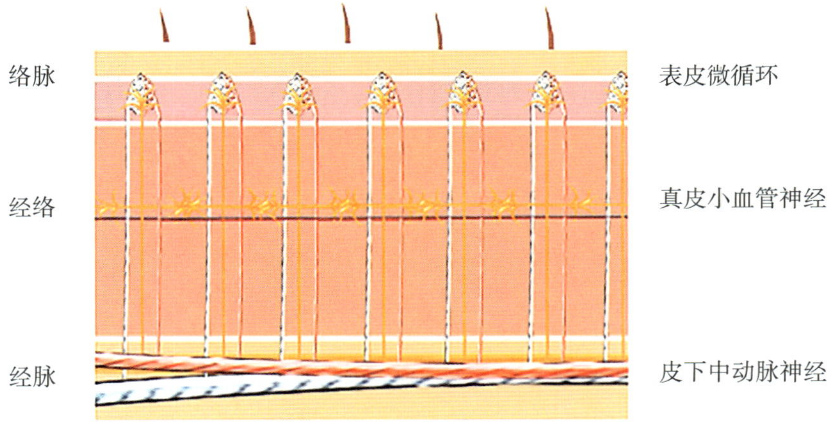

图 3.18　双向传输示意图

医生手触经络时，经络线上常常会出现许多点状脉动，古中医人将其命名为经穴。为什么经络线上会出现点状脉动？这是因为中动脉分支血管由内向外，与手指垂直的原因（图 3.19）。

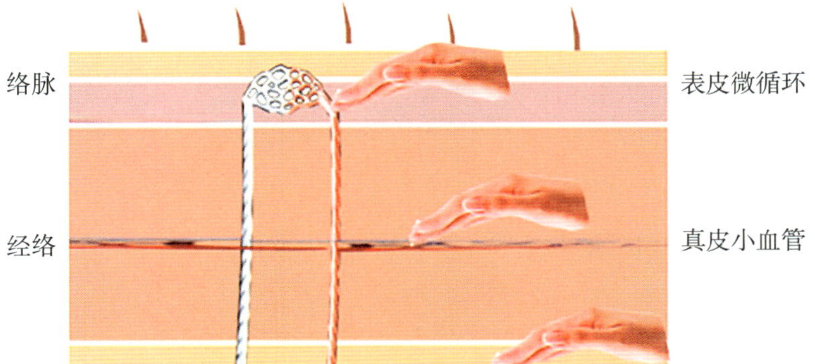

图 3.19　手触经络示意图

手触经络还有细线样感觉，这种感觉可以将经络误认为是筋膜组织的条索，事实上经络中有神经纤维的存在，在指感上理所当然有线样触感，细线一样的感觉在皮肤受寒时更明显。由于《灵枢·经筋》有关经与筋的描述，有不少学者将人体的经与筋误认为经络，《素问·皮部论》载："凡十二经络脉者，皮之部也"。还有的学者将皮、脉、筋、肉、骨统称为经络，实为模糊论。

人体皮肤毛发多的地方，无髓鞘神经分布更丰富，只不过由于毛发的存在不易感觉而已。皮肤内无髓鞘神经的存在或者说由于这些无髓鞘神经的互联，外刺激强度达到一定强度时将出现牵一发而动全身的作用。脑神经之所以称之为中枢，就是因为脑神经通过有髓鞘神经的快速传导，外联皮肤控制经络，内联脏腑并形成内外统一的调控模式与路径。表皮血管借皮下中血管内通心血管和内脏，并构成内外、上下一体的血行通路，身体内任何内分泌激素都可以快速作用于靶器官。而经络却不同，它单指真皮内小血管与C神经的根结、标本效应。于是人体存在三个调控系统：神经调控、血行调控、经络调控。事实上，针灸刺激人体十二正经的四肢末端（手、足）为人体横行神经的末端（具有快速传导和慢性传导两重性），这也是手、足针灸疗效更快的原因。

经络气血的双向性：宏观人体循环系统，气血为双向性，它如同一条高速路，将机体需要的物质运进来，并将机体代谢后的废物运去。以皮下中动脉发出的分支血管，在进入真皮与表皮时，形成以穴位为单元的小循环，气血一样也为双向性。每一穴位单元都有无髓鞘C神经支配与连接，无数个穴位单元在C神经的连接下形成了一条潜在的通道，貌似不同的结构，但只要通路的一端出现异常刺激，这条潜在的通路就会将刺激以动作电位的形式传递到中枢和以脉动的形式播散到指节以及牵涉到脏腑。古中医人以循经感传的方式领会了经脉这一特点，并建立根与结、标与本的学术思想。经络的循环乃至根、溜、注、入、本、输理论也源于此（图3.20）。

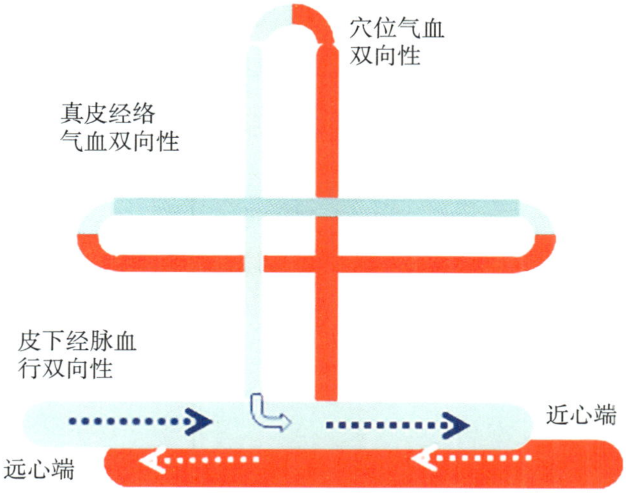

图 3.20　经络气血双向性

这里有必要解释有关神经有、无神经鞘膜的区别问题。有髓神经纤维：有髓神经纤维的髓鞘，因含高浓度类脂而具有疏水性，使带离子的水溶液无法通过而起绝缘作用。有髓神经纤维轴突的轴膜，除轴突起始段和轴突终末外，只有在兰氏结处才暴露于细胞外环境，其余大部分的轴膜均被髓鞘包裹。由于髓鞘的电阻比轴膜高得多，而电容却很低，通过轴突的电流只能使兰氏结处的轴膜去极化而产生兴奋。所以，从轴突起始段产生的神经冲动（动作电位）的传导，是通过兰氏结处的轴膜进行的，即从一个兰氏结跳到下一个兰氏结，呈快速的跳跃式传导。故而，结间体越长，跳跃的距离也越大，传导速度也就越快（图 3.21）。

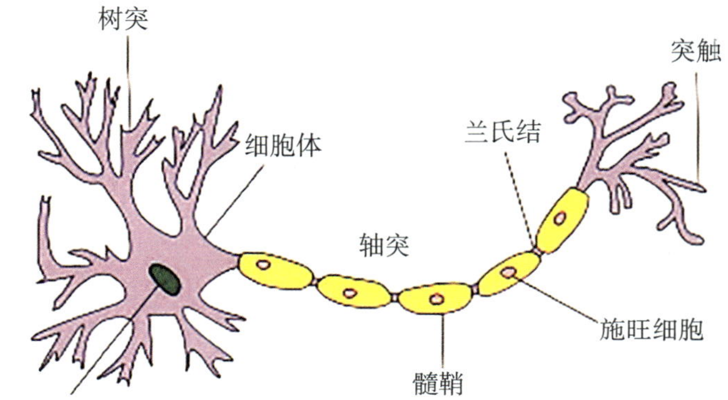

图 3.21　有髓神经纤维

无髓神经纤维（unmyelinated nerve fiber）：神经元较长的突起常被起绝缘作用的髓鞘和神经膜所包裹，构成有髓神经纤维，若只被神经膜所包裹则称无髓神经纤维。无髓鞘神经的传导速度很慢，因为它没有髓鞘的传递。针灸的酸麻胀痛感觉就是无髓神经纤维（c 神经）的感觉。无髓神经纤维的传导速度比有髓纤维要慢得多。神经纤维某一段受刺激而兴奋，立即出现峰电位，该处膜电位暂时倒转而除极，（内正而外负），但邻近部位仍处于安静时的极化状态，（内负而外正），因此兴奋部位与邻近安静部位之间形成电位差，导致电荷移动，产生局部电流，使邻近安静部位兴奋，峰电位沿整个神经纤维传导（图 3.22）。

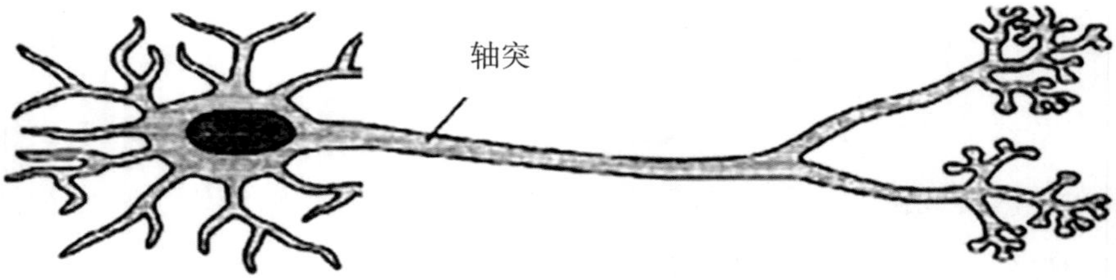

图 3.22　无髓鞘神经（C 神经）

古中医人在临床中发现，经络具有根与结、标与本的应病现象，其实质是经络调控下的根、结脉动互应、标与本互应。内脏受到炎症、损伤、疼痛、淤血等刺激会出现所属神经的敏化，并在体表形成许多特定的敏化区域，体表的经络也会出现应病现象，病人也会出现体表局部的不适。但凡刺激通过敏化区域的经络，都会调控敏化区域的气血状态，反射地调控内脏或病灶的气血，这是针刺取效的原理。作者认为：疾病是机体神经调控和体液调控失败的临床结局，而针刺刺激通过经络的传感达到人工再干预效应，这就是中医独到的发现，也是经络调控疾病的机理所在。人体双回路管道的构建，疾病改变了机体、系统、脏器、细胞的气血状态，以中医思维的调理或者针灸刺激的再调控，达到改善气血循环，维护良好的代谢环境的目的。

例如，胆囊病变，可以在足少阳胆经的阳陵泉穴位触及疼痛和脉动异常，针刺该穴具有愈病效应。咽部炎症可以在拇指的少商穴处看到红线和红点，这就是根、结或标、本互动现象的临床现象。选择少商穴刺血，可以出现“开门逐盗”的咽爽、鼻通的疗效。

4. 人体皮肤敏化的区域

这一区域在脏腑病变时表现出应病现象，是其神经节段分属关联或跨神经节段的上下经络互联，它也是现代医学认为的内脏与体表的牵涉性疼痛区。图 3.23 为脏腑与体表的敏化区域图。

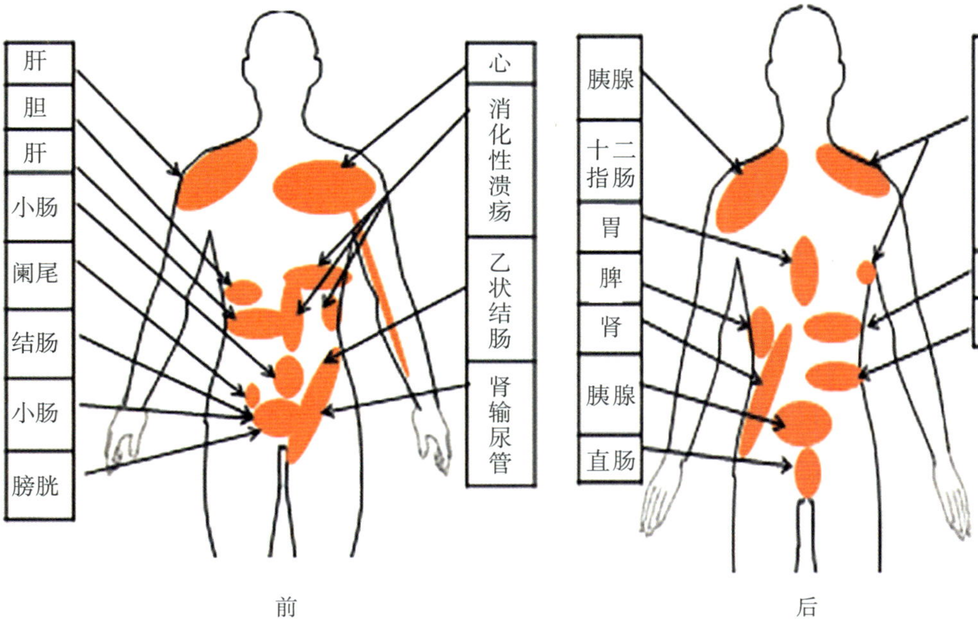

图 3.23　脏腑与体表的敏化区域图

总之，真皮中确实存在着经络这一纵横交错的结构，它是现代解剖学和生理学尚没有清晰认识的调控结构或系统。作者用手指“感循”发现了经络的循行，复原了扁鹊经脉医学技法，人工干预经络，调控人体生理、病理并形成中医独到的诊疗技法。经络和穴位实体的确认与发现为我们展开进一步科学研究奠定了基础，它不仅以实物证明了中医经络的存在，同时针灸学原理也有了明确揭示，特别是针灸穴位的寻找方法弥补了“骨寸法”的不足和粗陋，对针灸疗效的提高有重大裨益。更令人欣慰的是我们发现了体表存在第三调控结构和系统，这为中医针灸找到理论依据。经络调控及其结构是中国人的发现，其标准理应由中国人确定，它就是中医人自信的基石。

5. 经络发育

在胚胎发育过程中，膈自颈区迁移到胸腹腔之间，膈神经也跟着一起迁移，而其传入纤维却在颈 2–4 节段进入脊髓，肩上部的传入纤维也在同一水平进入脊髓。同样，心脏和上臂也发源于同一节段水平。睾丸及其支配神经是从尿生殖嵴迁移而来的，而尿生殖嵴也是肾和输尿管的发源部位。皮节法则是指发生牵涉痛时，疼痛往往发生在与患病内脏具有相同胚胎节段和皮节来源的体表部位这一原理。

人体在胚胎发育时，胚胎的外胚层形成人体的表皮与神经和感官，中胚层发育成真皮、肌肉、结缔组织、心血管循环系统、泌尿、生殖等系统，而内胚层则发育成消化与呼吸系统。图 3.24 示意胚胎发育第四周前人体胚胎好似小蝌蚪，而四周后在蝌蚪的两侧上下肢开始萌芽，六周时人体的上下肢迅速分化成长与膨出，四肢肌肉与骨骼将外胚层支撑起来，好似人体肌肉、骨骼、内脏穿上了衣服。如果将人体看成一个椭圆形的小球，但球的皮表上横向分布着 30 对神经、血管节段，纵向也分布着跨神经、血管节段的真皮小血管与无髓鞘神经。但当发育成婴儿时，下肢的发达，尾部的欠发达，让我们的视觉被掩盖，从而认为下肢将躯干两分，并产生躯干纵经与下肢横经连接的关系。事实上，人体四肢与躯体的关系仍然具有与蜥蜴、鳄鱼或者鱼类类同的模式，只是人类的尾部相对萎缩而已。30 对横经和 13 对纵经其神经、血管纵横交错将构成皮肤的保护、感觉、吸收、排泄、呼吸、新陈代谢、体温调节、免疫等八大功能的调控结构，除此以外，中医还发现它有一项更重要的功能，那就是在人体自身调控失败的情况下，针刺该结构仍然具有再调控的应答效应。该结构在体表形成内外、上下、左右相互连接的状态，是实现人工再调控的解剖学基础。

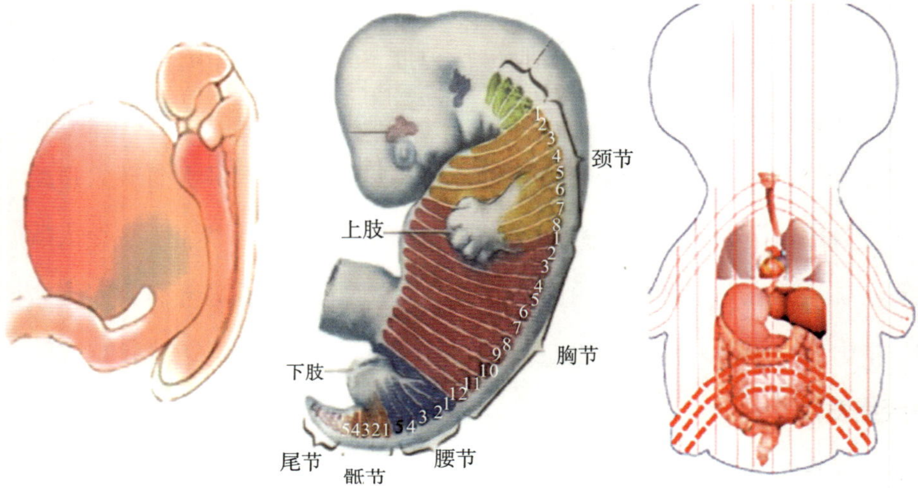

图 3.24　胚胎发育四周以前示意图

从外观上来看，胚胎在四周以前，很像小蝌蚪，当小蝌蚪长出四肢前躯体的横向经脉，则纵向络脉就已经规范布列。此时人体四肢芽按序发育，四肢芽发育的位置正处在人体阴阳两面的中间。古医典以少阳经命名。但历代有关少阳经的描述很混乱，这是因为人体少阳经分布在赤、白线上，四肢的长处将少阳经顶在指、趾之端，同时也将手、足三阴三阳经延长。虽然四肢的生长将少阳经和手足三阴三阳经拉长，但并没有改变躯干部阴阳纵横经脉的结构和位置。我们以百会穴为起点来看少阳经：百会——耳廓——肩峰——行走于手太阴经和手大肠经之间到少商穴，再从少商穴沿拇指甲下缘到对侧甲缘并一直布列到小指甲下缘的外侧少泽穴——沿手少阴心经和手太阳小肠经之间行走并直贯腋下——环跳——下丘墟——窍阴，环足趾甲下缘和趾蹼至大都，沿足内侧行至水泉——大钟——太溪——会阴。因此，四肢的横行经脉与躯体的横行经脉都是脊神经血管发育类同，且与躯体的纵向络脉在躯体部连接。

作者以手感触这一人体最长经络线，发现少阳经是人体阴阳交接转换的枢纽，这一少阳经实体的真实发现，将揭示人体经络无处不达，无处不联和《灵枢·缪刺》的秘密。读者若能参考蝌蚪发育的样子就能进一步明白少阳经的分布，也能理解下肢的长处与躯体经线和络线的关系，不要因为人体的大腿较粗而误认为下肢与躯干的纵行络脉除少阳经以外是贯通的（图 3.25）。

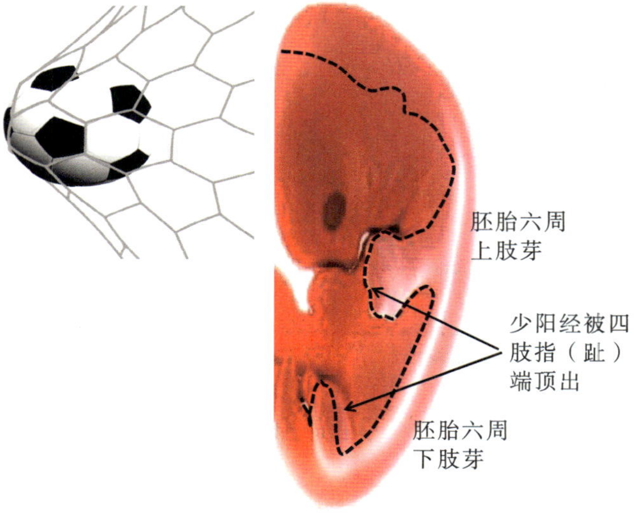

图 3.25　胚胎六周示意图

少阳经在头与太阳经等形成三阳五会，在足趾与手指尖形成三阴三阳六会，在肩部形成二阴阳四会，在会阴形成任、督二脉以及膀胱经与肾经阴阳四会，因此，少阳经是人体枢转阴阳的总经。《灵枢》和医圣张仲景将少阳经定为“枢”，或将少阳经定位为人体阴阳或前后的分水岭，又是人体阴阳交合的总经，足见其英明非凡。

临床上，在少阳经上的疾病的干预多有卓效。《内经》的叩刺，若选择在少阳经几乎可以完成针灸适应证的全部。

任督脉将人体分割成左右两半，而少阳经将人体分成前后两面。例如，带状疱疹一般仅损伤一侧神经节段，而不会伤及对侧，这是任督脉将人体分成左右两半的临床证据，而在少阳经上任意取穴均能达到左治右、右治左，上治下、下治上，外治内等缪刺效应。

6. 背面观经络

假如将人的四肢展开，从背面观察，则我们可以理解手、足三阴、三阳与头、躯干的阴阳跷、阴阳维，任脉、督脉的关系（图 3.26）。

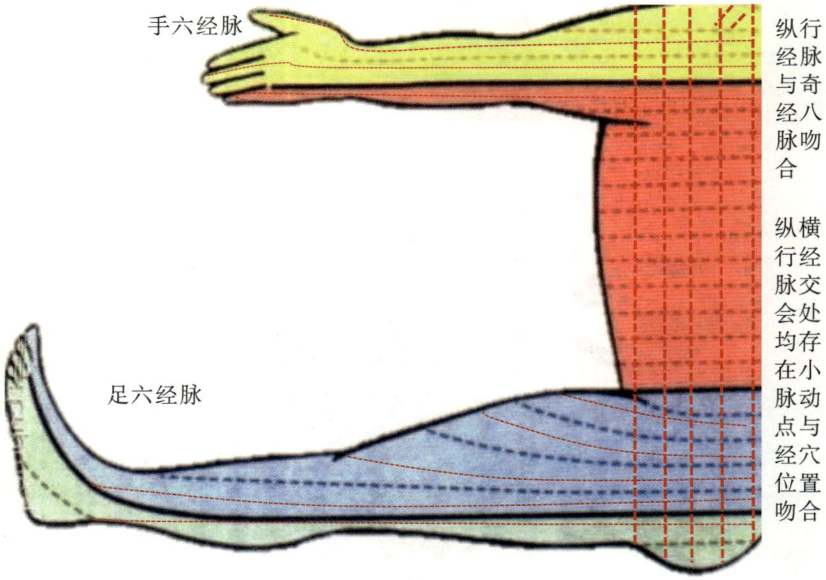

图 3.26　人体背面纵横经脉图

图中的绿线表示为人体 30 根神经、血管的节段的彼此界线，横向红线为络脉、纵向红线为经脉（人站立，上肢下垂时，四肢的红线会被误认为纵行线）。手可以感触到环顾躯干的脉动络线，红线表示经络跨神经、血管节段的分布，手也可以清晰地感触到与人体长轴平行的纵行脉动细线为 13 对。纵横交界点为穴位，手也能清晰感触到点状脉动。解剖经与络的脉动线，四肢的上肢手三阴、三阳经脉仅是颈 5—胸 1 节段的皮支神经、血管的延长。分布在下肢足三阳三阴却是腰 L1—D2 节段的皮支神经、血管的延长。膀胱经有两支，接近华佗夹脊的膀胱经，起点为睛明穴，绕头于枕后下行至会阴，绕会阴上行，续交肾经在腹前任脉两侧上行止于俞府穴。另一支在天柱分出下行至足，止于至阴穴。而肾经在横骨处与肝经交，肝经下行止于足拇指的大敦穴。

我们有必要将四肢真皮内的动、静脉与 C 神经形成的潜在通道命名为 30 经脉，于是手、足三阴三阳也在其列。将跨 30 经脉的 13 对纵向动、静脉和 C 神经命名为络脉，将纵横交错点命名为穴位，它符合解剖实际（而诸如 15 络脉、孙脉之类作为史料有时间再研究）。

自《内经》后，经络中各经的行走紊乱，经络线彼此间并列、重叠、交叉。事实上，经络是人体的解剖结构，它们行走规范，彼此间保持一定的间距，因为，它是人体皮肤的功能性结构，肩负着皮肤营养、排泄、吸收、感觉、防御、调温等功能。当然经络结构在体表横看成岭侧成峰，类如传统经络图那样也可以符合其经气的密集交联。

当然，图 3.26 与人体经络的具体走向不同，四肢的延长把躯干纵向行走的各络脉均拉长，并向前内旋转（便于人体行走）。因而，经络线是前内螺旋的，若我们在空间中构思人体纵横经络线，它显现蝶形。

7. 思考经脉

假如我们另换角度，将人四肢忽略，再以胚胎六周的样子看人体，人体则成为橄榄形肉团，此时我们再来观察经脉与络脉的布列，她基本类似于地球仪的经纬线。经纬线有四象，东西南北，人体有上下左右，只不过经纬线是人工拟造，而人体经络线却是正常人体的结构。如图 3.27 所示，由于经与络脉的广泛连接，中医经络循环理论得以实现，只不过古人或者是《黄帝内经》构建的经络循环仅是线性连接或者说是平面连接的认知，而图 3.27 昭示的经络连接大样本则是周天性质的弥漫性连接。在这一大思维下，脏腑与神经系统和循环系统的连接（并接受神经调控和体液调控），脏腑与体表的连接（脏腑接受人工外调控）以及全身上下一盘整齐的思维构架，他昭示中医乃至西医的诸多理论构架都会被海纳，甚至是海不辞流。如此说来，建立在身体上的任何外来刺激，机体都有应答，特别是中医的针灸、按摩、刮痧、熏蒸、拔罐、拍打均有临床意义，甚至是治病的简便方法。当然图 3.27 告诉我们人体分左右两半，事实上在脊神经和心血管的联络下人体是天人合一的生命体。

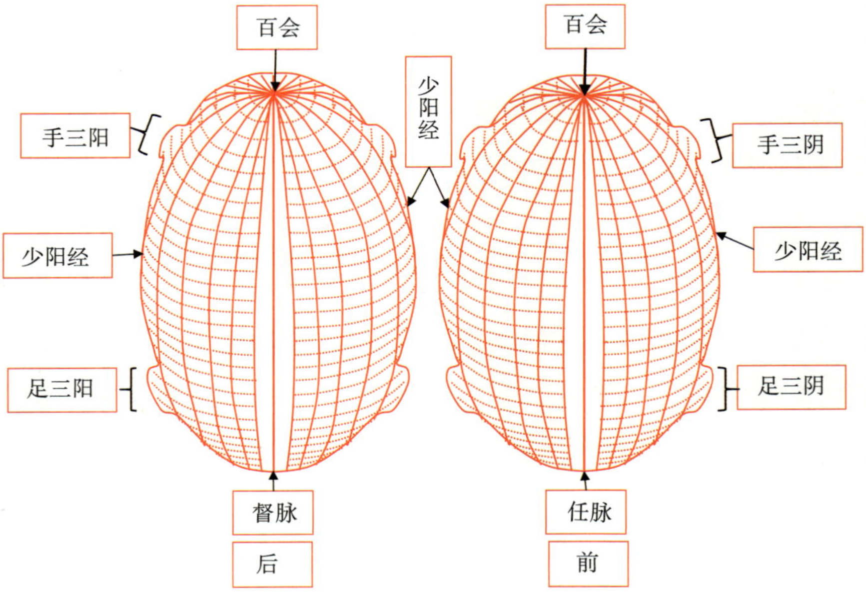

图 3.27　示意图

注：本图中少阳经与古代少阳经的位置有点类似但完全不同，由于历代有关少阳经的描述欠清晰。

但是，人体在胚胎四周后，继续发育，头和四肢快速生长，于是图 3.27 发生了根本的改变。人体按神经、血管平面分为横向 31 节段，它好似 31 层积木块垒砌而成，前为阴、后为阳。而人体纵行线又将人体矢状面以 9 条环绕的络脉线将人体分成 10 个剖面，其中任督 2 脉分人体为左右两半，少阳经将人体分成前后两面，前为阴后为阳（图 3.28）。

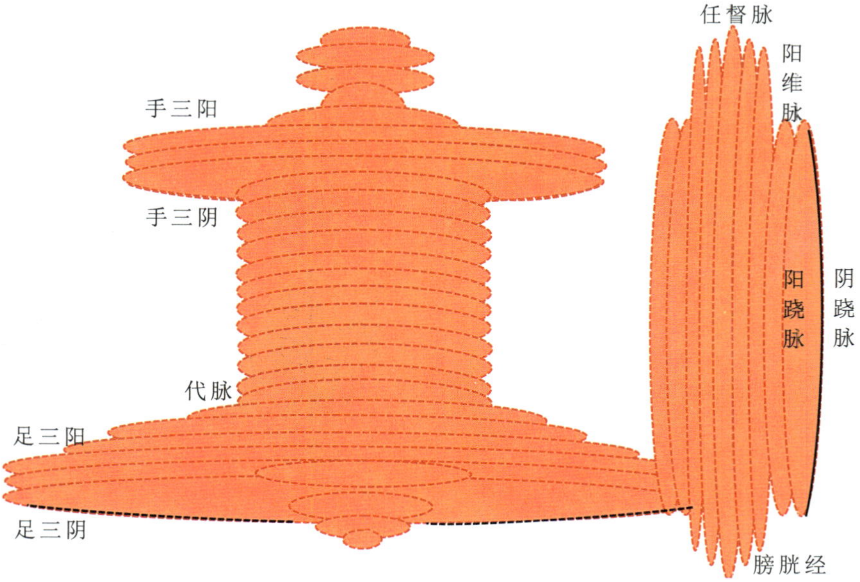

图 3.28 示意图

8. 正经与人体神经、血管平面的关系

手六经仅是颈 4—胸 1 神经、血管皮支的延长，而足六经也仅是腰 2—骶 2 神经、血管皮支的延长。基于中医的阴阳理论，被分别命名为手足三阴三阳，原来它们隶属于同一神经节段的阴阳两面，与肋间神经的行走模式一样，只不过被外延的上下肢所障目。古人虽然没有神经节段的认知，但古人关于阴阳表里的描述（手太阴肺经与手阳明经，手厥阴与手少阴，手少阴与手太阳互为表里。以及足三阴三阳的表里），在一定程度上也等于在暗示后人，阴阳经本是属于一个神经节段的前后两面。如此看来，作者惊讶于中医先人们的聪慧。在 2000 年前，他们用脉诊完成了西医 2000 年后的解剖学研究。

图 3.29 显示上下肢皮肤神经节段和手、足三阴三阳的位置关系。

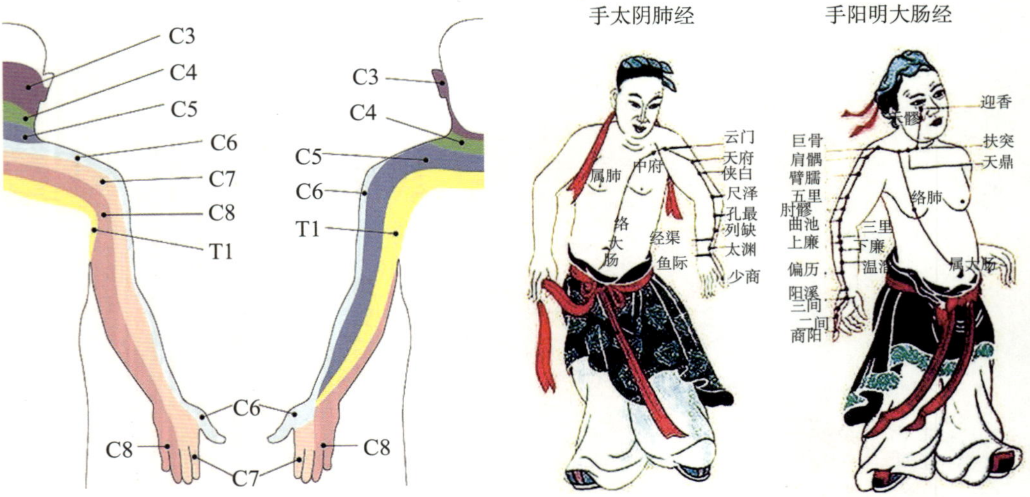

图 3.29　手三阴三阳

9. 经脉线与神经血管平面的关系

神经血管将人体分成 30 节段平面，每一平面中分布有中血管、小血管、微血管，（其中神经有髓鞘中神经、无髓鞘小神经与微神经。而中血管、神经在皮下或肌肉间，小血管神经在真皮、微血管、神经在表皮）。这是现代医学解剖学的认识，也是唯一正确的认识。本着这种思维，我们感触全身并发现：

（1）人体表皮存在 30 对（第一颈神经皮支在表皮和真皮的层次感循不到）横行、环绕人体一周的微弱的涩脉带，其中包括人体四肢（12 经的表皮均存在这种涩脉带）。

（2）人体真皮存在 30 对横行、环绕人体一周的线形脉动，其中包括人体四肢（12 经的真皮均存在这种线形经脉，眼睛虽然看不见，但手可以感循）。

（3）人体皮下存在 30 对横行、环绕人体一周的清晰脉动，其中包括人体四肢（12 经在关节处的皮下均存在中血管的清晰脉动），如图 3.29 所示，红色的皮下脉动（例如：在胸部为肋下血管，在寸口为桡动脉，在足面为足背动脉等）。

（4）全身表皮与真皮还存在浅表的纵行脉动，共 26 条表皮纵行涩脉带和真皮 26 条细线样脉动线（囊括奇经八脉）。

从解剖学角度来看这种纵行经脉线，它发源于横行经脉，穴位则是纵横交错点的点状脉动。这一结构的存在，形成皮肤纵横交错的网络连接，保证机体对皮肤的整体控制。现代医学对皮肤神经皮层的解剖已经十分清晰。由表皮、真皮横经发出的跨节段连接支密集分布，将人体皮肤全面覆盖，神经在接受外来刺激时具有本神经快速传导和跨节段无髓鞘神经的慢传导，并出现一系列针刺效应。又由于该结构的存在，上古、中古以岐伯、扁鹊为代表的部分中医人，以脉诊“遍诊法”感触脉动的方式建立起经脉医学并且盛极一时。《黄帝内经》后又建立起一系列以经络循环为载体的经络学说。图 3.30 示意，脊髓节段的表皮、真皮的微、小神经和血管是跨节段分布的，彼此间形成重叠的功能结构。由于微神经和小神经没有髓鞘不具有绝缘性，刺激穴位的神经时，神经就产生传导性联动，这种联动的同时，伴行的微血管与小血管也发生收缩或者扩张，络节的标本效应、根结效应、终始现象乃至针刺的传导效应均会出现。

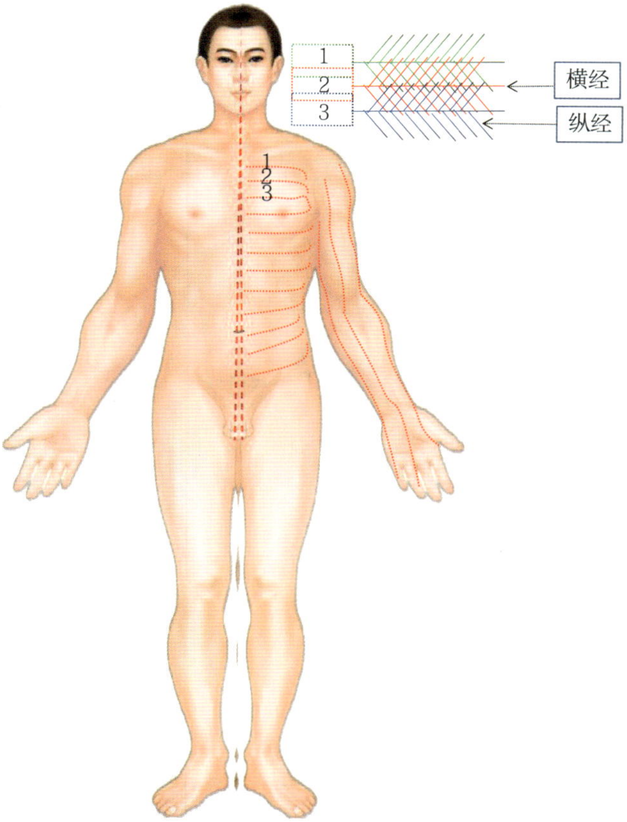

图 3.30 示意图

这种广泛存在的皮肤结构也成就了《灵枢经》内病外治、上病下治、缪刺、巨刺等一系列效应。我们将人体进一步解剖，直至皮肤真皮，图 3.31 会更明确地显示横行经脉结构以及纵行络脉结构。

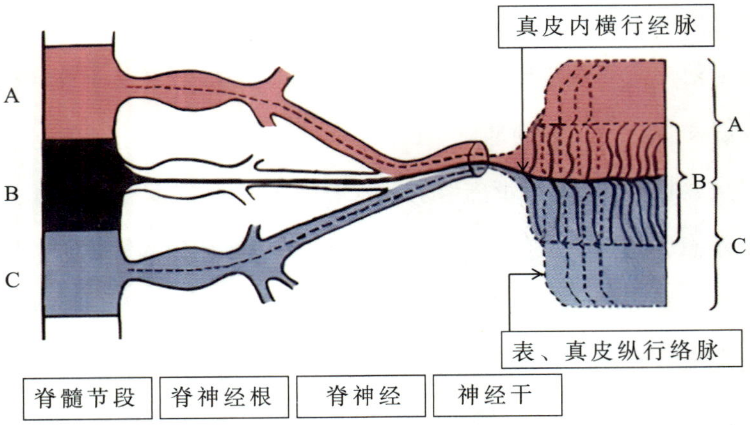

图 3.31 无髓鞘小、微神经与神经支干的位置关系

我们将皮肤的经络解剖，理清经络的具体结构。古人通过脉诊感触经脉线的脉动来认识人体血脉的循环，图 3.32 表示：肌肉间、皮下、真皮存在的横向血管、神经以及真皮内纵向小血管与神经，由于真皮内这种小血管、神经的存在，才使得经脉乃至经络理论的存在。

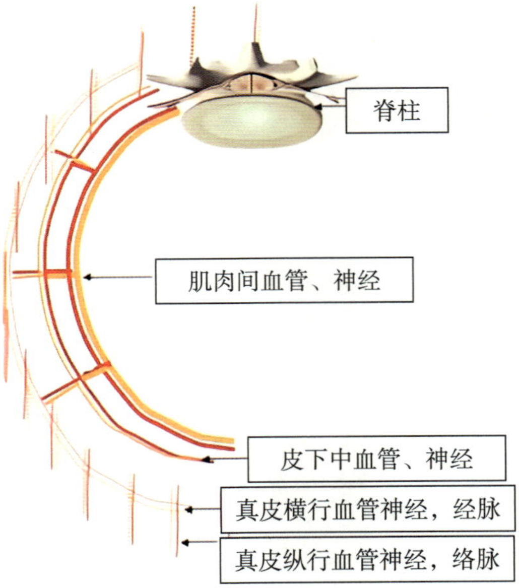

图 3.32 示意图

10. 神经、血管的跨节段连接

人体真皮内存在的血管、神经结构是经络的实体。横行血管与神经在真皮发出跨节段的小血管、神经，形成上下跨节段互联的模式，这种连接是无髓鞘神经的接触或相邻之间的电传导，它类同没有绝缘的导线，彼此接触而发生电的传导。其作用是机体进化而形成的整体控制结构，假如没有该结构，可以想象皮肤的感知、反射、协调等功能均难以实现。而古中医人扁鹊学派用手感循这一经脉的脉动，在人体皮肤上划出上下行走的连接线，并发现它们有根与结，标与本的“联动”现象，采用针刺可以调控疾病并建立起经脉医学的技法。临床上基于这种结构的存在，中医针灸实现了跨神经节段的调控，又由于脊髓内也存在左右的神经连接以及上下神经节段的连接，将人体构成有机的整体，故任何一处的刺激，机体均会出现对应的反应。人体解剖时由于中血管可以目视，而隐藏于真皮的小血管不易目视，只有借助显微镜观察，但显微镜仅能观察局部，很难整体观览，于是经络实体发现进展缓慢。

著《黄帝内经》的学者进一步发现每一条经脉线上有许多脉动小点，针刺这些点也具有应病的调控效应，还发现这些“是动”点与身体许多骨性标志有相关联系，于是将针刺点（穴位）填入经脉线上，简化为“骨度分寸”加以推广。由于经脉技法在两汉已经散失，且经线与经穴脉诊非师承又不易感触，手触全身在封建社会更不方便，尤其在“独尊儒术”的思维禁锢中更加速了这种临床技法的消亡。

经与络纵横全身，上下、左右、前后的遍布，任意选择它们的根或结都可以建立起连接，于是五行说、术数说、脏腑说、卫气营血说、阴阳说、六经辨证等都找到了载体。后世的明堂经、黄帝明堂经、针灸图、标准针灸图等也都有了依据。图 3.33 为真皮的小血管、神经的互联结构，可以看出这种结构将人体连接成一个整体，有了这种整体结构，近代各种经络现象、各种经络的发现都有成立的理由。事实上，从 30 对横行神经、血管发出的皮支跨节段连接形成的纵向环路来看，人体存在脊肾络环（脊络：华佗夹脊穴上下连接形成）、胃络环（络与胃络连接）、膀胱脾络环（膀胱络与脾络连接）、阴阳维络环、阴阳跷络环、少阳侧络环、任督二脉循环、经与络脉的环套环等等，当然假如我们站得更高，看得更广，则人体就是一个整体。而手足 12 正经及其临床针刺就是人体体表神经、血管真皮支的脉诊与人工干预的经脉医学模式，补泻手法类似于脑皮层电刺激的强弱电刺激，烧山火、透天凉手法类似于人工刺激交感和副交感神经的功效。

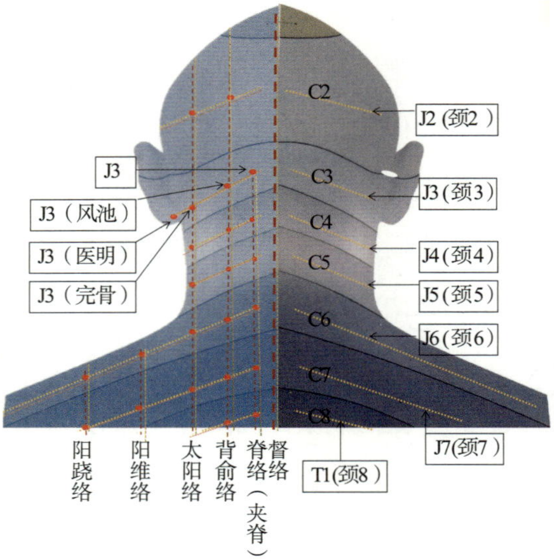

图 3.33 示意图

注：纵行的红线为 26 条，古人以足三阴、三阳以及阴阳维、阴阳跷命名。横行黄线为 30 对，古人将颈 4 －胸 1 的神经、血管节段以手三阳、三阴命名。黑线表示为神经、血管平面的节段性界线。

11. 横行经络图

岐黄经脉医学技法的遗失，后世 2000 余年经脉图腾发生了许多变异，翻开中医的诸多著作，让后世从医者眼花缭乱，孰是孰非难以考究。中国中医科学院的黄龙祥教授，焚膏油以继晷，恒兀兀以穷年地研究经脉，其精神令作者非常敬重。他有关“经络实体：”是古人为了表达根结之间的关系而随意画的连接线的定论与作者背离，甚至伤害了作者的心。我很钦佩他的学识与治学精神，但他对经络线如此断言，如此引喻失义让作者非常失望甚至心痛。

在作者的心目中针灸疗效类似手术刀的功效，具有第三调控的效应。如今它却沦落为辅助医学地位，那种“一拨见病之应”的临床效验销声匿迹了，一种包含现代医学科技含量的医学模式至此暗昧了，甚至中医专家也不自信地说：“中医不科学。”全国各大中医附院均以西医为主导，这种结论或局面让作者沮丧和叹息！他激励作者年复一年的临床研究，最终发现经脉技法临床疗效非凡，可以颠覆现代医学模式下的疾病认知。脉诊、针灸、汤液互为协助的医疗模式将是人类原生态医学模式的模型。图

3.34为人体横行经脉的行走图，脉诊将横行经脉梳理清楚后，纵行络脉一目了然。而纵横经脉的交会处就是经穴的具体位置。事实上，人体左右每条横行经脉均存在13对跨节段的小分支，也就是说，环顾人体一周有26穴。

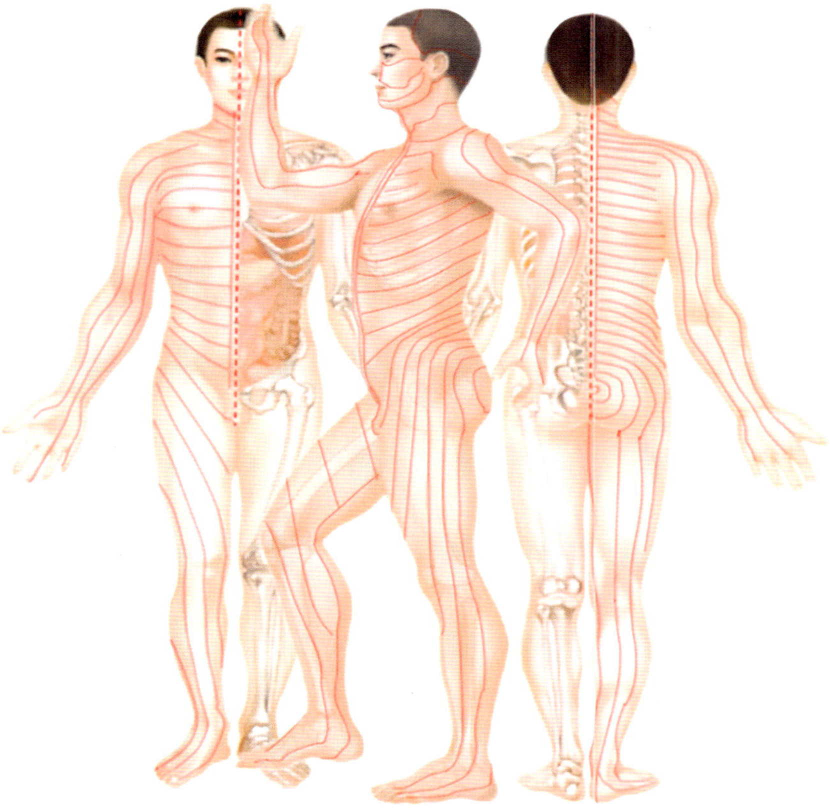

图3.34 人体横行经脉行走图

注：红虚线为横行经脉。

当作者将人体横行经脉遍诊出来以后，我们再温习前章，您会发现和理解，传统经络图腾构思及其来龙去脉，并体会到中医先贤的高明处及其科学性，至于作者提出的诸多疑问也就不辩自答了。我们看到的中医经络书籍皆为纵行经脉，而图3.34却为横经，谁是谁非，有待解剖实证。

人工干预这一结构，机体也会出现对应的效应，激发脑神经分泌内啡肽类物质，这种激素简单地说就是人体脑部垂体生成的一种纯天然的镇痛剂，可以产生类似吗啡、鸦片的镇痛作用和快感。而且内啡肽对人的其他生理功能也有调节作用，比如呼吸、体温、血压等。人体在受到外界刺激比如针刺的时候，会增加内啡肽的分泌，中医岐黄学派在几千年前就开始这方面的临床尝试，经验地总结出四肢末端与机体脏腑的对应关系，发明针灸学这种行之有效的疗法并为人类健康做出了贡献。而对针刺分布在体表海氏区域的经脉和穴位及其临床作用的研究却早于西方医学的认知几千年。

12. 经络图

作者发现经络的实质是皮肤小神经、小血管的构建，而这些结构的来源仅在脊神经。经作者不知多少日夜的研究和感循，终于绘制出人体经络图。新经络图的出现将适应于中医各种理论的构架。临床也彰显人工针刺调控可以愈病或者缓解临床症状的功效。

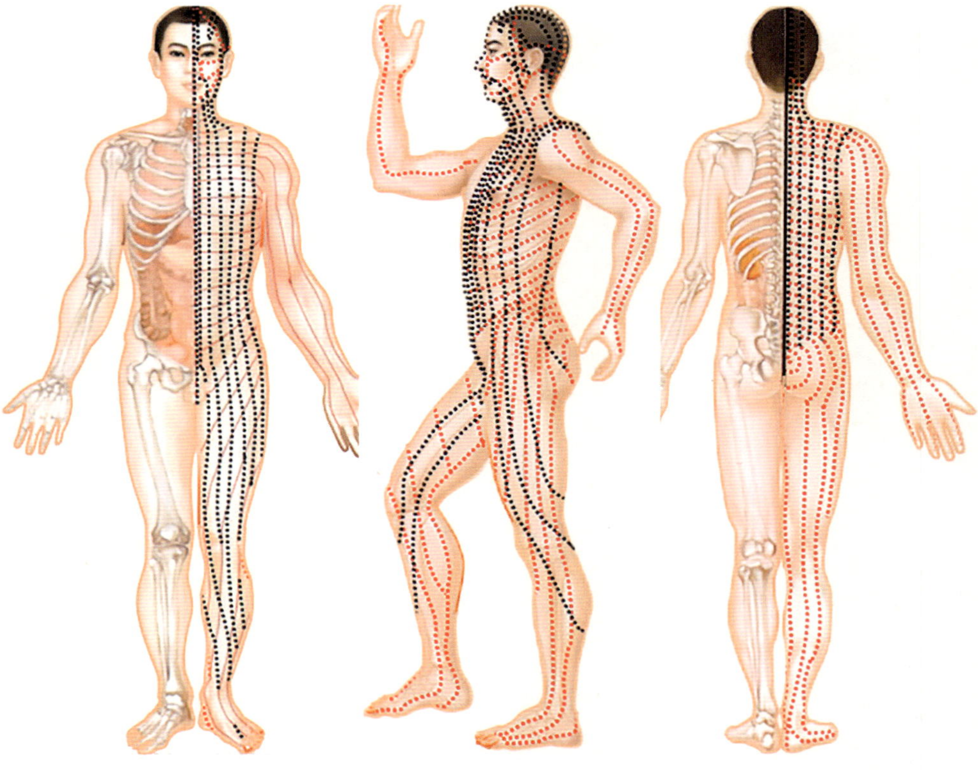

图 3.35　经络图

如图 3.35 所示：

（1）横经发自于脊间隙，近脊柱中线（督脉）以华佗夹脊穴为起止点，不越脊柱中线的督络，环顾身体一周，止起于胸腹前肾络，不越任络（双向传导）。

（2）四肢横经的上肢手三阴、三阳经脉仅是颈 5—胸 1 节段的皮支神经、血管的延长。分布在下肢足三阳三阴却是腰 L-1、D-2 节段的皮支神经、血管的延长。

（3）纵络由横经分支，在真皮和表皮跨相邻节段。彼此形成上下相邻性连接，且双向高下性质的传导。

作者坚信在新经络图的指导下，中医的干预手段乃至思维模式将会发生翻天覆地的变革，因为她已经不需要我们研究每条经络的名称，每个穴位的名字与功效，既除去了繁杂的记忆，又明晰了临床干预的目的。使用干预的工具也简单明了，这是因为，新经络图给我们一个大的昭示，人的体表经络牵一发而动全身。作者认为：既然它的实质就是以脊柱为中心的神经、血管。那么临床调控疾病时，何苦舍近求远、舍中求梢呢？临床上，针刺治疗选择近脊柱的经络和穴位，快速地刺激，达到疗效即可完事。再则我们仅练就“饮上池水”的手，脉诊诊断脏腑疾病，选其所属经络上脉诊找到“是动”而针刺，疗效即现。新经脉医学模式的涅槃其疗效与现代医学并肩也未尝不能。图 3.36 将经脉医技的诊断、治疗于一图，读者若能解析该图将触及经脉医技的内核并达到形而上的境地。事实上，现代医学对许多疾病的治疗很粗放：对于细菌他们研制出抗生素，发展到只要有发热就要大量地使用，对待部分病毒尚没有万全的手段。外科手术本身就是一种舍弃，癌症至今尚没能治愈，就是靶向药也仅只有 2 年的疗效。心血管和代谢性疾病仅是维持化验室指标的正常，只要一停药就会马上复发，相反，经脉医学模式将会有值得期待的未来。

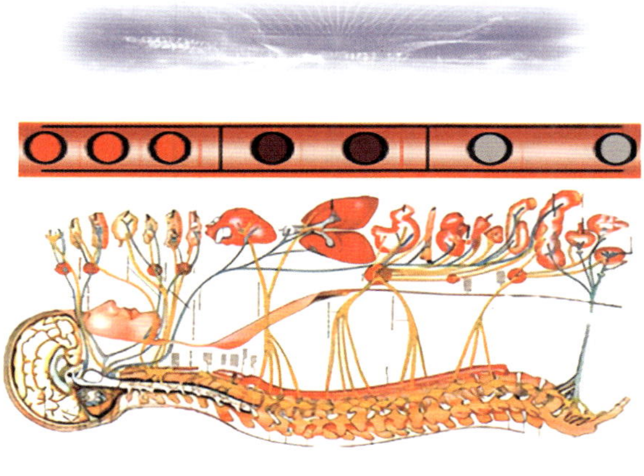

图 3.36　示意图

人体体表横布神经、血管（表皮、真皮、皮下三层次）被中国古代医学家以经脉命名，人体纵行神经、血管（表皮、真皮内）被古中医命名为奇经八脉，纵横经脉交界点的经穴，它们由浅入深又被古中医人构思出五腧穴并以针巧刺，经脉的由浅入深构建出《内经·灵枢》这部人体早期医学生理学巨著。这种横看成岭侧成峰的脉诊感循思维与临床针刺实践，构建出中国医学的经脉说、经络学和针灸学，经脉、经络的分布和演化出的经络的循环无端以及六经辨证。它们都是有源之水、有根之木，都是脉诊解剖人体的临床实践，都是有关人体医学科学的大思维，中医不科学何故之有？因此，本书面世后，世界上有关中医的科学与不科学及其中医的标准理应由中医人决定。

13. 经脉命名

浩瀚的中医文明如同广袤的大地，不断丰富的载荷，形成了让后学眼花缭乱的知识海洋。腧穴的命名均有一定含义《千金翼方》指出："凡诸孔穴，名不徒设，皆有深意"。历代医家以腧穴所居部位和作用为基础，结合自然现象和医学理论等，采用取象比类的方法对腧穴进行命名，但归根到底都未脱离穴位的功能主治。但中医药大学五年的学习，背书让孩子们不堪重负，泛化的记忆让他们进入临床后又一筹莫展。所以本着传承与创新的原则，作者破天荒地将穴位重新命名，便于学习时快速记忆。记住命名的原则后，部位、疗效举一反三，终生不忘。但让作者困惑、棘手的是各种书籍在相互抄袭的同时，有许多穴位名称、功效、部位都有差异。自经脉医学技法遗失后，经穴虽然在不断地丰富，但确定穴位位置的原始技法大家都渺茫。

就经穴的计算作者认为没有必要精确到具体的数字，因为：

（1）横经在体表为 30 对（颈 1 体表不分布神经）。

（2）纵络 13 对。

（3）纵横交叉为经穴。

（4）经穴的计算不是简单的纵横经相乘，应该以少阳经为界将人体分成前后两面（前后的纵经一样但横经不一样）。横经在头、颈没有与阴阳维、阴阳跷交叉，在上焦胸前较后背少两横经，而臀部横经较前多出骶尾部。

（5）经穴计算：上下肢经穴（上肢与躯干的界限为阴阳跷脉，下肢与躯干以带脉为界限）+ 头面经穴（颈三以上）+ 躯干前经穴 + 躯干后经穴 + 骶尾部经穴为妥。事实上在经络线上但凡有脉动点的地方都是穴位（事实上，人体表皮每一块微循环单元都是穴位，其数目与人体汗毛数目类同）。

世界卫生组织（WHO）正努力协作探索针灸的国际语言，以促进教学、研究、临床实践和学术交流。1980 年 10 月 A· 涅卡基玛博士以 WHO 顾问身份到中国考察针灸命名法，以便确认为统一命名法。1981—1982 年中日专家五次会晤，以磋商针灸命名的标准化方案，然而牵涉到一些复杂性争论，尚未定论。就穴位国际标准的拼音字母替代法，对中国人有增加查找与对比的麻烦，对外国人来说，仅是拼音而没有穴位的深刻含义。说实话，穴位命名是伤脑筋、吃力不讨好的一种事，甚至找骂名，因为，我们得罪了近代名家。

古人认为穴有其位，故称穴位。位于骨节之间或筋肉之间的凹陷的穴位称作节、骨孔、孔穴。总结古人穴位命名的思维方法可以分为三大类。

第一类：直接描述穴位所处的解剖位置以及作用。如身柱、大椎、后顶、百会、前顶、囟会、印堂等。

第二类：古人应用天人相应的思维方式，把穴位与自然现象比类相附，其名称多只是反映了穴位在定位方面的结构特征。

如利用天体地貌命名的日月、上星、太乙、承山；参照动植物命名的伏兔、鱼际、犊鼻、鹤顶；借助建筑物命名的天井、印堂、巨阙等。

第三类：第一类和第二类命名方式的综合。

如腰阳关、命门、灵台、神道、哑门、风府、脑户、强间、神庭等属于此类。

不管怎样命名穴位，穴位的三要素都要坚守：名称、位置、功效。一种好的经穴命名法可以让学者们一眼知其位置、功效，而触及该穴时，立即知道它的命名和临床疗效。尤其是作者将穴位丰富到汗毛数，没有一种好的命名方式将贻害后学。作者认为应遵循以下几点。

（1）经脉按体表小神经、血管节段及其层次命名最妥，最简单的理由就是人体经穴的实质本来就是体表纵横经脉线的交汇点，而经络则是由体表纵横小无髓鞘 C 神经与小血管构建。

（2）四肢 12 经命名：尊重神经、血管解剖实际（横为经，纵为络）自上而下地按发育先后层次命名。如此变革无需记忆，功效也无需背诵。

（3）内阴外阳、前阴后阳、头面皆阳：这是人体自然的生态，不能被打破，同时也存在临床作用和解剖学支持。

（4）部位：人体经脉及其穴位分布于头、颈项、胸、腹、关节、四肢，命名时应当有所体现。事实上，横经 30，就用排序命名最直接最简单，至于纵络就遵古好了。

（5）传承精华：古人对四肢末端五腧穴的命名非常有深意，手足三阴三阳经以及躯干横经与躯干纵络交汇的穴位均称为交会穴。其他原穴、络穴、郄穴、下合穴、俞穴、募穴、八会穴、八脉交会穴、交会穴等都有其神韵，需要一定时间去记忆。

（6）解剖定位为先，兼顾优秀传统文化内涵：经络文化异常灿烂，特别是经穴的名称尤其突出。诸如：百会、印堂、迎香、合谷、劳宫、膻中、丹田、太冲、三阴交、三里、涌泉等，都是富有文化内涵的好名字。因为，头、面、四肢穴位的临床使用频率太高，尽量传承古人的思维。当然作者新发现的穴位另有命名。当然近代出现的董氏奇穴因在经络线上，临床确有疗效，本书一并收录。

（7）手足 12 经穴命名：《灵枢 · 九针十二原》指出："所出为井，所流为荥，所注为输，所行为经，所入为合。"古人把经气在人体四肢运行的过程比作自然界的水流由小到大，由浅入深，结合标本、根结理论，将"井、荥、输、经、合"五穴的顺序从四肢向肘膝方向排列。《难经 · 六十八难》："井主心下满，荥主身热，输主体重节痛，经主喘咳寒热，合主逆气而泄。"在临床验证中确有其效。

当然经脉上穴位很多，有必要找出一种顺延方法，巧妙构思，有利于记忆。本书将按人体组织解剖命名，如此，将便于记忆，甚至有功效、部位都能顾及的益处。当然按神经节段的功能主治，四肢经穴就其功效而言已经大大超越其神经节段的功能范围，这源于络脉的连接，但这也为经穴的命名带来不确定因素。但遵行横经以神经节段命名，纵络联系海氏区域命名，经穴按纵横交汇点命名最科学。

（8）躯干纵行线当重新命名：传统的经脉命名方式，因临床需要强调了十二正经，弱化了躯干纵横经络在经脉技法中的地位与作用。事实上，四肢十二经的分布与四肢神经、血管的走向具有同样的规律，针刺时，针感沿神经传导的成分不言而喻。但体现针灸"上病下治、左病右治、前病后治的缪刺"等特色非纵络的存在而难以完成。

因此有必要对通过脏腑“海氏区”或C神经敏化区域的奇经八脉进行直接脏腑命名，借以明确经脉调控范围与临床作用。

（9）穴位排列顺序：以组织的发育先后命名。横经从华佗夹脊穴开始，胸腹前肾络终止。纵络则由横经上的脉动点上下连接构成并遵循标本原则而其命名将要考虑海氏区域。如果站到解剖的角度来看，四肢仅是血管、神经的延长，将其阴阳经络线相接，脊络（华佗夹脊）仍然是起点，肾经也还是终点。

（10）经脉命名应当尊重人体体表C神经布列实际：当作者发现经脉结构乃至经络构建的现代医学解剖内核后，我们应当逐渐完善对经脉医学的基础研究，其中包括经脉命名、经穴命名、临床针刺技法、临床辨病证治及其用药等一系列问题。

（11）经脉命名和功效尚需研究：古人将30对横行经脉仅取四肢的12经脉和带脉，余下横经与足六经混述，但条理欠清晰，这需要在临床实践中弥补，作者也在尝试补缺。故作者将躯干横经按脊神经节段序列命名，躯干纵络按连接海氏区命名，四肢、头面保持原命名。

（12）经与络关联尚需梳理：26根纵行络脉在传统中医理论中与足六经混为一谈，掩盖了手六经与纵行络脉合穴的作用，也忽略了足横经与26纵络之间各自的交接合穴及其临床作用，同时也掩盖了手、足调控下肢功能的关联结构。纵络（含奇经八脉）假若与横经（含十二正经）分割，这样将谬解了古人原本思维。古人将经络线与皮下脉动一块儿混述，是解决临床感循时的方便问题，毕竟皮下中动脉易摸而真皮的经络摸之不易。由于直立行走让人类的下肢异常发达，好像下肢将躯干一分为二，但精微的脉诊感循可以将表浅脉动线加以区别，并找到每条经络线的起始部位，便于“遍诊法”技法的再次临床运用。事实上，历代有关经脉线的起始问题也就是根与结的问题都很混乱，作者试图按解剖学位置修正，并避免将皮下中脉动、真皮小脉动、表皮微脉动混谈。作者有这样的认知：感循真皮的纵横经络线仅掌握在上古或中古很少医家的手里，而这些医家为普及经络技法却以经络旁的皮下中血管脉动为标识，而推行他们的经络理念。

（13）经脉重建：针灸的调控原理是通过第三调控结构来实现。前文已经阐述皮肤是人体的第二大脑，而刺激皮肤与直接刺激大脑功能区域类似。纵络与横经构建的网络是肢端与脏腑连接的通道或者说通向靶器官的通路，它极其类似直接刺激大脑皮层功能区域，并即刻产生临床效应。临床上没有这种疗效则说明针灸师没有掌握好经穴的感循技法。

作者将本书提供的针刺技法取名为“第三调控技法”。它具有中医经络理论与现代医学神经调控原理相兼容的思维，技法的普及将岐黄医理直接纳入临床首诊，进而并轨科学的范畴。我们应该明白：经穴就是人体脊神经、血管皮肤的穿支，横观经穴的分布它完全分布在人体皮肤的浅表神经、血管上。而横行的真皮、真皮支发出的纵行皮支就是中医足六经经脉的循行线。因此，经络、经穴的命名必须重建。

人体阴阳（前后）交界有一长络，《足臂十一经脉灸》载“其直者贯腋”的足少阳经，它们位置类同。但《黄帝内经》等后期经络专著均将足少阳移动了位置，近代的足少阳经却借助前阴穴蛇曲上行，这说明后期经络学者不明经络实体或者是缺乏脉诊感循经脉线的技法要领。少阳经与阴维脉、阴跷脉混搭，有失少阳经枢纽阴阳的作用。另外，阴阳跷脉和阴阳维脉的起止点问题历代书籍众说纷纭，定位不一，甚至含糊其词，应该矫正。针灸学是门大科学，它已经走向世界，不能如此疏忽。

作者研究认为：手、足六经仅表达经脉终始现象以及与脏腑的关系，但这种思维尚有局限。比如，手太阴经与躯体前各经都有交会，临床上治疗效应特别广泛，而非仅专一针对肺脏的调控。且肺经与大肠经同属颈 4—6 神经传导，临床上对颈、肩疗效突出，对全身其他脏腑也有较好疗效，对肺的治疗效应反而一般，所以纠正非常必要。

（14）横经 30 对应按脊柱神经、血管平面命名。对经络结构的深刻认知，促使作者对经络名称的命名进行必要的添加。作者坚信，以新经络路线和穴位为依据的针灸技法将以其独到而快速的疗效，推动针灸从辅助的临床地位上升到便捷有效的临床医学调控模式，甚至有临床首次必用的期待。古人将横经的手足三阴三阳与脏腑统一命名，但传统手足三阴三阳经的命名在一定程度上有主观性与经验性，临床验证也难以产生名副其实的疗效，需要根据解剖进一步完成经与脏腑的关联。直接用脊神经血管节段顺序命名，可以明示横经与脏器的对应关系并经得起临床验证。足三阴三阳也是横经，但在下肢却为螺旋状布列，因此，古人将躯干的纵络与下肢横经混合归纳为足六经。图 3.37 为横经与脏腑的关系，并以此为依据，对全身横经命名。例如：颈 1 经（记录为

J1），颈 2 经（记录为 J2）余类推。当然，鉴于手足十二正经在临床上已经使用几千年，更改比较麻烦，本书还是予以保留（头面、四肢），但躯干就直接按新法命名。本书也提供新旧穴名参照，并且将部分董氏奇穴纳入经脉。

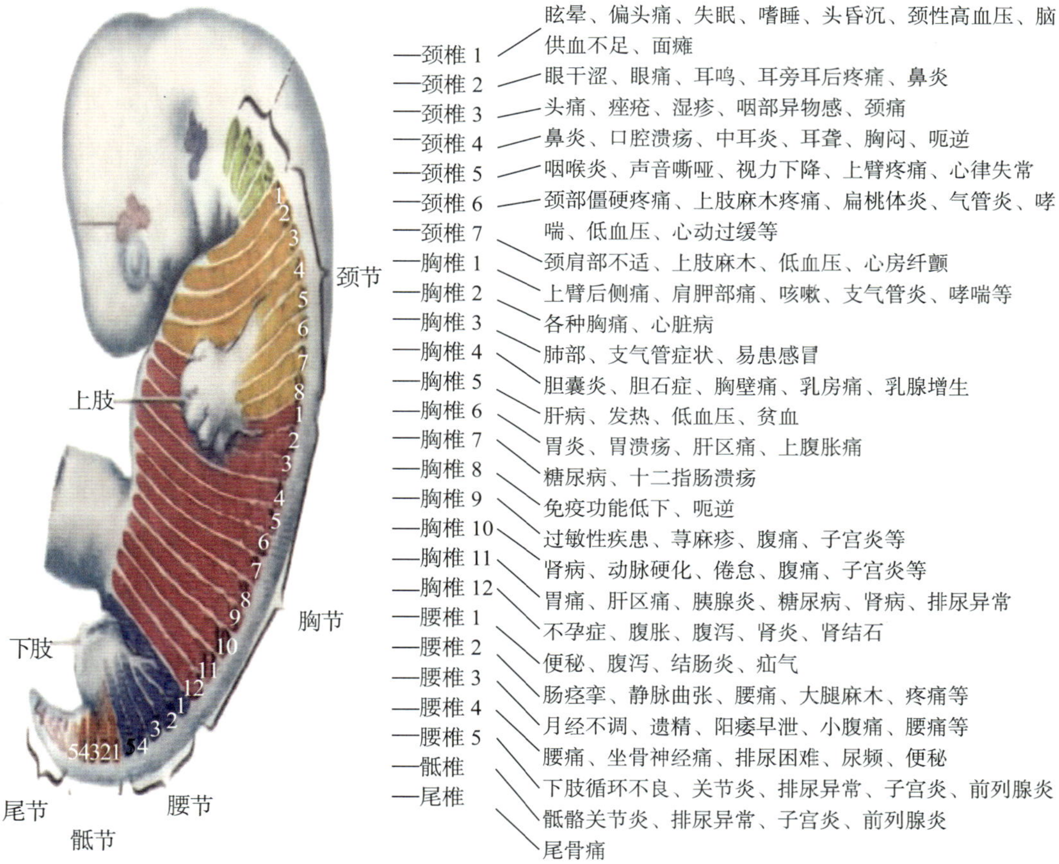

图 3.37 横经与脏腑的关系

（15）作者认为经络与穴位的命名规则：①坚持四肢、头、面十二正经原命名并加载在经脉线上的董氏奇穴。②横行为经，纵行为络，经与络交界为经穴，不因肢体的体位而障眼。③任督二脉命名如旧。并以任督二脉为界限区分左右经络，少阳络前后分阴阳（少阳络前为阴络，后为阳络），体现前后表里关系。④躯干穴位重新规范命名，横经在前（字母大写），纵络在后（字母小写）直接用脊神经节段顺序命名。⑤少阳经命名遵循其实际布列，并与阴维、阴跷脉分开，重新命名，临床针刺研究其效应。另外，少阳经直贯腋下的极泉穴，后绕背部的阳跷（J8YQ、J7YQ、J6YT）到肩颈和头。⑥阴阳维脉和阴阳跷脉的互为表里需体现。⑦经络循环其小无内，其大无外要充分体现。

（16）纵络命名：人体躯干纵络有 26 根，它起源于横经且又联络横经。上肢横经与躯干纵经交叉，上肢的延长并没有明显改变躯干纵络而出现大的偏移仅是延长了经脉的长度。而下肢的延长却将纵络旋转扭曲仍并列而行，以至于出现古代中医误判的局面。而少阳经却被四肢的延长而在四肢指（趾）顶端顶出。

必须强调的是：经与神经传导关联密切，因为它是神经节段的浅表支。络脉与脏腑在体表的牵涉性关联密切。这是中医科学化路上的基石。作者在临床以注射针尖挑刺体表穴位，其疗效快速且高效，确实具有“一拨见脏腑之应”的效果，许多例肝脾大的病案，在本技法的针刺下迅速缩小，多是一次见效。

下肢将人体分成左右各半，且下肢横经因行走的需要而进化为向前螺旋状，在遵循足三阴三阳经与奇经八脉命名的基础上，余下络脉需要重新命名。但在络脉与穴位的命名上也要有所标识借以明示络脉为躯干纵行线。足三阴三阳经与纵络广泛联系，多显示体表与脏腑的牵涉和关联。因此，躯干穴位的命名应综合考虑纵横经脉的关系、临床效应、部位等因素。

又由于上下肢横经与躯干纵络交叉连接，手、足三阴三阳经的任何一经均具有脏腑别通的功能及其调控作用。

重新命名的原则应尊重《灵枢》经脉论精神，同时兼顾对脏器体表的牵涉区或海氏分区（作者将海氏区进一步丰富）。但凡纵络经过海许氏区域均加关联脏腑而命名，临床上，但凡络脉线经过体表敏化区域都会引发针灸、艾灸等调控效应。

我们必须认识到，横经、纵络是身体的正常结构，在四肢和躯干都很规律地排列，穴位分布也十分规律，“标准经络图”的标识可能仅是穴位间的人为连线。

少阳经完善和确定后，其经穴的命名也必须改变，相关四肢六经的命名也必须另寻起始点，确立起止点的标志就是皮下脉动或真皮脉动明显处，经络合穴的命名也明示其新意而部分络脉需要割舍。而胆经以其界定阴阳的魅力将人体分成前后两面。事实上就纵络来说，纵络之间、纵络横经之间（有横经的连接）都具有任意互联的关系。

头部经脉与络脉古人皆以阳脉谓之，人体背部的络脉发源于30对横行经脉，古人亦谓阳脉。但古人又将人体躯前络脉以阴脉称之，事实上，人体躯前络脉也发源于30对横行经脉。其中的道理除以古人的哲学认知以外，它还有现代医学更科学的原理。因为，躯干前肌肤的神经分布尚有迷走神经的参与，迷走神经它的功能与体神经功能相悖，这样人体体表就存在两种相悖的调控系统与结构，由于这一矛盾双方的平衡，人体才能阴平阳秘。因此，少阳经中立具有现代医学解剖学依据。

阴平阳秘，是指阴阳动态平衡，出自《素问·生气通天论》中记载："阴平阳秘，精神乃治，阴阳离决，精气乃绝。"阴者藏精而起亟，滋养真阳，收敛也，阳者卫外而为固也。真阴要有收敛收藏阴精的作用，并涵养真阳（阴平）；真阳要有生长生发抵御外邪的作用，并不让真阴外泄而固束真阴（阳秘）。阴与阳相互对抗、相互制约和相互排斥，以求其统一，取得阴阳之间的相对的动态平衡，称之为"阴平阳秘"。图3.38为人体阴阳的调控系统和结构，古人这种"阴平阳秘"的认知是观察自然和临床实践中得来，而今也被现代医学论证为交感和副交感神经的不同功能。

少阳络之前（正面）有副交感神经参与支配，按传统界定为阴；主人体消化、吸收，睡眠等生理活动。

少阳络后（后背）为交感神经支配，按传统界定为阳，交感神经兴奋时人体将保持清醒、活动等生理状态。

两者对同一器官的作用不同。交感神经兴奋时，腹腔内脏及末梢血管收缩，心跳加快加强；支气管平滑肌扩张；胃肠运动和胃分泌受到抑制；新陈代谢亢进；瞳孔散大等。副交感神经兴奋时，心跳减慢减弱；支气管平滑肌收缩；胃肠运动加强促进消化液的分泌；瞳孔缩小等。一般内脏器官都有交感和副交感神经双重支配，这两种神经对同一器官的作用通常是拮抗的，但在整体内两类神经的活动是对立统一互相协调的。交感神经的活动比较广泛，副交感神经的活动比较局限，当机体处于平静状态时，副交感神经的兴奋占优势，有利于营养物质的消化吸收和能量的补充，有利于保护机体。当剧烈运动或处于不良环境时，交感神经的活动加强，调动机体许多器官的潜力以提高适应能力来应付环境的急剧变化，维持内环境的相对稳定、相对协调。

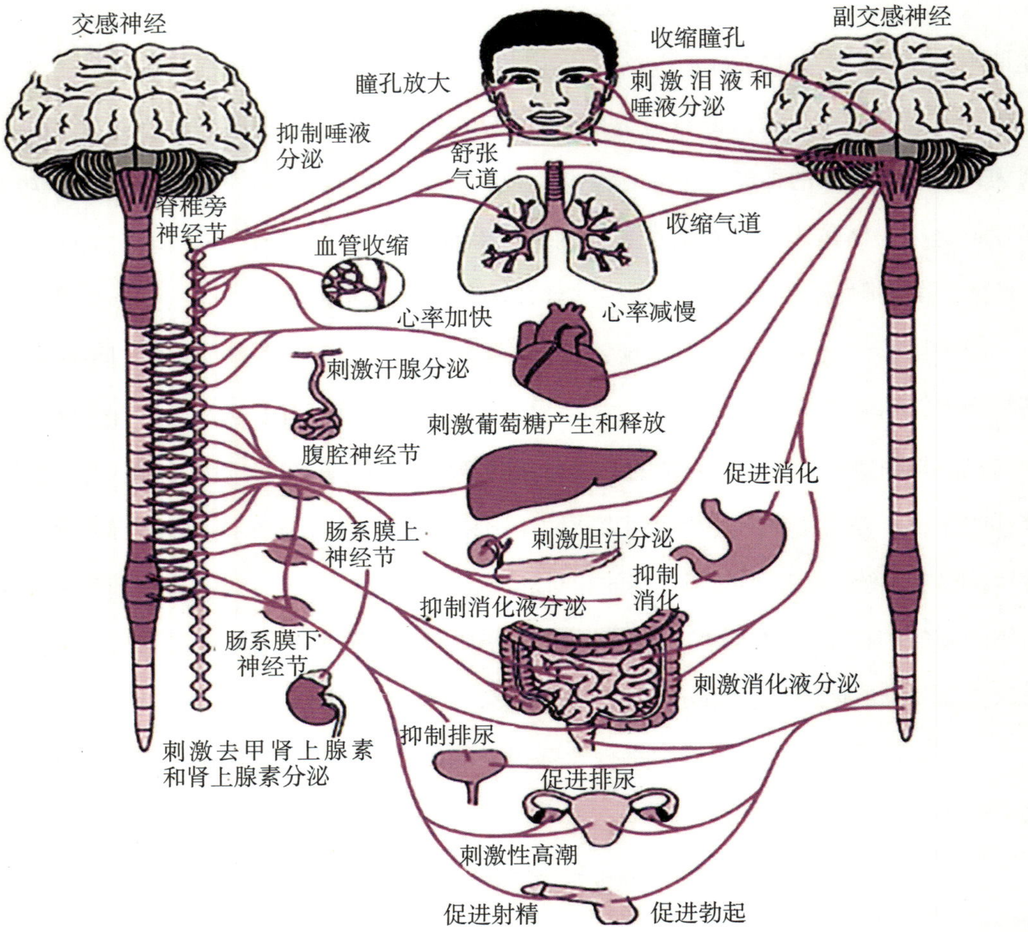

图 3.38　人体阴阳的调控系统和结构

经络学将人体后背的经络统称为阳经，而将腹侧的经络称之为阴经，这体现出古中医人的智慧。①对循环系统的作用：皮肤和横纹肌以及腹腔脏器的血管只接受交感神经的支配，冠脉循环以及脑循环的血管都同时接受交感和副交感两种神经纤维支配，因此，交感神经兴奋一般可使周围动脉收缩，而在去除交感神经后可使周围动脉扩张。治疗周围血管疾患，施行交感神经切除术，即以此为依据。②对消化系统的作用：交感神经对胃肠道的作用主要是抑制，使蠕动减慢，但当胃肠紧张性太低或不活动时，交感神经冲动则可以提高并兴奋之。对消化腺的分泌功能，交感神经的作用甚不一致，对胰和唾液腺虽可促进其分泌，但因此部的血管收缩而分泌不明显，对胃液则阻止其分泌。例如胃纳弱、食欲不佳患者，或者是癌症化疗后，选择针刺脊神经节 T3—6 外鞘，具有立起沉疴恢复食欲的疗效。③对呼吸系统的作用：交感神经兴奋时，对小支气管主要为抑制其平滑肌的活动，因而使小支气管扩大，空气出入畅通。气喘患者在注射麻黄素等制剂后得到暂时缓解，即因此故。④对泌尿系统的作用：交感神经的兴奋能使膀胱壁松弛，内括约肌收缩，因而阻止小便排出。

少阳络后的交感神经病理状态下：①交感神经功能异常增强和持续时，循环系统的机能亢进，便出现了心悸、憋气、血压升高的症状。相反，当交感神经的功能减弱时，便会引起消化不良、食欲不振的症状。②自主神经失调症，除去有先天性的体质因素之外，尚有心理、环境因素等。其中多数因素是由心理因素引起的，比如学习紧张、工作压力、焦虑担忧、家庭负担、婚姻失败等。从经络的阴阳性来说，阳经的兴奋性大于阴经的兴奋性，临床上我们仅需兴奋阴经而抑制阳经的调控就能很快解决问题。③刺激交感神经能引起腹腔内脏及皮肤末梢血管收缩、心搏加强和加速、新陈代谢亢进、瞳孔散大、疲乏的肌肉工作能力增加等。临床上在后背（肝经）阳经上针刺眼睛立即明亮。

当作者将四肢经脉与躯干络脉分割时，一定会对传统经络命名有冲击，作者的治乱行为可能会被各位学长批评，那就仁者见仁智者见智吧。

图 3.39 示意躯干纵络分布情况并列表。

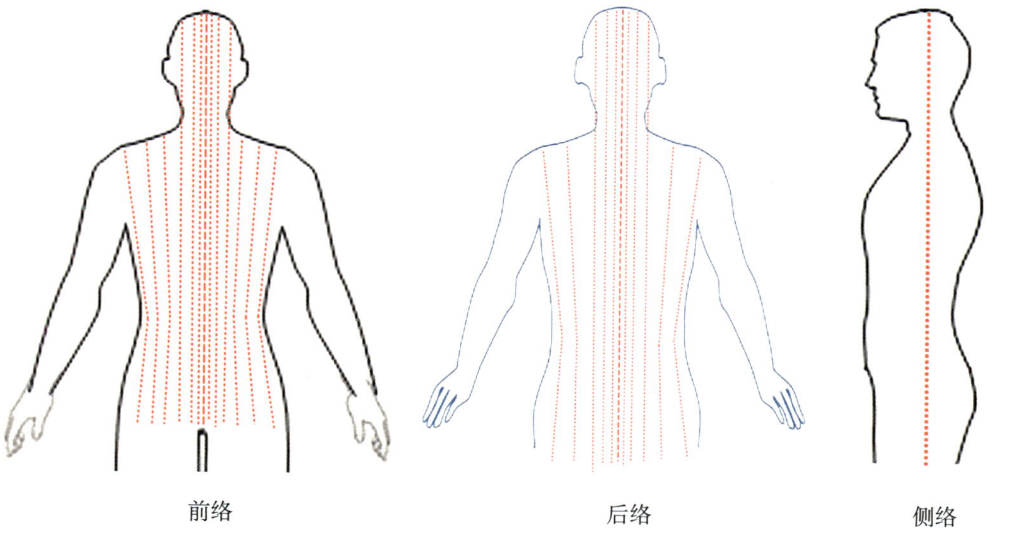

图 3.39　躯干纵络分布情况

表3.1　前12纵络命名

纵络名前络	书写	牵涉器官	临床作用
任络	rl	头、面部、三焦、生殖、泌尿、下肢	头面、三焦、生殖、泌尿等病痛
肾络	sl	泌尿、生殖、肾、肠、胃	具有增加泌尿、生殖、肾、肠胃功能及其生理功能效应
胃络	wl	肾、胃、肠、心、肺、眼、鼻、口腔	肾、胃、肠、心、肺、眼、鼻、口腔等病痛
脾络	pl	脾、胃、肝、胆、心、肺	脾、胃、肝、胆、心、肺等病痛
肝络	gl	肝、胆、脾、胃、眼	肝、胆、脾、胃、眼等病痛
阴维络	yw	胆、肝、脾、肩周	胆、肝、脾功能不足，肩周等病痛
阴跷络	yq	胆、肝、脾、季肋、肩周	胆、肝、脾功能不足，季肋、肩周等病痛

注：为区别阴阳，阳络前一字母大写，阴络前一字母小写。

表3.2　后12纵络命名

纵络名背络	书写	牵涉器官	临床作用
督络	DL	头、枕部、生殖、泌尿、下肢	头、枕部、生殖、泌尿、下肢等病痛
脊络	JL	统领五脏六腑	脏腑功能及其主治
背俞络	BSL	五脏六腑功能调控	五脏六腑病痛
太阳膀胱络	TL	肾、胃、肠、心肺、眼、鼻、口腔、生殖、泌尿、	肾、胃、肠、心、肺、眼、鼻、口腔、生殖、泌尿等病痛
阳维络	YW	胆、肝、脾、季肋、肩	胆、肝、脾功能亢进，气血瘀滞，季肋、肩疼痛等
阳跷络	YQ	胆、肝、脾、季肋、肩	胆、肝、脾功能亢进，季肋、肩功能不足
少阳络	SY	统治脏腑	枢转阴阳，统治百病

（17）躯干经穴的命名：除去四肢、头面部原有十二经脉的穴位命名以外，躯干穴位均为经与络的交汇，其命名选择纵横经络关联性命名更具有意义。横经与纵络的交会，从胸部开始，笔者取经为第一字（大写），络在后（小写）。例如，横经胸9（T9）与胃络（w）的交会，此穴的命名为：T9w。当人们一见该穴位的命名就知道，

此穴在胸前第 9 肋与胃络的交会处，该穴的功效具备调控肾脏和胃的双重功能，因在少阳经前，所以可以增加胃的运转机制，同时减少肾上腺的分泌，下降血压等。而若胸 1 横经与阳跷脉的交会，则该穴命名为：T1 阳跷穴，记录为：T1YQ，对肺有兴奋作用，对胃肠有抑制作用。而胸 1 横经与阴跷交会时，则记录为 T1yq（小写）。这里 T1yq 表示为少阳络前的阴跷，当我们一见到该穴位的命名时就知道这是前部第一胸肋与阴跷络的交会处，该穴对肺有调控意义，对三焦有调控意义。以此类推，笔者对人体除四肢古人认定的 12 经脉以外的经穴进行命名，并保留住老祖宗的东西，至于上下肢经穴古人已经有命名，我们传承极有必要，在阅读已有资料时也比较方便，只不过下肢的经脉变得短了，也便于记忆和记录了。必须强调：任督二脉它们自身构成阴阳循环，也是人体左右的分水岭，不与经脉相交。其原穴名保持不动。另外，手阳明经和手太阴经它的组成为颈 4—6 脊神经，命名按脊神经序列比较麻烦，因此，选择保留手足原来命名的方法比较实际。

现将躯干部人体经穴按纵横顺序规范性命名，该命名方法会有四个优点和一条缺点。优点：见到穴名就知道是何经何络，知道该穴的准确定位，知道该穴的具体功效，无需繁琐地记忆。缺点：改变了传统，翻阅史册略有不便。

表3.3 人体躯干背部一侧经穴命名

络 经	J 脊络 （起点）	BS 背俞络	T 太阳膀胱络	YW 阳维络	YQ 阳跷络	SY 少阳络 （枢络）	说明 （L 与 I 可以省略）
J3	J3 J	J3 BS	J3 T			J3 SY	
J4	J4 J	J4 BS	J4T			J4 SY	
J5	J5 J	J5 BS	J5 T			J5 SY	
J6	J6 J	J6 BS	J6 T	J6 YW	J6 YQ	J6 SY	
J7	J7 J	J7 BS	J7 T	J7 YW	J7 YQ	J7 SY	
J8	J8 J	J8 BS	J8 T	J8 YW	J8 YQ	J8 SY	
T1	1 J	1 BS	1 T	1 YW	1 YQ	1 SY	T 可以省略
T2	2 J	2 BS	2 T	2 YW	2 YQ	2 SY	

续表

络 / 经	J 脊络 （起点）	BS 背俞络	T 太阳膀胱络	YW 阳维络	YQ 阳跷络	SY 少阳络 （枢络）	说明 （L 与 l 可以省略）
T3	3 J	3 BS	3 T	3 YW	3 YQ	3 SY	
T4	4 J	4 BS	4 T	4 YW	4 YQ	4 SY	
T5	5 J	5 BS	5 T	5 YW	5 YQ	5 SY	
T6	6 J	6 BS	6 T	6 YW	6 YQ	6 SY	
T7	7 J	7 BS	7 T	7 YW	7 YQ	7 SY	
T8	8 J	8 BS	8 T	8 YW	8 YQ	8 SY	
T9	9 J	9 BS	9 T	9 YW	9 YQ	9 SY	
T10	10 J	10 BS	10 T	10 YW	10 YQ	10 SY	
T11	11 J	11 BS	11 T	11 YW	11 YQ	11 SY	
T12	12 J	12 BS	12 T	12 YW	12 YQ	12 SY	
L1	L1 J	L1 BS	L1 T	L1 YW	L1 YQ	L1 SY	
L2	L2 J	L2 BS	L2 T	L2 YW	L2 YQ	L2 SY	
L3	L3 J	L3 BS	L3 T	L3 YW	L3 YQ	L3 SY	
L4	L4 J	L4 BS	L4 T	L4 YW	L4 YQ	L4 SY	
L5	L5 J	L5 BS	L5 T	L5 YW	L5 YQ	L5 SY	
D1	D1 J	D1 BS	D1 T	D1 YW		D1 SY	
D2	D2 J	D2 BS	D2 T				
D3	D3 J	D3 BS	D3 T				
D4	D4 J	D4 BS					
D5	D5 J						

注：督络不与经脉交会，它与任脉构成循环，因此保留原来命名。华佗夹脊络简称脊络（JL）。足太阳膀胱经原为两条，近脊柱的膀胱经改名为背俞络，因为该络在临床上非常重要，它是脏腑调节的要络，同时该络多以俞穴为主。而阳跷络和阳维络不经过头颈，故 Dl 后横经不过少阳络。阳络字母大写，阴络小写。络脉的 L 可以省略，胸 1—12 经的 T 也可以省略。

表3.4 人体躯干前部138个经穴命名

络 经	sl 肾络 止点	wl 胃络	pl 脾络	gl 肝络	yw 阴维络	yq 阴跷络	备注 （J 可以省略）
J3	J3 s	J3 w	J3 p	J3 g			J 可以省略
J4	J4 s	J4 w	J4 p	J4 g			
J5	J5 s	J5 w	J5 p	J5 g	J5 yw	J5 yq	
T1	1 s	1 w	1 p	1 g	1 yw	1 yq	T 可以省略
T2	2 s	2 w	2 p	2 g	2 yw	2 yq	
T3	3 s	3 w	3 p	3 g	3 yw	3 yq	
T4	4 s	4 w	4 p	4 g	4 yw	4 yq	
T5	5 s	5 w	5 p	5 g	5 yw	5 yq	
T6	6 s	6 w	6 p	6 g	6 yw	6 yq（接手太阴）	
T7	7 s	7 w	7 p	7 g	7 yw	7 yq（接手厥阴）	
T8	8 s	8 w	8 p	8 g	8 yw	8 yq（接手少阴）	
T9	9 s	9 w	9 p	9 g	9 yw	9 yq	
T10	10 s	10 w	10 p	10 g	10 yw	10 yq	
T11	11 s	11 w	11 p	11 g	11 yw	11 yq	
T12	12 s	12 w	12 p	12 g	12 yw	12 yq	
L1	L1 s				L1 yw	L1 yq	
L2	L2 s				L2 yw	L2 yq	
L3	L3 s				L3 yw	L3 yq	
L4	L4 s				L4 yw	L4 yq	
L5	L5 s				L5 yw	L5 yq	

注：任脉不与经脉交会（保留原来命名）。胸前颈 J6—J8 因颈神经 6—8 没有分支，因此较后背阳穴少穴。而腰与骶、尾在腹前不分布，仅在阳经体现。从躯干诸穴的分布来看，除任督二脉以外，30 对横行经脉每一横经上均分布有 12 个经穴（但四肢因为延长而穴多，前贤已经按其他的规则命名）。

横经的命名看似合理，但并不完全适应于腰骶神经节段腹前穴位的命名。因为，前人已经将腹前阴阳次序打乱。例如：胃阳明经在腹前就打乱了前阴后阳的规矩。因此，下肢诸多脉动点依旧参照前贤关于足六经的命名而编写，略有改动。

按人体经络布局，肾络与脊络（华佗夹脊）彼此应该构成阴阳循环关系，它们构建了经络脉的外环（脊络为始，肾络为终）。背俞应该更名胃络并与脾络建立阴阳循环关系，但因为改动过大，牵动多多而依旧。事实上，临床疗效最能说明问题，按横经布穴，疗效翻倍地提高。

一般情况下，阴维、阴跷络不过骶经，五脏的调节穴位多在 T12 经以上，而脐下诸脏腑调节主要以腰 1—5 经脉为主，因为下肢有络脉的存在，可通调全身。

古人认定四肢的经脉具有针对脏腑更便捷的调控效应，临床干预非常直接而快速，特别是前病后治、内病外治、左病右治，这与上下肢神经节段的神经传输效应分不开。而足六经与躯干纵络的连接对内脏牵涉性疼痛有着“隔山打牛”的独特效应，效应具体体现为上病下治、左病右治、反射区对应治等缪刺。因此，古人将脏腑归经（尤其当我们理清经与络的关系后）更彰显出他们的大智慧。

14. 纵络与脏腑联络的研究

作者将躯干络脉（包括奇经八脉已经占有的位置）以及从足六经解放出来的络脉重新命名，但凡经过脏腑牵涉区域的络脉都命名为“脏络或腑络”。比如，足少阴经经过肾与输尿管牵痛区域，其为“肾络”，但 26 条纵络具体与哪些脏腑联系最密切，且具有什么临床意义？局部解剖也难以梳理。

临床针刺发现：挑刺经穴可以增加神经对心脑的调控功能，临床效应为心脑血管的运化机制、代谢机制增强。而挑刺中焦经穴则具有疏通脏腑机能的作用。

例如，肝的机能减弱，增加肝的代谢功能，我们选择挑刺肝的对应横经，而当肝火旺盛时我们将选择逆刺肝的横经，而由于肝的疾病导致体表牵涉性疼痛，则以牵涉区缪刺、对侧经的逆刺、络脉的顺刺为调控。具体方法上，见治疗章节。

临床上：少阳络为界将人体分成前后两部，任督络为界将人体分成左右两半。少阳经前后用针临床疗效不同，例如脾胃机能亢进（食欲过旺）一证，在背经顺刺，泄泻脏腑火则逆刺，而在少阳络前针刺则临床效应相反。

人体经络实体被证实为表皮、真皮的神经血管交联结构，也就是说，经络实体就是人体皮肤的神经和血管结构，这一事实实证了中医基础理论的科学性和先进性。中医完成经络皮肤神经血管结构的实证后，其临床干预模式及其基础理论将会重建，并会引发一系列相关治疗仪器的研制。体外调控人体脏腑的生物电子设备，将一改介入式电子刺激仪与针灸的不适。针灸临床将一改经络或穴位记忆上的麻烦，经络及其经穴的命名也都顺理成章地并轨于现代医学。至于每条经络的具体功能，也不必死记硬背，参照下表即可一目了然（表 3.5）。

表3.5 横经（脊神经节段）与脏腑疾病关系

横经	缩写	关联疾病
颈 1 经	J1	司理头部神经与血供：主脑垂体，头皮，大脑，脸部骨骼，内耳及中耳，交感神经系统气血。病愈时患者将出现：头痛、神经质、失眠、头部发冷、高血压、健忘、慢性疲劳症、眩晕、偏头痛、眼花、面瘫、低热
颈 2 经	J2	司理双耳、视神经、听觉神经、额窦、乳突、舌、前额的气血，病变时出现：额窦炎、过敏、耳鸣、耳周边疼痛、眩晕、视力下降、斜视、耳聋、偏头痛、胸闷、心动过速、排尿异常、高血压、失眠
颈 3 经	J3	司理脸颊、外耳、面部骨骼、牙、三叉神经的气血，病变时出现：三叉神经痛、神经炎、痤疮、粉刺、湿疹、咽部异物感、胸闷、颈痛、牙痛、甲亢
颈 4 经	J4	司理鼻、唇、嘴、咽部的气血，病变时出现：流鼻涕、失聪、扁桃体肥大、咽部异物感、胸闷、肩痛、牙痛、打嗝、甲亢、耳聋
颈 5 经	J5	司理声带、腺体、咽喉气血，病变时出现：咽喉炎、声音嘶哑、咽喉疼痛、眩晕、视力下降、心动过速或心动过缓、上臂痛或下肢瘫软、过敏性鼻炎、神经衰弱。颈 5 位于颈椎中下段，病变时四肢运动障碍，手部活动笨拙，精细活动缺如，下肢步态不稳等，甚至出现四肢瘫痪或截瘫。亦可出现头痛、头部震颤、眼疾、胸痛、恶心、呃逆、颈肩不适，手指麻木、口干、口臭、火气等
颈 6 经	J6	司理颈部肌肉、肩、扁桃体气血，病变时出现：上肢疼痛、慢性咳嗽、肩颈疼痛、心律失常。颈 6 病变时亦会引起四肢运动障碍，手部活动笨拙，精细活动缺如，下肢步态不稳等，甚至出现四肢瘫痪或截瘫。颈椎病变、肩部不适、手指麻木、血压波动不平、心脏病、喘息、鼻部病患等
颈 7 经	J7	司理甲状腺、肩关节、肘关节气血，病变时出现：滑膜炎、畏寒、甲状腺疾病、低血压、心律失常、上肢后侧及尺侧麻痛、上肢放射性痛、持物困难，或双下肢走路发软、踩棉花感、胸腹部束带感明显等临床症状，还会出现心脏病、血压高、胸闷气短、咽部异物感等
颈 8 经	J8	组成正中神经，支配拇指及手指的屈指肌群，精细的手指运动（颈 8 神经的部分神经纤维也参与构成桡神经、尺神经以及胸前内侧神经），这些神经在手部运动和感觉中具有效应
胸 1 经	T1	司理前臂，包括手、腕及手指、食管、气管的气血，病变时出现：哮喘、咳嗽、呼吸困难、呼吸急促、手及前臂疼痛、上臂后侧痛、左上胸痛、心慌、心悸、上肢麻木、肌肉无力、感觉异常、活动受限等
胸 2 经	T2	司理心，包括瓣膜及心包、冠状动脉气血，病变时出现：心脏和胸部疾病、气喘咳嗽、心悸、呼吸困难、全身乏力、恶心、出汗等
胸 3 经	T3	司理肺、大肠、支气管、乳房气血，病变时出现：支气管炎症、肺炎、流感、心悸、肩痛、三叉神经痛、眼部疾病、鼻病、心脏病、感冒不断等

续表

横经	缩写	关联疾病
胸 4 经	T4	司理胆囊、胆总管气血，病变时出现：胆囊疾病、胆结石、乳房痛、气喘、打嗝、心脏病、冠心病、高血压、胸闷、太息、失眠、过敏、三叉神经痛、脾胃不和、过食、易怒、肝火旺、视物模糊、脂肪肝、肝囊肿等
胸 5 经	T5	司理肝、胆、腹腔神经丛、总循环系统气血，病变时出现：肝疾病、血压异常、关节炎、癫痫、胃病、失眠、肋间神经痛、口苦、脾胃不和、过食、易怒、肝火旺、视物模糊等
胸 6 经	T6	司理脾、胃气血，病变时出现：胃部疾病包括胃痉挛、消化不良、胃痛、腹胀、胃及十二指肠溃疡。肝胆脾胃系列症状、肋间神经痛、血压高低不平、失眠、易怒等
胸 7 经	T7	司理胰腺、胃、十二指肠气血，病变时出现：溃疡、胃炎、胃下垂、肋间痛、胰腺功能不足之血糖代谢异常、肝脏疾病等
胸 8 经	T8	司理脾脏，病变时出现：抵抗力下降、肝及胃部不适及疾病、肋间神经痛、过敏症、高血压、免疫力下降、肺炎、糖尿病等
胸 9 经	T9	司理肾上腺气血，病变时出现：过敏麻疹、上腹胀痛、糖尿病、原发性高血压病、肺炎、肾功能不全、肝脏病、胆石症、手脚冰冷、癫痫等
胸 10 经	T10	司理肾脏、膀胱气血，病变时出现：动脉硬化、慢性疲劳、肾功能障碍、腹胀、卵巢炎、糖尿病、前列腺炎、高血压、心脏病、膀胱炎、膀胱结石及其他泌尿与生殖系统疾病、性功能障碍等
胸 11 经	T11	司理肾、输尿管、膀胱气血，病变时出现：皮肤粉刺、丘疹样改变、湿疹、疖子、胰腺炎、排尿异常、尿路结石、小腹部不适、血压异常、内分泌失调、肾脏病、糖尿病、胃病、贫血、肠炎、风湿病等
胸 12 经	T12	司理小肠、淋巴系统气血，病变时出现：风湿病、不育症、胰腺炎、糖尿病、肾炎、内分泌失调、免疫力低下等。沿腹股沟区域的抽痛。如果马尾神经受到压迫，会出现鞍区和会阴部的感觉麻木。该处受到压迫，会出现双下肢的感觉运动丧失、大小便功能障碍，也就是双下肢的截瘫表现。临床多出现：肾脏病、腹痛、肠功能紊乱、前列腺肥大、风湿病、少腹寒凉疼痛、不孕症、疲劳综合征、生殖器感觉异常等
腰 1 经	L1	司理大肠、腹股沟环气血，病变时出现：便秘、结肠炎、腹痛、腹泻、便秘、慢性痢疾、腰疼、肾脏区痛、前列腺肥大、排尿异常、过敏等
腰 2 经	L2	司理阑尾 、腹部、大肠、大腿气血，病变时出现：痛经、呼吸困难、静脉曲张、胃脘痛、腹痛、慢性痢疾、肠道过敏、糖尿病、内分泌失调、月经不调、痛经、贫血、腰酸腿疼、性功能减退等

续表

横经	缩写	关联疾病
腰 3 经	L3	司理腰及大腿外侧及前面气血，病变时出现：感觉减退或者过敏；疼痛从臂部后面放射到股骨粗隆，大腿前、外侧、股骨下端及内踝部；膝反射减弱或消失。子宫、膀胱、输精管、睾丸可能会出现的病变：排尿困难、月经紊乱、性功能障碍、两侧腰痛、腹痛、前列腺肥大等
腰 4 经	L4	司理臀部外侧、股骨外上至膝关节前面、小腿前内侧至足的内面，病变时出现：感觉障碍，且以下段明显，疼痛沿此分布区自臀部向足弓放射，同时伴有股四头肌及胫骨前肌麻痹，以及前列腺、膝关节痛、坐骨神经痛、腰痛、尿频、尿急、排尿困难、尿痛、背痛、腹痛、痛经、痔疮等
腰 5 经	L5	司理小腿外侧、足跟背面、拇趾背面及外侧感觉，病变时出现：局部感觉减退，疼痛自臂后经大腿、膝关节、小腿外侧斜向足背放射至拇趾。小腿外侧面至足背的感觉障碍突出，伴有足趾背屈障碍，尤以拇趾背屈障碍较明显，小腿足踝功能不佳、下肢血液循环降低、足冷、大腿无力、腿抽搐、排尿困难、性功能减退、风湿病、腰疼、下肢酸胀疼痛、月经不调等
骶经	D	司理臀部、大腿后外侧、小腿后部至足外侧面出现感觉等，病变时出现：疼痛自臀部后面沿其神经分布区放射至小趾。主要表现为腰骶部和下背部的疼痛，有僵直感，疼痛可以向臀部及下肢放射，部分患者可能会出现性功能障碍、大小便失禁、骶骨关节痛、脊柱侧弯、直肠、肛门、痔疮、瘙痒症、坐下时脊柱疼痛、肛裂、前列腺肥大、不孕症、月经不调、膀胱炎等（骶神经诸节段布列的穴位其功能与足太阳膀胱经相接近，临床上可以不细分）

临床上，建立健全人体经络横行布局的思维模型，躯体诸穴按横行经脉布列，则各经络及其经穴的调控疗效一目了然，再把表 3.5 各经临床效应铭记于心，处理临床问题当应得心应手。当然，横经由于络脉的连接，临床功效还有发现的空间，尤其是连接海许氏区域的络脉更具有临床意义。

第四章

经脉线的感循

脉动医学是中国人对人类医学独具特色的贡献

经脉线的感循是上工技艺，之所以失传，那是因为非师承难以入手。今天科学界试图仰仗着科技的进步来解密经络之谜，事实证明我们太过自信。经络是真皮内小血管和 C 神经结构，在指下的感觉是细线形脉动，轻触时有微微麻手的涩脉，经络不通时经络线僵直，细线样感觉触感明显。本经有病变时经络及其根部（部分在五腧穴）脉动明显。触及经络的学术用语为感循，但未经师传或学习的人很难感循它的存在，或者说，不会清晰地感触到它的本末，更不要说感知经穴。注意：正常经络触及必须进入停止呼吸的那种状态、虚空与空灵、意念守在指下、轻触表皮。经络正常时指下的感觉为：脉的动气有涩感、细线样感，经络交汇处为点状脉动，脉率与心动相同。当经络的指感发生异常时（脉动的标、本之间存在差异）则为本经病、络病、穴病。

在逐条感知经络线时，我们有必要将经络上的穴位一并标出，甚至直接命名加以标记，当然更着重于临床功效。

十二经均有脉动，这种脉动为混合型，它包括皮下中动脉（常常在关节肌肉少的地方出现），真皮小动脉，表皮微动脉，浅表静脉等，而寸口脉动则为典型的混合性脉动态势。在手指饮上池水后，感触经脉时还要区别指感下的解剖层次，分清经脉与脉道的不同位置以及不同动脉。作者的手较敏感，还会在各经上增加许多穴位，经络的起点与止点均按照现代医学解剖来对应，特别是在四肢的指节处更是如此。有必要说明的是《董氏奇穴》，凡在对应的经线上均感循后予以标记。

一 经脉线的感触技法与步骤

（1）饮上池水：长桑君教扁鹊候脉的故事中有饮上池水一说，其方法与用意是手指的皮肤必须细腻，手指皮肤不细腻将感触不到本书中说的内容。对于手指来说，手心为它的生发之地，常常具有潮湿的汗液，形若上池。一般来说，人体皮肤 28 天脱一次皮，将手指握在手心一个月时间，手指皮肤在手心汗液的浸泡下脱去上皮。这一过程名为饮上池水。在饮上池水的过程中，我们的手指会出现酸、胀、痛、麻的异常感觉，不要害怕，继续坚持，直到“隔垣内照”。平时手指攥在手心，经久地保护，指肤菲薄，毛细血管球裸露“出砂”，这是指目初开的象征。从皮肤解剖的角度来认识这一原理，它是皮肤的触觉小体敏感性增加，也非常类似传感器的探头出现。请参照作者手照片，长期保持呵护的状态。图 4.1 为笔者三指“饮”上池水后出现的触觉小体（图中的小红斑就是指目）。

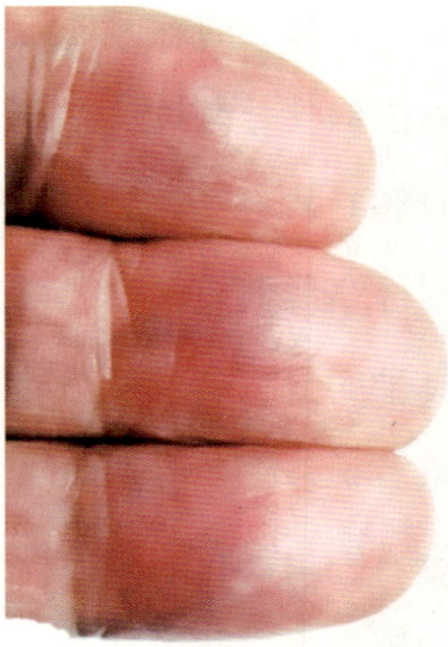

图 4.1 笔者的触觉小体

（2）经脉感触实习的步骤：作者建议初学者应首先学习传统脉学，清晰脉象要素，分辨 28 脉的兼脉组成，读懂作者有关 35 脉《象脉学》在临床上辨证人体证候和疾病诊断的意义和技法。假若对脉学原理还不清晰，可以再参考《许跃远脉学精华（一）》。

（3）参照《象脉学》：厘清寸关尺与人体上、中、下及其脏腑的关系，专注脏腑形态、病灶形态、病理形态训练。

（4）轻触皮肤，意念集中于指下：人在专一的环境中，专一地习练一种技艺，会有意想不到的收效。假如我们闭目一周，就会发现我们的听力有明显的增强。掩耳三天，我们的视力会更敏锐。同时闭目、掩耳一周则我们的身体或者说手感会更虚灵。感触经络是在饮上池水后实施，意念守于指下，虚灵等待，渐渐……

（5）静息（短暂停止呼吸）：当进入虚灵状态时，呼吸也会产生影响，在进入意识高度集中的情况下，指下的感觉会出现脏腑图腾、病灶图腾、病理图腾，此时我们可以自然或不自然地忘却呼吸，专注于指下。脉诊高手不会迟疑指下的任何感觉，哪怕是瞬间即逝的感觉也会让候脉者警觉，并立即将神聚集在第一处，直到清晰为止。例如，女子月经过一周后，卵泡可以出现在指下，那种感觉如同鱼漂轻点，稍纵即逝，没有几年功底很难捕获。

（6）内照：事实上，人体的体表存在着无限的信息语言，在高度虚灵时，三指将打开人体的信息通道。只不过疲于生计让我们的潜能丢弃，唯物主义教育让我们否定眼睛看不到的东西，脉诊具有开“天目”的能力，具有遥视的潜质。而内照的技法还是心虚灵、着意于指下、渐渐进入内照的状态。例如，心血管的斑块，仔细感觉，斑块的大小、位置、形态以及心肌淤血的颜色、范围一览无余。再例如，心尖尺侧缘小结节，有时仅有针头大小，它是心中烙印的影像，每当你婚后另有一位异性朋友时，它便会记忆于此。久候会将该络节放大，直到遥视该人，有时个头、身段、肤色、着衣也会明示。假如该节脉涩，说明他们相互间还在交往，假如该络节有白色的雾晕这说明她已经获得了房屋居所，旁若有极小的络节还说明已经有了子嗣，子嗣络节在大络节近心端为男孩，远心端为女儿（此部分脉象研究《象脉学》有涉及，待笔者有精力将奉《象经》一书详述）。

（7）轻抚：指腹保持密切接触并以轻抚的态势去感循表皮与真皮深度的脉动，进入那种好似手指在听脉之动的感觉。

（8）共振：候脉者思绪上和指腹都要保持与患者脉动共振的频率，在共振中分清脉动（小血管）、细线（C 神经）、点状脉动（穴位）。经过师传的训练，扁鹊饮上池水将不是故事。

二 经脉感循分述

人体“卫气”运行于经络，通过脉诊司外揣内，以候藏象。临床要辨析脏腑与四肢标与本的气血运行及其盈亏，脉诊是完成这一任务的唯一手段 。但经脉的感循技法及其师承极为重要，而今存世的单纯脉诊技法难以胜任经络感循（有道家言：返观内视经络，但作者持保留意见）这一工作。事实上，古中医人非常智慧地解决了经络线的感循问题。《黄帝内经》推出“三部九候”这一简易技法：医者可以不用触摸全身的（若来诊者是女性更不方便）十二条经脉，每条经脉都选择两个临近经络线的皮下中血管脉动为诊脉点，其中位于四肢部位的诊脉点称为“本脉”，而位于头面部的诊脉点则称为“标脉”（十二经标与本脉动诊脉部位仅是十二经高下对应部位皮下中血管的脉动，与三部九候脉法直接诊皮下中血管脉动相同），临床上仅诊 9 个部位就替代了全身触摸的不便和不易。

作者认为：先贤有关经脉论述，普遍存在表皮、真皮、皮下三种脉动混合的现象并造成经脉与络脉或者皮下脉动混乱不清的史实，这也是 2000 年来中医界喋喋不休的争论，临床上从每根横经感循，每逢点状脉动即标识，最后将上下点状小脉动连接标记，则络脉就标识出来了，这样可以有效避免诸多弊端。

在实操中，当完成横经的感循后，纵络感循非常简单甚至不必要（仅要把相应的穴位串起来即可明示纵络的路径）。假如以感循纵络为主线则易重蹈古人经与络脉混搭的覆辙，同时按纵络命名穴位也会出现记忆烦琐、临床效应不清、部位混乱的局面。传统医学强调纵络，并以纵络为主赋予其色彩斑斓的名字，造成学子们位置、临床效应难明的记忆负担。

作者研究证实：人体横经以督脉外侧的脊络（华佗夹脊）为起点，止点在肾络（肾经）或四肢远端（事实上，四肢的经络止点也在肾络）。

头部因头发的存在，临床感循难以办到，这里我们继承古人现存的穴位位置。四肢的十二正经的穴位因为史书运用率太高，这里也将其原名保留。颈 1 因不支配表皮，颈 2 表皮支和真皮横经的头顶区域由于头发的存在，手不易感循，遵古人已有的命名即可。前胸皮表没有脊神经 6—8 分支（仅后背和上肢阳经存在），所以临床感循时前胸较后背少 18 个经穴。

图 3.27，图 3.28 为人体经络布列，也就是人体体表神经、血管的布列。该图将让我们深刻理解祖国医学有关手三阴、手三阳与人体神经、血管平面的关系，并理解手六经的临床意义。而经络图（图 3.35）将全面再现人体经络的布列。作者认为：人体 30 根横经的起点在脊络（华佗夹脊），横行神经与血管的走向和分布均以椎骨间隙或肋骨间隙为标志，其中包括十二正经，而止点皆在肾经（腹前任脉侧）。每条横经上均布列 13 个脉动点，这种脉动点是皮下血管神经向皮肤表层发出的穿支，这种穿支在皮肤表层会被感循出点状脉动，古中医人将其命名为经穴。这种穿支在横经的脉动处又发出跨节段的分支，上下的连接就形成了 13 根纵络，人体两侧共 26 根。人体由于络脉

的存在，始才构成循环无端的经络环。比如矢状面观：阴阳跷络环、阴阳维络环、脊络肾络环、太阳胃络环、肝络脾络环、少阳络大循环等。也还可以平面构思：口字形，日字形、田字形类如肾胃络循环、胃脾络循环、胃肝络循环、肾肝络循环。如此我们将人体经络看成循环无端的网，牵一发而动全身。这也证明《黄帝内经》经络循环的建立具有解剖依据。

背部阳经的感循：太阳络为横经上下连接组成的纵向络脉，横经为源。该经内联脏腑外联横经，上下网联纵络，为脏腑与体表跨神经节段连接的气街。也就是说 12 经脉均可以与太阳络每一排穴位相连并成为足太阳络脉气或者说诸经诸络脉的转输点，手足三阳、三阴经气皆会于太阳络、膀胱络而止于脊络。太阳络统摄全身与维系全身元阳，这是因为太阳络与膀胱络直通颠顶，且与脏腑直接发生解剖学关联。脊络诸穴和背俞穴一样，为脏腑之气疏通出入之处，内应脏腑，外应背部经络，在背部调控和医治脏腑疾病具有“一拨见云天之应”的疗效。脉诊和解剖学还明示，脊络为横经之气的起点，该络将经脉的横行之气截留并将横经之气内输脏腑。临床上假如忽略横经而仅干预脊络穴位，仍然具有该横经的效应，这很重要。脊络与神经节段关系亲密，针刺脊络各穴不但可影响脊神经后支还可涉及其前支，调控交感神经，关联和调理脏腑机能。而督脉在《素问·骨空论》中又描述为络肾、络脑、贯心。《难经·二十八难》中指出督脉属于脑。

三 横行经脉及其经穴的感循

1. J3（颈 3）经脉及其经穴的感循

祖国医学的经络、穴位几千年来皆在视野下纵观，但作者脉诊发现，经脉可以横观，本书也将采取横观成经，纵观成络的模式。可以这样盖棺定论：横观经脉则中医经脉及其经穴布列纯属现代医学神经、血管解剖结构；纵观经脉则经脉承载着中医岐黄医学数千年文化积淀并具有现代医学尚须完成的科技内涵。

（1）注意事项：触诊颈 3 经脉要先定位华佗夹脊第 1 穴，我们已知风府穴的位置在后背正中线督脉的枕骨粗隆下，第 1 颈椎正中位置发际上 1 寸。而 J3 向外 2cm 处为脊络第 1 穴，命名为 3J（因为，该穴虽然位于第 1 颈椎，但其神经、血管均为第 3 颈脊神经分支），因而，其临床效应也体现出颈 3 神经功能的范畴。当然，在络脉的广泛连接下，干预时还会出现醒脑，以及五官相应效应（图 4.2）。

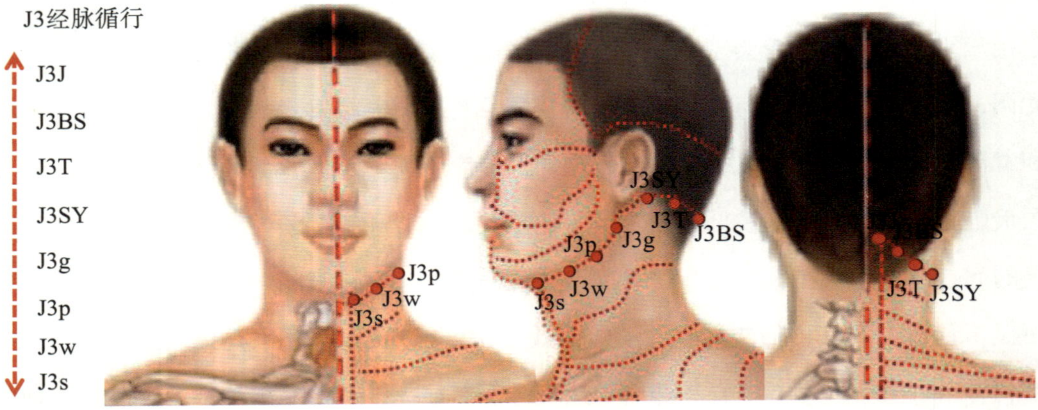

图 4.2　横经 -J3（颈 3）经脉图

感循 J3（颈 3）经脉因头发的影响而不易感知，但 J3（颈 3）经脉在瘛脉穴处露出发际（以此为起点向上形成二交叉经线，为手少阳三焦经循行线），轻触皮表可以感知。3SY 在耳垂下缘 1cm 处，内侧伴有小脉动。3g 下颌骨角下缘，经脉线脉气明显但脉点较小。

（2）J3 经脉及其经穴循行线：J3J⟷J3BS⟷J3T⟷J3SY⟷J3g⟷J3p⟷J3w⟷J3s（共 8 穴）。

（3）J3（颈 3）经脉的临床效应：常见头晕、眩晕、头昏沉、偏头痛、颈肩综合征、神经性头痛、颈部湿疹、同侧牙痛、张口不利等。临床上，颈椎病、耳鸣、耳聋、乳突病、鼻咽肿瘤、颌下淋巴等疾病皆在此干预。

（4）J3（颈 3）经脉各穴的临床效应：

J3J（天柱）：（位置：耳孔水平、督脉旁 2cm 处）（图 4.3）。

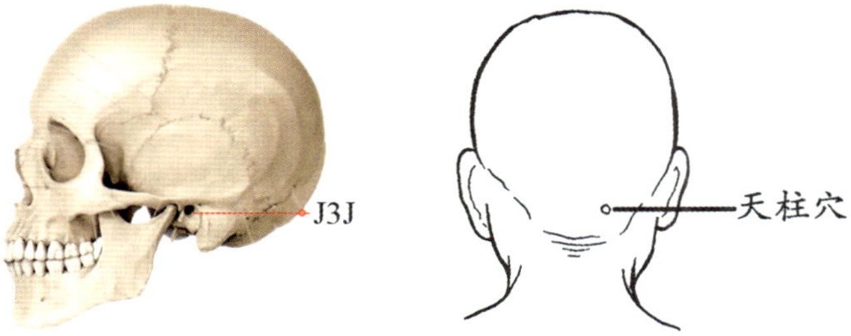

图 4.3 天柱穴

①天柱穴主治头目、颈项等疾患：头痛、眩晕、目赤肿痛、视物不明、迎风流泪、鼻塞、咽肿、癫狂、惊痫、颈项强痛、角弓反张、肩背痛、小儿惊癫，等等。

②治疗枕大神经痛、咽喉炎、癔症、神经衰弱等。

③精神、神经系统疾病：后头痛、癔症、神经衰弱、失眠等。

④五官科系统疾病：慢性鼻炎、鼻出血、咽喉炎等。

⑤天柱穴现代研究：王力冰研究认为，通过统计分析得知天柱穴可以用来治疗运动系统病症、神经系统病症、呼吸系统病症、泌尿系统病症、内分泌系统病症、循环系统病症、消化系统病症和五官科等方面的某些病症。涉及天柱穴的治疗方法包含 15 种，常用的为针刺、穴位注射、电针。天柱穴的配伍腧穴达 124 个，常用穴为风池、颈夹脊、百会、完骨、大椎。结论：天柱穴在治疗运动系统病症和神经系统病症方面有显著优势。目前临床上天柱穴的治疗方法主要是针刺。天柱穴在临床应用中配伍的腧穴主要以足少阳胆经中的风池穴为主。

J3BS（风池）：

①有疏风散热，解表散寒，平肝息风的作用。

②治疗头晕目眩、风热感冒、目赤肿痛、鼻炎等。

③治疗外感风寒引起的感冒、发烧、头痛、咳嗽等。

④按摩风池穴，有利于缓解目赤肿痛、头晕目眩、视物模糊等。

⑤风池穴现代研究：李昇栩研究认为，风池穴可治疗头面五官疾病及肢体关节痛；风邪所致之外感、面瘫；中风、失眠等神志和精神疾病；还常用于治疗皮肤病。结论：风池穴在临床上使用十分广泛，疗效确切。

J3T（瘪脉）：燥湿化气，三焦调理。

瘛脉穴现代研究：在腹部手术中，以腹部穴和头部腧穴相配合，能提高腹部手术针麻成功率。如以鸠尾、右章门或胃俞，右章门与脉（双）相配。对上、下腹部的针麻效果都有显著提高。针麻下胃部分切除术Ⅰ、Ⅱ级率91.1%，较未改进前效果有显著提高。现代常用于治疗耳鸣、耳聋，头痛，小儿惊风，呕吐，痢疾等症状。

J3SY（医风）：

①有通窍聪耳，祛风泄热的功效。

②临床常用于治疗耳鸣、耳聋、中耳炎、口眼歪斜、牙关紧闭、齿痛、颊肿等病症。

③治疗三叉神经痛具有特效。

④久按则降低血压和心率。

⑤医风穴现代研究：主要治疗头、颈、肩各种疼痛，有镇痛作用。减轻失眠和提高睡眠质量，可改善睡眠。促进眼睛血液供应，改善眼睛视力。增加胆汁分泌，促使肠胃运动，改善肠胃功能。具有提高免疫力，改善免疫紊乱等症状。具有促进血循环，改善组织供血作用。

J3g（天容）：

①有清热利咽，缓解咽喉肿痛的作用，还可用于治疗胸痛、气喘、耳聋，以及瘿气、颈项肿痛等病症。

②长期按摩可降低血压和心率。

③天容穴现代研究：缓解咽喉肿痛具有可靠疗效。

J3w：

①上斜深刺于舌根，治疗舌头肿胀、失语、口疮等症状。

②上斜刺半寸许，可以润目。

J3s：

① 7号注射针点刺：喉咽不适、喉痛、喉痒、甲状腺炎等。

② 7号注射针点刺：痰塞喉管咳不出、出现呼吸困难等急救。

2. J4（颈4）经脉及其经穴感循

（1）J4经脉起点在脊络第4颈椎间隙，止点在肾络，环颈感循。

感循 J4 穴在第四颈椎旁开督脉 2cm 处，经脉线应手明显，经脉线一直延伸到胸前肾络上散布 8 穴（图 4.4）。

（2）J4（颈 4）经脉循行：J4J⟷J4BS⟷J4T⟷J4SY⟷J4g⟷J4p⟷J4w⟷J4s（共 8 穴）。

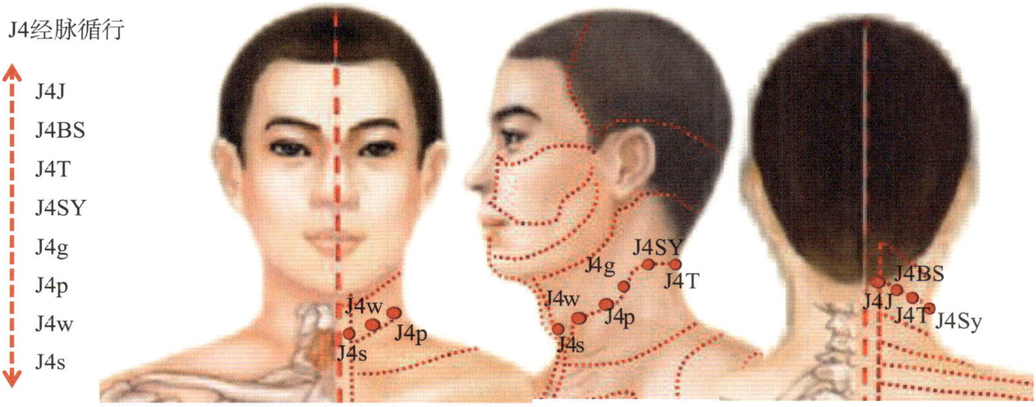

图 4.4　横经 -J4（颈 4）经脉图

（3）J4 经脉的临床效应：可治疗头昏、恶心、呃逆、双手麻痹、肩周炎、落枕、鼻塞、牙痛、胸闷、气短、失音、甲状腺机能失调和咽部不适等。

（4）J4 经脉各穴临床效应：

J4J：颈椎病治疗的要穴。以此穴为定点，施以小刃针就其下肌筋膜一一松解，特效治疗颈椎病。若依法就天柱穴、大椎刺六穴之下颈肌筋膜全部松解，可以根治各种颈椎病。

J4BS：倒马（三针间隔 1cm，并刺）特效治疗同侧落枕，对侧上肢不适等症。

J4T（新设）：主治头痛、项强、落枕、肩胛疼痛、咳嗽、气喘、咽痛等（一般直刺 0.5 ～ 1.0 寸）。

新设穴现代研究：主治颈项强痛、后头痛、枕神经痛、颈肌痉挛及扭伤、肩胛部疼痛、咳嗽、气喘、角弓反张、咽喉肿痛、颈前淋巴结肿大等。

J4SY（天窗穴）：主治耳鸣、耳聋、咽喉肿痛、颈项强痛、瘾疹、癫狂、甲状腺肿大、腮腺炎、中风失语、暴喑不能言、喉痹、头痛、颊肿、咽喉炎、肋间神经痛、面神经麻痹、肩关节周围炎等。

天窗穴现代研究：有开窍醒神的作用。目窍开则眼明，听窍开则耳聪，鼻窍开则神怡。

J4g（天鼎）：主治耳鸣、耳聋、咽痛、甲状腺肿大、同侧颈肌僵直等。

J4p（扶突）：主治甲状腺肿大、功能亢进、急性舌骨肌麻痹、嘶哑、咽喉炎、膈肌痉挛、唾液分泌异常、气喘、低血压、急性颈僵直、颅脑术后呃逆、甲状腺次全或全叶切除术的镇痛针麻。

J4w（水突）：主治咽喉肿痛、气喘、瘰疬、瘿气、高血压等。若配大椎穴、太冲穴治疗高血压效果显著。

人迎穴现代研究：针刺人迎穴可使肺通气量增加，电针也可使肺功能加强。对麻醉术患者，开胸后一侧肺的通气量代偿性增加。

针刺人迎穴对心跳也有影响。有报道：针刺人迎穴可使心率减慢，对脑电图有双向的调整作用，原来节律波幅较低者，呈现节律及波幅增强；反之，则使 α 节律减弱。针刺人迎穴对血压的影响十分显著，无论甲状腺功能亢进引起的高血压或实验性高血压。

J4w（水突）：有利咽开音，清热止痛的作用。可治疗咳嗽、气喘、咽喉肿痛、声音嘶哑等肺系病症。常和天突穴、人迎穴等相配伍，浅刺为要。

水突穴现代研究：该穴下为星状神经节的位置，干预着星状神经节阻滞，经研究结果表明：星状神经节阻滞的作用涉及自主神经系统、内分泌系统和免疫系统，对上述系统的功能有调节作用。该阻滞方法有助于维持机体内环境的稳定性，使许多自主神经失调性疾病得到纠正。例如，此法用于治疗原发性疾病、高血压和低血压、低热和低体温、多汗症和乏汗症或无汗症、体重增加或减少、甲状腺功能亢进或低下、肢端红痛症或肢端紫蓝症、嗜睡症或失眠症、过食症和拒食症或食欲不振症等。使失调的机能趋于正常，取得了较好的效果。目前，多认为星状神经节的阻滞作用主要有中枢神经作用和周围神经作用两方面：一，通过调节丘脑维护内环境稳定机能使机体的自主神经功能、内分泌功能和免疫功能保持正常；二，周围神经作用是由于阻滞部位的节前和节后纤维的功能受到抑制，分布区域的交感神经纤维支配的心血管运动、腺体分泌、肌肉紧张、支气管收缩及痛觉传导也受到抑制，调节周围神经作用一直被用来治疗头颈部、上肢、肩部、心脏和肺部的一些疾病。

3. J5（颈 5）经脉（手太阴肺经）及其经穴感循

J5 经脉起点在脊络，止点在肾络，环颈感循（图 4.5）。

（1）感循 J5 穴在第 5 颈椎旁开督脉 2cm 处，相当于董氏奇穴士禹穴处。经脉线应手亦明显，经脉线一直延伸到胸前肾络，在云门穴与手太阴肺经合，散布 24 穴（躯干 12 穴，手太阴 12 穴）。

（2）J5（颈 5）经脉循行：

J5J⟷J5BS⟷J5T⟷J5SY⟷J5yq⟷J5yw⟷J5g⟷J5p。

J5yw⟷J5yp⟷肩髃⟷天府⟷侠白⟷尺泽⟷孔最⟷列缺⟷经渠⟷太渊⟷鱼际⟷少商。

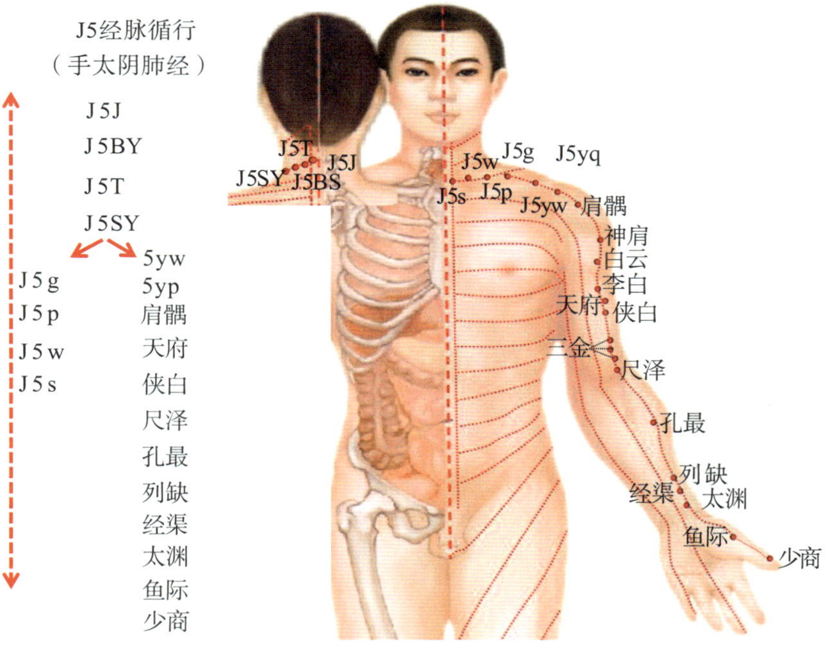

图 4.5　横经 -J5（手太阴肺经）经脉图

（3）J5J（颈 5）临床效应：主治胸痛、胸闷、咳喘、心动过缓、恶心、心肌炎、风湿病、呃逆、颈痛、肩痛、手掌胀痛、口臭等。

（4）J5J（颈 5）各穴临床效应：

J5J（士禹）：主治呕吐（五脏不安）、感冒头痛、小儿高热、小儿各种风症（三棱针点刺）。

J5BS：主治：呕吐（五脏不安）、感冒头痛、小儿高热、小儿各种风症（三棱针点刺）。

J5T：治疗上呼吸道感染伴发热、颈肌僵硬、上肢麻木、肩周炎症等，疗效突出。

J5SY：治疗颈椎病、肩周炎、乳房胀痛、乳汁不下、乳腺肿块，有散结消肿、活血等功效（以三棱针浅刺）。

J5g：具有止咳定喘，通络止痛作用。可治疗因肺失宣降所致的咳嗽、喘息等病症。也可配肺俞、合谷、大椎、丰隆、中府、云门、太渊等穴位，以清肺化痰、止咳平喘。可治气血凝滞、经络痹阻所致缺盆中痛、落枕、颈痹、肩痹等病症。针刺缺盆可疏通经络、缓解疼痛。也可配合天鼎、肩髃、巨骨等穴位进行治疗。

J5p（缺盆）：具有疏经通络、理气化痰、消肿止痛、祛瘀散结之功，并可降逆泻火、清燥存阴，可用于治疗颈部及咽喉诸疾。主治咽喉肿痛、不得息、暴喑、气哽、喉中痰鸣、食饮不下、瘿气、瘰疬等。凡咽下困难者，均可取用。

缺盆穴现代研究：朱卉认为，针刺天鼎穴对中风病人假性延髓性麻痹疗效和血流的改善均优于其他针刺组合。

J5w（气舍）：具有理气散结，和胃降逆，清热利咽，祛风止痛的作用。适用于气机瘀滞、痰气凝结之瘰疬、瘿瘤等病症，还可用于胃气上逆引起的呃逆、风热咽喉肿痛、胃火咽喉肿痛等病症。此外，配合大椎、天柱等穴位，可治疗经脉痹阻所致的颈项强痛。

气舍穴现代研究：有人认为针刺气舍穴对地方性甲状腺肿疗效为86.9%。

J5s：心脏左冠脉前降支狭窄常会在该穴附近出现刺痛，但凡出现此穴附近的胸前刺痛，多提示冠心病可能。在刺穴处点刺出血可以快速止痛。

J5yw（云门）：具有宣肺理气，止咳平喘，舒经活络的功效。治疗肺气失宣或壅滞导致的咳嗽、气喘、胸中烦闷、胸痛、肩臂痛诸症。如配伍风门、尺泽，可用于治疗风热咳嗽。配伍合谷、大椎、丰隆、膻中、孔最等穴，可治疗痰热导致的咳嗽、气喘等。

云门穴现代研究：云门穴有着很好的宣肺止咳的作用，对于咳嗽、咳痰、咯血、胸闷、气短，针刺云门穴，都有着宣肺止咳，缓解上述症状的功效。云门穴还有着很好的泻四肢热的作用，对于四肢发热，如果适当按摩一些云门穴，都有着很好的解散热气，缓解症状的功效。云门穴还有着很好的疏通经络的功效，对于经络瘀滞所导致的心慌、气短，如果适当按摩云门穴，也有着很好的通畅气机，缓解心慌气短的功效也会非常明显。

J5yq（肩髃）：具有养肺补气，清热止咳的作用。治疗咳嗽、发热、风热感冒、头痛、哮喘、支气管炎、咽喉痛、颈椎病、颈肩综合征、肩周炎、颈肩疼痛等（斜刺以防止气胸）。

肩髃穴现代研究：现代研究证明针刺肩髃对食管癌手术有良好的镇痛作用，对血液循环系统有较好的调整作用。在针麻手术中，针刺该穴可稳定血压，促进循环。

天府：出自《灵枢·本输》。主治咳嗽、喘息、鼻衄、瘿气、上臂前外侧痛等。直刺 0.5 ～ 1.0 寸。

天府穴现代研究：对头面部疮疖，心肺有热配合鱼际、劳宫用泻法按摩可收较好疗效。

侠白：常用于治疗气管炎、胃疼、恶心、心动过速、胸痛等。配郄门穴、间使穴、大陵穴、内关穴、天泉穴，治臂丛（正中）神经痛。配天府穴，治白癜风。配尺泽穴、天府穴，治咽喉肿痛。配百会穴、风府穴、曲池穴、三里穴、阴陵泉穴、三阴交穴，治瘾疹（7 号注射针点刺出血）。

侠白穴现代研究：对治疗气管炎、胃疼、恶心、心动过速、胸痛等有效。

三金（内金、分金、合金）：临床运用于感冒、咳嗽、支气管炎、气喘、鼻炎、过敏性鼻炎等针刺与配穴。配重子重仙、三叉三穴、天地人三士、水金水通，治疗重感冒特效。配驷马、木穴、二角明、镇静，治疗鼻炎、过敏性鼻炎特效。配水金水通、三神，治疗老年人咳嗽、虚咳、夜咳效果值得肯定。

尺泽：具有清热和胃，通络止痛的功效。主治咳嗽、气喘、咯血、胸部烦满、咽喉肿痛、肘臂挛痛等。还可治疗：①呼吸系统病症：咳嗽，咯血，哮喘。②神经系统病症：中风，小儿惊风，无脉证。③头面五官病症：急性扁桃体炎，牙痛。④消化系统病症：胸胁胀满，呕吐，绞肠痧。⑤经络肢体病症：肩痹痛，肘臂挛痛，风痹。⑥其他病症：虚劳，经闭，食物中毒。可与其他穴位配合治疗。临床上与曲泽、少海配合点刺，可以快速退热，缓解心率过快，降低血压等。

尺泽穴现代研究：杨甲三研究认为尺泽穴有降血压的作用，对高血压有一定疗效。实验观察：针刺尺泽对结肠蠕动有调整作用，可使不蠕动或蠕动很弱的降结肠下部或直肠的蠕动增强。

孔最：具有清热止血，润肺理气的功效。可用于治疗咳嗽、气喘、咯血等。

孔最现代研究：针刺孔最能及时改善肺的血流状况，起到良性调节性效应。临床适用于戒烟。

列缺：列缺穴具有宣肺理气，祛风醒脑的功效。可以治疗肺部、咽部疾病，比如咳嗽、咳痰气喘、咽喉肿痛等；还用于治疗口歪眼斜、牙疼、颈项强直、颈椎病等。

列缺穴现代研究：针刺列缺对膀胱的舒缩有一定的调节作用，能治疗遗尿或小便不利；配肾俞或照海可增强肾功能，酚红排出量较前增多，尿蛋白减少，并有降血压的作用。

经渠：可治疗肺失宣降、肺热壅盛、肝火灼肺之咳嗽、气喘、发热、胸痛胀满、咽喉肿痛诸病症。亦可治经络痹阻之胸背痛、手腕痛、掌中热诸症。本穴有宣肺化痰，止喘平喘的作用。配风门、列缺、合谷、肺俞、外关，治疗风寒犯肺咳嗽。配肺俞、肝俞、太冲，针刺泻法，治疗肝火灼肺型咳嗽。配天突、外关、尺泽、大椎，针刺泻法，治疗风热咳嗽、胸部胀满。配少商、合谷、曲池、廉泉，针刺泻法，疏风清热、消肿止痛，治疗风热咽喉肿痛。配丘墟、曲池、肩井、肩髃、膻中，针刺平补平泻法，通经活络止痛，治疗经脉痹阻之胸背痛。配内关、尺泽、劳宫，针刺平补平泻法，清热养阴，治疗阴虚掌中热。

太渊：具有理血通脉，宣肺平喘，清泄胃热的作用。治疗咳嗽、气喘等肺系病症。对无脉症，腕臂痛有效。

经渠穴现代研究：有人研究认为针刺经渠穴对咳嗽声哑，落枕有特效。

鱼际：具有清肺泄热，利咽止痛功效。临床上用于治疗咳嗽、咯血、咽干、咽喉肿痛、失音等肺系实热病证。对掌中热，小儿疳积有效。

鱼际穴现代研究：鱼际对平息哮喘发作有良好的效果。实验研究显示，试验性过敏性哮喘豚鼠肺组织 α1 肾上腺素能受体的数量和 cAMP 含量较高，通过电针刺激鱼际穴可使哮喘豚鼠肺组织内 β－受体 Bmax 值和 cAMP 含量维持在正常水平，同时发现电针刺激天数增加，雾缸内喷雾卵蛋白溶液时，哮喘不发作和轻度发作，而且电针刺激后哮喘状态完全缓解。

少商：对治疗咽喉肿痛、鼻衄、高热、昏迷、癫狂等有效。

现代常用于治疗肺炎、扁桃体炎、中风、昏迷、精神分裂症等。三棱针点刺主治重症肺炎所致的高热、惊厥、呼吸急促和中风昏迷。配商阳，主治咽喉肿痛。

4. J6（颈 6）（手阳明大肠经）经脉感循

J6（颈 6）经脉及其经穴的感循（图 4.6），与上述经脉的感循不同，因为，颈 5—8 和胸 1 神经血管随着上肢的发育而延长，且上肢的阴阳两段神经和血管节段相互挤压、层叠，手指细分不易，尊重和继承先贤已有的思维最便利，当然先贤就上肢经络线的研究相当了不起，作者有英雄所见略同的震撼。颈 6 经脉皮脂形成手阳明大肠经。具有调节腹痛、腹泻、便秘、大便干、溏泄、消化不良、完谷不化等肠腑疾患。有通络止痛，软化散结的作用。临床上常可用于治疗肩周炎、肩袖损伤、肩关节周围软组织挫伤、颈部淋巴结肿大、淋巴结核等。有理气消痰，镇惊宁神的作用。主治肩背及上臂疼痛、肩臂挛痛、肩关节及周围软组织疾患、伸展及抬举不便、半身不遂、瘰疬、瘿气、惊痫、瘾疹、吐血、胃出血、颈淋巴结核、高热痉挛、下牙痛等。

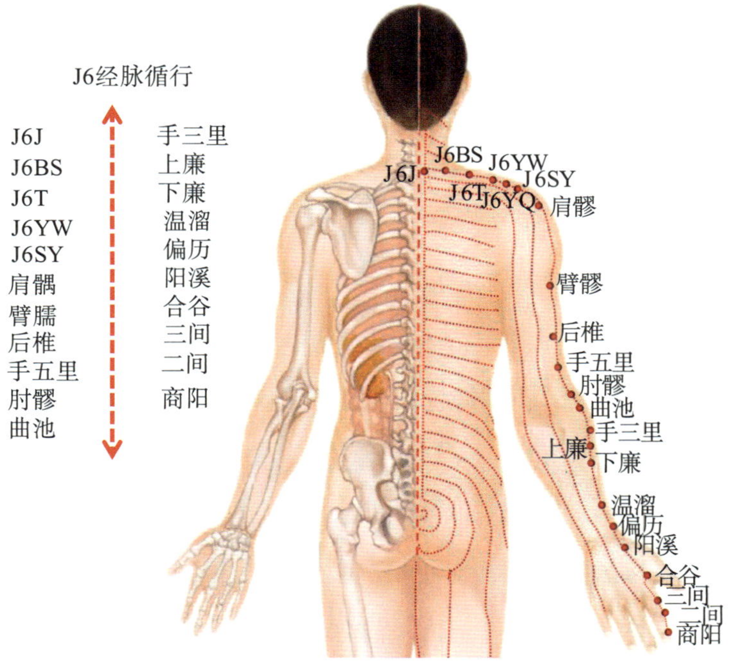

图 4.6　横经 –J6（手阳明大肠经）经脉图

（1）J6（颈 6）经脉循行：J6J⟷J6BS⟷J6T⟷J6YW⟷J6YQ⟷J6SY⟷肩髃⟷臂臑⟷后椎⟷手五里⟷肘髎⟷曲池⟷手三里⟷上廉⟷下廉⟷温溜⟷偏历⟷阳溪⟷合谷⟷三间⟷二间⟷商阳（共 22 穴）。

（2）J6（颈 6）经脉临床效应：血压动摇、肩部疼痛、肩麻、拇食二指麻、扁桃体肿大、肩膀痛、上肢外侧麻痛，以及对全身脏腑及四肢的功能调控。合谷穴是最典型代表，可以治疗消化系统疾病，以胃肠道疾病为主，包括腹痛、腹泻、肠炎、胃炎、便秘等。

（3）J6（颈 6）经脉各穴临床效应：

J6J、J6BS：以刃针平刺其真皮层对急、慢性咽炎，发热，上呼吸道感染，心阳不足有立起沉疴疗效。松解颈肌筋膜，力求两侧张力类同对颈筋膜炎症有速效。

J6T、J6YW、J6YQ：配肩髃、天宗治肩背痛。配肩贞、肩髃治肩周炎；配孔最、尺泽、鱼际治咯血。配手五里、臂臑治瘰疬。配前谷，有疏通经络作用，主治臂不举。配前谷、合谷，治臂不举。配风池、悬钟，治头项强痛。配臂臑、肩井，治肩背疼痛。

配孔最、尺泽、鱼际，有降气止咳、清热止血作用，主治咯血。

对同侧或对侧肩周炎有可靠疗效。

巨骨穴现代研究：术者右手持小刃针，左手食指沿颈六间隙表皮感循其经脉线，边感循边用刃针轻切之，对上肢该经脉沿线的疼痛有明显止痛效应。一般术后该经脉线会很快愈合。

J6SY：具有散结，通经理气的功效。临床治疗各种肺炎、支气管炎等。如各种咳嗽、气喘、胸闷、胸胀、咽喉肿痛、咽干、咽痒、喉中有痰。

肩髃：肩周炎治疗，在其穴附近，感循其僵硬的条索，以刃针松解之有奇效。选择该穴治疗荨麻疹有效。

肩髃穴现代研究：《中国针灸》1996 年第 7 期报道，针刺对缺血性中风载脂蛋白变化的作用。取肩髃、曲池、合谷、足三里等穴，结果表明针刺具有明显改善缺血性病人载脂蛋白的作用，通过对低下功能的兴奋和亢进功能的抑制，使病理改变趋向正常生理水平，促进了动脉粥样硬化脂质纤维斑块的吸收及脂质向细胞外转移。

后椎：能治脊椎病，贴骨进针益见治骨之效。在后臂肱骨之外侧，距肘横纹二寸五分。主治脊椎骨脱臼、脊椎骨胀痛、肾脏炎、腰痛。

手五里：有通经活络，理气散结的作用。可治疗上肢不遂、肘臂疼痛、挛急、瘰疬、肺炎、咳喘、扁桃体炎、胸膜炎、瘫痪、腹膜炎等。

手五里现代研究：避开神经、血管的深刺，与曲池等穴合用，对刺激牙髓、内脏大神经等引起大脑皮层体感区或联合区的诱发电位，均有一定程度的抑制作用。

肘髎：治疗肩胛关节炎（五十肩）有特殊疗效。坚持针刺对中风的肢体偏瘫、高血压、多汗症、不能提物、手臂无力等病症有一定疗效。

肘髎穴现代研究：《上海中医药杂志》1988 年第 6 期报道，推拿肩髃穴能改善动脉壁的弹性，增加血管的流通量，降低血管周围阻力。《中国针灸》1996 年第 7 期报道，针刺对缺血性中风载脂蛋白变化的作用。取肩髃、曲池、合谷、足三里等穴，结果表明针刺具有明显改善缺血性病人载脂蛋白的作用，通过对低下功能的兴奋和亢进功能的抑制，使病理改变趋向正常生理水平，促进了动脉粥样硬化脂质纤维斑块的吸收及脂质向细胞外转移。

曲池：对于肘关节疼痛以及前臂疼痛，有一定治疗效果。对大肠经循行部位的疾病，比如头面部疾病、手部疾病以及腹痛、腹泻、急性痢疾，曲池穴有一定的镇痛和辅助治疗作用。特殊作用：降压作用，可用于高血压患者的治疗。另外，曲池穴也用于各种皮肤过敏、荨麻疹的调理。

曲池穴现代研究：针刺曲池具有退热、降血压和提高免疫作用。对皮炎、荨麻疹等皮肤病有可靠疗效。点刺放血对饮酒过量的心律不齐等有立效。

手三里：对于运动系统疾病，可以缓解腰痛、肩臂痛、上肢麻痹、半身不遂等。对于消化系统疾病，可缓解溃疡病、肠炎、消化不良等。还可以缓解牙痛、口腔炎、颈淋巴结核、面神经麻痹、感冒、乳腺炎等。

手三里穴现代研究：对消化系统的影响，在 X 线钡餐下观察，针刺手三里可使胃蠕动增强。对大肠运动功能有明显的调整作用。针刺手三里穴有明显的镇痛作用，可提高皮肤痛阈，其机理主要与单胺类和脑啡肽类神经介质的释放有关。电针手三里还可引起纹状体肾上腺素和皮层肾上腺素下降。

上廉：治疗头痛、目眩、肩膀酸痛、手臂麻木、上肢不遂、肠鸣腹痛等。

上廉穴现代研究：促使胃蠕动和排空作用。

下廉：具有调理肠胃，通经活络的作用。临床上治疗头痛、目痛、目眩、肘臂痛、腹胀、腹痛等。

下廉穴现代研究：促使胃蠕动和排空作用。

温溜：具有清热理气的功效。可以治疗头痛、面肿、牙痛、咽喉肿痛、腹泻、腹痛、肠鸣、疔疮痈毒、痫证、癫狂、疟疾、四肢肿、肩臂疼痛不举、伤寒、颈痛、吐涎、鼻衄、肠鸣、吐舌等疾病。

温溜穴现代研究：配商阳穴点刺出血，并清洗伤口，涂以碘酊。每日 1 次，连续 3 次，肿消痛止而愈。肱骨外上髁炎有效。治疗网球肘 56 例，有效率为 96.43%。治疗腮腺炎以皮肤针叩刺双侧手阳明经（从温溜穴至五里穴），以局部发红为度，全部患者均在 5 日内治愈。

偏历：具有清泻阳明，通调水道的作用。可治疗邪热瘀滞阳明经络所导致的头面五官疾患，如齿痛、咽肿、鼻衄、耳鸣、口眼歪斜等。

偏历穴现代研究：《中国针灸》1999 年第 3 期报道，火针刺偏历穴治疗扁平疣 18 例（约 75% 的病人在偏历穴处有压痛）。对准偏历穴疾刺疾出，连续针刺 3 下，左右交替使用。每日 1 次，7 次为 1 疗程，疗程间隔 1 ～ 5 天。结果：痊愈 5 例（27.8%），显效 7 例（38.9%），好转 3 例（16.7%），无效 3 例（16.6%），有效率 83.4%。《中国针灸》1998 年第 10 期报道，偏历、列缺为主，酌情配用中极、三阴交、足三里，治疗水肿、尿频、尿急、尿痛、术后尿潴留以及急慢性肠炎等症，疗效满意。

阳溪：具有舒筋活络止痛，泌别清浊的功效。治疗手指挛急疼痛、腕臂痛、肩臂疼痛麻木等症。配穴足三里、三阴交等，可治疗糖尿病消渴症。配穴通里穴，可醒神开窍，治疗小儿惊风、高热等。配穴太冲、阳陵泉等，可治疗黄疸、肝炎等病症。

阳溪穴现代研究：取腕三针治疗肩周炎 120 例肩周炎，手太阳经型取阳溪，手少阳型取阳溪，手太阴型取列缺综合型三穴并用，针刺得气后用震颤手法，使针感持续 1 分钟，有效率 95%。静脉输液局部疼痛，按压阳溪穴减轻静脉输液局部疼痛 60 例，在静脉输液时（护士用拇指按压患者阳谷穴上，其余四指按压在手少阴心经经脉上稍用力即可）。结果：60 例果糖静脉输注者，止痛效果明显。

阳谷、阳溪、阳池是蜂针治疗腕关节痛的常用经穴，此三穴为阳经腧穴，具有清热祛风、通经活络、消肿止痛的功用。配合使用可以治疗热病，也可治疗手腕臂痛、咽喉病。

合谷：可治疗头痛、目赤肿痛、鼻出血、止痛、牙关紧闭、口眼歪斜、耳聋、咽喉肿痛、热病无汗、腹痛便秘、闭经、难产，直刺 0.5 ～ 1.0 寸。孕妇禁用。

合谷穴现代研究：针刺合谷穴可使胃蠕动波幅升高，蠕动增强，调整胃分泌功能，使胃原来的总酸度、游离酸度、胃蛋白酶偏低的患者恢复正常。可改善肺通气功能，减少呼吸道阻力，缓解支气管、细支气管平滑肌痉挛，气管黏膜血管收缩和水肿减轻，使肺通气量增加，从而达到平喘的目的。冠状动脉供血不足患者可降低脑血管紧张性，改善动脉弹力，提高波动性，从而改善脑部供血情况。因化疗所致白细胞减少患者，针刺合谷六后，能调整血液细胞，白细胞明显上升，可使血小板减少性紫癜和脾性全血细胞减少患者的症状好转，血小板上升。可明显减轻脑缺血后细胞性水肿及线粒体肿胀程度，在形态学上肯定了电针合谷有明显改善脑缺血的作用，并可使脑皮质灌流量在脑缺血后降低的基础上部分恢复。

针刺双侧合谷穴后血压明显上升，心收缩力加强，减压反射恢复，死亡率大大降低，针刺合谷穴有明显的抗休克作用。针刺合谷对血压呈双向调整作用，当家兔大失血后，血压下降；经针刺双侧合谷穴后血压明显上升，大大降低了死亡率，可见针刺合谷穴有明显的升压作用。当家兔处于高血压状态时，针刺双侧合谷穴又可使血压明显下降，停针后可有轻度回升的趋势，该组针刺前后血压比较有显著差异。针刺本穴可使甲亢病人的甲状腺体缩小，症状消失，基础代谢率明显降低；针刺该穴可调整垂体－肾上腺皮质功能，使正常人血中嗜酸性粒细胞减少，血中 17- 羟皮质类固醇含量明显提高可影响性腺功能，升高哺育期缺乳妇女血中生乳素的含量；增加垂体后叶催产素的分泌。

合谷也常用在孕妇分娩、人工流产中，可明显减少孕妇痛苦。另外：针刺合谷穴，可明显提高病人对药物的敏感性，降低不全流产发生率，提高药物流产成功率。

研究还认为：合谷所属经络和其他经络上穴位的镇痛效果及其与内源性镇痛物质

的关系，电针合谷可激活血浆－内啡肽作用于全身而起到镇痛效果。

应用低频电针刺激合谷穴和郄门穴可以提高痛阈，可以抑制精神性出汗。

5. 颈 7 经脉（手少阳三焦经）感循

J7（颈 7）经脉，手少阳三焦经的感循（图 4.7），以解剖学的视野来分析这一经脉的循行，它是事实上的第 7 颈神经的真皮小神经伴行的小血管构建，先贤以手感循其脉动并图标传承至今，尊重和继承先贤已有的思维最直接。

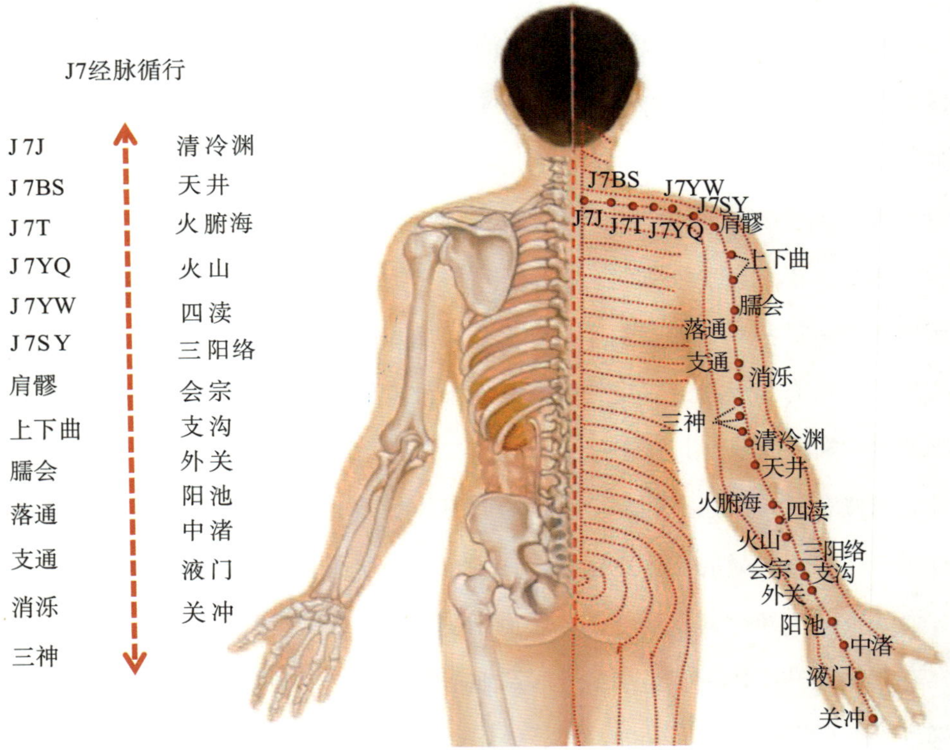

图 4.7　横经－J7（手少阳三焦经）经脉图

（1）J7（颈 7）经脉（手少阳三焦经）循行：J7J⟷J7BS⟷J7T⟷J7YQ⟷J7YW⟷J7SY⟷肩髎⟷上曲⟷下曲⟷臑会⟷落通⟷支通⟷消泺⟷三神⟷清冷渊⟷天井⟷火腑海⟷四渎⟷火山⟷三阳络⟷会宗⟷支沟⟷外关⟷阳池⟷中渚⟷液门⟷关冲（共 27 穴）。

（2）J7（颈 7）经脉（手少阳三焦经）临床效应：手少阳三焦经是人体重要的血脉之一，具有疏通血脉、调畅气机、通调水道的功效。它还能够疏散胆经的郁火，所以三焦经也能够疏散头面部的火热病变，比如说头面肿痛、耳鸣耳聋、牙龈肿痛、咽喉肿痛等。同时三焦经与情志相关，情志不遂时，尤其有郁火的，可以通过调畅三焦经来疏散郁火，女子的情绪不稳定，选择三焦经调理往往效佳。

（3）J7（颈 7）经脉（手少阳三焦经）各穴临床效应：

J7J、J7BS、J7T：三穴同时用三棱针点刺具有明显强心作用，临床治疗心气弱、体乏、体寒有显效，术后患者多头脑清晰、眼睛明亮、胸闷、乏力解除。

J7YQ：肩、臂痛，颈项强痛，胸中烦满等。

J7YW（天髎）：肩臂痛，颈项强痛，胸中烦满等。

天髎穴现代研究：常用于治疗冈上肌腱炎，颈项、肩胛部疼痛，热病，落枕，颈椎病等。

J7SY：具有祛风通络作用。对肩周疼痛、颈项强痛、举手困难、手麻、对侧肩周疼痛均有效。

肩髎：具有祛风湿，通经络作用。治疗肩关节周围炎、中风偏瘫、肩臂痛、上肢麻痹或瘫痪等。

肩髎穴现代研究：配肩髎穴、肩贞穴、臑俞穴，有活络止痛的作用，主治肩关节周围炎。配阳溪穴，具有疏风清热、调和营卫的作用，主治风疹。配肩井穴，可治疗肩部肌肉酸痛等病症。

上曲：临床应用于治疗小儿麻痹、坐骨神经痛、臂痛、高血压、小腿胀痛。三棱针刺出血，治肝硬化及肝炎等。

下曲：临床应用于治疗小儿麻痹、坐骨神经痛、小腿胀痛、大腿鼠蹊部拉伤、臂痛、血压高等。配建中穴、李白穴，治疗小儿麻痹第二特效穴。

臑会：治疗肩臂痛、瘿气、瘰疬、目疾、肩胛肿痛等。配肩俞、肩贞治肩周炎。配肘髎、外关，治肘臂挛痛。

臑会穴现代研究：因注射肾上腺素而导致的心率缓慢，针刺臑会立即恢复正常心率。

落通：主治高血压、血管硬化、四肢无力、腰酸、头晕、疲劳等。

消泺：主治上肢各种疼痛，如上肢无法活动、上肢瘫痪、肘关节僵硬、腕关节僵硬以及手指无法屈伸等。消泺穴对面部疾患也有治疗作用，如牙龈肿痛、面痛、耳聋、耳鸣、听力下降等。对日常经常出现的咳嗽、气喘，以及感冒后夜咳不止具有疗效。

消泺穴现代研究：现代常用于治疗头痛、项背强痛、牙痛、癫痫等。配本神穴、通天穴、强间穴、风府穴、喑门穴等，治项似拔不能回顾。配丝竹空穴、瞳子髎穴、客主人穴、攒竹穴、地仓穴等，治急惊风。配脑户穴、通天穴、天突穴，治瘿瘤。

三神：主治蛋白尿、肾盂肾炎、阳痿、早泄、腰酸、腰痛、肾结石痛、口干、喉炎、支气管炎、老人咳嗽、喉癌、肺癌等。

清冷渊：主治头痛、目黄、肩臂痛不能举等。配肝俞、胆俞、阳陵泉，治目黄。配肩髃、曲池、巨骨，治肩不可举。配天井、曲池、少海，治肘关节痛。配支沟，治胁痛。配臂臑，治臂不能举。配太阳、风池，治头痛。配肩髃、曲池，行气通络，治肩臂痛。配太阳、率谷，疏风通络，治头痛。配内关、期门，疏肝止痛，治胁痛。配曲池、肩髃、巨骨，治肩臂痛不能举。

天井：主治耳聋、癫痫、瘰疬、瘿气、偏头痛、胁肋痛、颈项肩臂痛等症。配曲池、少海，主治肘痛。配天突、水突，主治瘿气。配翳风、耳门，主治耳聋。

火腑海：主治咳嗽、气喘、感冒、鼻炎、坐骨神经痛、腿酸、腰酸、贫血、头晕眼花、疲劳过度。

四渎：有开窍聪耳，清利咽喉作用。主治咽喉痛、耳聋牙痛、偏头痛、上肢麻痹瘫痪、神经衰弱、眩晕、肾炎等。古有四渎穴治疗耳聋、牙痛、咽肿、颊疡、痄腮、臂膊疼痛的记载。配三阳络穴、阳溪穴，治手指伸展不利、上肢不遂；配三阳络穴、消泺穴、肩髎穴、天髎穴、肩外俞穴，治肩臂痛。

火山：主治胸痛及发闷、发胀、手抽筋。临床上以火陵、火山穴针之能透手少阳三焦经，除治疗手抽筋有效外，治疗胸痛、胸闷、胸胀亦有显效（火陵穴治少阳经走向之坐骨神经痛亦佳）。

三阳络：有收引寒湿的作用。主治上臂疼痛、耳聋、耳鸣等。

会宗：有吸湿降浊，清利三焦，安神定志，疏通经络的作用。主治耳聋、耳鸣、癫痫及上肢肌肤痛等。也用会宗穴治疗神经性头痛、腮腺炎、前臂神经痛等。配听会穴、耳门穴，治疗耳聋。配大包穴，治上肢肌肉疼痛、软组织挫伤。配外关穴，治耳聋。配百会穴、大椎穴、巨阙穴，治小儿癫痫。配曲池穴、手五里穴、秉风穴，治肘臂痛。配臂臑穴、曲池穴，有舒筋活络的作用，主治上肢痹痛。配听会穴、翳风穴，有清三焦火，通经活络的作用，主治耳鸣、耳聋。配大椎穴、百会穴，有息风定痫的作用，主治小儿癫痫。

支沟：有清三焦，疏经络，通腑气，理胞宫的作用。主治便秘、耳鸣、耳聋、肩臂痛。配照海，治便秘。配掌门、外关，治胁肋痛。配阳陵泉，治胆囊炎。配足三里、胆俞，治胰腺炎。配阳陵泉，治胸胁痛。配承山，治便秘。

外关：有疏风清热、活血止痛、通经活络的作用。主治感冒、发热、头痛、耳鸣、耳聋等，还可用于肋间神经痛和颈肩部的疼痛以及上肢的麻木、无力和疼痛等病症。在临床常用于治疗偏头痛、高热、神经性耳聋、落枕、急性腰扭伤等，还可配阳池、中渚，治手指疼痛、腕关节疼痛。

外关穴现代研究：治疗感冒，小艾炷粘在外关穴上并点燃施灸，当患者出现灼痛时，医者以指轻叩穴位周围皮肤以减轻局部疼痛。待艾炷燃尽时，将艾火压灭，去尽艾灰，易炷再灸第 2 壮、第 3 壮……最后 1 壮保留艾灰。以灸穴处皮肤潮红、轻 I 度烧伤为度，然后用创可贴外敷灸处，第二天灸处皮肤出现水疱为佳，水泡大者可用毫针透刺激净，然后以创可贴外敷。治疗期间，患者宜清淡饮食，忌辛辣、油腻、生冷、鱼腥、烟酒等，适量饮水，保持施灸处干燥，防止弄破水泡而感染，无需作其他特殊处理。1 周左右灸处结痂脱落，不留瘢痕，也可在结痂脱落后重复施灸。经治 3 天，痊愈 94 例（78.3%），好转 12 例（10%），无效 14 例（11.7%），总有效率 88.3%。大部分 1 次即效。骨伤科病症针刺外关治疗落枕、急性腰扭伤、肩周炎等骨伤科病症数百例，疗效均在 90% 以上。落枕：《四川中医》1985 年第 10 期报道，指压外关结合推拿、按摩治疗落枕 35 例。先行颈、肩局部推拿、按摩术，然后指压外关穴，并配合颈部活动，均 1 次而愈。肩周炎：针刺外关治疗急性肩周炎，针向上斜刺，使气至病所，效果良好。针刺外关、列缺治疗肩周炎 60 例，用缪刺法（左刺右，右刺左），强刺激，留针 20 分钟，每日 1 次，10 次为 1 个疗程。1 次治愈 8 例，1 个疗程治愈 30 例，2 个疗程治愈 10 例，好转 10 例。胸胁损伤：深吸气时针刺外关穴，然后让患者呼气，同时提针至皮下，这样让患者一吸一呼，医者同时一插一提，并使针感向上传导，留针 10 ～ 20 分钟，按上法针 2 ～ 3 次。每日 1 次。痊愈 67 例（其中 1 次痊愈 4 例，2 次痊愈 19 例，3 ～ 4 次痊愈 4 例）占 81.7%，显效 12 例（14.6%），无效 3 例（3.7%），有效率为 96.3%。急性腰扭伤：针刺外关透三阳络治疗急性腰扭伤 135 例，强刺激，动留针 5 ～ 10 分钟，并令患者深呼吸合作腰部活动，有效率 98.4%。《中医正骨》报道，针刺外关后溪穴配合运动治疗急性腰扭伤 118 例，右侧腰扭伤取左侧外关、后溪穴，左侧腰扭伤取右侧外关、后溪穴，双侧腰扭伤取双侧。进针后泻法行针，用力提插、捻转至出现酸、麻、胀、重感时，嘱患者做适当腰部运动。第 1 疗程治愈率为 90.3%。

外关动刺法治疗急性腰扭伤 31 例针刺得气后嘱患者活动腰部，治愈 25 例，好转 6 例，全部有效。踝关节扭伤：《针灸学报》针刺外关治疗踝关节扭伤 250 例。外关进针 1.5 ～ 2 寸，得气后反复施行提插捻转泻法，并令患者活动踝部，结果均获痊愈。头面五官病症：咬肌痉挛，《新中医》报道，针刺外关治疗咬肌痉挛 120 例，效果良好，一般得气后张口度即有所改善。耳鸣，《针灸临床杂志》针刺外关透内关等治疗耳鸣 47 例，取穴：外关透内关、耳门、翳风，平补平泻留针 15 分钟，每日 1 次，10 次为 1 疗程，痊愈 40 例（85.1%），好转 4 例（8.5%），无效 3 例（6.4%），有效率 93.6%。神经系统病症：头痛，针刺治疗少阳头痛 100 例，取外关、风池、率谷、悬颅为主穴，进行针刺治疗，痊愈 28 例，显效 36 例，好转 28 例，无效 8 例，有效率 92%。面神经麻痹，针刺外关加局部穴治疗周围性面瘫 104 例，外关取患侧，常规针刺，痊愈 96 例（92.3%），显效 8 例，全部有效。坐骨神经痛，针刺外关结合指压治疗坐骨神经痛 80 例，针刺结合指压组：单刺外关快速进针，捻针强刺激 3 分钟后留针 20 分钟，再行针 1 次（要求频率快，捻转角度大）；起针后，再在外关穴上施以拇指按压，要求持久有力，用力均匀且能渗透，持续时间一般以 5 分钟为宜，后证明针刺外关结合指压治疗坐骨神经痛较常规治疗疗效更为显著。呃逆：针刺外关治疗术后呃逆 21 例，每日 1 次。经 1 ～ 5 次治疗，全部治愈。便秘：指压外关治疗习惯性便秘 50 例，均收到满意效果，一般按压 3 ～ 5 分钟后即有便意。心律失常：《上海针灸杂志》报道针刺外关穴治疗 142 例因毒蛇咬伤后并发心律失常 26 例。取外关透内关，每隔 5 分钟提插捻转 1 次。最长的 3 天内恢复心率至正常，没有发生 1 例因循环衰竭而死亡者。肾绞痛：针刺外关治疗肾绞痛10例。泻法，留针30分钟，留针中令患者活动腰部，间歇刮针2次。均收到了即时止痛效果。带状疱疹：针刺外关、阳陵泉治疗带状疱疹后遗痛50例。外关、阳陵泉进针得气后留针30分钟，每隔15分钟行提插捻转手法1次，施强刺激泻法。隔日1次，10次为1疗程。经1～3个疗程治疗，痊愈45例（95%），有效5例，全部有效。雷诺病：穴位注射治疗雷诺病11例。取双侧外关、合谷穴，外关向内关方向透刺3～4cm，合谷向后溪方向透刺4cm，将10%当归注射液2mL、2%普鲁卡因注射液（皮试阳性者改为利多卡因注射液）1.5mL、醋酸曲安奈德注射液0.5mL混合，每穴注入药液1mL每月注射2次，8次为1个疗程。经治疗1～2个疗程，治愈4例，好转6例，无效1例。本穴也是眼区、胸部针刺麻醉手术止痛要穴。痉挛性斜颈：提示针刺外关穴对痉挛性斜颈有效。

阳池：有和解少阳，益阴增液的功效。主治手腕痛、手臂痛、目赤肿痛、咽喉肿痛、耳聋等病症。配合谷、曲池，可加强治疗手臂疼痛的功效。配条口、肩髎、鱼际，可治疗肩周炎。

阳池穴现代研究：《中国针灸》杂志报道，2型糖尿病而无严重并发症的患者共92例，随机分成3组：Ⅰ组30例，为针灸配合减量西药组；Ⅱ组32例，为针灸配合等量西药组；Ⅲ组为纯西药对照组。Ⅰ组和Ⅱ组均取三焦经穴阳池、外关为主穴，再根据肺、脾、肾的受病情况分别配以肺俞、脾俞、肾俞等穴，常规针刺，针刺阳池等三焦经穴对2型糖尿病有很好的治疗作用。《蜜蜂杂志》2003年第9期报道，阳池、阳溪、阳谷三穴具有清热祛风、消肿止痛、通经活络的功用，主治范围比较广泛。既可单独使用，亦可配合一起使用。既可用于治疗热病，又可治疗手腕臂痛、眼病、咽喉病等。根据经脉所过，主治所及的针灸医理，手三阳经均经过手臂阳侧面，到达头面部，故除治疗局部病症以外，还可治疗头面五官疾病。现代研究证实：三穴针刺后白细胞的吞噬作用明显增强。说明针刺三穴确实能增强机体的抗病能力，抗炎退热。其作用机理主要是通过增强机体的抗病能力来实现的。

中渚：有清热疏风，舒筋活络作用。主治头痛、目赤、耳鸣、耳聋、喉痹等头面五官疾患。对肩、背、肘、臂疼痛麻木，手指不能屈伸亦有效。

中渚穴现代研究：中渚穴对眼科针麻手术镇痛效果较好，以中渚、列缺为主穴，用于眼科手术，其镇痛效果较眼附近穴为优，针中渚穴也可引起肠鸣音亢进。

液门：有降浊升清作用。主治头痛、目赤、耳聋、耳鸣、喉痹等头面五官疾患。对热病，疟疾，手臂痛亦具有治疗作用。

液门穴现代研究：急性上呼吸道感染：《中西医结合实用临床急救》针刺液门穴治疗急性上呼吸道感染 83 例，全部有效。感冒：《四川中医》报道针刺液门穴为主治疗感冒 43 例，主穴：液门，风寒型加列缺、迎香；风热型加水沟、大椎、内庭；暑湿型加中脘、足三里、孔最、支沟；咽喉肿痛加少商点刺出血。痊愈 38 例，显效 8 例，全部有效。高热：《中国针灸》报道，针刺液门穴退高热 30 例。液门穴用 1 寸毫针向上斜刺 0.5 寸，留针半小时，间断行针 4 ～ 5 次，以患者汗出为度。每日 1 次。全部有效。头痛：《中国针灸》报道，针刺液门治疗头痛 48 例。取双侧液门穴，用 1.5 寸毫针顺掌骨间隙刺入 0.5 ～ 1 寸，中等刺激，头部可有凉感，留针 15 ～ 30 分钟，随即头痛减轻或消失。每日 1 次，7 日为 1 疗程。痊愈 36 例（75%），好转 11 例（22.9%），无效 1 例（2.1%），有效率 97.9%。落枕：《中国针灸》报道，针刺液门透中渚加局部拔罐治疗落枕 50 例。单侧痛取患侧穴，双侧痛取双侧穴用 1.5 寸毫针从液门透向中渚，得气后边运针边令患者活动头项，每次治疗 10 分钟，针后在患处闪罐数次，于压痛点留罐 5 分钟。每日 1 次。全部治愈。

关冲：主治神经系统病症，如中风、中暑、昏厥、急惊风。消化系统病症，如吐泻、胃脘痛。其他病症，如小儿夜啼、睑腺炎、热病、耳鸣、心痛等。急救穴之一。配人中、内关，治疗休克、晕厥、中风昏迷。配人中、廉泉，治疗舌腔肿痛。配少商、合谷，治疗小儿惊风。

中冲穴现代研究：结膜炎：《中国针灸》报道点刺中冲出血治疗咽结膜炎 200 例。单眼感染取患侧，双眼患病取双侧。单纯针刺组 100 例，均在 1 ～ 4 天痊愈，3 天内痊愈率 96%；眼药组 50 例，均在 7 ～ 10 天痊愈；针药结合组 100 例均在 1 ～ 3 天痊愈。可见，针刺能明显缩短治疗时间。睑腺炎：《实用中医药杂志》报道中冲穴点刺出血治疗睑腺炎 160 例。取患侧中冲穴，用消毒三棱针或注射用 7 号针迅速点刺，挤压出血 5 ～ 10 滴。每日 1 次。痊愈 148 例，好转 12 例，全部有效，一般 1 ～ 3 次即可。癔症性瘫痪：《中国针灸》针刺中冲、隐白治疗癔症性瘫痪 32 例。癔症发作时，上肢瘫取中冲，下肢瘫取隐白。用1寸毫针浅刺，提插捻转泻法。全部见效，其中痊愈率为93.8%。痛经：《中国针灸》报道针刺中冲穴治疗痛经50例。中冲穴刺入0.1寸，强刺激泻法，留针20分钟，其间行针3次（在月经前1～2天或经期疼痛发作时治疗），连续2～3个月经周期。经治疗1～2个疗程，全部治愈。小儿夜啼：《上海中医药杂志》报道针刺中冲穴治疗小儿夜啼100例。中冲穴用三棱针刺入1分许，出血3～5滴。1次治愈90例，2次治愈8例，3次治愈2例，全部有效。大部分患儿在针刺1分钟后即停止啼哭。治疗中暑实证：点刺中冲出血治疗中暑实证50例、小儿惊风10余例、其他昏厥10余例，均1次而愈。

6. J8（颈8）经脉（手太阳小肠经经脉和手少阴心经）感循

颈8神经节段皮支形成手太阳小肠经和手少阴心经，为十二经脉之一二。首载于长沙出土的马王堆汉墓医书。其中《帛书·经脉》甲种本循行，即《足臂十一脉灸经》称为“臂泰（太）阳癖（脉）”；乙种本，即《阴阳十一脉灸经》称为“肩脈（脉）”。《灵枢·经脉》称为“小肠手太阳之脉”。现通称为手太阳小肠经，简称小肠经。颈8神经节段的手太阳小肠经在三叉一穴处与手少阴心经四柱一穴连接并上行青灵穴汇于极泉。

（1）J8（颈8）经脉手太阳小肠经经脉功效：《帛书·经脉》甲种本所载此经脉病候只有“臂外廉痛”一证；乙种本所载“是动则病”及“是肩脉（脉）主治其所产病”的内容与《灵枢·经脉》所载近同。《灵枢·经脉》《素问·厥论》等都有此经脉病候的记载，归纳如下：小腹胀痛，痛连腰部，少腹痛牵引睾丸，咽痛，耳聋，目黄，颌颊部肿痛，肩臂外侧后缘疼痛，大便泄泻，或腹痛有燥屎，便闭等。

（2）J8（颈8）经脉（手太阳小肠经、手少阴心经）主要经穴：

①手太阳小肠经：J8J、J8BS、J8T、J8YW、J8YQ、J8SY、臑俞、肩贞、小海、支正、养老、阳谷、腕骨、后溪、前谷、少泽（共16穴）。

②手少阴心经：少冲、少府、神门、阴郄、通里、灵道、少海、青灵、极泉（共9穴）。

（3）J8（颈8）经脉（手太阳小肠经和手少阴心经）感循：

①手太阳小肠经：J8J⟷J8BS⟷J8T⟷J8YW⟷J8YQ⟷J8SY⟷臑俞⟷肩贞⟷小海⟷支正⟷养老⟷阳谷⟷腕骨⟷后溪⟷前谷⟷少泽。

②手少阴心经：少冲⟷少府⟷神门⟷阴郄⟷通里⟷灵道⟷少海⟷青灵⟷极泉。

（4）手太阳小肠经、手少阴心经经脉图（图 4.8）。

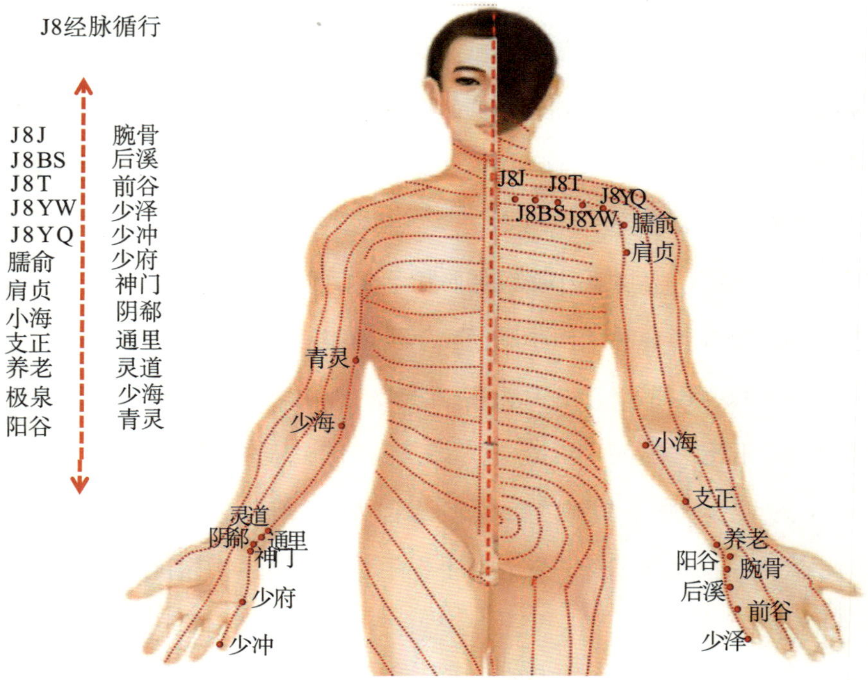

图 4.8 横经 -J8（手太阳小肠经、手少阴心经）经脉图

（5）J8（颈 8）经脉各经穴临床功效：

手太阳小肠经：J8J、J8BS、J8T、J8YW、J8YQ、J8SY：以注射针点刺对胸闷、无力、心气无力、心阳不足、疲劳、左耳听力下降、左脑供血不足等证有突出疗效。

臑俞：具有消肿止痛，舒经活血的功效。配肩髃穴、肩贞穴、肩髎穴、外关穴，治肩周炎。配肩髃穴、肩贞穴、肩髎穴、外关穴、曲池穴，治上肢瘫痪。配肩髃穴、臂臑穴、养老穴，治肩臂痛不举。配臂臑穴，有祛风通络止痛的作用，主治肩臂酸痛。配后溪穴、肩井穴，治肩部疼痛。配肺俞穴，有降气止咳平喘的作用，主治咳嗽、气喘。配肩井穴、膻中穴，有散结消肿的作用，主治乳痈。配肩髃穴、曲池穴，治肩臂疼痛。

肩贞：具有通经活络，清头聪耳功效。临床治疗耳鸣、齿疼、肩胛疼痛、手臂不举、上肢麻木及肩关节周围炎、瘰疬等。配肩髃穴，主治肩臂疼痛、上肢瘫痪。配天井穴，主治瘰疬。配肩髎穴、曲池穴、肩井穴、手三里穴、合谷穴，治疗上肢不遂。配合谷穴、肩髎穴、内关穴、后溪穴、中渚穴，治疗肩周炎。配耳门穴、听宫穴，可缓解耳鸣。

肩贞穴现代研究：电针肩贞、肩髃、肩前、曲池等穴，配合曲安奈德注射液加2% 利多卡因混合液穴位注射治疗肩周炎患者 85 例，其中肩内廉痛加尺泽、太渊，肩外廉痛加后溪、小海，肩前廉痛加列缺，痊愈 49 例，好转 36 例，总有效率 100%。

小海：用于治疗头痛、项强、耳鸣、颊肿、肘臂痛、瘰疬、癫痫等。

小海穴现代研究：主要治疗肘臂疼痛、麻木，对癫痫也有一定的作用。现代常用于治疗尺神经疼痛、麻痹、癫痫、神经分裂症、舞蹈症、肩背痛、齿龈炎等。针刺小海穴，可使降结肠远端的顽固性迷走神经过敏现象好转，可治疗过敏性结肠炎。

支正：主治头痛、项强、肘臂酸痛、热病、癫狂、疣症。配内关穴、阳溪穴，治惊痫、肘臂不举。配鱼际穴、合谷穴、少海穴、曲池穴、腕骨穴，治狂言。配少海穴，治热病。配三焦俞穴，治目眩头痛。配天容穴、前谷穴、角孙穴、腕骨穴，治颈肿项痛不可顾。

支正穴现代研究：《针灸临床杂志》报道针刺对冠心病患者血脂、血糖的影响。选择住院患者 60 例，随机分为针刺组和西药组各 30 例，两组每天均常规口服阿司匹林、硝酸酯类和钙通道阻滞剂。针刺主穴取支正、神门、内关、间使、足三里（均双），配穴根据辨证加太冲、照海、三阴交丰隆等，快速进针，捻转得气后留针 20 ～ 30 分钟。结果针刺组对心绞痛、心电图 TT 波正常化的疗效明显优于西药组。

养老：有清头明目，舒筋活络的作用。对精神、神经系统疾病，如脑血管病后遗症、肩臂部神经痛有治疗效果。对运动系统疾病，如急性腰扭伤、落枕有治疗效果。也对近视眼有缓解作用。

养老穴现代研究：针刺一侧养老穴，嘱患者活动腰部，治疗急性腰扭伤有效。患者取坐位，屈肘，掌心向胸，一侧病变取患侧养老，两侧病变取双侧养老，治疗肩周炎有效。针刺用强刺激手法，左病右取，右病取左，嘱患者活动颈部，治疗落枕。

阳谷：主治头痛、目眩、耳鸣、耳聋、热病、癫狂痫、腕臂痛有治疗作用。临床运用于治疗精神、神经系统疾病，如精神病、癫痫、肋间神经痛、尺神经痛；五官科系统疾病，如神经性耳聋、耳鸣、口腔炎、齿龈炎、腮腺炎等。

阳谷穴现代研究：《蜜蜂杂志》报道蜂针刺阳谷、阳溪、阳池治疗手腕疼痛，3 次而愈。阳谷、阳溪、阳池是蜂针治疗腕关节痛的常用经穴，此三穴为阳经腧穴，具有清热祛风通经活络、消肿止痛的功用。配合使用可以治疗热病，也可治疗手腕臂痛、咽喉病。还可治疗神经系统病症，如瘛疭、舌强、口噤、癫狂；头面五官病症，如颔肿寒热、耳鸣耳聋、喉痹、扁桃体炎；外科病症，如疥疮、生疣、痔漏；其他病症，如肩臂腕痛等。

腕骨：主治头面五官病症，如头项强痛、耳聋、耳鸣、目翳、颐肿、鼻衄。本经脉所过部位病症指挛腕臂痛、痹证、五指不可屈伸、落枕、急性腰扭伤。其他病症，如黄疸、胁痛、消渴、热病汗不出、疟疾、泄泻、小儿惊风。配中渚，治五指不可屈伸。配天宗，治肩臂痛。配阳谷，治颈项痛、寒热。配中脘，治脾虚黄疸。配胰俞、脾俞、足三里，治消渴。配外关、阳池，治疗腕关节炎和小指、四指麻。配通里、听宫、翳风，治疗耳鸣耳聋。配合谷、尺泽，治疗感冒。配上星、合谷，治疗鼻衄。配大椎、天柱，治疗头项强痛。

腕骨穴现代研究：艾诗奇等发现单刺腕骨穴治疗脑卒中后经脉拘急之手指拘挛，疗效优于合谷透后溪穴。

前谷：主治呼吸系统病症，如咳嗽、胸满闷；头面五官病症，如头痛、目痛、耳鸣、咽痛；其他病症，如乳少、中暑、热病汗不出、小指痹痛等。配合谷、曲池、外关，治手痛、前臂麻木。

前谷穴现代研究：腮腺炎：《临床论坛》报道针刺前谷穴治疗流行性腮腺炎 300 例。取双侧前谷穴，快速直刺 0.1 寸左右（至骨膜），强刺激，捻转 7 或 8 次，不留针。隔日 1 次。1 次治愈 243 例，3 次治愈 21 例，全部治愈。

少泽：主治头面五官病症，如咽喉肿痛、目翳、耳鸣、耳聋、鼻衄；其他病症，如乳汁少、乳痛、肩臂外后侧疼痛等。配乳根、膻中、合谷，治乳汁不足、乳痛。

少泽穴现代研究：头痛：《实用医技杂志》报道针刺少泽等穴治疗头痛 112 例。取穴：双侧少泽、至阴，毫针浅刺 0.1 寸，留针 15 分钟，每隔 3 分钟捻转 1 次，以病人耐受为度。每日1次，7次为1个疗程。治愈72例（64.3%），好转32例（28.6%），无效8例（7.1%），有效率92.9%。睑腺炎：《中国针灸》报道少泽点刺出血治疗睑腺炎30例。用三棱针点刺少泽穴，挤出3或4滴血。每日1次，3次为1疗程。治愈27例（90%），显效3例，全部有效。腮腺炎，《安徽中医学院学报》报道点刺少泽、少商穴治疗流行性腮腺炎279例，一般1或2次即可痊愈。落枕：《中国中医急症》报道点按少泽穴治疗落枕100例。用大拇指点按少泽穴3～5分钟，刺激由轻至重泻法，同时嘱患者做颈部前后、左右活动。1次治愈60例，2次治愈40例。呃逆：《四川中医》报道按压少泽穴治呃逆，以拇、食二指按压少泽穴，力量由轻到重，成人可用指甲顶压，或用三棱针点刺出血，收效明显。《河南中医》报道按压少泽穴治疗虚寒型呃逆，拇指在上、食指在下捏住一侧手小指末端，用拇指端顶压少泽穴，力量由轻到重，以患者能耐受为度，直至呃止，一般仅需数分钟呃逆即停。产后乳少：《中医杂志》报道针刺少泽为主穴治疗产后乳少100例。主穴：少泽，配穴：膻中、乳泉（腋前纹头端、胸大肌下缘、极泉穴前5分）。常规针刺，平补平泻法，留针20分钟，每日1次，有效82例。尿潴留：《山西中医》报道井穴点刺出血治疗产后尿潴留25例，全部有效。乳腺炎：《山东中医杂志》报道少泽穴点刺出血结合音频治疗急性乳腺炎68例，用三棱针点刺双侧少泽1分，使出血3或4滴；随后采用HD-1型音频电疗仪，将两极板置于乳房红肿痛处，以患者有虫蚁感为宜，治疗30分钟，每日1次，全部有效。《中国针灸》报道针刺少泽穴治疗急性乳腺炎88例，用三棱针点刺患侧少泽穴，出血5或6滴，治愈84例全部有效。

现代研究：针刺少泽、膻中，可使乳汁不足的妇女血中催乳素含量增加；电针少泽可使垂体后叶催产素分泌增加。

手少阴心经：

少冲：主治心胸系统病症，如心痛、心悸、胸满气急；神经系统病症，如热病昏厥、癫狂；其他病症，如手臂挛痛、咽干、目黄、口中热等。配中冲、人中、足三里，治中暑、休克、晕厥。

少冲穴现代研究：乳腺炎：《四川中医》报道点刺少冲穴治疗急性乳腺炎，先用三棱针点刺双侧少冲出血；再用1寸毫针在悬颅穴（双）向后平刺0.5～0.8寸，快速捻转强刺激 3 ～ 5 分钟，留针 20 ～ 30 分钟，每 5 分钟行针 1 次，每日 1 次，7 次为 1 疗程，一般针 2 次，最多 1 个疗程可愈。尿潴留：《山西中医》报道井穴点刺出血治疗产后尿潴留 25 例，取双侧少冲、少泽、至阴，用三棱针点刺出血数滴；再取中极、三阴交、足三里，常规针刺，动留针 30 分钟，若针后 6 小时仍不排尿者，可每日针 2 次，结果全部有效。其中，针 1 次后在 1 ～ 4 小时内排尿者 10 例，针 2 次排尿者 3 例，针 3 ～ 5 次排尿者 7 例。

现代研究：《中国针灸》报道心经腧穴和内关穴对冠心病患者心功能影响的对比研究，电针手少阴心经 9 穴及内关穴，对比观察其对冠心病患者超声心动图某些心功能指标的即时影响，结果表明；在改善左心室收缩功能的 EF、FS 方面，少冲、右极泉优于内关。

少府：具有发散心火的作用。主治心悸、胸痛，阴痒、阴痛，痈疡，小指挛痛等。

少府穴现代研究：中风后遗症手指挛急：《四川中医》报道针刺少府穴治疗中风后遗症手指挛急，少府直刺 0.5 ～ 0.8 寸，提插、捻转，使有酸、困、胀、痛之感，针刺得气后手指即可伸直。急性腰扭伤：《内蒙古中医药》报道针刺少府穴治疗急性腰扭伤 36 例，取双侧少府穴，直刺 0.5 ～ 0.8 寸，泻法，留针 10 ～ 20 分钟，每隔 3 ～ 4 分钟强刺激 1 次，同时嘱患者作前屈后伸、左右转动等腰部活动，并配合推拿。1 次治愈 11 例，2 或 3 次治愈 22 例，治愈率 91.7%。遗尿：《天津中医》报道针刺少府穴治疗小儿遗尿 85 例。取双侧少府穴，直刺 0.3 ～ 0.5 寸，捻转补法 1 分钟，不留针即快速出针，轻按其穴，每日 1 次，10 次为 1 疗程，治愈 54 例（63.5%），好转 28 例（32.9%），无效 3 例，有效率 96.4%。

神门：主治心痛、心烦、惊悸、怔忡、健忘、失眠、痴呆、癫痫等证。对高血压，胸胁痛有治疗作用。临床用于治疗心脏肥大、冠心病、心绞痛、风湿性心脏病、无脉证、精神衰弱、癔症、痴呆、再生障碍性贫血、血小板减少性紫癜、产后失血、鼻内膜炎、扁桃体炎、肠伤寒、舌骨肌麻痹、流行性出血热、牛皮癣、日光性皮炎等。

神门穴现代研究：对冠心病、心绞痛有显著疗效，可以调控大脑皮质功能。

阴郄：主治心痛、惊悸、骨蒸盗汗、吐血、衄血、暴喑。配内关、心俞，治心痛。配百劳、肺俞、定喘，治肺结核。配后溪，治盗汗。配心俞、神道，通阳行气，宁心定悸，主治心痛、心悸、神经衰弱。配尺泽、鱼际，清热凉血止血，主治衄血、吐血。配后溪、三阴交，清虚热，敛阴液，主治阴虚盗汗、骨蒸劳热。现常用于治疗心区痛、盗汗、胃出血、子宫内膜炎。

阴郄穴现代研究：阳经郄穴多治疗急性痛症、阴经郗穴多治疗急性血症的论点，在临床诊治疾病上，具有重要意义。

通里：有清心安神，通利咽喉，通经活血，交通心肾的功效。临床治疗头晕、语言不利、咽喉肿痛、冠心病、心律失常、心肌梗死、心绞痛以及胃脘疼痛等疾病。配廉泉、哑门等，治疗舌强不语、暴喑等。配太阳、风池，清利头目，主治头痛目眩、眼花。配廉泉、涌泉，清心启闭开窍，主治舌强、癔症性失语。配内关、心俞，治胸痹、脉结代、心绞痛、心律不齐、心悸、怔忡等。配腕骨，安神定志，主治狂证、精神分裂症。

通里穴现代研究：现代常用于治疗头痛、眩晕、心绞痛、心动过缓、神经衰弱、癔症性失语、精神分裂症、扁桃体炎、急性舌骨肌麻痹、咳嗽、哮喘、胃出血、子宫内膜炎等。配内关、足三里，对冠心病心绞痛的治疗有显著疗效。也有报道针刺通里穴，可使部分癫痫大发作的病人脑电图趋于规则化。

灵道：有宁心安神，疏通经络作用。主治胸闷心痛、心悸、暴喑、舌强不语、头晕目眩、肘臂挛痛。配心俞、少府、隐白、厉兑，镇惊安神、养血补心，治疗心悸、易怒、少寐多梦等。配命门、气海、大陵、阴陵泉、足三里，针刺，温补心阳，治疗心阳不振、神疲乏力、肢体浮肿等。配印堂、大陵、丰隆、志室，化浊开窍，治疗痰浊蒙心等症。配心俞、厥阴俞、膈俞、阴郄，化瘀通络，治疗心痛。配天突、扶突、天窗、合谷、外关，祛风清热，治疗风热暴喑不言。配风池、哑门、廉泉、太冲、丰隆，治疗舌强不语。配肩髃、曲池、少海、阳池，治疗肘臂挛急。

灵道穴的现代研究：冠心病、心绞痛患者90%此穴有压痛。配神门，治疗顽固性失眠有效率98%。

少海：具有理气通络，益心安神，降浊升清的作用。常用于治疗癔症、精神分裂症、尺神经麻痹、肋间神经痛等。配后溪穴，主治手颤、肘臂疼痛。配神门穴、内关穴、大陵穴，主治癔症。可治疗精神、神经系统疾病：神经衰弱、精神分裂症、头痛、眩晕、三叉神经痛、肋间神经痛、尺神经炎、尺神经麻痹；呼吸系统疾病：肺结核、胸膜炎；运动系统疾病：落枕、前臂麻木及肘关节周围软组织疾患、肘臂挛痛、下肢痿痹；其他：心绞痛、淋巴结炎、疔疮、瘰疬、急性舌骨肌麻痹或萎缩、肋间神经痛等。配合谷、内庭，有清泻阳明热邪的作用，主治牙痛、牙龈肿痛。配后溪，有舒筋通络活血的作用，主治手颤、肘臂疼痛。配天井，有活血散瘀的作用，主治瘰疬。

少海穴现代研究：《中国中医基础医学杂志》报道电针少海、神门对大鼠高脂血症血浆内皮素、降钙素基因相关肽的影响，模型动物高脂血症血浆内皮素（ET）含量明显升高，CGRP(降钙素基因相关肽）含量明显下降，而电针可使动物血浆 EF 含量下降，CGRP 含量升高，且神门穴较少海穴效应显著，电针可调节 EF 和 CGRP 向正常水平逆转，使组织和血浆中的 EF、CGRP 水平保持动态平衡，从而有利于血管运动平衡，使高脂血症所致的缺血、缺氧及代谢障碍得以缓解，达到修复或改善血管内皮功能，推迟高脂血症演变过程，预防冠心病的发生。

青灵：主治头痛振寒、目黄、胁痛、腋下肿痛、肩臂不举等。具有运化心血，理气止痛，宽胸宁心的作用。临床用于治疗神经性头痛、肩关节周围炎、肋间神经痛、腋窝淋巴结节等。配曲池穴、肩髃穴，治肩臂痛。

青灵穴现代研究：现代常用于治疗神经性头痛、肋间神经痛、肩胛及前臂肌肉痉挛、间歇热等。

7. T1（胸 1 经）手厥阴心包经感循

胸 1 经脉由真皮支血管、无髓鞘小神经在第 1 和第 2 胸肋间隙的真皮形成。该经脉起于第 1 胸椎间隙脊脉 T1 穴，环绕胸后交极泉穴绕胸前一周，止于胸前肾经（1s）。在 1yq（周荣）穴手厥阴心包经向前臂中行走，止于中指尖中冲穴。

（1）T1（胸 1 经）经穴：1J，1BS，1T，1YW，1YQ，1SY，1yq，1yw，1g，1p，1w，1s，云溪，云谷，天泉，土顶，曲泽，肝灵 123，郄门，间使，内关，大陵，劳宫，火星上下，脾肿，中冲（共 28 穴）。

（2）T1（胸 1 经）经脉循行和感循：1J⟷1BS⟷1T⟷1YW⟷1YQ⟷1SY⟷1yq⟷1yw⟷1g⟷1p⟷1w⟷1s。

1yq⟷云溪⟷云谷⟷天泉⟷土顶⟷曲泽⟷肝灵 123⟷郄门⟷间使

⟷内关⟷大陵⟷劳宫⟷火星上下⟷脾肿⟷中冲。

（3）T1（胸 1 经）经脉图（图 4.9）。

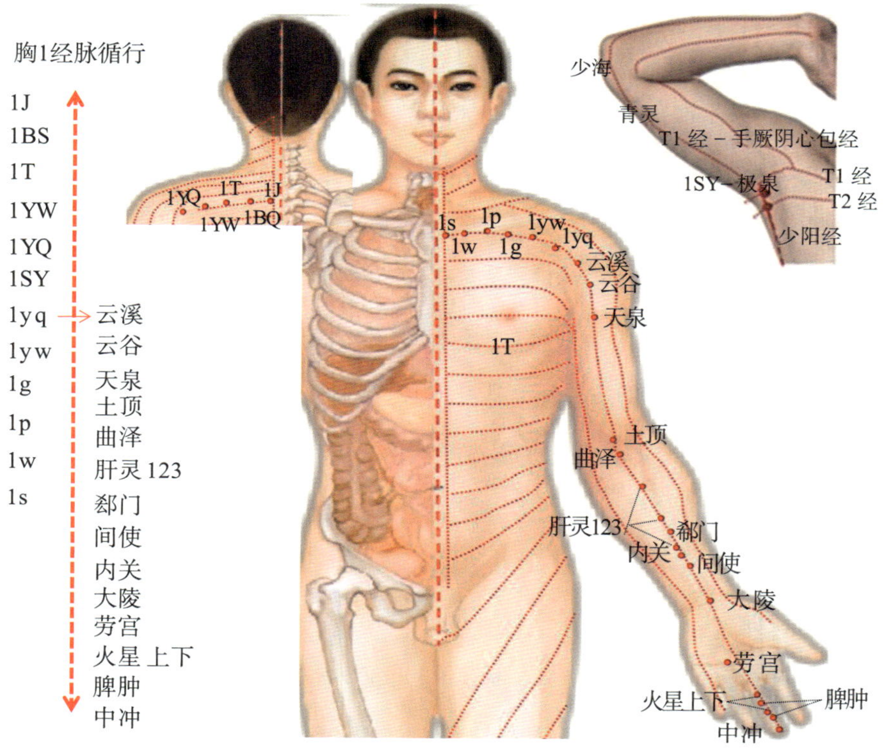

图 4.9 横经 -T1（手厥阴心包经）经脉图

（4）T1（胸 1 经）临床意义：第 1 胸椎段主要关联心脏、气管、食道、前臂等。如发声障碍，易患心慌、心悸、气管炎、气喘、咳嗽、呼吸困难、左上胸痛、手腕痛、手臂后侧痛等症。

（5）T1（胸 1 经）各经穴临床意义：

1J：对治疗急性咽炎，上呼吸道感染具有卓效。

1BS：具有祛风解表，宣肃肺气，宣肺解表，益气固表的作用。主治感冒、颈椎痛、肩膀酸痛等疾病。配肺俞穴、大椎穴，治咳嗽、气喘。配合谷穴，治伤风、咳嗽。以刃针真皮层浅刺，具有退热、快速解除上呼吸道感染的疗效。

1T：有舒筋活络，疏风散邪作用。治疗颈项强痛、肘臂麻木、肩背拘谨、肋间神经痛、感冒、肺炎等。配大椎穴、风池穴、后溪穴，治疗颈项强痛。配大椎穴、肩髃穴，治疗肩背拘急疼痛。临床主治运动系统：颈椎病，颈部肌肉痉挛；精神、神经系统：肋间神经痛，副神经麻痹；其他：肺炎，感冒。

1YW：对小腿肚、小腿痛有效。

1YQ：对糖尿病皮肤瘙痒，足跟痛具有特效。

1SY（极泉）：主治心痛、心悸等心脏疾病，也可以治疗肩臂疼痛、胁肋疼痛、臂丛神经损伤以及用于上肢针麻。临床上点刺极泉可以治疗胸闷、气短、憋气从而缓解冠心病导致的急性发作症状。

极泉穴现代研究：配神门，可治疗心绞痛。配侠白，可治疗肺源性心脏病的心痛干呕烦满。独取本穴治疗劳损所致肩周炎有奇效。配外关、阳陵泉，治疗胁肋痛。极泉穴有调整心率的作用，如给动物注射肾上腺素，使心率减慢的情况下，针刺极泉等穴，可以减弱肾上腺素所致心率减慢的作用，使心率迅速恢复正常水平。

1yq（周荣）：有升发脾气的功效。主治咳嗽、气逆、胸胁胀满。配膻中，治胸胁胀满。

周荣穴现代研究：周荣穴主治胸胁胀满、咳嗽、气喘、支气管炎、支气管扩张、肺脓疡、肺炎、胁痛、胸痛引背、咳逆上气、咳唾脓血、饮食不下、呃逆、食道狭窄、不思饮食、胸膜炎、肋间神经痛、胸胁苦满、胸胁胀满疼痛、膈肌痉挛等。多用周荣治疗支气管炎、支气管扩张、肺脓疡、食道狭窄、胸膜炎、肋间神经痛、食道狭窄、膈肌痉挛、肋间神经痛。

1yw（中府）：主治胸胁胀满、咳嗽、气喘、胁痛、胸痛引背、咳逆上气、咳唾脓血、饮食不下、呃逆、支气管炎、支气管扩张、肺脓疡、食道狭窄、胸膜炎、肋间神经痛、咳嗽、气喘、肺炎、膈肌痉挛、肋间神经痛等。

中府穴现代研究：临床配肺俞穴、膏肓穴、膻中穴、尺泽穴，治咳逆哮喘。配库房穴、中府穴、尺泽穴，治咳逆上气、浊沫脓血。配华盖穴、紫宫穴、中庭穴、神藏穴、灵墟穴、胃俞穴等，治胸肋胀满。配行间穴、乳根穴、曲池穴、膻中穴，治肋间神经痛。配大肠俞穴，治食不下。

1g（气户）：主治咳嗽、气喘、呃逆、胸痛、胸胁支满等胸肺病证。配库房穴、屋翳穴、膺窗穴，治胸前神经痛。配华盖穴，治胁肋疼痛。配云门穴、天府穴、神门穴，治喘逆上气。配库房穴、足三里穴、内庭穴、中脘穴、期门穴、太冲穴，治瘰疬。配肩中俞穴、肩外俞穴、大杼穴、附分穴、肺俞穴、心俞穴、厥阴俞穴、心俞穴、膈俞穴、俞府穴，治肺结核。

气户穴现代研究：气户穴治疗支气管哮喘有一定疗效，缓解支气管痉挛及调整支气管作用。

1p（缺盆）：临床主治咳嗽气喘、喘息、扁桃体炎、气管炎、支气管哮喘、咽喉肿痛、瘰疬、咳嗽、唾血、胸中热、胸满、胸闷、瘿气、肩臂疼痛、上肢麻痹、喉痹、瘿瘤、颈肿、胸膜炎、膈肌痉挛、颈淋巴结核、甲状腺肿大、肩部软组织病变等。

1w（俞府）：主治咳嗽、气喘、痰多、骨蒸潮热、呃逆、呕吐、胸满、不得饮食、胸痛。现代又多用俞府穴治疗支气管炎、胸膜炎、肋间神经痛、哮喘、呼吸困难、神经性呕吐等。配丹田穴、膻中穴、身柱穴、列缺穴等，治咳嗽。配神藏穴、天府穴，治上气喘不得息。配曲池穴、人迎穴、神道穴、章门穴等，治胸满。配灵墟穴、神藏穴、巨阙穴，治呕吐、胸满。配膻中穴、期门穴、章门穴，治胸痛。

1s（气舍）：具有调气，化瘀，散结的作用。临床主治咽喉肿病、气喘、呃逆、瘿瘤、瘰疬、颈项强。配扶突穴、人迎穴，治瘿瘤。配中府穴、膻中穴，治咳喘。配魄户穴，治咳逆上气。

云溪：具有舒筋活络，通关利窍的作用。主治脑出血、脑血栓之后遗症、手臂麻痹、麻痹等。配心灵一穴、正会穴、镇静穴，特效治疗严重失眠症。配正会、上三黄、通天穴、灵骨穴，特效治疗脑血栓之后遗症。

云谷：主治妇科炎症、阴道痒及炎症、赤白带下、小儿麻痹等症。

天泉：主治心痛、胁胀、咳嗽、胸壁及上臂内侧痛。现多用于治疗心动过速、支气管炎、肋间神经痛、膈肌痉挛等。

土顶：配木顶、水顶穴，主治头部相关的疾病：头痛头晕，头顶痛（特效），脑鸣，头重，血压高导致的头晕等；眼睛及鼻部相关疾病：老视眼，白内障，眼睛酸痛痒，眼底出血，鼻炎，鼻痒等；男科，妇科，肛门周围疾病；腘窝及肘窝附近的疼痛等。

曲泽：主治心痛、心悸等心脏病证；胃痛、呕吐、泄泻等急性胃肠病，肘臂挛痛、退热。对神志性躁狂等症有治疗作用，对肘臂挛痛、臂麻手颤亦有效。尚可治疗头颈痛、腋胁痛、瘰疬等。

曲泽穴现代研究：对风湿性心脏病、心肌炎、急性胃肠炎、中暑、血栓闭塞性脉管炎等治疗有效。温灸该穴治疗冠心病心绞痛，可以改善心功能。

肝灵 123：对脊椎骨膜炎、肝炎、肝硬化、肝痛、两胁痛、血癌（白细胞过多或过少）、脾大、坐骨神经痛、半身不遂、腰酸、筋骨痛有治疗作用。

郄门：具有清热止血，宁心止痛，理气安神，活血泄热的作用。主治心痛、心悸、呕血、胸胁痛、前臂痛、臃肿、疔疮、癫痫等。配神门、心俞，治冠心病、心绞痛、心悸突发。配尺泽、肺俞，治咳血。配膈俞，治膈肌痉挛。配大陵，止咯血。配尺泽、肺俞，有清营止血的作用，主治咯血。配曲池、三阳络，治咯血。配梁丘穴、足三里穴、太冲穴，治神经性呕吐。配内关穴，治急性缺血性心肌损伤。配曲泽穴、大陵穴，治心痛。配神门、心俞，宁心安神，主治心悸、心绞痛。配内关、膈俞，治心胸痛。配膈俞，有宽胸利膈的作用，主治膈肌痉挛。配心俞、膻中，治风湿性心脏病。配心俞、大椎，治心肌炎。

郄门穴现代研究：对风湿性心脏病、心肌炎、冠心病、心绞痛、心动过速、胸膜炎、膈肌痉挛有临床效应。

间使：具有宽胸和胃，清心安神，截疟作用。临床主治心痛、胃痛、胸痛、呕吐、癫狂、臂痛等。配尺泽穴，治反胃、呕吐、呃逆。配支沟穴，治疟疾。配腰奇穴，治癫痫。配大陵、曲泽，治心肌炎。配水沟，治失音。配水沟穴、太冲穴，治癔症。配心俞，有益心气、宁神志的作用，治心悸。配大杼，宣阳解表，驱邪截疟，主治疟疾。配三阴交，活血化瘀，主治月经不调、经闭。

间使穴现代研究：对风湿性心脏病、心绞痛、心肌梗死、心肌炎、精神分裂症、单纯性甲状腺肿、乳癖有效。针刺间使穴可增强冠心病患者心肌收缩力，减慢心率，改善心电图，使左心室舒张期终末压降低。电针间使和内关，可使冠脉流量和心肌血氧供应量增加，使冠脉阻力、心肌氧提取率降低，最大冠状动脉血氧含量差减少，心肌氧耗量降低，从而改善、调整心肌对氧的供求失衡，有利于濒危区缺血心肌损伤程度的减轻，使心肌坏死区减少。

内关：具有调节自律神经，舒压，解除疲劳，改善胸痛、心悸、盗汗和入眠的作用。具有舒缓腹胀感，治疗头晕、心痛、晕车等临床效应。主治心痛、心悸、胸痛、胃痛、呕吐、手臂疼痛、呃逆、健忘、失眠、癫狂痫证、郁证、眩晕、中风、偏瘫、哮喘、偏头痛、热病、产后血晕、肘臂挛痛。对心绞痛、心律不齐、神经衰弱、精神分裂症、癔症、无脉症等亦有效。还可以治疗晕车、晕船等，对怀孕前 3 个月恶心、呕吐的妊娠反应疗效也很好。配公孙穴，治肚痛。配膈俞穴，治胸满肢肿。配中脘穴、足三里穴，治胃脘痛、呕吐、呃逆。配外关穴、曲池穴，治上肢不遂、手震颤。配患侧悬厘穴，治偏头痛。配建里穴，治胸闷。配大陵穴、神门穴，主治失眠。配郄门穴，主治心痛。配足三里穴、中脘穴，主治胃痛、吐泻。配公孙穴，治肚痛。可以说内关穴是治疗心血管病的第一要穴。

大陵：临床治疗心痛、心悸、心烦、胸中热、胃痛、呕吐、吐血、癫狂、痫症、喉痹、耳鸣、疟疾、舌本痛、善笑不休、目赤黄、喘逆、身热如火、头痛如破、短气胸痛、手挛不伸、疮肿瘙痒、指麻等。配外关穴、支沟穴，治疗腹痛、便秘。配水沟穴、间使穴、心俞穴、丰隆穴，治疗癫、狂、痫、惊悸。配劳宫穴，治疗心绞痛、失眠。

劳宫：主治中风昏迷、中暑、心痛、癫狂痫证、口疮、口臭、鹅掌风。可治疗精神、神经系统疾病：脑血管意外，昏迷，中暑，癔症，精神病，小儿惊厥，吞咽困难；消化系统疾病：黄疸，食欲不振；五官科系统疾病：口腔炎，齿龈炎；其他：手癣，手指麻木，高血压等。

劳宫穴现代研究：现代常用于治疗昏迷、中暑、癔症、口腔炎等。配水沟、十宣、曲泽、委中，治疗中暑昏迷。配金津、玉液、内庭，治疗口疮、口臭等。

火星上下：主治心悸、头晕、心冠脉狭窄、心脏性喘息（心源性喘息）、心脏瓣膜疾病、肩胛骨痛、胸痛、肺癌、多发性骨癌、腿痛、五十肩、呃逆、胃溃疡、十二指肠溃疡、乳腺增生等。

火星上穴配神耳穴，治头晕。火星上穴配灵骨穴、大白穴、三重穴，治肺癌。火星上下穴配地宗穴、灵骨穴、大白穴、心灵穴，特效治疗心脏疾病。

脾肿：主治脾脏发炎、脾大、胃肠胀气、脚趾酸痛、肺炎、心脏病、背痛、胸痛。配三重穴，治疗脾大效果显著。配心灵穴，治疗心疾特效。配上三黄，治肝疾极有效。

脾肿一穴配四花穴、火菊穴，有效治疗胃肠胀气。

中冲：临床运用于昏厥、热病、心烦闷、心痛、中风昏迷、舌强肿痛、中暑、小儿夜啼、咽喉肿痛、头痛如破、身热如火等治疗。临床配内关穴、水沟穴，治小儿惊风、中暑、中风昏迷等。

中冲穴现代研究：中冲穴现代常用于治疗昏迷、中暑、心绞痛等。配水沟、太冲、劳宫、曲泽，主治中风昏迷、舌强不语。配大椎、曲池、曲泽，主治中暑。配大椎、合谷、外关，主治小儿惊风。指压中冲用于心绞痛的应急治疗。临床发现，便秘时用拇指指端掐按点压中冲穴，有缓解紧张、促进排便的作用。掐按中冲穴此法也可用于预防便秘，特别适应于老年人。

人双手中指的指尖是中医经络学上的中冲穴。中医认为，此穴对疼痛较为敏感。人们若在困倦时揉捏此穴，能起到醒脑提神的功效。方法：先用左手揉捏右手的中冲穴 1 分钟，再用右手揉捏左手的中冲穴 1 分钟，然后比较一下两只手的疼痛感。哪一只手的疼痛感较明显，就再揉捏那只手的中冲穴（那只手中冲穴的疼痛感明显，说明这一侧的肢体较疲劳），直到双手的疼痛感相等时停止揉捏。

8. T2 经脉的感循

（1）T2（胸 2 经）感循：胸 2 经脉由真皮支血管、无髓鞘小神经在第 2 胸肋间隙的真皮形成。该经脉起于第 2 胸椎间隙脊脉 T2 穴，环绕胸后胸前一周，止于胸前肾经（2s）。

（2）T2（胸 2 经）经穴：2J，2BS，2T，2YW，2YQ，2SY，2yq，2yw，2g，2p，2w，2s（共 12 穴）。

（3）T2（胸 2 经）经脉循行和感循：2J⟷2BS⟷2T⟷2YW⟷2YQ⟷2SY⟷2yq⟷2g⟷2p⟷2w⟷2s。

（4）T2（胸 2 经）经脉图（图 4.10）。

（5）T2（胸 2 经）主要临床效用：主要关联心脏、气管、食道、肩臂等。如发生障碍，易患食道炎、胸痛、气喘、咳嗽、血压异常、心律失常、肩臂酸麻痛、手麻木等症。

（6）T2（胸 2 经）各经穴临床意义：

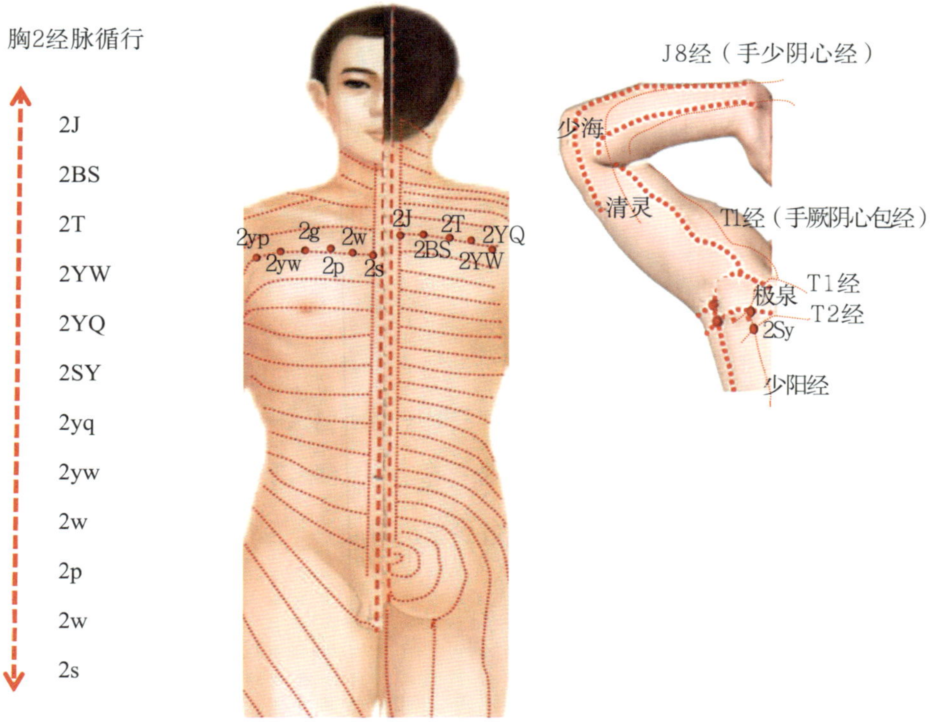

图 4.10 横经 – 胸 2 经脉图

2J：为胸 2 经脉位于华佗夹脊的位置，取 7 号注射针点刺出血，具有治疗心肺疾病的作用。深刺 2J 至第 2 胸神经膜（避开脊髓）具有缓解心动过速和呛咳的效果。

2BS：取 7 号注射针点刺出血，具有治疗心肺疾病的作用。可以明眼醒脑。

2T（魄户）：临床运用于肩背痛、颈项强痛、咳嗽、气喘、肺痨、虚劳等治疗。具有理气降逆，舒筋活络的作用。

魄户穴现代研究：现代用于治疗感冒、支气管炎、哮喘、肺结核、肺不张、胸膜炎、肋间神经痛、肩背部痛、上臂部疼痛或麻木。配天突穴、膻中穴，治喘咳（不可深刺，以防气胸）。

2YW（金精）：配精枝穴，具有缓解小腿酸胀和小腿疼痛的作用。

2YQ（分枝上）：主治药物中毒、食物中毒，蛇、蝎、蜈蚣等虫毒，狐臭、口臭、糖尿病、疯狗咬伤、小便痛、血淋、性病之淋病、全身发痒等。

2SY：临床上以七号针点刺出血对同侧乳腺增生，乳房结节或副乳具有治疗作用。

2yq（鲁琳下）：临床主治食物中毒、药物中毒、疯狗咬伤、血糖增高、皮肤痒、口臭等。临床上对足跟痛或心绞痛均有特效。

2yw（周荣）：具有宣肺止咳，理气止痛的作用。主治胸胁胀痛、肺水肿、支气管哮喘、肋间神经痛、膈肌痉挛、咳嗽、乳汁少、乳痈等。临床配膻中穴，主治胸胁胀痛。配天溪穴，主治肋间神经痛。

2g（屋翳）：主治咳嗽、气喘、咳唾脓血、胸肋胀痛、乳痈。配乳根、屋翳、膻中、期门、天宗、肩井，治乳癖。配肝俞、太冲，治疗肝郁气滞。配肝俞、肾俞，治肝肾阴虚。配丰隆、中脘，调治痰浊凝结等。

2p（库房）：临床主治咳嗽、气喘等肺系疾患，还包括咽喉肿痛、扁桃体炎、咽痒、干咳、支气管炎、肺炎等。对发热、发烧有效；胸胁胀满、胸内疼痛、肋间神经痛、两胁疼痛等亦具疗效；哺乳期妇女乳汁过少、乳腺炎、乳痈、乳痹，同样可选取库房穴进行治疗。

2w（神藏）：具有止咳平喘，宽胸利肺，降逆止呕的效应。临床主治肺失宣肃之咳嗽、气喘、胸痛诸病症等。另具有调节胃失和降之呃逆、呕吐诸病症。配风门、肺俞、曲池、大椎、尺泽，针刺泻法，治疗风热咳喘。配列缺、尺泽、脾俞、肺俞、阴陵泉，针刺泻法，针后加灸，治疗寒饮伏肺咳喘。配尺泽、丰隆、太渊、中府、孔最、大椎，针刺泻法，治疗痰热壅肺咳喘。配巨阙、膻中、璇玑、太渊、丰隆，针刺平补平泻法，宽胸降气、化痰降浊，治疗痰浊、胸闷、胸痛。配章门、公孙、中脘、丰隆，针刺平补平泻法，理气和胃、降逆止呕，治疗痰饮呕吐。

2s（彧中）：具有开胸清热（宽胸理气），止咳化痰的作用。主治咳嗽、气喘、痰壅、胸胁胀满、不嗜食、唾血、盗汗、支气管炎、胸膜炎、肋间神经痛、胸痛、膈肌痉挛等。

彧中穴现代研究：彧中穴主治咳嗽、气喘、咯血、痰涎壅盛、呃逆、盗汗、胸胁支满、乳痈、白癜风等。

9. T3 经脉的感循

（1）T3（胸 3 经）感循：胸 3 经脉由真皮支血管、无髓鞘小神经在第 3 胸肋间隙的真皮形成。该经脉起于第 3 胸椎间隙脊脉华佗穴 T3，环绕胸后胸前一周，止于胸前肾经（3s）。

（2）T3（胸 3 经）经穴：3J，3BS，3T，3YW，3YQ，3SY，3yq，3yw，3g，3p，3w，3s（共 12 穴）。

（3）T3（胸 3 经）经脉循行和感循：3J⟷3BS⟷3T⟷3YW⟷3YQ⟷3SY⟷3yq⟷3yw⟷3g⟷3p⟷3w⟷3s。

（4）T3（胸 3 经）经脉图（图 4.11）。

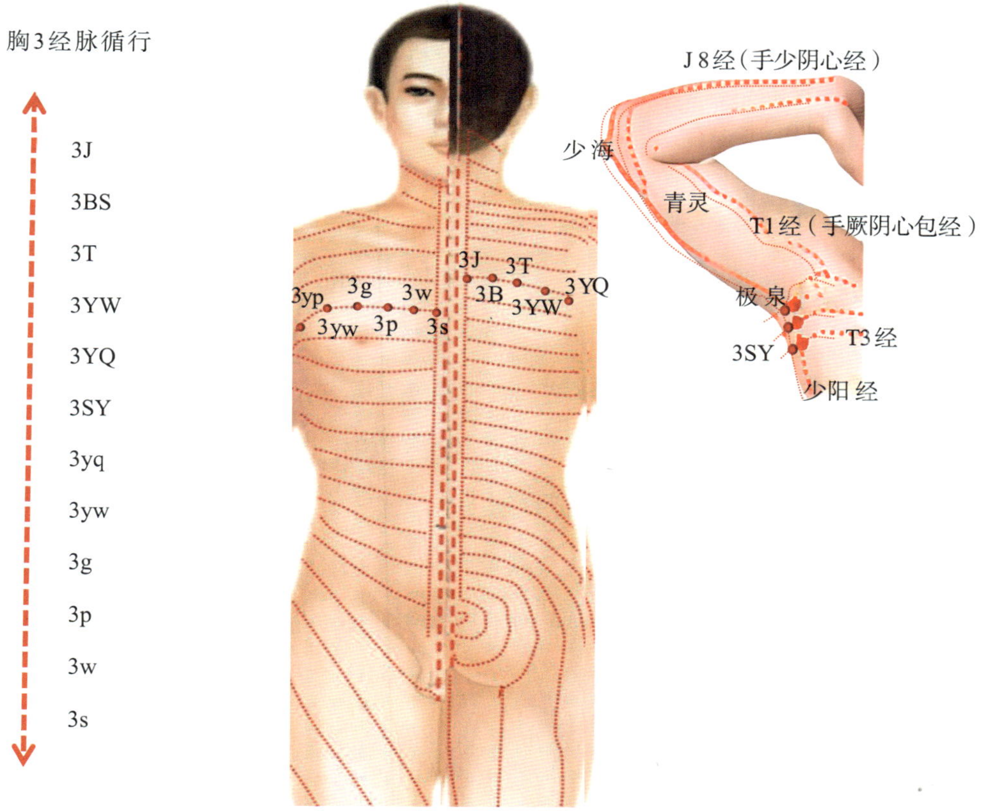

图 4.11　横经－胸 3 经脉图

（5）T3（胸 3 经）临床效用：第 3 胸椎段：主要关联肺、支气管、食道、心脏、胸腔等。如发声障碍，易患气喘、咳嗽、支气管炎、肺炎、食道炎、胸膜炎、心脏病、胸闷、胸痛等症。

（6）T3（胸 1 经）各经穴临床意义：

3J：针刺该穴主要有调控心肺功能状态效应，该穴配 3B、3T 具有振兴心肺功能作用。而深刺 3J 直至其神经鞘膜，具有缓解心律不齐效应（临床实操时要注意保持正中线旁开 2.5cm 左右，避免损伤脊神经）。

3BS（厥阴俞）：临床具有治疗咳嗽、呕吐、胸闷等作用。可以治疗心跳过速、心律不齐、心绞痛、风湿性心脏病等。可以克服懦弱的性格，缓解和治疗失眠、肋间神经痛等。现代用于治疗心绞痛、心肌炎、风湿性心脏病、心外膜炎、神经衰弱、肋间神经痛、胃炎、齿神经痛等。配内关穴，治心痛、心悸。

3T（膏肓）：具有散热排脂，补虚益损，调理肺气的功效。临床主治咳嗽、气喘、健忘、遗精、完谷不化、肺结核、支气管炎、肩膀肌肉僵硬、酸痛等。配尺泽穴、肺俞穴，治疗喘咳。配肺俞，主治久咳。配肩井穴，治疗肩背痛。配白劳穴，治疗虚劳。现代常用于治疗支气管炎、支气管哮喘、乳腺炎、各种慢性虚损性疾病等。常灸此穴有强身保健、预防疾病的作用。

3YW（天宗）：临床治疗肩胛疼痛、肩背部损伤等局部病症，还治疗气喘。配秉风，主治肩胛部疼痛、肩关节周围炎、慢性支气管炎等。

3YQ：以 7 号注射器点刺对侧膝关节肌股侧等疼痛均有缓解作用。

3SY：以 7 号注射器点刺可以快速缓解同侧乳腺增生。

3yq：以 7 号注射器点刺该穴及其附近皮肤可以快速缓解乳腺增生，十二指肠疼痛。

3yw（胸乡）：可调理胸胁支满、咳嗽气逆、痛引胸背、卧不得转侧、乳汁少、乳痈等。配膻中穴，治胸肋胀痛。现代常用于治疗胸肋的胀痛、肋间神经痛、支气管炎等。

3g（膺窗）：具有宽胸理气，消痈止痛，止咳，消肿清热的功效。临床用于治疗咳嗽、气喘、胸胁胀痛、乳痈等。

3p（灵墟）：具有宽胸理气的作用。临床主治咳嗽气喘、胸满、胸胁胀痛、痰多、呕吐、乳痈、肋间神经痛、痛引膺不得息、闷乱、烦满不得卧、咳逆、不嗜食等症。配神门穴、神藏穴，治失眠健忘；配足三里穴、中脘穴、内关穴，治呕吐、纳呆。现代用于治疗心动过速、乳腺炎、肋软骨炎。

3w：具有宽胸理气的作用。临床运用于胸闷及食道反流性炎症的治疗。

3s：具有宽胸理气，缓解呼吸不适的作用。临床运用于吞咽困难、呼吸不畅、打嗝等症。以 7 号针点刺最有效。

10. T4 经脉的感循

（1）T4（胸 4 经）感循：胸 4 经脉由真皮支血管、无髓鞘小神经在第 4 胸肋间隙的真皮形成。该经脉起于第 4 胸椎间隙脊脉华佗穴 T4，环绕胸后胸前一周，止于胸前肾经（4s）。

（2）T4（胸 4 经）经穴：4J，4BS，4T，4YW，4YQ，4SY，4yq，4yw，4g，4p，4w，4s（共 12 穴）。

（3）T4（胸 4 经）经脉循行和感循：4J←→4BS←→4T←→4YW←→4YQ←→4SY←→4yq←→4yw←→4g←→4p←→4w←→4s。

（4）T4（胸 4 经）经脉图（图 4.12）。

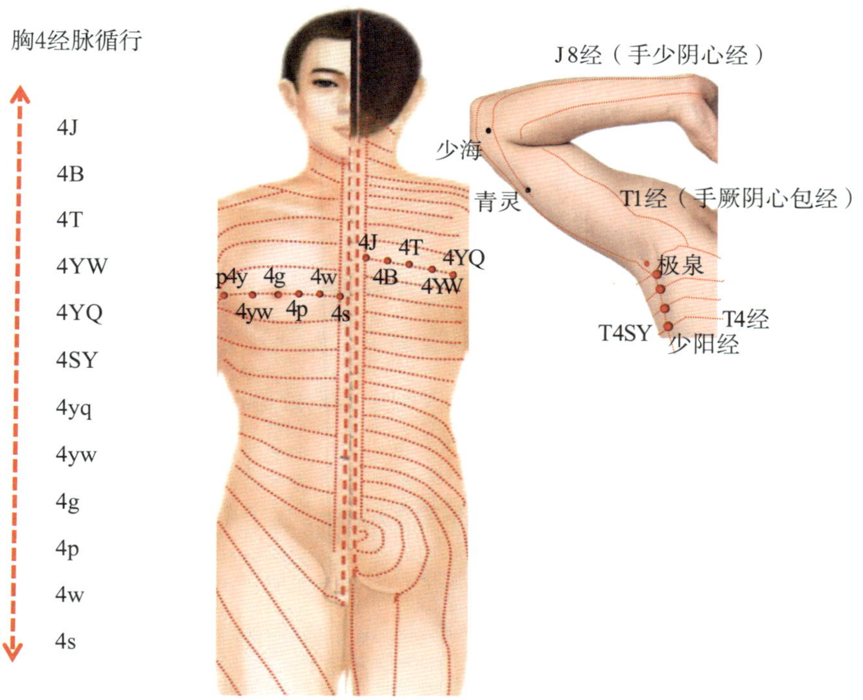

图 4.12　横经－胸 4 经脉图

（5）T4（胸 4 经）临床效用：

4J：针刺该穴对胃功能不佳、胃炎之嗳气泛酸有特效，对同侧乳腺增生、乳腺结节均有较好疗效，亦具有疏肝理气，明目效应。

4BS（心俞）：临床对治疗心痛、惊悸、失眠、健忘、癫痫等心与神志病变有作用。

可以缓解咳嗽、吐血症状。配巨阙，主治心痛。配脾俞、神门、足三里、三阴交，主治失眠、健忘。配大椎，主治癫痫。

心俞穴现代研究：常用于治疗冠心病、心绞痛、风湿性心脏病、肋间神经痛、精神分裂症、癔症等。

4T（神堂）：临床治疗咳嗽、气喘、胸闷、脊背强病等。可治疗呼吸系统疾病：支气管炎，哮喘；运动系统疾病：背肌痉挛，肩臂疼痛；其他：心绞痛，肋间神经痛。配内关穴、神门穴，有宁心神、调心气的作用，主治神经衰弱、精神分裂症。配膻中穴，治胸闷。

神堂穴现代研究：临床主要用于治疗心脏病、支气管炎、神经衰弱、精神分裂症、肋间神经痛等。兼有调节脾胃功能，以 7 号针点刺兼有清肝火、明目、缓解乳腺增生症状效应。

4YW（金林）、4YQ（分枝中）：临床具有缓解下肢酸麻胀痛效应。

4SY（渊腋）：临床具有调控胸满、胁痛、上肢臂痛等症。配章门、膻中，主治胸满、胁痛、胆囊炎症伴疼痛等。

渊腋穴现代研究：现代常用于治疗肋间神经痛、胸膜炎等。

4yq（天溪）：临床主治呼吸系统疾病：肺炎、支气管炎、哮喘等病症；乳汁分泌不足；肋间神经痛；胆囊炎症及疼痛。配穴膻中，治疗胸胁疼痛。经常按摩此穴亦具有丰胸效应。

4yw（天池）：具有活血化瘀，止咳平喘的效应。临床主治头痛、四肢不举、下肢臃肿、咳嗽、气喘、呕吐、胸闷、胁肋胀痛、乳痈、乳汁分泌不足、肋间神经痛、瘰疬等。配内关穴，治疗心痛。配列缺穴、丰隆穴，治疗咳嗽。

天池穴现代研究：现今常用于治疗心绞痛、心肌炎、乳腺炎、乳汁分泌不足、肋间神经痛。

4g（乳中）：乳中即女子乳头，不可针刺。对乳头凹陷者可以手法牵提。

4p：临床具有疏肝理气效应。

4w（神封）：有通乳消痈，降逆平喘作用。临床具有治疗咳嗽气喘、胸胁支满、呕吐、不嗜食、乳痈及肋间神经痛等作用。配阳陵泉穴、支沟穴，用于治疗胸胁胀痛。

神封穴现代研究：对贲门痉挛、心动过速、肋软骨炎、胆囊炎等有一定治疗作用。

4s：临床具有疏肝理气效应。

11. T5（胸 5 经）感循

（1）T5（胸 5 经）感循：胸 5 经脉由真皮支血管、无髓鞘小神经在第 5 胸椎间隙的真皮形成。该经脉起于第 5 胸椎间隙脊脉华佗穴 T5，环绕胸后胸前一周，止于胸前肾经（5s）。

（2）T5（胸 5 经）经穴：5J，5BS，5T，5YW，5YQ，5SY，5yq，5yw，5g，5p，5w（共 12 穴）。

（3）T5（胸 5 经）经脉感循：5J⟷5BS⟷5T⟷5YW⟷5YQ⟷5SY⟷5yq⟷5yw⟷5g⟷5p⟷5w。

（4）T5（胸 5 经）经脉图（图 4.13）。

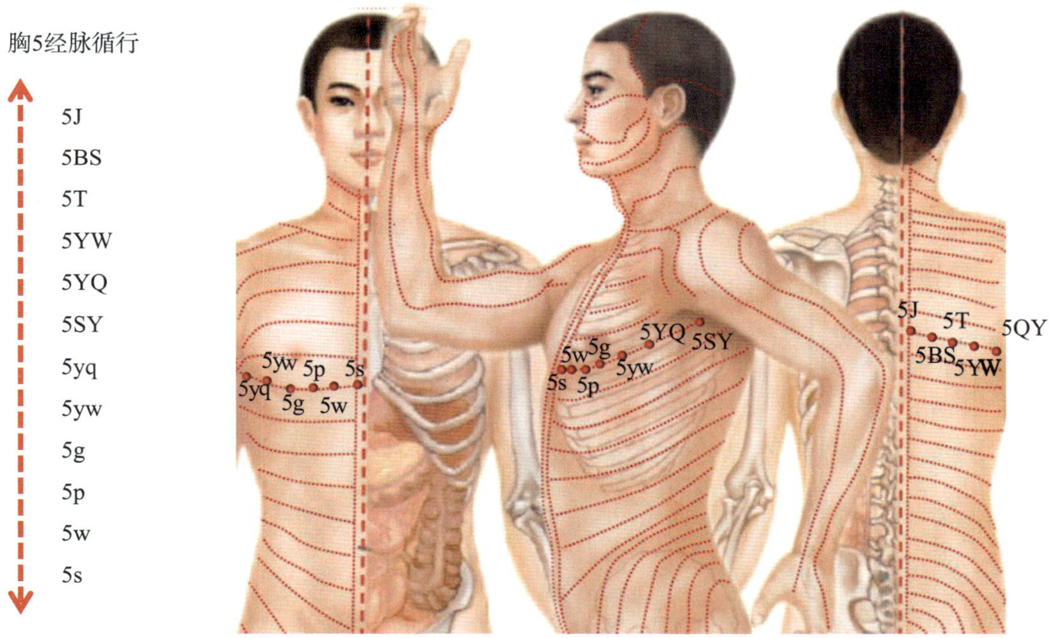

图 4.13 横经－胸 5 经脉图

（5）T5（胸 5 经）临床效用：第 5 胸椎段主要关联肝、胆、脾胃、胸壁等。如发生障碍，易患肝炎、胆囊炎、脾大、低血压、胃炎、乳房痛、胸壁痛等病。

（6）T5（胸 5 经）各经穴临床效用：

5J：具有活血化瘀，主脾、胃运化功能。临床运用于肝脾大、胃功能不足、慢性胃炎、十二指肠功能、胆囊功能不佳等调理。

5BS（督俞）：具有宽胸利膈，调肠和胃，理气止痛，强心通脉的功效。临床治腰、脊炎、骨、髓、脑之病，均可酌取。临床主治心痛、胸闷、呃逆、腹痛、腹胀、肠鸣、恶寒发热、背部疔疮、心绞痛、乳腺炎、银屑病、咳嗽、气短、胃痛。

督俞穴现代研究：现代多用督俞穴治疗心内外膜炎、冠心病心绞痛、膈肌痉挛、乳腺炎、皮肤瘙痒症、银屑病、冠心病、心绞痛、心动过速、心内外膜炎、胃炎、膈肌痉挛、乳腺炎、皮肤瘙痒、银屑病等。

5T（譩譆）：具有宣肺理气，通络止痛，宽胸利胁，清热安神的作用。临床主治咳嗽、气喘、疟疾、热病、肩背痛。配大椎、外关，有解表清热截疟的作用。配膻中，理气宽胸，止咳平喘。配大椎、肩外俞，治肩背痛。

5YW、5YQ、5SY：以三棱针点刺对胆囊炎具有一定疗效。

5yq（食窦）：具有宣肺平喘，健脾和中，利水消肿的作用。临床主治呼吸系统疾病：气管炎，肺炎，胸膜炎，肋间神经痛；肝炎，腹水；尿潴留；右食窦治肝区痛等。配足三里、中脘，治腹痛。配支沟、阳陵泉，治胸胁胀痛。

食窦穴现代研究：现代常用于治疗消化不良、腹痛、便秘、胃痉挛、胃酸过多或减少、消化不良、胃及十二指肠溃疡、细菌性痢疾等。

5yw，5p，5w：三棱针点刺对脾胃化疗后恢复食欲有效。

5g（乳根）：具有燥化脾湿的功效。临床治疗胸闷、食不下咽、胸痛乳痛、霍乱转筋、寒痛咳逆、臂肿痛等。具有缓解咳嗽、气喘、呃逆、胸痛、哮喘、慢性支气管炎、胸膜炎、乳痈、乳汁少、乳腺炎等功效。临床配少泽穴、膻中穴，治乳痈。配少泽穴、足三里穴，治乳少。

乳根穴现代研究：具有丰胸，缓解乳痈、乳汁少、乳腺炎等功效。库房与乳根二穴隆胸治疗有奇效。临床上不宜重刺，有伤及心脏风险。

5w（步廊）：具有运化脾土功效。临床运用于治疗胸痛、咳嗽、气喘、乳痈、呕吐、食欲不振等症。

步廊穴现代研究：常用于治疗支气管炎、肋间神经痛、胃炎等。

12. T6（胸 6 经）感循

（1）胸 6 经脉感循：胸 6 经脉由真皮支血管、无髓鞘小神经在第 6 胸肋间隙的真皮形成。该经脉起于第 6 胸椎间隙脊脉华佗穴 T6，环绕胸后胸前一周，止于胸前肾经（6s）。

（2）T6（胸 6 经）经穴：6J，6BS，6T，6YW，6YQ，6SY，6yq，6yw，6g，6p，6w，6s（共 12 穴）。

（3）T6（胸 6 经）经脉循行和感循：6J⟷6BS⟷6T⟷6YW⟷6YQ⟷6SY⟷6yq⟷6yw⟷6g⟷6p⟷6w⟷6s。

（4）T6（胸 6 经）经脉图（图 4.14）。

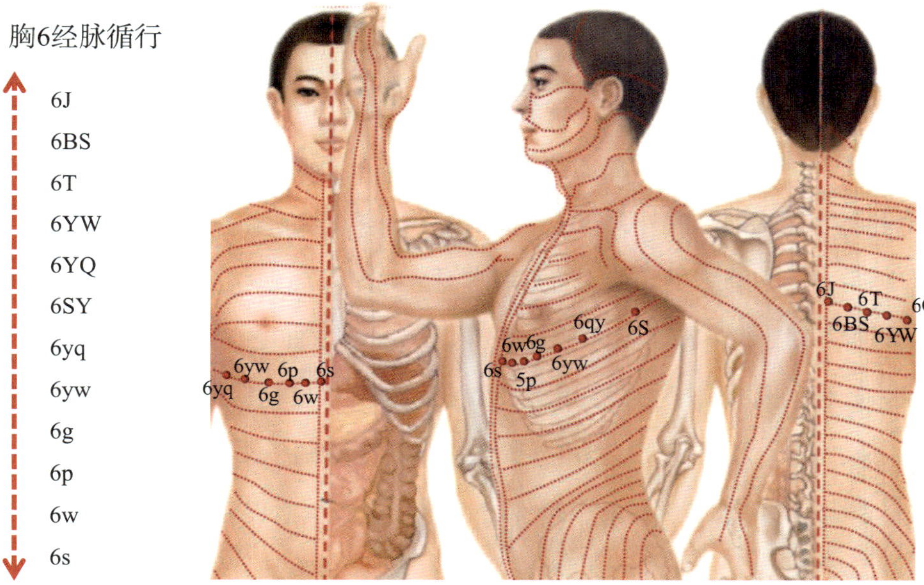

图 4.14　横经 – 胸 6 经脉图

（5）T6（胸 6 经）临床效用：第 6 胸椎段主要关联胰、胃、胆、胸背等。如发生障碍，易患肝区痛、胃痛、胆石症、上腹胀痛、肋间痛、食欲不振、胸背痛等症。

（6）T6（胸 6 经）各经穴临床意义：

6J：对肝、胆、脾、胃甚至胰腺均具有调控效应。

6BS（膈俞）：具有散热化血，养血和营，理气宽胸，活血通脉的功效。《针灸大成》载，主心痛，周痹，吐食翻胃，骨蒸，四肢怠惰，嗜卧，痃癖，咳逆，呕吐，膈胃寒痰，食饮不下，热病汗不出，身重常温，不能食，食则心痛，身痛肿胀，胁腹满，自汗盗汗。临床配中脘穴、内关穴，具有宽胸理气的作用，主要治疗胃痛、呃逆、呕吐、肠炎等。配内关穴、足三里穴，治呕吐、呃逆。配足三里穴、血海穴、膏肓穴，治贫血。并具有治疗鼻出血、牙龈出血、吐血、咯血、呕吐、呃逆、噎膈、胸满、胁痛、胃痛、癫狂、贫血、脊背痛等。与脾俞相伍以治疗气血不足，心脾两虚的病症，如配脾俞穴、足三里穴、神门穴等，可治心悸。配心俞穴、脾俞穴、三阴交穴等，可治健忘。配血海穴、肝俞穴、膻中穴等，可治眩晕。配气海穴、关元穴、三阴交穴等，可治疗气血亏虚的男性不育症。配承满穴、隐白穴等，对脾胃虚损、气不摄血的吐血有较好疗效。配中脘穴、内关穴、足三里穴等，治疗呕吐；与心俞穴、气海穴、百会穴等，治猝然昏仆的血厥。配伍肾俞穴等，可治消渴。配华佗夹脊穴、身柱穴、命门穴等，治小儿痿证。配伍阙，可治胃气上逆的呃逆。配膻中穴、列缺穴、肺俞穴等，治肺气壅闭的呼吸衰竭。配内关穴、中脘穴、丰隆穴等，治痰阻的噎膈。配足三里穴、气海穴、膻中穴等，治气虚阳衰的噎膈。配少府穴、行间穴、肺俞穴等，治疗暑湿、风湿及邪热盛实的高热。配外关穴、内关穴等，治热郁胸膈型水湿。配合谷穴、支沟穴、天柱穴等，治热滞胸膈，微兼腑实型水湿。配郄门穴、冲门穴、曲泽穴等，治热灼营阴的风湿。对于邪实高热者可配伍大椎穴、少商穴、曲池穴等以速退其热。

膈俞穴现代研究：临床主要常用于治疗神经性呕吐、胃炎、胃溃疡、肝炎、肠炎、肠出血、心动过速、心脏肥大、心内外膜炎、食管癌、胃癌、食道狭窄、淋巴结结核、胸膜炎、哮喘、支气管炎、贫血、慢性出血性疾患、膈肌痉挛、荨麻疹、小儿营养不良。

6T（膈关）：具有外散膈膜之热的作用。治疗胸闷、嗳气、呕吐、呃逆、噎膈、脊背疼痛及肋间神经痛等。临床常用于治疗胸闷、嗳气、呕吐、脊背强痛、肋间神经痛、膈肌痉挛、胃出血、肠炎。

6YW、6YQ、6T：三棱针点刺对肝、胆、脾、胃、胰腺疾病具有肯定疗效。每3天1次，左右交替，1次症状改善。若加中药调理则疗效更快。

6SY（大包）：临床主治气喘、哮喘、胸闷、心内膜炎、胸膜炎、肋间神经痛、胸胁病、全身疼痛、四肢无力、食多身瘦。

6yq、6yw、6SY：三棱针点刺对缓解肝、胆、脾、胃、胰腺疾病的临床症状有效。对局部疼痛或炎症感染或带状疱疹见水泡和红点点刺出血，再以火罐拔出渗出液，具有立即缓解症状，快速治愈效果。

6g（期门）：临床主治胸胁胀满疼痛、呕吐、呃逆、吞酸、腹胀、泄泻、饥不欲食、胸中热、喘咳、奔豚、疟疾、伤寒热入血室。配大敦穴，治疝气。配肝俞穴、公孙穴、中脘穴、太冲穴、内关穴，治肝胆疾患。对胆囊炎、胆结石及肝气郁结之胁痛、食少、乳少、胃痛、呕吐、呃逆、食不化、泄泻等有疗效。

6p（不容）：具有调中和胃，理气止痛的作用。主治胃胀、胃痛、呕吐、食欲不振、慢性胃炎、胃下垂、消化性溃疡等。现常用于治疗胃炎、胃扩张性呕吐、消化不良、腹痛、咳嗽、哮喘、肋间神经痛、肩臂部诸肌痉挛或萎缩。

6w（胃毛）：（董氏奇穴，共 7 穴）以三棱针点刺，主治羊毛痧、胃病、各种霍乱、心跳、胃出血等。

6s（幽门）：具有升清降浊，降逆和胃，利咽的功效。治疗恶心、呕吐、饮食不下、消化不良、胀满、心痛、逆气、烦心、胃痉挛、胃下垂、肋间神经痛等症状。配中脘穴、建里穴，治胃痛、噎嗝、呕吐。配玉堂穴，治烦心呕吐。配天枢穴，治腹胀、肠鸣、泄泻。配内关穴，主治胃痛。

13. T7 经脉的感循

（1）T7（胸 7 经）感循：胸 7 经脉由真皮支血管、无髓鞘小神经在第 7 胸肋间隙的真皮形成。该经脉起于第 7 胸椎间隙脊脉华佗穴 T7，环绕胸后胸前一周，止于胸前肾经（7s）。

（2）T7（胸 7 经）经穴：7J，7BS，7T，7YW，7YQ，7SY，7yq，7yw，7g，7p，7w，7s（共 12 穴）。

（3）T7（胸 7 经）经脉循行和感循：7J⟷7BS⟷7T⟷7YW⟷7YQ⟷7SY⟷7yq⟷7yw⟷7g⟷7p⟷7w⟷7s（共 12 穴）。

（4）T7（胸 7 经）经脉图（图 4.15）。

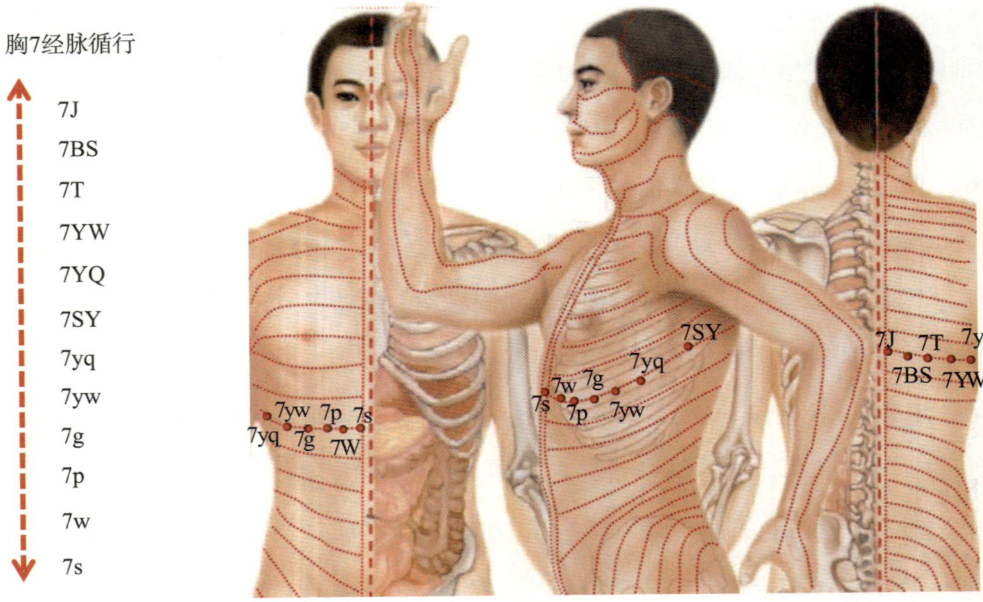

图 4.15　横经－胸 7 经脉图

（5）T7（胸 7 经）临床效用：主要关联肝、胆、脾、胃、胰、十二指肠等。如发生障碍，易患肝区痛、胆石症、胃溃疡、2 型糖尿病、十二指肠炎、扁桃体炎等症。

（6）T7（胸 7 经）各经穴临床意义：

7J：临床深刺至第 7 脊神经鞘膜具有快速缓解肝胆、脾胃、胰腺诸病的临床症状。

7BS（下俞）、7T（胃脘）：具有健脾和胃，理气止痛作用。临床治疗消渴、呕吐、腹痛、胸胁痛等病症。配肺俞、脾俞、肾俞、足三里、太溪，治疗消渴病。

7YW、7YQ、7SY：以三棱针点刺对上腹部诸脏腑均具有缓解临床症状的疗效。

7yq、7yw：以三棱针点刺对上腹部胀满、消化不良等均具有快速缓解临床症状的疗效。

7g（日月）：具有利胆疏肝，降逆和胃的作用。临床可治疗呕吐、吞酸、呃逆、黄疸、胁肋疼痛等肝胆病症以及胃脘痛。配伍大椎、至阳、肝俞、阴陵泉，可治疗黄疸。配伍内关、中脘，可治呕吐。配伍丘墟、阳陵泉、支沟等穴，可治胁肋疼痛。

日月穴现代研究：现代常用于治疗胆囊炎、肝炎、肋间神经痛等。

7p：以该穴为中心，上下各选一经，每经选 3 穴，共 9 穴，分别以三棱针点刺，具有肝脾体积快速缩小的功能。

7w（承满）：具有调中化滞，健脾和胃的功效。主治腹胀胃痛、呕吐、吐血、吞酸、肠鸣、膈气、上气喘逆、泄泻、下痢、黄疸、食欲不振、肋下间痛等病症。配足三里穴，治胃痛。配中脘、胃俞、内关、太冲，主治胃痛、腹胀、呕吐。

承满穴现代研究：现代主要用于治疗胃、十二指肠溃疡、胃痉挛、急慢性胃炎、消化不良、胃神经症、腹膜炎、肝炎、痢疾、肠炎等。

7s（腹通谷）：临床主治腹痛、腹胀、呕吐、心痛、心悸、胸痛、暴喑等。配内关、中脘，治胃气逆。配申脉、照海，治癫痫、惊悸。配上脘、足三里，治纳呆。

14. T8 经脉的感循

（1）T8（胸 8 经）感循：胸 8 经脉由真皮支血管、无髓鞘小神经在第 8 胸肋间隙的真皮形成。该经脉起于第 9 胸椎间隙脊脉华佗穴 T8，环绕胸后胸前一周，止于胸前肾经（8s）。

（2）T8（胸 8 经）经穴：8J，8BS，8T，8YW，8YQ，8SY，8yq，8yw，8g，8p，8w，8s（共 12 穴）。

（3）T8（胸 8 经）经脉循行和感循：8J⟷8BS⟷8T⟷8YW⟷8YQ⟷8SY⟷8yq⟷8yw⟷8g⟷8p⟷8w⟷8s。

（4）T8（胸 8 经）经脉图（图 4.16）。

（5）T8（胸 8 经）临床效用：主治免疫功能低下、肝胆病、糖尿病、呕逆、尿频等。

（6）T8（胸 8 经）各经穴临床意义：

8J：具有调控肝、胆、脾、胃、胰腺功能，缓解疾病发生时的临床症状，有疏通气血、理气化湿等功效。

8BS（肝俞）：具有疏肝利胆，理气明目功效。临床调理黄疸、胸胁胀痛、目疾、癫狂痫。配太冲，主治胁肋疼痛。配肾俞、太溪，主治健忘、失眠。配光明，主治目昏。

肝俞穴现代研究：现代常用于治疗急慢性肝炎、胆囊炎、夜盲症、近视等。

8T（魂门）：具有疏肝理气，降逆和胃的功效。临床用以治疗呕吐、泄泻、背痛、胸胁胀痛等。还可治疗消化系统疾病：肝炎，胆囊炎，胃炎，胃痉挛，食道狭窄，消化不良；精神、神经系统疾病：肋间神经痛，神经症，癔症；其他：心内膜炎，胸膜炎，肌肉风湿病。

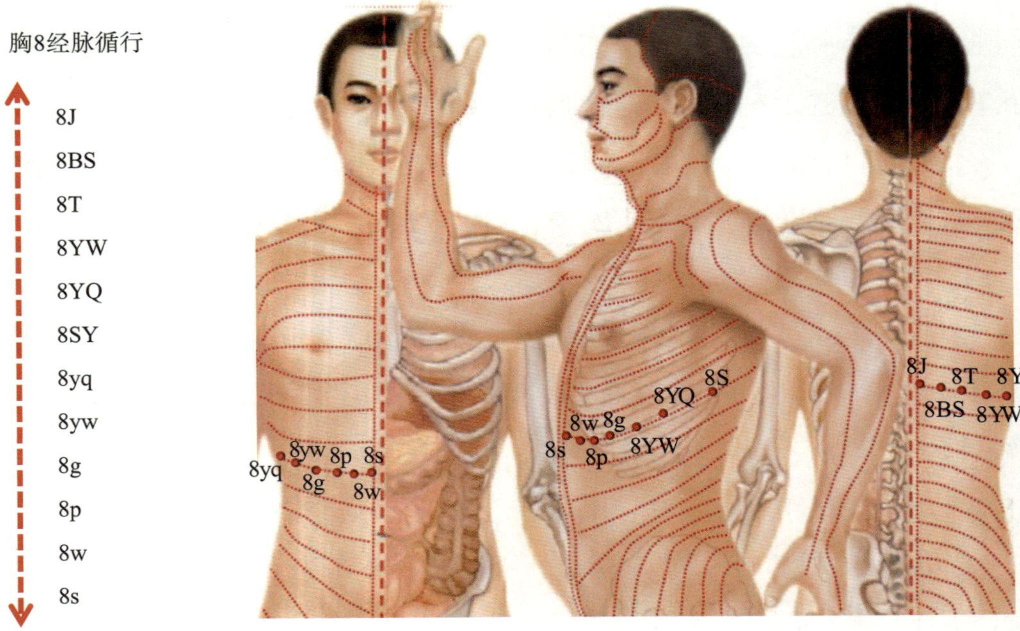

图 4.16　横经－胸 8 经脉图

8YW、8YQ、8SY：以三棱针点刺具有对肝、胆、脾、胃、胰腺等脏器疾病的调治作用，具有快速缓解临床症状效能。

8g（腹衰）：具有疏肝利胆，化湿和中，利胆，降逆和胃的作用。临床主治胁肋痛、呕吐、吞酸、呃逆、黄疸、胃痛、腹胀、胆囊炎、肝脏疾患等。治疗胆囊炎、胆结石、胆绞痛。配 8yq、8yw 三棱针点刺，有速效。

8p、8w（关门）、8s：临床主治胃痛、吐血、食欲不振、腹胀等。配乳根，治膈气。配神阙、陷谷，治肠鸣。配云门、天突、膻中、魄户，治气喘。配中脘、胃俞、内关、太冲，和胃止痛，治胃痛、呕吐、腹胀。配足三里、脾俞、三阴交，健脾和胃，增进食欲，治食欲不振。配中脘、内关，治胃痛、呕吐。配中脘、内关、足三里，调治胃痛。配上脘、胃俞，调理寒邪客胃。配梁门、下脘，调治饮食停滞。配太冲、期门，调理肝气犯胃。配膈俞、三阴交，调理气滞血瘀。配脾俞、胃俞、关元，调理脾胃虚寒。配三阴交、内庭，调理胃阴不足。

关门穴现代研究：临床主要调治十二指肠溃疡、胃痉挛、急慢性胃炎、消化不良、胃神经症、腹膜炎、肝炎、痢疾、肠炎等病症。

15. T9 经脉的感循

（1）T9（胸 9 经）感循：胸 9 经脉由真皮支血管、无髓鞘小神经在第 9 胸肋间隙的真皮形成。该经脉起于第 9 胸椎间隙脊脉华佗穴 T9，环绕胸后胸前一周，止于胸腹前肾经（9s）。

（2）T9（胸 9 经）经穴：9J，9BS，9T，9YW，9YQ，9SY，9yq，9yw，9g，9p，9w，9s（共 12 穴）。

（3）T9（胸 9 经）经脉循行和感循：9J⟷9BS⟷9T⟷9YW⟷9YQ⟷9SY⟷9yq⟷9yw⟷9g⟷9p⟷9w⟷9s。

（4）T9（胸 9 经）经脉图（图 4.17）。

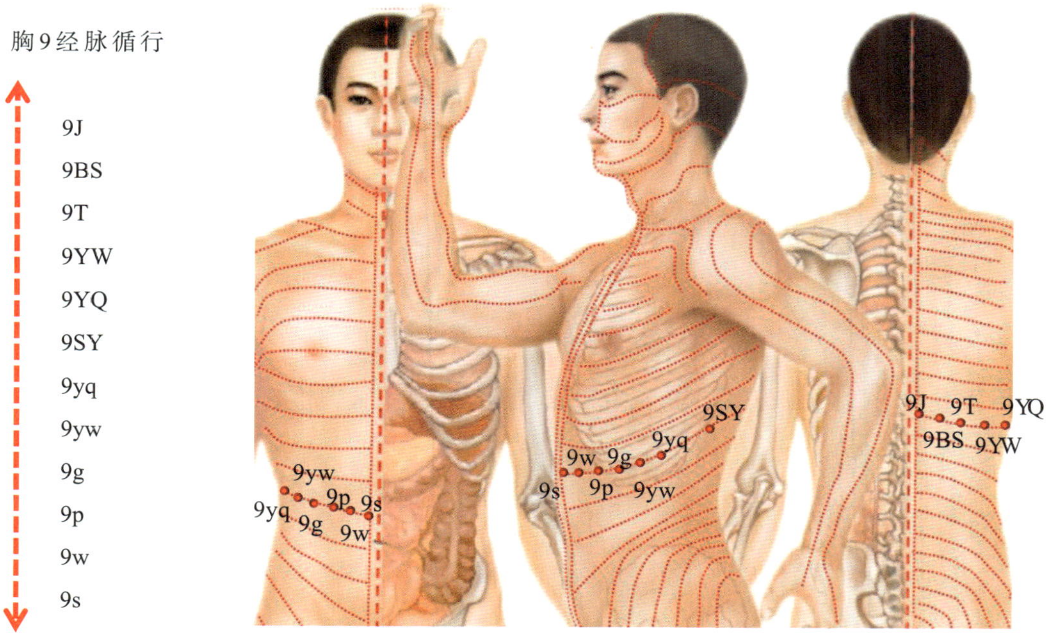

图 4.17　横经－胸 9 经脉图

（5）T9（胸 9 经）临床效用：具有调控肾功能障碍、小便白浊、尿不畅、过敏症、身体手脚冰冷、癫痫等作用。

（6）T9（胸 9 经）各经穴临床意义：

9J：该穴为中心，上下各选一经，每经选 3 穴，共 9 穴，分别以三棱针点刺，具有快速改善肺功能，收敛和减少胸腔积液范围作用，快速改善肝胆疾病症状作用。

9BS（胆俞）：主治黄疸、口苦、肋痛、肺结核、潮热、胆囊炎、坐骨神经痛、风湿性关节炎、肝炎等。配阳陵泉、太冲，有疏肝理气和胃的作用，主治呕吐、胃炎、胆道蛔虫。配日月，为俞募配穴法，有疏肝利胆、清热除湿的作用，主治黄疸、胆囊炎。配膏肓、三阴交，有养阴清热健脾的作用，主治咽痛、肺痨、潮热。刺激该穴，可使胆囊收缩。胆囊口舒张具有排胆汁的功效。对胃肠有调理作用，可使胃酸正常分泌。刺激胆俞具有提高人体免疫力的作用。刺激足三里和胆俞可以增加脑垂体释放肾上腺素。因此胆俞穴是治疗胃肠、胆囊的要穴。

9T（阳纲）：具有散热降火，疏肝利胆，健脾和中，清胆胃，化湿热的作用。临床主治胆、胃、胸、腹等疾患，如饮食不下、脘腹胀、黄疸、消渴、不嗜食、身热、胁肋痛等。可治疗消化系统疾病：胃炎，消化不良，胃痉挛，肝炎，胆囊炎；其他：心内膜炎，风湿病，蛔虫性腹痛。

阳纲穴现代研究：治疗肝炎、胆囊炎、胃炎、胸膜炎等有效。配气海穴，治腹胀。配天枢穴、气海穴，有理中和胃、调肠止泻的作用，主治肠鸣、腹痛、泄泻。

9YW、9YQ、9SY：三棱针挑刺对肝胆、脾胃、胰腺、肾都具有调控效应，可以快速缓解临床症状。

9yw（章门）：统治五脏疾病。可治疗消化系统疾病：消化不良，腹痛腹胀，肠炎泄泻，肝炎后黄疸，肝脾大，小儿疳积。其他：高血压，胸胁痛，腹膜炎，烦热气短，胸闷肢倦，腰脊酸痛。配梁门、足三里，治腹胀。配内关、阴陵泉，治胸胁痛。配足三里、太白，治呕吐。配足三里、梁门，有健脾和胃的作用，主治腹胀。配内关、阳陵泉，有疏肝理气的作用，主治胸胁痛。配足三里、太白，有健脾和胃止呕的作用，主治呕吐。

9yq、9yw 三棱针挑刺：临床主治脾胃、肝肾等疾患，如口干、食噎、呕吐、饮食不化、脘腹胀满、胸胁满痛、背强腰痛、痞块积聚、肠鸣、泄泻、久痢不止、大便秘结、羸瘦、疝气、血尿、白浊、腰痛、中风、胸胁支满、惊风、咳嗽、喘息、四肢懈怠、黄疸、脾痛、腹痛、腹胀、小儿疳积、肠疝痛、烦热气短、胸闷肢倦、肝脾大、肝炎、肠炎、肠寄生虫、高血压、膈肌痉挛、胸膜炎、肺结核、支气管哮喘、腹膜炎、膀胱炎、肾炎、肠炎等。

9g、9w、9p：三棱针挑刺具有理中气，调胃肠的作用。临床快速改善癔症、癫痫、精神病等症状。

9w（太乙）：临床治疗腹痛、腹胀、心烦、癫狂、呕吐呃逆、胃脘疼痛、食欲不振、腹胀肠鸣、肠疝、脚气、遗尿、胃痉挛、急慢性胃炎、急性胃炎、消化不良、泄泻、心烦不宁、吐舌、癔症、癫痫、精神病等。

9s（商曲）：具有健脾和胃，通肠消滞的作用。临床主治腹中积聚、食欲缺乏、泄泻、便秘、腹胀、腹痛、食欲不振、肠疝痛。

商曲穴现代研究：多用商曲穴治疗胃痉挛、肠疝痛、腹膜炎、食欲减退、黄疸、胃炎、胃痉挛、胃下垂、肠炎、痢疾等。

16. T10 经脉的感循

（1）T10（胸 10 经）感循：胸 10 经脉由真皮支血管、无髓鞘小神经在第 10 胸肋间隙的真皮形成。该经脉起于第 10 胸椎间隙脊脉华佗穴 T10，环绕胸后胸前一周，止于胸腹前肾经（10s）。

（2）T10（ 胸 10 经 ） 经 穴：10J，10BS，10T，10YW，10YQ，10SY，10yq，10yw，10g，10p，10w，10s（共 12 穴）。

（3）T10（ 胸 10 经 ） 经 脉 循 行 和 感 循：10J⟷10BS⟷10T⟷10YW⟷10YQ⟷10SY⟷10yq⟷10yw⟷10g⟷10p⟷10w⟷10s。

（4）T10（胸 10 经）经脉图（图 4.18）。

（5）T10（胸 10 经）临床效用：对肾功能障碍、性功能障碍、易倦、肾上腺及肠功能有调控效应。

（6）T10（胸 10 经）各经穴临床意义：

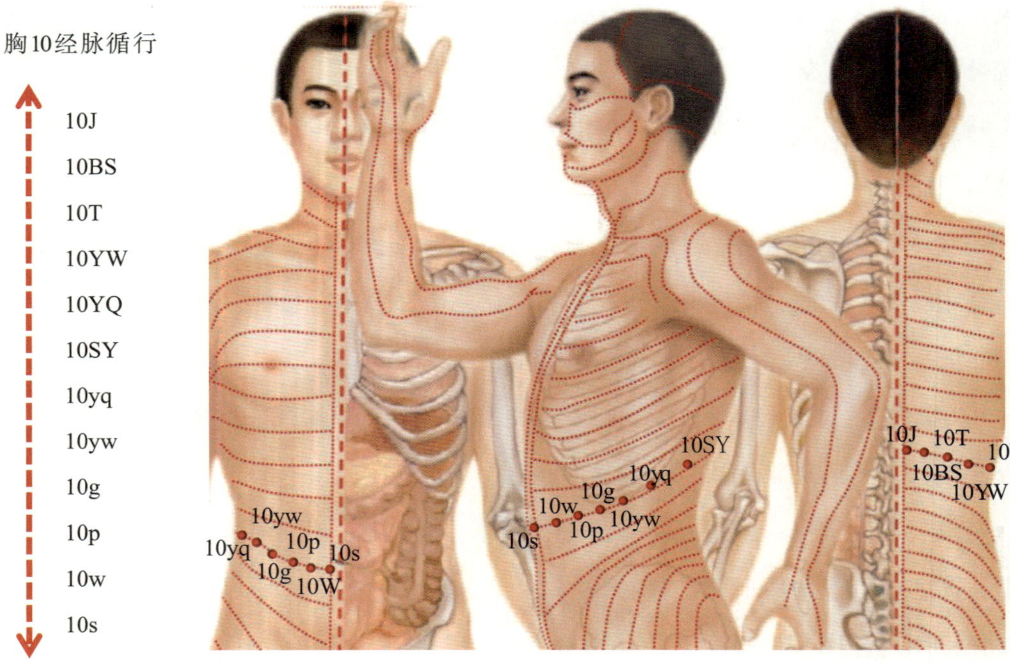

图 4.18　横经－胸 10 经脉图

10J：以针深刺至第 10 脊神经鞘膜，患者出现局部放电感觉为度，具有抑制肾上腺素分泌效应，可以快速缓解肾绞痛、肠胀气、顽固性腹泻等病症。

10BS（脾俞）：具有利湿升清，健脾和胃，益气壮阳作用。现代临床常用于治疗胃溃疡、胃炎、胃痉挛、神经性呕吐、肠炎、脘腹胀痛、胃下垂、胃出血、消化不良、泄泻、痢疾、肝炎、胸胁支满、呕吐、噎膈、便血、带下、糖尿病、贫血、月经不调、肾炎等。配足三里，主治腹泻、便秘。配中脘穴、三阴交穴、足三里穴，主治呕吐。配胃俞穴、中脘穴、章门穴、足三里穴、关元穴，主治泄泻。配肾俞穴、三阴交穴，主治消渴。配太白穴、三阴交穴，治疗脾气不足。配神门穴、水沟穴，治疗健忘。配气海穴、脾俞穴，治疗肺气不足。配关元穴，治疗肺肾两虚。配天突穴，治疗喘甚。

10T：具有健脾，化湿和胃，利胆，外散脾热的功效。临床可配胃俞穴、脾俞穴，具有缓解和治疗恶心、呕吐、腹胀、肠鸣、泄泻的作用。临床主治病症：恶心、呕吐、腹胀、肠鸣、泄泻、饮食不下、消化不良、肠炎、胃扩张、肝炎、食道狭窄、腹直肌痉挛、胸膜炎、糖尿病、进行性肌营养不良等。

10YW、10YQ、10SY：以三棱针挑刺三穴临床具有健脾通淋，温阳益肾的功效。

主治腰、肾等病症：如腰脊痛、项背寒、肩胛内廉痛、胁肋痛、腹胀、小便不利、溺黄、小腹痛、下痢、水肿、腰痛、胁痛、泄泻、肠鸣、呕吐。现代又多用京门穴治疗肾炎、肠疝痛、肋间神经痛、尿石病、肠炎、腰背肌劳损、腹痛等。

10yq、10yw、10g（大横）：具有调理肠胃，温中散寒的功效。临床主治腹痛、泄泻、便秘、痢疾，以及肠蛔虫病等。

大横穴配天枢穴、足三里穴，治腹痛。配四缝穴、足三里穴，治肠道蛔虫病。配天枢穴、中脘穴、关元穴、足三里穴、三阴交穴，治腹部疼痛、下泄。配脾俞穴、胃俞穴、小肠俞穴、大肠俞穴，治习惯性便秘。

大横穴现代研究：近代该穴主要用于胆道蛔虫病，肠道蛔虫病，肠麻痹。治疗尿失禁、尿潴留等病症。

10p、10w：具有调理脾胃，理气健脾，通经活络功效。临床主治便秘、腹泻、细菌性痢疾、腹痛、腹胀肠鸣、呕吐、虚损劳弱、伤寒、中暑呕吐、急性阑尾炎、月经不调、不孕等。

天枢穴配足三里穴，治腹胀肠鸣。配气海穴，治肚脐痛。配上巨虚穴、下巨虚穴，治便秘、泄泻。三棱针挑刺天枢穴、上巨虚穴、阑尾穴，治疗急性阑尾炎效佳。

10s：具有活血化瘀作用，对肝气郁结、气滞血瘀有效。临床对支气管炎、哮喘等呼吸道症状具有佳效。具有平衡交感神经和副交感神经而达到阴阳平衡作用，其临床效应见于改善睡眠、缓解气躁和更年期综合征等效应。

17. T11 经脉的感循

（1）T11（胸 11 经）感循：胸 11 经脉由真皮支血管、无髓鞘小神经在第 11 胸肋间隙形成。该经脉起于第 11 胸椎间隙脊脉华佗穴 T11，环绕胸后胸腹前一周，止于胸腹前肾经（11s）。

（2）T11（胸 11 经）经穴：11J、11BS，11T，11YW，11YQ，11SY，11yq，11yw，11g，11p，11w，11S（共 12 穴）。

（3）T11（胸 11 经）经脉循行和感循：11J⟷11BS⟷11T⟷11YW⟷11YQ⟷11SY⟷11yq⟷11yw⟷11g⟷11p⟷11w⟷11S。

（4）T11（胸 11 经）经脉图（图 4.19）。

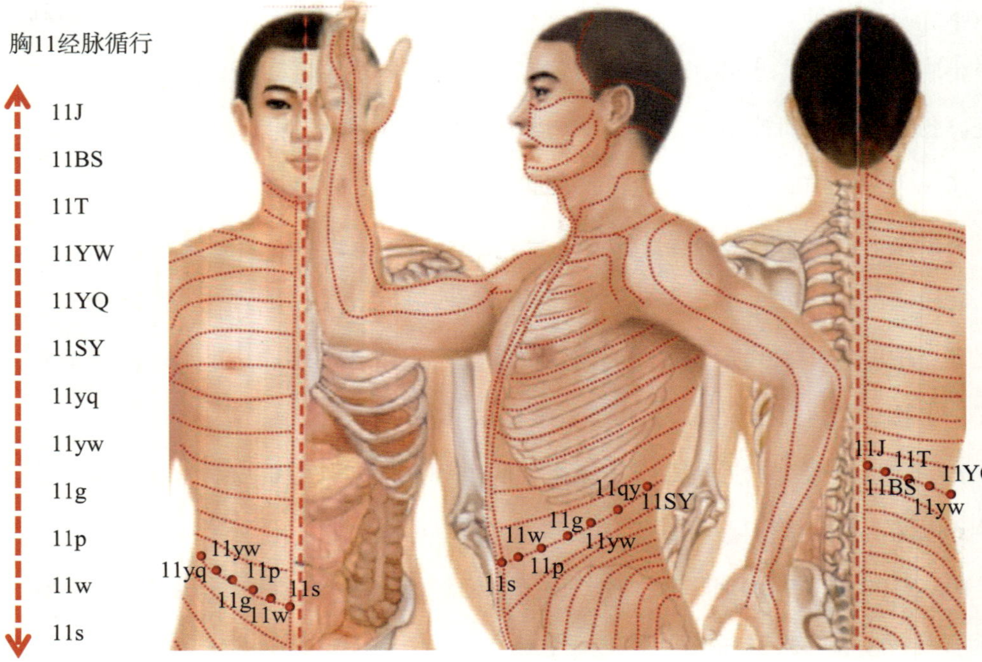

图 4.19 横经－胸 11 经脉图

（5）T11（胸 11 经）临床效用：可治疗肾功能障碍、尿道病、肾上腺疾病、皮肤病、湿疹，兼有调节胃肠功能，缓解临床症状作用。

（6）T11（胸 11 经）各经穴临床意义：

11J：临床深刺第 11 胸椎神经鞘膜，具有治疗肾脏疾病，明显缓解临床症状作用。尚具有减少肾上腺素分泌，降血压的作用。但以针浅刺，却具有增加肾上腺素分泌的作用，对各种皮肤病具有疗效。

11BS（胃俞）：具有和胃健脾，理中降逆作用。临床主治消化不良、胃脘痛、呕吐、反胃、腹胀、腹泻、痢疾、胃炎、消化性溃疡、胃下垂、肠炎、糖尿病、失眠等病症。常配中脘穴、梁丘穴，治胃痛等消化系统疾病。

胃俞穴现代研究：现代常用于消化不良、腹胀、腹泻、胃炎、糖尿病、失眠等。

11T（胃仓）：具有胃仓穴，和胃健脾，消食导滞作用。临床主治腹胀、水肿、胃脘痛、胃溃疡、肠炎、习惯性便秘、小儿食积、饮食不下、背脊疼痛等。配足三里穴，具有治疗胃痛的作用。

胃仓穴现代研究：现代常用于治疗胃痉挛、胃炎、溃疡病、习惯性便秘、乳腺炎等。

11YW、11YQ、11SY：三棱针挑刺具有快速调治肾脏、肾上腺、肠道功能和部分激素依赖性皮肤病作用。

11yq、11yw、11g：三棱针挑刺具有快速治疗腹痛、胃痛、胀痛、泄泻、便秘、痢疾、脐周痛、消化不良、痢疾、胃溃疡、胃痉挛、胃酸过多或减少、肠出血等。

11p、11w：三棱针挑刺具有快速治疗腹痛、腹胀、泄泻、痢疾、痛经、疝气等。可以快速防治阑尾炎、快速缓解输尿管、肾盂结石性疼痛。配子宫穴、三阴交穴，治痛经。配天枢、足三里、中脘，可缓解胃痛。配阑尾、足三里，可治阑尾炎等。

11s（中注）：具有利湿健脾的功效。临床主治月经不调、卵巢炎、输卵管炎、睾丸炎、肠炎、腹痛、便秘、腰痛、便秘、泄泻、结膜炎、小便淋沥等病症。配三阴交穴、血海穴、肾俞穴、太冲穴、阴交穴、中极穴，治月经不调、卵巢炎、睾丸炎、附件炎。配肾俞穴、委中穴、气海穴，治腰背痛。

中注穴现代研究：现代常用于治疗月经不调、附件炎、睾丸炎等。

18. T12 经脉的感循

（1）T12（胸 12 经）感循：胸 12 经脉由真皮支血管、无髓鞘小神经在第 12 胸肋间隙形成。该经脉起于 12 胸椎间隙脊脉华佗穴 T12，环绕胸后腹前一周，止于胸腹前肾经（12s）。

（2）T12（胸 12 经）经穴：12J，12BS，12T，12YW，12YQ，12SY，12yq，12yw，12g，12p，12w，12s（共 12 穴）。

（3）T12（胸 12 经）经脉循行和感循：12J⟷12BS⟷12T⟷12YW⟷12YQ⟷12SY⟷12yq⟷12yw⟷12g⟷12p⟷12w⟷12s。

（4）T12（胸 12 经）经脉图（图 4.20）。

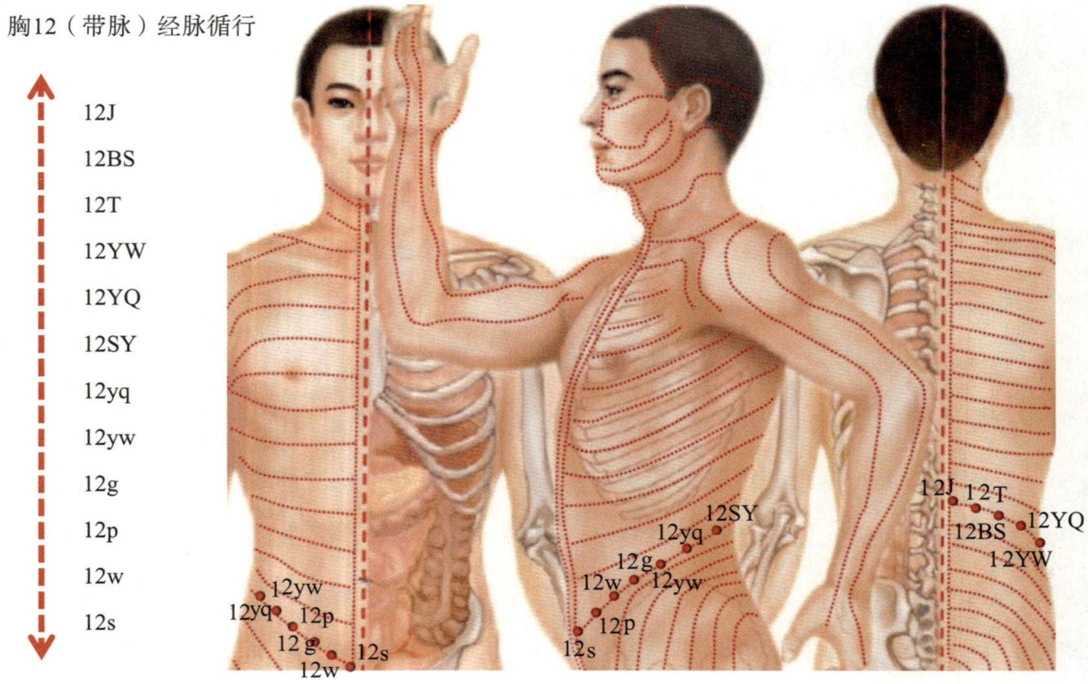

图 4.20 横经－胸 12（带脉）经脉图

（5）T12（胸 12 经）临床效用：具有调理下腹部疾病，及下腹部气血状态的司理作用。

（6）T12（胸 12 经）各经穴临床意义：

12J：深刺（触碰）12 椎脊神经鞘膜具有快速调控肠道的功能，缓解肠道不适，具有温暖小腹的作用。

12BS（三焦俞）：具有调理三焦，利水强腰的作用。临床主要调控胃炎、胃痉挛、消化不良、肠炎等消化系统疾病；治疗肾炎、尿潴留、遗精等泌尿生殖系统疾病和症状；治疗腰痛、发烧、精力减退、青春痘、赘疣、糖尿病、腹水、失眠、神经衰弱、腰肌劳损病症。临床配气海穴、足三里穴，治肠鸣、腹胀等。

12T（肓门）：主治胸腹胀满、胃脘疼痛、气攻两胁、胃痉挛、胃炎、便秘、腹痛、痞块、乳腺炎、腰肌劳损等。

肓门穴现代研究：现多用于治疗胃炎、乳腺炎、脾大等。

12YW（痞根）：具有健脾和胃，理气止痛，行气活血，软坚消痞的作用。临床治疗痞块、肝脾大、疝痛、腰痛、肠炎、咳逆、肝炎、肾下垂、胃痛、反胃、胃炎、胃扩张、腰脊强痛、腰肌劳损等。配竹杖穴、下极穴，治疗腰痛。配中脘穴、足三里穴、三阴交穴、阿是穴，治疗癥瘕。配关元穴、大敦穴，治疗便秘。

12YQ、12S、12yq（带脉）：三棱针点刺具有快速温补肝肾，通调气血，排毒养颜的作用；快速调理子宫内膜炎、附件炎、盆腔炎、赤白带下；快速缓解腹痛、腰胁痛等症状。快速治疗睾丸炎症、精索静脉曲张、附睾炎症等。

12yw、12g、12p：三棱针挑刺具有快速调理宫寒、经痛、阴茎痛、遗精、腹痛等症状。

12w（水道）：具有利水消肿，调经止痛，利尿通淋的功效。配三阴交穴、中极穴，治疗痛经。配三焦穴、关元穴，可以治疗尿痛、尿急。配筋缩穴，具有通经活络的功效，主要用于治疗脊柱筋膜炎。

12s（气穴）：具有调理冲任，益肾暖胞的功效。具有调理子宫虚寒、月经不调、经闭、崩漏、带下、不孕、堕胎腹痛、小便不利、泻痢不止、奔豚、胁痛、腰脊痛的作用。多用气穴治疗肾炎、膀胱麻痹、性功能障碍、子宫脱垂、肠绞痛、尿路感染、遗精、阳痿、阴茎痛、角膜炎等。

19. L1 经脉的感循

（1）L1（腰 1 经）感循：腰 1 经脉由真皮脂小血管、真皮无髓鞘小神经在第 1 腰间隙形成。该经脉起于第 1 腰椎间隙脊脉华佗穴 L1，环绕腰后股前一周，止于股内侧肾经（1s）。

（2）L1（腰 1 经）经穴：L1J，L1BS，L1T，L1YW，L1YQ，L1SY，L1yq，L1yw，府舍，冲门，急脉，阴廉，足五里，上黄，L1s（共 15 穴）。

（3）L1（腰 1 经）经脉循行和感循：L1J⟷L1BS⟷L1T⟷L1YW⟷L1YQ⟷L1SY⟷L1yq⟷L1yw⟷府舍⟷冲门⟷急脉⟷阴廉⟷足五里⟷上黄⟷L1s。

（4）L1（腰 1 经）经脉图（图 4.21）。

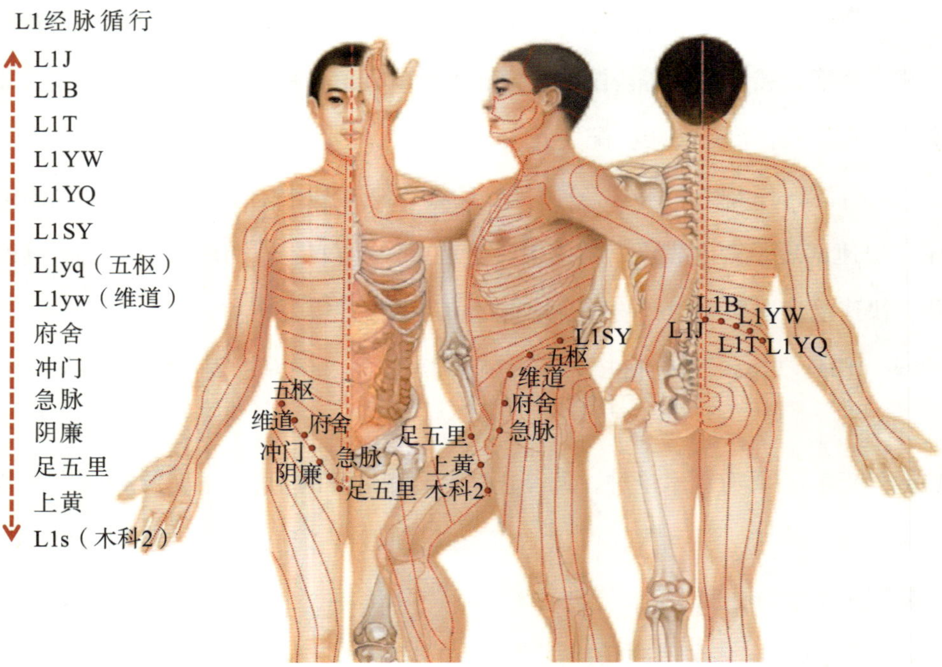

图 4.21 横经 -L1（腰 1）经脉图

（4）L1（腰 1 经）临床效用：具有司理下腹病痛、肠道功能、下腹部气血状态的调控作用。临床对便秘、结肠炎、腹泻肾区疼痛、排尿困难有调控效应。

（5）L1（腰 1 经）各经穴临床意义：

L1J：临床以此穴的脉动为标志，深刺（触碰）腰 1 脊神经鞘膜对治疗肾炎、肾绞痛、尿道炎、肾结石伴疼痛、性功能障碍、精液缺乏、尿路感染等，均具有明显疗效。

L1BS（肾俞）：主治肝肾、膀胱等疾患：如腰脊酸痛、小便淋沥、尿频尿闭、遗尿尿血；治疗阴中疼痛、遗精白浊、阳痿早泄、月经不调、痛经、血崩、赤白带下、不孕；调理头痛眩晕、视物不明、耳鸣耳聋、水肿、消渴、咳喘、虚劳等；对中风失语、手足不遂、失眠健忘、癫痫有缓解作用；对肾炎、肾盂肾炎、支气管哮喘、坐骨神经痛、神经衰弱、脑血管病后遗症等有治疗作用。

肾俞穴现代研究：现代又多用治疗肾炎、肾绞痛、肾下垂、尿道炎、肾结石、糖尿病、神经性耳聋、斑秃、性机能障碍、腰部软组织损伤气。对尿路感染、精液缺乏、膀胱肌麻痹、膀胱肌痉挛、胃出血、肠出血、痔疮、肝大、哮喘、贫血、肋间神经痛气均具有治疗作用。

L1T（志室）：具有益肾固精，清热利湿，强壮腰膝的效应。主治头晕目眩、耳鸣耳聋、腰脊强痛、小便不利、阴中肿痛、阳痿、遗精、前列腺、肾炎等。

L1SY、L1YQ、L1YW：三棱针挑刺对泌尿、生殖、少腹部疾病诸病具有快速疗效。

L1YQ：具有调理下焦，调经止带的功效。临床可以治疗便秘、少腹痛、腰胯痛、月经不调、阴挺、阴道炎、赤白带下、睾丸炎等。

L1YW：具有通经活络，通调腑气，利水消肿的作用。临床对少腹痛、腰痛、阴挺、疝气、月经不调、赤白带下、肠痈、水肿有治疗效应。常用于治疗子宫内膜炎、附件炎、盆腔炎、子宫脱垂、阑尾炎等。

L1yq（五枢）：具有调经固带，理气止痛的功效。临床上治疗带下、月经不调、阴挺、小腹痛、疝气、腰胯痛。也常用于治疗附件炎、子宫内膜炎、子宫脱垂等。

L1yw（维道）：具有治疗子宫内膜炎、附件炎、盆腔炎、子宫脱垂、慢性阑尾炎等功效。配脾俞、阴陵泉、关元，主治月经不调、带下等病症。

笔者用长刃针（3 ～ 5 寸）避开髂血管神经，深刺至股骨头附近，将该处粘连的筋膜松解，对股骨头缺血、坏死有一定疗效。

府舍：具有润脾之燥，生发脾气，顺气通便，缓急止痛的效应。临床主治腹胀、腹痛、腹股沟痛、疝气、积聚、痞块等。配气海穴，治腹痛。配天枢穴，可以治便秘。配关元穴、中极穴，可以治附件炎、肠炎。

冲门：具有调经止带，通利下焦，调经种子，舒筋活络，调肝血，益胞宫，利筋脉的功效。临床主治月经不调、赤白带下、妇人无子、疝痛、阴门瘙痒、气攻两胁、股内侧痛、阴肿、小腹痛、下肢拘急病症。配曲骨穴、次髎穴、三阴交穴，治疗由于湿热下注引起的月经不调、白带多、阴门瘙痒、股癣等。

冲门穴研究：对治疗腹股沟淋巴结炎、下肢麻痹、腰腿痛、下肢痉挛等有疗效。

急脉：具有生风化湿的作用。临床主治疝气、阴挺、阴茎痛、月经不调、少腹痛、股内侧痛、腿痛。配大敦，治疝气、阴挺、阴茎痛、阳痿。配阴包、箕门、曲泉、足五里，治下肢痿瘫、小儿麻痹等病症。

阴廉：具有调经止带，通利下焦的作用。常用于治疗月经不调、白带增多、阴部瘙痒等病症。另外，对小腹疼痛、腰腿痛、下肢痉挛等也有一定的疗效。

足五里：具有固化脾土，除湿降浊作用。临床主治少腹胀痛、小便不通、阴挺、睾丸肿痛、嗜卧、四肢倦怠、颈疬、阴囊湿疹、睾丸肿痛、尿潴留、遗尿、股内侧痛、倦怠、胸闷气短等。

上黄（多配穴中下黄）：董氏奇穴木黄、其黄、明黄、天黄四穴配肝门穴治疗急性肝炎奇效。为黄疸病、胆囊炎、脾大、脾脏炎、白细胞减少症、肝癌、肝痛、肝硬化、肝腹水、胆囊炎、胆结石痛、眼昏等腹部疾病有效穴位。对妇科泌尿生殖系统疾病，如月经不调、闭经、赤白带下、不孕症有效。对抑郁症、躁郁症、狂躁症、舞蹈症神经官能性病症亦有效。也用于疑难杂症如白血病、帕金森病、糖尿病、梅尼埃病，肝风内动证临床调理。

L1s（木科 2）：临床治疗疝气、前列腺炎、尿道炎、腰痛、坐骨神经痛、肝炎、心窝下疼痛、项紧痛、头晕、头痛、三叉神经痛、骨刺。木科一、二、三穴同时取穴治坐骨神经痛、腰痛效果显著，对疝气治疗效果亦佳。木全、木华、木脊三穴为治疗脊椎骨痛（骨刺）、颈椎骨痛、足跟痛、手麻痹、五指伸屈不灵、舌强直的特效穴。

20. L2 经脉的感循

（1）L2（腰 2 经）感循：腰 2 经脉由脊神经节段的真皮无髓鞘小神经、小血管形成。该经脉起于第 2 腰椎间隙脊脉华佗穴 L2，环绕腰后股前一周，止于股内侧肾经（2s）。

（2）L2（腰 2 经）经穴：L2J，L2BS，L2T，L2YW，L2YQ，L2SY，L2yq，L2yw，髀关，姐妹 3，箕门，明黄，L2s（共 13 穴）。

（3）L2（腰 2 经）经脉循行和感循：L2J⟷L2BS⟷L2T⟷L2YW⟷L2YQ⟷L2SY⟷L2yq⟷L2yw⟷髀关⟷姐妹 3⟷箕门⟷明黄⟷L2s。

（4）L2（腰 2 经）经脉图（图 4.22）。

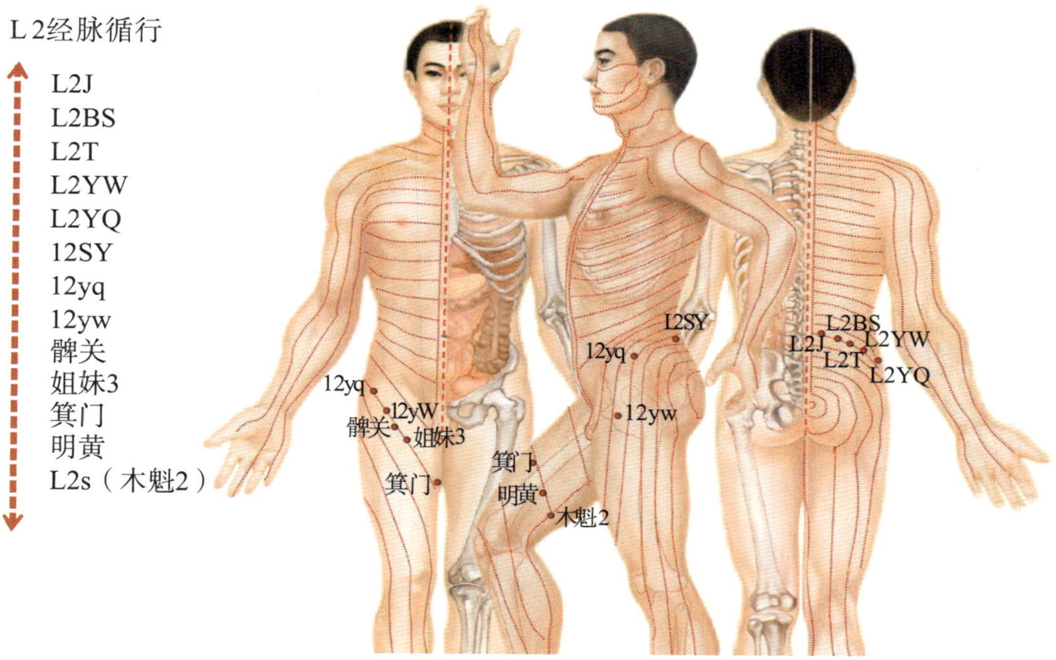

图 4.22 横经 -L2（腰 2）经脉图

（5）L2（腰 2 经）临床效用：下腹痛、腰酸痛、性机能减退神经损伤、腰腿痛、腿痛、神经根损伤、腰部钝痛等病症。

（6）L2（腰 2 经）各经穴临床意义：

L2J：深刺至第 2 腰神经鞘膜，轻触碰之可以快速缓解腰疼、性功能减退、早泄等症状。

L2BS（气海俞）：临床主治绕脐腹痛、水肿鼓胀、脘腹胀满、水谷不化、大便不通、泻痢不禁、癃淋、遗尿、遗精、阳痿、疝气、月经不调、痛经、经闭、崩漏、带下、阴挺、产后恶露不止、胞衣不下、脏气虚惫、形体羸瘦、四肢乏力、腰痛、食欲不振、夜尿症、儿童发育不良等。配三阴交穴，治白浊、遗精。配关元穴，治产后恶露不止。配灸关元穴、膏肓、足三里穴，治喘息短气。配足三里穴、脾俞穴、胃俞穴、天枢穴、上巨虚穴，治胃腹胀痛、呃逆、呕吐、水谷不化、大便不通、泻痢不止。配足三里穴、合谷穴、百会穴，治胃下垂、子宫下垂、脱肛。另外，临床上对腰椎间盘突出症（一侧下肢短，或同侧肩低者）在此穴（常见右侧）的浅筋膜层，用小刃针轻轻松解筋膜，治疗有效的参考依据是，两侧肌筋膜力量均衡。具有缓解腰椎间盘突出症状作用。若同时选择第 5 椎旁肌筋膜的松解可以治愈腰椎间盘突出症，延长同侧下肢长度作用。

L2T（双河）：三棱针挑刺出黑血。有效治疗手臂痛、肩背痛等。

L2YW（六道）：三棱针挑刺出黑血。有效治疗子宫炎、肠炎、闪腰、岔气、急性肠炎等。

L2YQ、L2SY、L2yq：三棱针挑刺三穴具有快速治疗脘腹胀满、水谷不化、泻痢不禁、癃淋、遗尿、遗精、阳痿、疝气、月经不调、痛经、夜尿症等功效。三棱针挑刺具有治疗同侧股骨头缺血，对侧髋骨疼痛作用。

L2yw：临床主治子宫瘤、子宫炎、月经不调、经期不定、子宫痛、肠痛、胃出血。

髀关：具有健脾除湿，固化脾土的作用。临床用于治疗膝（髋、股）痛、麻痹、瘫痪、腿膝肿痛、下肢麻木、下肢屈伸不利、股外侧皮神经炎等。配伏兔穴，治疗痿痹。配环跳、风市、足三里，主治下肢痿痹；配风市、阳陵泉、足三里、解溪，主治下肢痹痛。

姐妹 3：具有沉降脾经阴浊，调下焦，利水，健脾渗湿，通利下焦的功效。临床用于治疗子宫瘤、子宫炎、月经不调、经期不定、子宫痛、肠痛、胃出血、小便不利、遗尿、阴囊湿痒、遗溺、腹股沟肿痛、鼠蹊肿痛、下肢麻痹、足部肿痛等。

姐妹 3 穴现代研究：可治疗下肢瘫痪（脊髓灰质炎后遗症等），前列腺炎，小便难，鼠蹊痛。

箕门：临床运用于脾脏炎、脾大、四肢痛、头昏、头晕、头痛、胃酸过多的治疗。

明黄：主治肝胆系统相关疾病，各种肝炎、肝癌、肝痛、肝硬化、黄疸、眼昏花、眼痛、两胁痛、胆囊炎、胆囊结石等。

L2s（木魁 2）：临床治疗坐骨神经痛有效，三棱针挑刺出黑血为佳。

21. L3 经脉的感循

（1）L3（腰 3 经）感循：腰 3 经脉由真皮支小血管、无髓鞘小神经在第 3 腰间隙的真皮形成。该经脉起于第 3 腰椎间隙脊脉华佗穴 L3，环绕腰后股前一周，止于股内侧肾经（3s）。

（2）L3（腰3经）经穴：L3J，L3BS，L3T，L3YW，L3YQ，L3SY，L3yq，L3yw，驷马3，通天，内通天，姐妹1，土灵，血海，失音2、1，阴陵泉，天黄，肾关，地机，地黄，漏谷，L3s（共23穴）。

（3）L3（腰3经）经脉循行和感循：L3J⟷L3BS⟷L3T⟷L3YW⟷L3YQ⟷L3SY⟷L3yq⟷L3yw⟷驷马3⟷通天⟷内通天⟷姐妹1⟷土灵⟷血海⟷失音2⟷失音1⟷阴陵泉⟷天黄⟷肾关⟷地机⟷地黄⟷漏谷⟷L3s。

（4）L3（腰3经）经脉图（图4.23）。

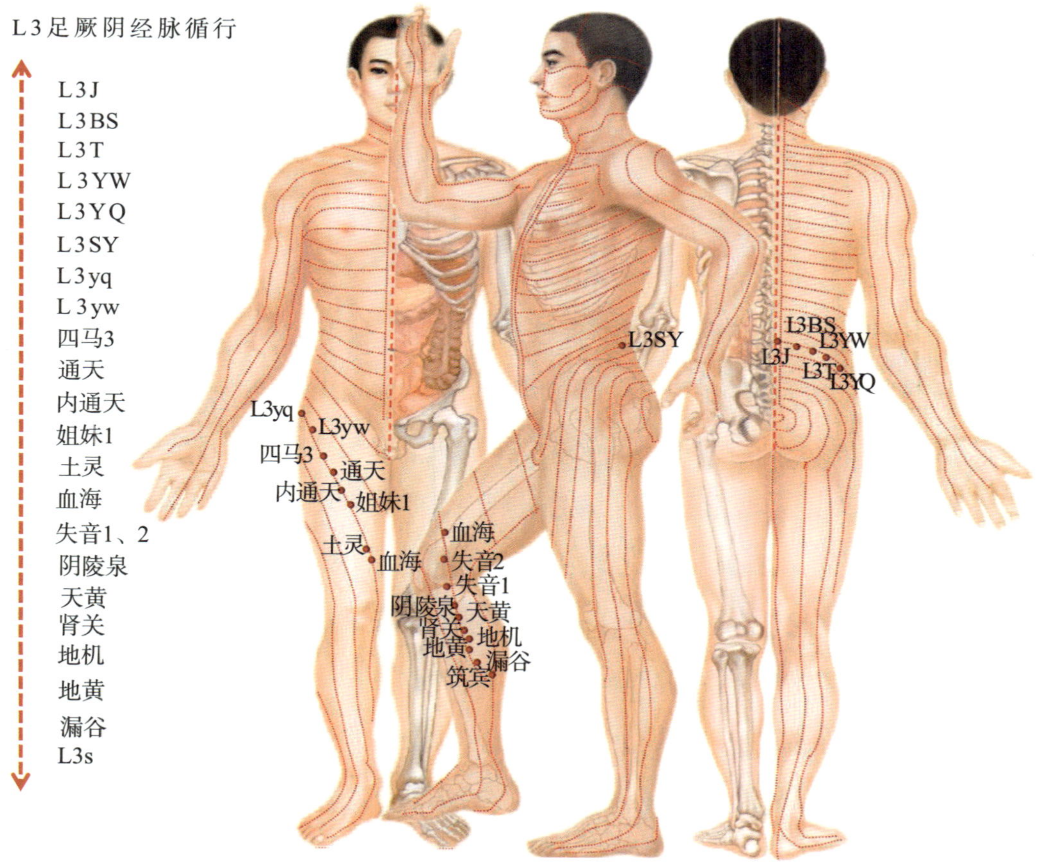

图4.23　横经-L3（腰3）经脉图

（5）L3（腰3经）临床效用：膀胱、尿少、子宫肌瘤、膝内侧痛无力、两侧腰痛、腹痛、性功能障碍等。

（6）L3（腰 3 经）各经穴临床意义：

L3J：挑刺该穴具有缓解腹痛、膝关节痛的作用，可以改善性功能，及治疗男、女生殖器疼痛或瘙痒等症。以此穴为标志，深刺至腰 3 脊神经鞘膜并触碰之，当患者生殖器等部位出现放电感为最。

L3BS（大肠俞）：具有理气降逆，调和肠胃的作用。临床主治运动系统疾病：腰痛，骶髂关节炎，骶棘肌痉挛；消化系统疾病：肠炎，肠鸣，痢疾，便秘，小儿消化不良，腹痛，腹胀，肠梗阻，泄泻；外科疾病：阑尾炎，肠出血；神经系统疾病：腰脊痛，坐骨神经痛；泌尿生殖系统疾病：遗尿，肾炎，淋病。配气海穴、足三里穴、支沟穴，治便秘。

L3T（腰眼）：主治腰痛、月经不调、带下等病症。现代常用于治疗腰肌纤维炎、腰肌劳损、子宫内膜炎等。临床在腰椎间盘突出症患者的腰眼穴处，以小刃针刺入肌筋膜，并松解至左右两侧肌筋膜张力等同，可以根治该病。

L3YW、L3YQ、L3SY：三棱针挑刺出血具有快速缓解泌尿、生殖、下肢的各种不适。

L3yq（居髎）：主治腰腿、下肢等疾患：腰痛引腹，肩痛引胸，臂重不举，瘫痪痿弱，坐骨神经痛，髋关节功能障碍，下肢瘫痪等；消化系统疾病：阑尾炎，胃痛，下腹痛；泌尿生殖系统疾病：睾丸炎，肾炎，膀胱炎；妇产科系统疾病：月经不调，子宫内膜炎，白带多；运动系统疾病：腰痛，腿痛，髋关节及周围软组织疾患等。临床配环跳穴、委中穴，治腿风湿痛。配腰夹脊穴、环跳穴、风市穴、阳陵泉穴、条口穴、悬钟穴，治中风下肢瘫痪、根性坐骨神经痛、腓总神经麻痹。配环跳穴、肾俞穴、委中穴，有舒筋活络、宣痹止痛的作用，主治腰腿痹痛。配大敦穴、中极穴，有疏肝理气止痛的作用，主治疝气。

L3yw：三棱针点刺出黑血再与驷马穴倒马针法治疗皮肤过敏有强化疗效效应。

驷马 3：驷马下穴为经外奇穴名。主治肋痛、背痛、坐骨神经痛、腰痛、咳喘、胸背痛、鼻炎、耳聋、耳鸣、面神经麻痹、目赤、乳房痛、半身不遂、下肢扭伤等。

通天：具有活血化瘀作用。临床主治心脏性风湿病、心两侧痛、心悸、心脏病、心口痛、心血管硬化症、胃病、胃炎、胃溃疡、恶心、胸痛、胸闷、消化不良、食欲不振、肠道不通畅、恶心呕吐、妊娠恶心、头晕、眼花、膝盖痛、四肢痛、手脚发抖、手上臂痛、升举困难等。临床配穴与运用：本穴促进血液循环，董氏奇穴上三黄强化肝脏可解毒，驷马3穴通气可调整肤质。配四花穴、土水穴，可调理胃肠，促进消化功能。配下三皇，可治疗久年失眠。

内通天：位于通天穴向内横开五分处。主治半身不遂、四肢无力、四肢神经麻痹、手臂不能举、心脏衰弱、中风不语、腰痛。

姐妹1：主治子宫瘤、子宫炎症、阴道痒、阴道炎症、输卵管阻塞、不育不孕、盆腔炎、附件炎、卵巢囊肿、赤白带下、月经不调、闭经症、胃出血、胃肠道慢性出血。配妇科穴、三重、四花、门金，可治子宫肌瘤。配云白、李白、手六白、妇科穴，治输卵管阻塞。分枝上、下穴放血配合姐妹穴加配手五金千金、驷马穴及上三黄，治疗花柳病。配感冒、下三皇、通肾、水金等穴，治疗遗精、阳痿。姐妹穴因可治疗妇科诸疾，配妇科穴、云白、李白、天宗，治赤白带。而临床上姐妹穴对妇女病有极佳疗效，在男性的下焦疾病的治疗上也有很好的效果。

土灵：有和脾理血，疏调三焦的作用。临床主治恶性贫血（再生不良性贫血症）、白血病、脾大、消化不良等症。

血海：配带脉，治月经不调。配三阴交、曲池、合谷，可治荨麻疹。配犊鼻、阴陵泉、阳陵泉，可治膝关节疼痛。

失音1、2：具有清热利咽，行气散瘀功效。临床用于治疗声音沙哑、失音、喉炎、喉咙肿痛、喉咙发痒、甲状腺疾病等。配失音、喉灵、重子、重仙、天地人三宗，可治失音。配少商穴、商阳穴放血。配喉灵、失音、足千金、足五金等，可治喉咙肿痛。

阴陵泉：具有健脾理气，益肾调经，清利湿热，通经活络的功效。临床上配肝俞、至阳，可治黄疸。配阳陵泉，可治膝痛。

天黄：临床用于治疗肝癌、肝痛、肝硬化、肝腹水、胆囊炎、胆结石痛、眼昏、眼胀、眼痛、肝区不适、脊椎骨膜炎、胁肋痛、月经不调、闭经、赤白带下、不孕症、抑郁症、躁郁症、狂躁症、舞蹈症、白血病、脾大、帕金森病、糖尿病、梅尼埃病等。梅尼埃病伴耳鸣，本穴配正会、腕顺、三重穴，半数可愈。糖尿病的治疗，分枝放血。

本穴加下三皇，配合灸疗中脘、关元、神阙，长期坚持，疗效显著。天黄、明黄、其黄分别指面黄、眼黄、身体黄，此组穴位专治肝胆疾病，并主治妇科、女性生殖及各种精神病症。天黄、明黄、其黄三针齐下，专治一切肝疾。治帕金森病可于正会放血，扎上三黄、镇静穴、木斗、木留，疗效显著。白细胞增多症，可取其中二穴，并旁取土昌穴成三角形，对白细胞增多症有帮助。

肾关（天皇副穴）：补肾要穴，对肾亏所引起之坐骨神经痛、背痛、头痛、腰酸亦有显效。治尿频、夜尿极特效。临床还治疗胃酸过多、倒食症、鼻骨痛、眼球歪斜、散光、贫血、癫痫、神经病、失眠、蛋白尿、肾脏炎、糖尿病、肾功能衰竭、肾亏所引起之坐骨神经痛、腰酸、眉棱骨痛、头晕头痛、近视、多泪、两腿无力、臂麻、心刺痛、胸口痛。治疗肩臂痛及肩臂不举（五十肩）尤为特效，两手发麻或疼痛也有效。治疗眼球歪斜、飞蚊症、散光，在太阳穴点刺出血，配光明、人皇、珠圆、上白效果尤佳。治贫血、癫痫、神经病，对神经衰弱、失眠皆效。

肾关穴治疗多尿及五十肩特效：肾关穴为董氏奇穴七七（小腿）部位要穴，位置在阴陵泉穴直下一寸五分处。为董师景昌治疗肾亏之第一要穴，举凡肾虚引起之各种病痛皆有疗效。

地机：对血证有良好的治疗作用。可以治疗痛经、崩漏，这种月经不调的血证，治疗小便不利、水肿，这种水湿不化导致的疾病，还可以治疗腹痛、腹泻这种胃肠疾病。配血海穴，可调经。配中极穴、三阴交穴、肾俞穴，可活血化瘀。配关元穴、太溪穴、肾俞穴，可治遗精、腰痛。配梁丘穴、中脘穴，可治急性腹痛。配隐白穴，可治崩漏。

地机穴现代运用：可增强人体胰腺功能，促进胰腺分泌胰岛素。对腹痛、腹胀以及食欲不振调治有效。缓解月经不调、痛经的症状，缓解遗精、小便不利的症状。

地黄：临床主治肾脏炎、四肢浮肿、糖尿病、淋病、阳痿、早泄、遗精、梦遗、小便蛋白质、小便出血、子宫瘤、月经不调、肾亏腰痛。配天皇副穴，治倒食病、胃酸过多。

漏谷：具有清心化痰，和胃降逆，通络止痛的作用。临床主治癫狂、呕逆、小腿疼痛等症。配劳宫、水沟、上脘、大钟，治疗癫狂。配丰隆、公孙、中脘、足三里、大陵，治疗呕吐。配膀胱俞、三阴交、中极，治疗尿赤、尿痛。配环跳、风市、委中、足三里、昆仑，治疗腿软无力。配阴谷、阴陵泉、太溪、三阴交，治疗小腿内侧痛等。

L3s（筑宾）：具有沉降脾经阴浊作用。临床主治腹胀腹鸣、消化不良、小便不利、遗精、偏坠、丹毒、腿膝厥冷、下肢痿痹、脚气、厥气上头癫、足踝肿痛等。配足三里穴，治腹胀肠鸣。

22. L4 经脉的感循

（1）L4（腰 4 经）感循：腰 4 经脉由真皮支小血管、无髓鞘小神经在第 4 腰间隙的真皮形成。该经脉起于第 4 腰椎间隙脊脉华佗穴 L4，环绕腰后股前小腿内侧一周，止于足大趾甲缘下内 1 分（4s）。

（2）L4（腰 4 经）经穴：L4J，L4BS，L4T，L4YW，L4YQ，L4SY，L4yq，L4yw，驷马 1，伏兔，上九里，阴市，髋骨，梁丘，鹤顶，通心，上下唇，四花里，中都，蠡沟，三阴交，照海，然谷，公孙，大敦，L4s（共 26 穴）。

（3）L4（腰 4 经）经脉循行和感循：L4J⟷L4BS⟷L4T⟷L4YW⟷L4YQ⟷L4S⟷L4yq⟷L4yw⟷驷马 1⟷伏兔⟷上九里⟷阴市⟷髋骨⟷梁丘⟷鹤顶⟷通心⟷上下唇⟷四花里⟷中都⟷蠡沟⟷三阴交⟷照海⟷然谷⟷公孙⟷大敦⟷L4s。

（4）L4（腰 4 经）经脉图（图 4.24）。

（5）L4（腰 4 经）临床效用：治疗腰痛、坐骨神经痛、排尿困难、尿频或尿少、腿痛放射至腿肚外侧、痔疮等。

（6）L4（腰 4 经）各经穴临床意义：

L4J（上髎）：具有通经活络作用。临床主治腰膝酸软、下肢痿痹、关节肿痛、妇科诸病、不孕症、大小便不利、肛门病患、痔疮、泌尿、生殖系疾病。临床配气海、血海，治疗月经不调、带下。配三阴交、中极，治疗小便不利。配中极、关元、关元俞、三阴交，治疗遗精、早泄。配次髎、中髎、下髎，治疗月经不调。

L4BS（关元俞）：具有温肾补阳通利下焦作用。临床主治肾阳虚、肾气不足之腹胀、泄泻、小便不利、遗尿、腰痛、消渴诸病症。临床配脾俞、肾俞、上髅、关元、三阴交，治疗阳虚腹胀、少腹冷痛等。配肾俞、三焦俞、气海、阴谷，治疗肾阳虚小便不利。配脾俞、命门、上巨虚、天枢、足三里，治疗脾肾阳虚泄泻。配肾俞、关元、太溪，治疗尿频、遗尿等。配关元、中极、三阴交，治疗痛经。配肾俞、命门、秩边、委中、太溪，治腰脊强痛、下肢酸软、腿膝乏力等。

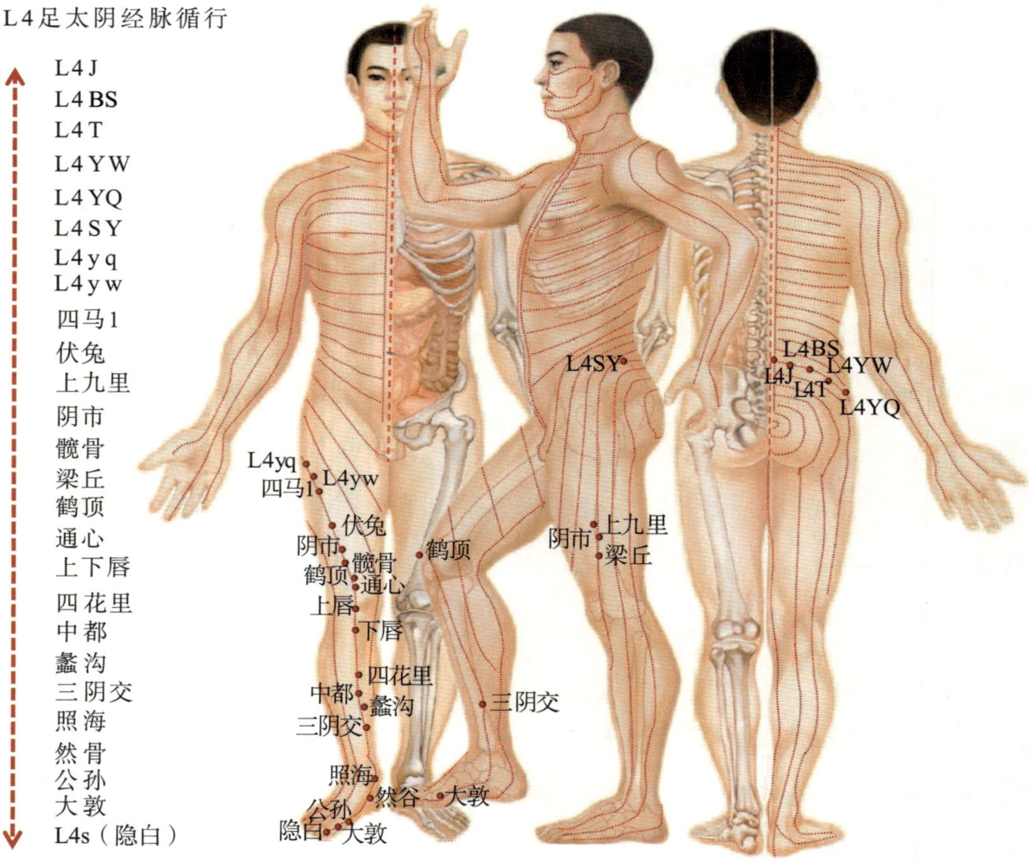

图 4.24 横经 -（L4- 腰 4）足太阴经脉图

关元俞穴现代运用：针刺关元俞加罐治疗血瘀型原发性痛经有效。

L4T、L4YW、L4YQ：三棱针挑刺对生殖、泌尿、肛门、下肢寒冷，具有治疗和缓解临床症状作用。

L4SY、L4yq、L4yw：三棱针挑刺对生殖、泌尿、股前疼痛，具有治疗和缓解临床症状作用。

驷马 1：驷马下、驷马中、驷马上穴具有通调水道，疏风解表作用。临床主治胁肋痛、胸背痛、胸膜炎、坐骨神经痛、腰疼、肺病、鼻炎、耳鸣、耳聋、中耳炎、面部神经麻痹、哮喘、角膜炎、乳腺炎、甲状腺大、半身不遂、各种皮肤病、青春痘、下肢扭伤、胸部扭伤。临床配三重、大小中三间、镇静，可治疗鼻炎，疗效显著。配四花、三重、天地人三士，治青春痘、皮肤过敏等。配灵骨大白、四花，治肺气肿效果很好。配通肾、通胃、通背、三重、四花，病位放血，治疗甲状腺大显效。配三重、腕顺，治疗耳聋、耳鸣特效。

伏兔：具有治风劳气逆，膝冷不得温的功效。临床配髀关、风市、地机穴，治腿痛。配解溪、厉兑穴，治腿足痛。配风市、绝骨、犊鼻穴，治脚气。

伏兔穴现代运用：用于治疗膝关节炎、下肢瘫痪、下肢痉挛、荨麻疹、脚气、腹股沟淋巴结炎等。对血尿、毛细血管出血均有显著疗效。

上九里：主治背痛、腰痛、腰脊椎骨痛、半身不遂、神经麻痹、脖颈痛、头晕、眼胀、手麻、臂麻、腿痛、神经无力等。

阴市：具有祛风除湿，蠲痹止痛，舒筋活络的作用。临床治疗下肢痿痹、膝关节屈伸不利、疝气。配环跳穴、风市穴、委中穴、承山穴、昆仑穴、申脉穴，治腰腿痛。临床配三里、阳辅、蠡沟穴，治腰痛。配风市、髋骨、足三里、阳陵泉、委中穴，治两腿痛。配足三里、上下巨虚、梁丘穴，治足痹。配风市、玉龙穴，治历节风。配太溪穴、肝俞穴，治寒疝腹痛。配足三里、三阴交、绝骨、阳辅、阳陵泉，治脚气。

阴市穴现代运用：现代常用于治疗腰腿、膝关节冷痛麻痹、酸痛、屈身不利、下肢不遂、腰疼、消渴、寒疝、脚气、腹胀、腹痛、水肿等。

髋骨：具有祛风湿，利腰腿，通经络的功效。临床治疗膝关节红肿疼痛、历节风痛、鹤膝风、下肢痿软无力、瘫痪、脚气等。临床配膝眼穴，治鹤膝风。配阳陵泉、足三里、犊鼻穴，治膝关节炎。配髀关、阳陵泉、悬钟、足三里、太冲穴，治下肢瘫痪。

髋骨穴现代运用：现代常用于治疗下肢瘫痪、膝关节及周围软组织疾患等。

梁丘：具有调畅脾胃气机，升降清浊，立止腹泻作用。临床治疗膝胫痹痛、鹤膝风、胃痛、胃痉挛、腹泻、乳痈、胃炎、腹泻、胃痉挛、痛经、乳腺炎、膝盖头痛等。

鹤顶：临床主治鹤膝风、腿足无力、下肢痿软、瘫痪、脚气、膝关节酸痛、膝关节炎等。临床配膝眼、足三里、阳陵泉，治膝关节酸痛。配阳陵泉、足三里、丰隆、承山、悬钟、昆仑，治下肢瘫痪、麻木无力。配阳陵泉、足三里、三阴交、八风，治脚湿气。

鹤顶穴现代运用：现代多用于治疗膝关节炎、类风湿关节炎、中风后遗症等。

通心：通心、通灵、通关、通山、通天五穴为董氏奇穴中治疗心脏病最重要的穴位。具有疏通全身的血液作用。临床该五穴配通胃穴、通肾穴，治疗胃、十二指肠溃疡、久年胃病有奇效，也可以治疗前额头痛、头晕、心脏积水、心神不安、胸痛、手脚发抖、血管硬化、半身不遂等。临床该穴配通灵穴、上三黄及驷马穴，可治疗黑斑，具有促进血液循环的作用。配上三黄，治癫痫。

上下唇：临床主治唇痛、白口症等。用三棱针刺出黑血，立即见效。

四花里：具有疏心理肺，调理脾胃的作用。临床主治急慢胃病、心脏病、心悸、转筋霍乱（呕吐）、心脏停搏。三棱针点刺出血，特效。

四花穴：包括上、中、里、下、外五穴。三棱针刺出恶血，对头痛、心脏病、肺疾、胸膜炎、肝疾、急慢性胃肠疾病、坐骨神经痛都有疗效。临床配神耳穴，有强心作用。配心灵穴，治心律不齐、肠胃病。

中都：治疗崩漏、疝气、产后恶露不尽、盆腔炎阴暴痛、腹胀、腹痛、痢疾、泄泻、肠炎、急性肝炎、膝关节炎症、下肢麻痹疼痛、足软无力、喉炎等。配血海穴、三阴交穴，治月经过多和崩漏、产后恶露不绝。配合谷穴、次髎穴、三阴交穴，治痛经。配脾俞穴、阴陵泉穴，治白带症。配足三里穴、梁丘穴，治肝木乘土之腹胀、泄泻。配太冲穴，治疝气。配三阴交穴、阴陵泉穴、膝阳关穴、膝关穴、伏兔穴、箕门穴，治下肢痿痹瘫痛。

中都穴现代运用：常用于治疗急性肝炎、崩漏、下肢麻痹疼痛、膝关节炎、喉头炎等。为针麻常用穴之一。

蠡沟：具有疏肝理气，调理经脉的作用。临床主治胫部酸痛、月经不调、阴痒、阴挺、疝气、睾丸肿痛、子宫内膜炎、子宫脱垂。临床配阴陵泉、三阴交，有活络止痛的作用，主治胫部酸痛。配太冲、气海，有疏肝理气止痛的作用，主治疝气及睾丸肿痛。配百会、关元，悬灸或隔附子饼灸，有温阳举陷提升的作用，主治子宫脱垂。

蠡沟穴现代运用：现代常用于治疗月经不调、崩漏、带下、疝气、小便不利、睾丸疼痛、遗精、足胫酸痛等。

三阴交：临床主治肠鸣、腹胀、腹泻、月经不调、带下、阴挺、不孕、滞产、遗精、阳痿、遗尿、心悸、失眠、高血压、下肢痿痹、阴虚诸证。临床配中极穴、肾俞穴，治月经不调。配阳交穴、中极穴、肾俞穴、太冲穴，治闭经。配合谷穴、昆仑穴，治难产。配足三里穴、支沟穴，治产后血晕、不省人事。配照海穴、中极穴、子宫两穴，治子宫久冷、不受胎孕。配关元穴、间使穴、太冲穴、太溪穴、肾俞穴、独阴穴，治脐下结块如盆。配次髎穴、关元穴、肾俞穴、中极穴，治阳痿。配曲泉穴、太溪穴、大敦穴、肾俞穴，治阴肿。配石门穴，治水胀。

三阴交现代运用：现代常用于治疗急性结肠炎、细菌性痢疾、肝脾大、腹水浮肿、肝炎、胆囊炎、肾炎、尿路感染、尿潴留、尿失禁、乳糜尿、糖尿病、月经失调、功能性子宫出血、痛经、带下、更年期综合征、阴道炎、盆腔炎、前阴瘙痒、胎位异常、子宫下垂、难产、癫痫、精神病症、神经衰弱、高血压、荨麻疹、神经性皮炎、血栓闭塞性脉管炎、膝踝关节及其周围软组织等。

三阴交对下焦疾病效应更为明显，如尿频、遗尿证。有报道，针刺关元、三阴交等穴，对 240 例遗尿症的治疗，有效率达 97.5%。对生殖机能、子宫、月经都有调控作用。配肩外俞，具有避孕作用。

针刺三阴交等穴可使孕子宫收缩，对性腺功能也有影响，促进卵巢功能，有报道对无排卵子宫出血者于经后 18 天，取三阴交、中极、关元，连续治疗几个月后，可使病人排卵过程与月经周期恢复正常。针刺三阴交也可使继发性闭经病人出现激素撤退性出血现象。对男性生殖功能也有影响，如针刺三阴交、关元、肾俞，对阳痿治疗有显著疗效，对精子缺乏症也有一定疗效。针刺三阴交对心脏功能也有影响，如阵发性房性心动过速、心房颤动以及室性期前收缩，针刺三阴交有一定疗效。针刺三阴交可使血糖下降，似对生理功能正常的胰脏有调节胰岛素分泌的作用。针刺三阴交对妇科疾病手术的镇痛作用十分明显，对剖宫产手术，针麻成功率可达 95.29% ～ 96.4%。针刺三阴交动物淋巴细胞和淋巴量显著增加，T 淋巴细胞针后较针前有显著增加。配足三里对胃下垂病人有较好的疗效。配合谷穴（补法）、三阴交穴（泻法）用于堕胎。独用三阴交穴治难产。

照海：临床主治失眠、癫痫、咽喉干痛、目赤肿痛、月经不调、痛经、带下、阴挺、小便频数、癃闭等。临床配人中穴、合谷穴、三里穴、临泣穴、曲池穴、三阴交穴，治四肢面目水肿。配阴陵泉穴、三阴交穴、关冲穴、合谷穴，治小便淋沥不通。配肺俞穴、太溪穴、阴谷穴，治咽炎（肾阴虚）。配太冲穴、少府穴、曲泉穴，治阴挺。配百会穴、肾俞穴、关元穴、三阴交穴，治赤白带下。配三阴交穴、中极穴、内关穴、昆仑穴，治胞衣不下。配百会穴、风池穴、心俞穴、肝俞穴、鸠尾穴，治癫痫。配心俞穴、内关穴、神门穴，治怔忡。配脾俞穴、三阴交穴、章门穴、中脘穴、解溪穴，治四肢不收、怠惰嗜卧。配足三里穴、悬钟穴、绝骨穴、风市穴、肩井穴、阳陵泉穴、阳辅穴，治脚气。配章门穴、支沟穴、太白穴，治大便不通。

照海穴现代运用：现代常用于治疗慢性咽喉炎、扁桃体炎、神经衰弱、癔症、癫痫、月经不调、子宫脱垂、便秘等。该穴对肾功能有调节作用。临床配列缺、太溪等穴，具有明显增强肾泌尿功能的作用，有增多尿量、减少尿蛋白、降低血压的作用。

然骨：具有调理肾精不足，遗精盗汗，失眠虚烦，心慌善恐的功能。

公孙：具有健脾益气，和胃化湿，调理冲任的功能。主治胃痛、呕吐、腹痛、腹泻、痢疾、心烦、失眠、狂证、逆气里急、气上冲心等证。临床主治胃痛、呕吐、腹痛、腹泻、痢疾等脾胃肠腑病症；心烦、失眠、狂证等神志病症；逆气里急、气上冲心（奔豚气）等冲脉病证。临床配内庭穴、厉兑穴、中脘穴、章门穴，治胃呆不食。配中脘穴、内关穴、足三里穴，治呕吐。配三里穴、陷谷穴、太白穴、章门穴、三阴交穴等，治肠鸣。配中脘穴、天枢穴、内关穴、外关穴、大陵穴等，治腹痛。配下脘穴、天枢穴、照海穴，治泄泻不止、里急后重。配上星穴、前顶穴、大陵穴，治头肿。配人中穴、水分穴、期门穴、气海穴、天枢穴等，治水肿。配天枢穴、带脉穴、三阴交穴、行间穴、照海穴，治月经不调。配脾俞穴、三焦俞穴、带脉穴、关元穴、三阴交穴，治黄带。配足三里穴、绝骨穴、冲阳穴，治脚气。

公孙穴现代运用：现代常用于治疗急性胃疼、绕脐痛、急性结肠炎、呕吐、心肌炎、胸腹炎、子宫内外膜炎、月经不调、胃癌、下腹痉挛、肠出血、头面浮肿、癫痫、腹水、足踝痛等。针刺公孙穴对小肠分泌和吸收功能具有一定的调节作用。

大敦：具有苏厥醒神，清利湿热，理气调肝的作用。临床治疗疝气、少腹痛。遗尿、癃闭、五淋、尿血、月经不调、崩漏、阴挺、癫痫等。临床配申脉穴、中冲穴、百会穴、印堂穴，治中风不省人事。配鸠尾穴、心俞穴、丰隆穴、百会穴，治痫证。配间使穴、神门穴、列缺穴，治卒心痛。配阴跷穴、曲骨穴、曲泉穴、照海穴、太溪穴，治阴挺。配八髎穴、关元穴、中极穴、血海穴、委中穴、至阴穴，治阴门瘙痒。配气海穴、阴谷穴、太冲穴、然谷穴、三阴交穴、中极穴，治血崩。配膈俞穴、三焦俞穴、肾俞穴、列缺穴、章门穴，治尿血。配照海穴、委阳穴、大钟穴、行间穴、委中穴、阴陵穴、石门穴，治癃闭。配复溜穴、中封穴、肾俞穴、承筋穴、阴包穴、承山穴，治小腹痛。临床配列缺穴、中冲穴、金门穴、大都穴、内庭穴、厉兑穴等，治尸厥。配涌泉穴、厉兑穴、少商穴、中冲穴、神门穴，治暴厥不知人事。配人中穴、少商穴、大陵穴、申脉穴、风府穴、颊车穴、承浆穴等，治癫狂。配上脘穴、脾俞穴、胃俞穴、肾俞穴、足三里穴，治心脾胀痛。配曲泉穴、阴陵穴、然谷穴、束骨穴、三焦俞穴、中脘穴、天枢穴、脾俞穴等，治泄泻。配曲泽穴、通里穴、劳宫穴、阳陵穴、太溪穴、照海穴、太冲穴等，治呕吐。配云门穴、中府穴、期门穴、肺俞穴、魂门穴、大陵穴，治胸痛。配大敦穴、肩井穴、章门穴、气海穴、归来穴、冲门穴、关元穴、带脉穴等，治疝气。配三里穴、肾俞穴，治便血。配脾俞穴、上脘穴、肝俞穴，治吐衄血。配血海穴、照海穴、三阴交穴、大敦穴，治月经过多或过少。配关元穴、三阴交穴，治崩漏。配委中穴、三里穴、阳陵穴、复溜穴、然谷穴、行间穴、中封穴等，治足寒热。配肺俞穴、少商穴、行间穴、廉泉穴、脾俞穴、肝俞穴、上脘穴，治咳嗽。

大敦穴现代运用：现代常用于治疗疝气、少腹痛、睾丸炎、功能性子宫出血、月经不调、子宫脱垂、血尿、遗尿、精索神经痛、阴茎痛、糖尿病、便秘等。针刺大敦穴对大肠运动有明显的调整作用。配神门穴具有降压效应。

L4s（隐白）：具有苏厥醒神，健脾和胃，益气统血的作用。临床主治月经过多、崩漏、便血、尿血、癫狂、多梦、惊风、腹满、暴泻等症。

隐白穴现代运用：现代常用于治疗功能性子宫出血、子宫痉挛、半身不遂、小儿惊风、癔症、腹膜炎、急性肠炎、足冷等。可见胃蠕动减慢。

23. L5 经脉的感循

（1）L5（腰 5 经）感循：腰 5 经脉由真皮支小血管、无髓鞘小神经在第 5 腰脊间隙的真皮形成。该经脉起于第 5 腰椎间隙脊脉华佗穴 L5，环绕腰后股前一周，止于第二足趾尖（5s）。

（2）L5（腰经 5）经穴：L5J，L5BS，L5T，L5YW，L5YQ，L5SY，L5yq，中九里，金梁，七里，上泉，金昌，L5yw，下泉，足三里，阑尾，上巨虚，足三二一重，解溪，冲阳，陷谷，内庭，L5s（共 23 穴）。

（3）L5（腰 5 经）经脉循行和感循：L5J⟷L5BS⟷L5T⟷L5YW⟷L5YQ⟷L5SY⟷L5yq⟷中九里⟷金梁⟷七里⟷上泉⟷金昌⟷L5yw⟷下泉⟷足三里⟷阑尾⟷上巨虚⟷足三二一重⟷解溪⟷冲阳⟷陷谷⟷内庭⟷L5s。

（4）L5（腰 5 经）经脉图（图 4.25）。

（5）L5（腰 5 经）临床效用：下肢后侧麻木、遗精、月经不调、性功能障碍等。

（6）L5（腰 5 经）各经穴临床意义：

L5J（次髎）：具有调经止带，补肾壮阳，清热通便的作用。临床主治月经不调、痛经、带下、小便不利、遗精、阳痿、疝气、腰骶痛、下肢痿痹。为泌尿生殖系统疾病常用要穴之一。临床配命门穴、阳关穴、肾俞穴，治停经闭经。配中髎穴、下髎穴、气海穴、三阴交穴、关元穴、肾俞穴、白环俞穴等，治带下。配中极穴、地机穴，治痛经。配中髎穴、下髎穴，治阳痿。配涌泉穴、商丘穴，治绝子。配上髎穴、中髎穴、下髎穴、中空穴、命门穴、委中穴等，治腰痛。配太溪穴、膀胱俞穴，治足不仁。

次髎穴现代运用：现代常用于治疗腰疼、腰骶关节炎、坐骨神经痛、膝关节炎、月经不调、子宫脱垂、子宫内膜炎、盆腔炎、白带过多、淋病、睾丸炎、卵巢炎、催产、引产、下肢瘫痪、小儿麻痹后遗症、便秘、尿潴留、呕吐、衄血等症。为泌尿生殖系统疾病常用要穴之一。针刺次髎穴一般可使膀胱收缩、膀胱残余尿显著减少。用次髎等穴对腹式输卵管结扎术有较好效果。针刺次髎穴对下腹部皮肤伤害性刺激引起的大脑皮质诱发电位亦有明显作用。

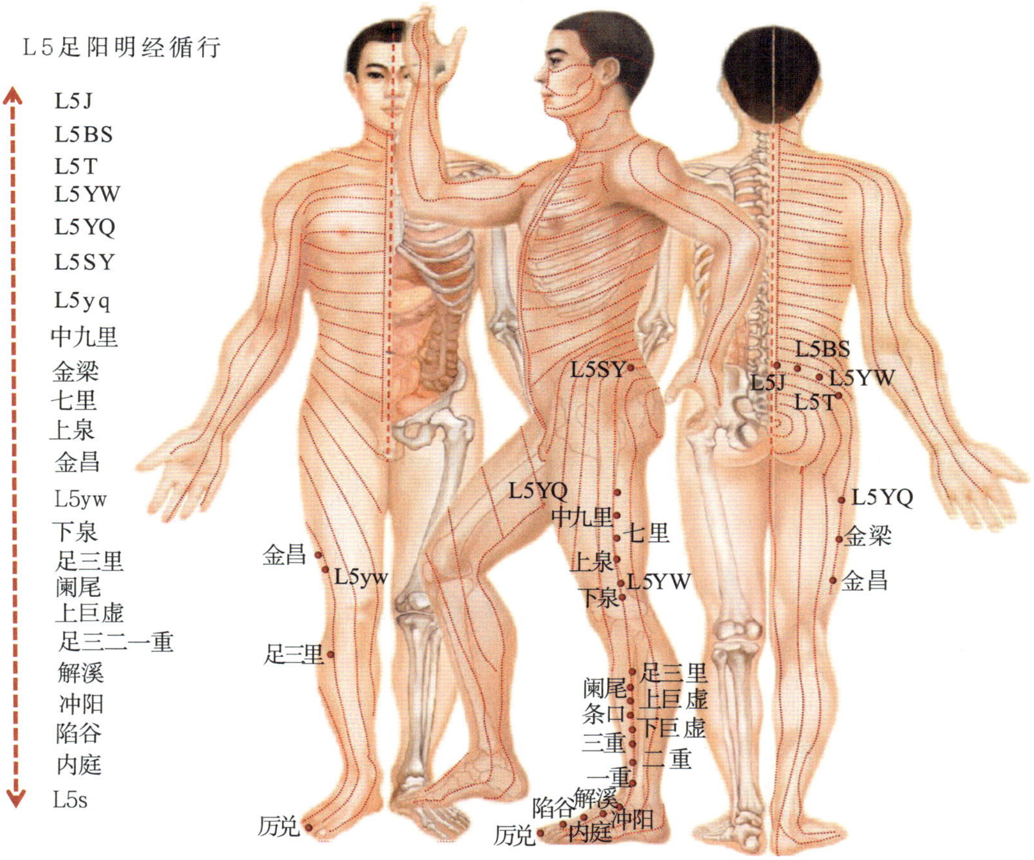

图 4.25　横经 -L5（腰 5）经脉图

L5BS（小肠俞）：具有清肠利湿，通利小便，理气通络的作用。临床主治遗精、遗尿、尿血、尿痛、带下、腹泻、痢疾、疝气、腰骶痛。临床配中脘穴、大肠俞穴、合谷穴、长强穴、曲泉穴，治痢疾。配脾俞穴、关元穴、足三里穴、太白穴，治便血（虚证）。配承山穴、太溪穴、照海穴、太冲穴、太白穴等，治便秘。配四髎、大肠俞穴、精宫穴、命门穴、关元穴等，治遗精。配肾俞穴、中髎穴、大肠俞穴、带脉穴、中极穴等，治白带。配关元穴、三阴交穴，治小便赤涩不通。配阴交穴、阴陵泉穴，治小便闭癃。配中脊俞穴、白环穴，治腰脊痛。配鱼际穴、大陵穴、肝俞穴，治短气。

L5T、L5YW、L5YQ：以三棱针顺经双侧挑刺诸穴，不必见血，可以快速缓解遗尿、尿血、尿痛、腹泻、痢疾、疝气、腰骶痛、下肢麻木、疼痛等症状。

L5S、L5yq（金府）：以三棱针顺经双侧挑刺诸穴，不必见血，可以快速缓解遗尿、疝气、偏头痛、三叉神经痛、视物模糊、耳膜闭气、腰骶痛、下肢麻木等症状。

中九里：治疗背痛、腰痛、腰脊椎骨痛、半身不遂、神经麻痹、脖颈痛、头晕、眼胀、手麻、臂麻、腿痛、神经无力等症状。

中九里穴现代研究：对人体侧面之耳神经痛、口歪眼斜、太阳穴痛、偏头痛、三叉神经痛等皆有疗效。对于身体侧面尤其是胆经各种病变尤为特效，尚能治耳鸣及风疹瘙痒，失眠亦极有效。

金梁：临床主治肩臂痛、腰痛、坐骨神经痛（特效）、两胁痛、偏头痛、半身不遂、痿症、背痛、痔疮、急慢性肺炎、胸痛、冠心病等症状。

七里：具有通经活络，活血化瘀的作用。临床治疗皮肤病、麻痹、腿痛、胸痛、背痛、神经痛、肺病、腹胀痛。临床配三叉一二三、侧三里、侧下三里、腕顺，可有效治疗三叉神经痛。

上泉：可治疗面部麻痹、面部神经跳、口歪、眼斜等。临床上泉、中泉、下泉三穴合称三泉穴，治疗颜面神经麻痹及颜面神经震颤有卓效，治耳鸣、重听亦有效。

金昌：临床主治肩臂痛、腰痛、坐骨神经痛（特效）、两胁痛、偏头痛、半身不遂、痿症、背痛、痔疮、急慢性肺炎、胸痛、冠心病。

金昌穴现代运用：火府、木府、金府、火梁、木梁可治疗心绞痛。金梁、火昌、金昌等 9 穴为治疗坐骨神经痛和腰痛之特效。

L5yw：三棱针双侧挑刺，对心绞痛治疗有快速缓解作用。

下泉：临床当上、中、下三泉穴同时使用，主治颜面神经麻痹、面神经跳、口歪眼斜、半身麻痹、脑血栓、中风后遗症等。

足三里：具有补中益气，健脾和胃，理气降逆，通经活血的作用。临床主治胃痛、呕吐、噎膈、腹胀、腹泻、痢疾、便秘、下肢痿痹、癫狂、乳痈、肠痈、虚劳诸证。临床配关元、中脘、肓俞、然谷、水泉、肾俞等穴，治胃中寒。配太渊、鱼际、膈俞、胃俞、肾俞穴，治胃脘痛。配上管、中管、气海、胆俞、脾俞、胃俞、尺泽穴，治呕吐。配天突、中脘、气海、内关穴，治呃逆。配内关、鱼际穴，治食不下。配中脘、天枢、三阴交穴，治泄泻。配水道、气海、外陵、天枢、三阴交穴，治泻痢脓血。配肩井、大椎、膏肓穴等，治诸虚百损。配四缝、合谷、三焦俞、脾俞、胃俞穴，治小儿疳积。配绝骨、昆仑、合谷、肩髃、曲池、手三里穴，治中风半身不遂。

足三里现代运用：现代用于治疗急慢性胃肠炎、胃或十二指肠溃疡、消化不良、胃痉挛、急慢性胰腺炎、食欲减退、羸瘦虚弱、口腔疾患、腹膜炎、便秘、尿闭、休克、动脉硬化、高血压、神经衰弱、贫血、坐骨神经痛、小儿麻痹、四肢倦怠或麻痹疼痛、神经性头痛、眼疾、脚气、半身不遂、黄疸、癫痫等症。对胃的蠕动起调整作用，促使胃功能趋向正常化。对小肠、呼吸功能、血液循环功能、神经-体液调节功能、垂体-肾上腺髓质功能、免疫功能均有影响。

阑尾：具有清热解毒，化瘀通腑的作用。临床治疗急性阑尾炎、消化不良、下肢瘫痪等。

上巨虚：具有调和肠胃，通经活络的作用。临床主治腹痛胀满、肠鸣泄泻、痢疾、便秘、肠痈、脚气、膝胫酸痛、下肢痿痹、阑尾炎、胃肠炎、细菌性痢疾等。配天枢、曲池，治疗细菌性痢疾。配支沟、大肠俞，主治便秘。配足三里、气海穴，治便秘、泄泻。

上巨虚现代运用：现代常用于治疗急性细菌性痢疾、急性肠炎、单纯性阑尾炎等。

足三、二、一重：具有活脑部血液循环及祛风化痰之功效。为董氏奇穴治疗各种肿瘤之要穴，对治疗脑部肿瘤极有效，具有醒脑提神、活血化瘀之疗效。在实际临床上常用于治疗甲状腺肿大、乳腺增生、子宫肌瘤等病症，尤其对一些良性肿瘤均有显著效果。临床主治脑占位、脑性麻痹、脑膜炎、脑震荡昏迷、甲状腺肿大、扁桃体炎、颜面神经麻痹、三叉神经痛、乳痛、乳瘤、乳房小叶增生、食管癌、舌下腺癌、脾大、腹膜炎。除治上述各症特效外，尚可治脾发炎、脾大、脾硬化（脾病用针以右边为主）等症极效。

解溪：具有清降胃热，化痰镇惊，舒筋通络的作用。临床主治下肢痿痹、踝关节病、足下垂等下肢、踝关节疾患、头痛、牙痛、眩晕、癫狂、腹胀、便秘等。临床配血海、商丘穴，治腹胀。配肝俞，治目生白翳。配丘墟、翳风、中渚、外关、合谷穴，治痄腮。配水沟、复溜、阳陵泉穴，治面肿。配内关、液门、膏肓、神门穴，治健忘、不寐。配上星、百会、风池、曲池、尺泽穴等，治癫痫。配支沟、关冲、阴陵、承山、阳辅穴等，治霍乱、转筋。配环跳、风市、足三里、阳陵泉穴，治下肢痹证。

解溪穴现代临床运用：现代常用于治疗胃炎、头面浮肿、癫痫、精神病、脑贫血、高血压、头痛、肠炎、腓神经麻痹、踝关节周围软组织损伤、足下垂等，且具有愈合组织作用。

冲阳：具有清泻胃热，镇惊安神，祛风活络的作用。临床治疗胃痛、口眼歪斜、癫狂痫、足痿无力等。临床配曲池穴，治肘中痛。配人中穴、太渊穴、吕细穴，治上牙痛。配风府穴、大椎穴、陶道穴、太渊穴、间使穴、合谷穴等，治疟疾。配神门穴、后溪穴，治发狂、登高而歌、弃衣而走。配地仓穴，治偏风口㖞。配足三里穴、仆参穴、飞扬穴、复溜穴、完骨穴，治足痿无力。配临泣穴、侠溪穴、足十宣穴，治足跗发热、五指节痛。

冲阳穴现代临床运用：现代常用于治疗胃痛、食欲不振、头痛、面瘫、牙痛、齿龈炎、足背痛、疟疾、精神病、癫痫、热病、下肢疼或麻痹、足关节炎等。具有胃蠕动减慢作用，也可引起心率减慢，增强心肌收缩力等。

陷谷：经穴名。出自《灵枢·本输》。具有调节水液输布的作用。临床主治面肿、水肿、足背肿痛、肠鸣、腹痛等水液输布失常性疾患。临床配列缺穴、腕骨穴、合谷穴、间使穴、阳陵泉穴、阴谷穴、足三里穴等，治水肿。配列缺穴，治面目痈肿。配内关穴、厉兑穴，治胃脘痛。配温溜穴、漏谷穴、复溜穴、阳纲穴，治肠鸣而痛。配石门穴，治胸胁支满。配少商穴、太溪穴，治烦心善噫。配支沟穴、前谷穴、大陵穴、曲泉穴、足三里穴、然谷穴、行间穴等，治咳逆。配大敦穴、肩井穴、章门穴、气海穴、归来穴、冲门穴等，治疝气。配足三里穴、侠溪穴、飞扬穴，治痃疟、少气。

内庭：具有清肠调胃，清热利窍，舒筋活络的作用。临床主治齿痛、咽喉肿痛、鼻衄、热病、吐酸、腹泻、痢疾、便秘、足背肿痛、跖趾关节痛等症。临床配阴交穴、气海穴、三里穴、太白穴、大敦穴、中封穴，治小腹胀满痛。配三里穴、天枢穴，治泄泻。配风府穴、中脘穴、大横穴、期门穴、气海穴、脾俞穴等，治大便不利。配列缺穴、天枢穴、照海穴，治腹中肠痛、下痢不已。配中脘穴、足三里穴、内关穴、大肠俞穴、大陵穴、阑尾穴等，治肠痈。配中脘穴、上脘穴、下脘穴、内关穴、足三里穴等，治胃痛、胃中郁热。配公孙穴、厉兑穴、中脘穴、章门穴，治纳呆不食。配合谷穴、浮白穴、阳白穴、三间穴，治牙痛。配颊车穴、支沟穴、外关穴、列缺穴、厉兑穴，治口噤。配天枢穴、隐白穴、气海穴、照海穴、内关穴，治赤白痢疾。

内庭穴现代临床运用：现代常用于治疗牙痛、三叉神经痛、扁桃体炎、胃痛、急性结肠炎、小肠疝气、脚气、面肿、间歇热、齿龈炎等。刺足三里、上巨虚、内庭均可促进肠蠕动，对大肠蠕动比较亢进或紧张度较高者，针刺则使之减弱。

L5s（厉兑）：具有开窍苏厥，清胃泻火，舒筋活络的作用。临床主治鼻衄、齿痛、咽喉肿痛、热病、多梦、癫狂等实热性五官病症。临床配列缺穴、中冲穴、金门穴、大都穴、内庭穴、隐白穴等，治尸厥。配太冲穴、申脉穴、照海穴，治狂、痫、癫证。配曲泽穴、天井穴、灵道穴、神门穴、大陵穴等，治惊恐。配三里穴、章门穴、京门穴、内庭穴、阴谷穴等，治腹胀满不得息。配公孙穴、内庭穴，治久疟不愈。配水沟穴、上星穴、攒竹穴、支沟穴、间使穴等，治面肿。配合谷穴、列缺穴、中渚穴、神门穴、下三里穴，治齿痛。配天容穴、缺盆穴、大杼穴、膈俞穴、云门穴等，治喉痹。配上星穴、临泣穴、百会穴、前谷穴、合谷穴、迎香穴，治鼻塞。配列缺穴、腕骨穴、合谷穴、间使穴、阳陵穴等，治水肿。配合谷穴、商阳穴、腕骨穴、阳谷穴，治热病汗不出。

厉兑穴现代临床运用：可治疗脑缺血、神经衰弱、扁桃体炎、肝炎、齿龈炎、消化不良、癔症、精神病、下肢痛、腹水、水肿、口轮匝肌萎缩、急性鼻炎等。针刺厉兑可增加肺的安静通气量和耗氧量、最大通气量，但较足三里为差。

24. 骶 1 经脉的感循

（1）骶 1（骶 1 经）感循：骶 1 经脉由真皮支小血管、无髓鞘小神经在骶 1—2 椎间隙的真皮形成。该经脉起于骶 1 椎间隙脊脉华佗穴 D1，环绕骶后下肢外侧，止于足第四趾甲下缘外侧 1 分足窍阴穴。该经是传统足少阳经的下肢端。

（2）骶 1 经脉经穴：D1J，D1BS，D1T，D1SY，风市，火府，中渎，火梁，火昌，膝阳关，上奇，阳陵泉，阳交，外丘，光明，阳辅，飞阳，悬钟，外踝尖，丘虚，足临泣，地五会，侠溪，足窍阴（共 24 穴）。

（3）骶 1 经脉循行和感循：D1J⟷D1BS⟷D1T⟷D1SY⟷风市⟷火府⟷中渎⟷火梁⟷火昌⟷膝阳关⟷上奇⟷阳陵泉⟷阳交⟷外丘⟷光明⟷阳辅⟷飞阳⟷悬钟⟷外踝尖⟷丘虚⟷足临泣⟷地五会⟷侠溪⟷足窍阴。

（4）骶 1 经脉图（图 4.26）。

（5）D1 经临床效用：出现小腿外侧、足跟、足底、足背、拇趾运动、坐骨神经、臀部、股骨头等功能异常。还见皮肤感觉异常，如疼痛、麻木、刺痛等；肛门、尿道、阴道等部位的肌肉运动受损等。

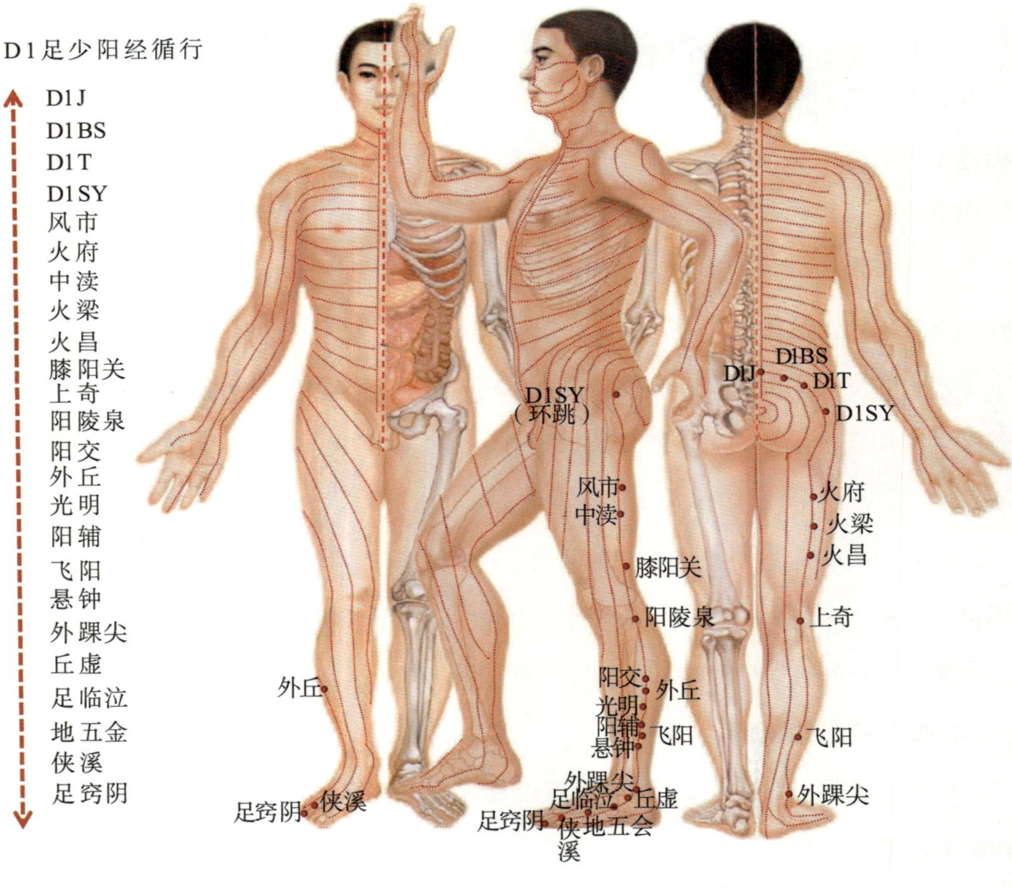

图 4.26　横经 -D1（骶 1）足少阳经脉图

（6）D1 经各经穴临床效用：

D1J（次髎）：临床主治月经不调、赤白带下、痛经、不孕、遗精、阳痿、疝气、癃淋、衄血、呕吐、肠鸣泄泻、背寒、腰脊痛、下肢不仁、腰痛、小便不利、遗尿、下肢痿痹、带下、腰骶疼痛、阴挺、坐骨神经痛、盆腔炎等。临床配关元、三阴交，有调理下焦、活血调经的作用，主治月经不调、带下。配商丘、涌泉，有健脾补肾、暖胞宫的作用，主治痛经、不孕。配肾俞、中极、三阴交，治痛经。配肾俞、环跳、足三里、阳陵泉、悬钟，治腰痛、下肢痿痹。配肾俞、气海、百会、足三里，治直肠脱垂。

次髎穴现代临床运用：现代多用于治疗阴痒、子宫脱垂、卵巢炎、子宫内膜炎、睾丸炎、骶髂关节炎、下肢瘫痪等，并可作催产，引产之用。

D1BS（膀胱俞）：临床主治前阴、腰骶等疾患，如小便赤涩、尿失禁、遗尿、癃闭、阴部生疮、泄泻、痢疾、腹痛、腰腿疼痛、遗精、小便不利、腰骶部疼痛、尿频、阳痿、便秘、腰骶强痛、阴部湿痒肿痛、腰骶痛、尿路感染等。临床配中极，为俞募配穴法，有清热利湿的作用，主治水道不利、癃闭、小便赤涩。配筋缩、犊鼻，有通经活络、健腰膝的作用，主治腰脊强痛、下肢无力。配阴廉、血海，有祛风清热、活血止痒的作用，主治阴部瘙痒、淋浊。配肾俞、关元、中极，治阳痿、遗精。配肾俞、命门，治腰痛。配肾俞、环跳、风市、委中、足三里，治下肢瘫痪。配肾俞，治疗膀胱和肾脏疾病等。

膀胱俞穴现代临床运用：现代多用于治疗膀胱炎、尿道炎、肾炎、糖尿病、性功能障碍、腰骶神经痛、肠炎、坐骨神经痛、膀胱炎、脚气、子宫内膜炎等。对膀胱功能有特异性调节效应。配百会、中极、三阴交、关元、足三里、脾俞、神门，治疗小儿遗尿显效。配肾俞刺络拔罐治疗肾绞痛 30 例，总有效率为 90%。配中极、三阴交、灵骨穴，对前列腺炎有较好疗效。

D1T（胞育）：具有利尿通便，强健腰膝的作用。临床治疗肠鸣、腹胀、便秘、癃闭、腰脊强痛。现代常用于治疗尿潴留、尿闭、淋病、便秘、肠炎、腰痛、坐骨神经痛、腹直肌痉挛、腰背疼痛、睾丸炎。临床配秩边穴，治大便不利、小便不利。配石门穴、关元穴、阴交穴、中极穴、曲骨穴，主治癃闭。配志室穴，主治阴痛下肿。配次髎穴、承筋穴，治腰背强痛。

D1SY（环跳）：具有强健腰膝，益气壮阳，舒经活络，活血止痛的作用。临床应用于腰痛、背痛、半身不遂、下肢痿痹、腰胯疼痛、挫闪腰疼、遍身风疹、膝踝肿痛不能转侧等。配足三里穴、阳陵泉穴、飞扬穴、丰隆穴、太白穴，治疗静脉炎、下肢水潴留。配中渎穴、风市穴，治疗股外侧皮肤神经炎。配风市穴、髀关穴、犊鼻穴、伏兔穴、太冲穴、足三里穴、太溪穴、阳陵泉穴，治疗小儿麻痹、肌萎缩、中风半身不遂等。配风市穴，治疗风痹。

环跳穴现代临床运用：现代常用于治疗坐骨神经痛、下肢瘫痪、腰骶髂关节及周围软组织疾患等。

风市：具有祛风湿，调气血，通经络的作用。临床主治中风、半身不遂、下肢痿痹、麻木、酸痛肿重、遍身瘙痒、脚气、阴囊肿、小肠疝气、肠鸣、目赤肿痛、头痛等。临床配犊鼻、三里、绝骨，治脚弱。配委中、行间，治腰疼难动。配阴市，治腿痛及腿脚乏力。配曲池、足三里、风池、阳陵泉、合谷，治荨麻疹等。

风市穴现代临床运用：现代常用于治疗下肢瘫痪、腰腿痛、坐骨神经痛、股外侧皮肤神经炎、小儿麻痹后遗症、膝关节炎、脚气、荨麻疹等。

火府（火梁、火昌）：主治脊椎骨骨刺、坐骨神经痛（特效）、颈椎骨骨刺（特效）、腰痛、背痛、后脑部挫伤、脑神经痛、项紧痛、偏头痛、胸闷、肾脏炎、痔疮（特效）、半身不遂、冠心症（特效）。火府、火梁、火昌三穴在临床上同时取穴、效果显著。

中渎：具有舒筋活络的作用。临床用于治疗脚气、下肢麻痹、瘫痪、痉挛、坐骨神经痛等。临床配臑会穴、消泺穴、四渎穴、外关穴、居髎穴、环跳穴、风市穴、阳关穴、阳陵泉穴，治足痿麻木。配阳关穴、风市穴、悬钟穴，治髀胫急痛。配丘墟穴，治胁痛。

膝阳关：具有舒筋活络，通利关节，祛风化湿的作用。临床主治膝眼肿痛、小腿麻木、膝关节疾患、脚气等。临床配阳辅穴、阳陵泉穴，治髀枢膝骨痹不仁。配梁丘穴、曲泉穴，治痉挛不得屈伸。配魂门穴，治呕吐不止、多涎。

上奇：主治心脏扩大、心脏无力、心肌梗死（特效）、心绞痛（特效）、头痛、背痛、胸痛（特效）。

阳陵泉：具有降浊除湿的作用。临床治疗膝关节炎及周围软组织疾病、腰痛、膝盖疼痛、脚麻痹、下肢瘫痪、关节筋迟缓或痉挛肿痛、抽筋、麻痹、坐骨神经痛、腰腿疲劳、踝扭伤、肩周炎、落枕、腰扭伤、臀部肌肉注射后疼痛。具有治疗消化不良、胃溃疡、胆囊炎、肝炎、胆结石、胆绞痛、胆道蛔虫病、习惯性便秘。还具有治疗原发性高血压病、遗尿、肋间神经痛等作用。临床配曲池穴，治半身不遂。配日月穴、期门穴、胆俞穴、至阳穴，治黄疸、胆囊炎、胆结石。配足三里穴、上廉穴，治胸胁痛。配环跳穴、风市穴、委中穴、悬钟穴，有活血通络、疏调经脉的作用，治半身不遂、下肢痿痹。配阴陵泉穴、中脘穴，有和胃理气止痛的作用，主治胁肋痛。配人中穴、中冲穴、太冲穴，有祛风、镇静、解痉的作用，主治小儿惊风。配支沟穴，主治胁肋痛。配日月穴，主治胆囊炎。

阳陵泉现代临床研究：有报道针刺阳陵泉可使胆囊收缩，胆总管规律性收缩，促进胆汁分泌，对奥狄氏括约肌有明显的解痉作用。对慢性胆囊炎、结石症有治疗效应。

阳陵泉透阴陵泉穴，治疗肝脾脏疼痛疗效较好，用强刺激手法，得气后留针 10 ～ 20 分钟可以缓解肝脾脏疼痛。阳陵泉穴治疗落枕、肩关节周围炎效果良好。针刺阳陵泉，对脑血流量有一定影响，对急性缺血性中风患者，通过针刺治疗可取得良好疗效。

阳交：临床主治胸胁胀满、下肢痿痹。现多用于治疗腓浅神经疼痛或麻痹、坐骨神经痛、胸膜炎、肝炎、精神病等。临床配足三里、阴陵泉、悬钟，有祛风湿、利关节的作用，主治膝胫痛。配太冲，有疏肝理气的作用，主治胸胁痛。配四神聪、大陵、内关，有宁神定志的作用，主治癫狂。

外丘：临床主治坐骨神经痛、头颈痛、胸胁痛、腿痛、下肢麻痹、脚气、胆囊炎、肝炎等。临床配足三里穴、陵后穴、阳陵泉穴、条口穴，治腓总神经麻痹。配伏兔穴、环跳穴、阳交穴、阳陵泉穴，治下肢痿、痹、瘫。配百会穴、丰隆穴、腰奇穴、间使穴，治癫痫。

光明：具有清肝明目，舒筋活络作用。临床主治目痛、夜盲、近视、目花、胸乳胀痛、乳少、下肢痿痹。临床配睛明穴、攒竹穴、头维穴、四白穴，治目赤肿痛。配肝俞穴、睛明穴、临泣穴、三阴交穴，治雀目不能夜视。配睛明穴、太阳穴、风池穴、合谷穴、侠溪穴、肝俞穴，治眼痒。配肝俞穴、风池穴、角孙穴、攒竹等穴，治早期白内障。

光明穴现代临床运用：现代常用于治疗夜盲、视神经萎缩、白内障、偏头痛、精神病等。光明穴是嗜酸性粒细胞的敏感穴位。针刺光明和太冲，对青少年近视眼有效。配合谷、太冲、外关，隔日交替使用，可提高视力和改变屈光度。

阳辅：具有化阳益气功效。临床肾功能不佳、肾炎、关节疼痛、高血压、偏头痛、目外眦痛、胸胁痛、腋下肿痛、腰腿痛、瘰疬、下肢麻痹、坐骨神经痛、半身不遂、脚气等。临床配风池穴、太阳穴，治疗偏头痛。配足临泣穴、丘墟穴，主治腋下肿痛。配阳陵泉穴、环跳穴，治疗下肢外侧痛等。

阳辅穴现代临床运用：现代多用于治疗偏头痛、高血压。

飞阳：具有清热安神，舒筋活络的作用。临床主治头痛、目眩、鼻衄、颈项强、腰腿痛、膝胫无力、足痿、历节痛风、足趾不得屈伸、寒疟、血痔、癫狂、鼻塞、腰背痛、腿软无力、痔疾、颈项痛、腰膝疼痛、癫痫、脚气。临床上配百会、后溪，有醒脑开窍的作用，主治癫狂痫证。配太溪，为原络配穴法，有清利头目、滋阴养血的作用，主治头痛、目眩、鼻衄。配大椎、风池、合谷，治头痛、头晕。配承山、足三里，治痔疮。配环跳、肾俞、三阴交、足三里，治腰腿痛、下肢痿痹。

飞阳穴现代临床运用：现代多用于治疗风湿性关节炎、肾炎、膀胱炎、癫痫、坐骨神经痛、下肢瘫痪等。

悬钟：具有泻胆火，清髓热，舒筋脉，平肝息风，疏肝益肾的功效。临床主治胸腹胀满、颈项强急、落枕、偏头痛、半身不遂、腰腿疼痛、脚气、坐骨神经痛、下肢瘫痪等。临床配内庭，治心腹胀满。配昆仑、合谷、肩髃、曲池、足三里，治中风、半身不遂。配后溪、列缺，治项强、落枕。

外踝尖：具有治疗肠胃肌肉痉挛、脚气和牙痛的作用。也具有舒筋活络的功效。临床配合内踝尖穴、绝骨穴等，缓解各自身体不适。配内踝尖穴，可治疗牙痛。配绝骨穴、阳陵泉穴，可治疗脚外廉转筋。

丘虚：可治疗颈项疼痛、腋窝肿胀、胸部胁迫疼痛、下肢瘫痪、外踝肿胀疼痛、疟疾、疝气、眼睛红肿疼痛、视物模糊、中风偏瘫、血管性头痛、神经性耳聋、胸膜炎、胆囊炎、腋窝淋巴结炎、肋间神经痛、腓肠肌痉挛、肠疝痛、坐骨神经痛、踝关节及周围软组织炎、胆囊炎、胆绞痛、腋下淋巴结炎等。临床配昆仑、中脉，治疗外踝肿痛。配环跳，治疗足少阳经脉之痛症。配阳陵泉、期门、胆俞、肝俞、日月，治疗胆囊炎、胆石症。配解溪、商丘，治疗脚背足踝痛。配照海，治疗足内翻。配阳陵泉，治疗胸胁痛。配承山、解溪、足三里，治疗足下垂。配风池、太阳、太冲、外关，治疗偏头痛。丘墟配风池、太冲、睛明、太阳，治疗目赤肿痛。

足临泣：具有运化风气，冷降水湿的作用。临床应用于治疗头痛、目外眦痛、目眩、乳痈、瘰疬、胁肋痛、疟疾、中风偏瘫、痹痛不仁、足跗肿痛、腰痛、肌肉痉挛、眼疾、胆囊炎、神经症等。临床配丘墟、解溪、昆仑，可通经活络，主治足跗肿痛。配风池、太阳、外关，主治偏头痛。配乳根、肩井，主治乳痈。

地五会：具有疏泄肝胆，清利头目，通经活络的作用。临床主治头痛、目赤、耳鸣、乳痈、乳胀、胁肋胀痛、足跗肿痛等。临床配光明穴，主治眼痒眼痛。配期门、行间、内关、肩井、足临泣，主治气郁乳痈。配太阳、风池、悬颅、太冲、颔厌，主治头痛。配翳风、听会、太冲、丘墟、中渚，主治耳鸣、耳聋等。

地五会穴现代临床运用：现代常用于治疗耳鸣、乳腺炎、腰疼、足背肿痛、肺结核，吐血等。

侠溪：具有消肿止痛，传导水液，清肝胆热，平肝息风的作用。临床主治头痛、眩晕、目痛、耳鸣、耳聋、喉痹、口渴、舌强、舌本出血、热病胁痛、咳逆、烦心、梦魇、手足转筋、肘不得举、痈疽、耳赤肿痛、咽喉肿痛、失眠、月经不调、目赤肿痛、足跗肿痛、多梦等。临床配太阳穴、风池穴、太冲穴、头临泣穴、阳白穴，治偏头痛、眩晕、耳鸣、耳聋、目外眦痛。配支沟穴、阳陵泉穴，主治胸胁痛。

侠溪穴现代临床运用：现代又用足窍阴穴治疗肋间神经痛、高血压、胸膜炎、乳腺炎、偏头痛、目眩、神经性头痛、神经衰弱、脑血管病后遗症、足踝肿痛、结膜炎、哮喘等。

25. 骶 2 经脉的感循

（1）骶 2（骶 2 经）感循：骶 2 经脉由真皮支小血管、无髓鞘小神经在骶 2 椎间隙的真皮形成。该经脉起于骶 2 椎间隙脊脉华佗穴 D2，环绕骶后下肢外侧，止于足小趾甲下缘外侧 1 分足至阴穴。

（2）骶 2 经脉经穴：D2J，D2BS，D2T，承扶，木府，殷门，木梁，木昌，委中，合阳，承筋，承山，飞扬，博球，跗阳，正士，昆仑，正宗，正筋，仆参，申脉，金门，京骨，足通谷，至阴（共25穴）。

（3）骶2经脉感循：D2J⟷D2BS⟷D2T⟷承扶⟷木府⟷殷门⟷木梁⟷木昌⟷委中⟷合阳⟷承筋⟷承山⟷飞扬⟷博球⟷跗阳⟷正士⟷昆仑⟷正宗⟷正筋⟷仆参⟷申脉⟷金门⟷京骨⟷足通谷⟷至阴。

（4）骶2经脉图（图4.27）。

（5）骶2经脉效应：临床上对下肢外侧皮肤感觉异常，屈髋无力，小便失禁、大便困难，以及肌肉肿胀、萎缩或者瘫痪等症状有治疗效应。

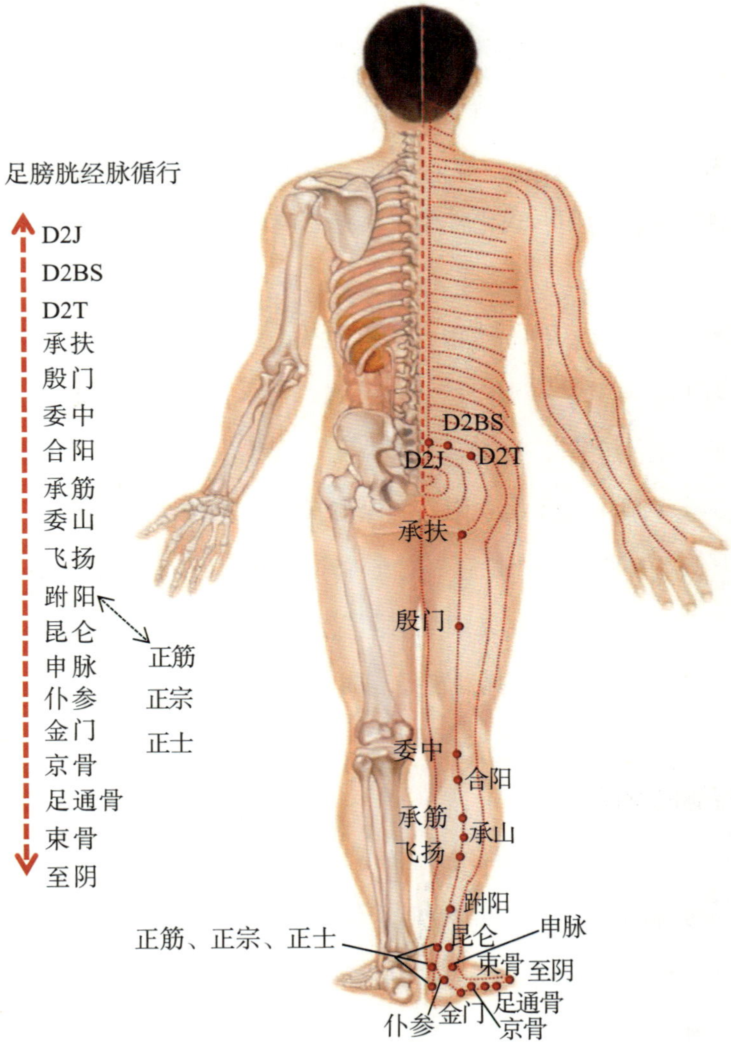

图4.27 横行经脉－足膀胱络脉图

（6）骶 2 经脉各经穴临床效应：

DJ2（中髎）：具有补益下焦，强腰利湿的功效。临床主治小便淋沥、癃闭、呕吐、腹胀、泄泻、痢疾、大便难、月经不调、赤白带下、痛经、阴痒、不孕、遗精、阳痿、五劳七损、腰膝冷痛、痴呆、腰痛、小便不利、便秘、带下、滞产、腰骶疼痛、坐骨神经痛、下肢瘫痪等。现代又多用中髎穴治疗尿潴留、肠炎、睾丸炎、卵巢炎、盆腔炎、子宫脱垂、骶髂关节炎等。并可作催产，引产之用。临床配殷门、承山，主治腰痛、下肢瘫痪。配关元俞、三阴交，主治月经不调、赤白带下。配合谷、足三里，治疗便秘。配秩边、阳陵泉，治下肢疼痛。配肾俞、关元俞、归来、三阴交，治月经不调等。

D2BS（中脘俞）：具有益肾温阳，益气壮阳，调理下焦的功效。临床主治腹泻、疝气、痢疾、坐骨神经痛、腰骶痛等。临床配大敦穴，治疝气。

D2T（秩边）：临床主治坐骨神经痛、急性腰扭伤、下肢偏瘫、荨麻疹等。

承扶：具有通调二便，舒筋活络，消痔止痛作用。临床主治腰、骶、臀、股部疼痛和痔疾等。

木府：木府、木梁、木昌三穴亦为董氏七十二绝针之位置。临床主治坐骨神经痛、腰痛、背痛、骨刺、腿痛、风湿性关节炎、肝炎、疝气、痔疮、经痛、前列腺肿大、便秘、腹泻、膀胱炎、尿道炎、头痛、冠心病（特效）。

殷门：具有舒筋通络，强膝壮腰的功效。临床治疗腰脊疼痛、腰部扭挫伤、坐骨神经痛、下肢麻痹等。

委中：具有舒筋通络，散瘀活血，止痛，清热解毒的功效。临床主治腰背痛、下肢痿痹等腰及下肢疾病；临床还用于治疗腹痛、急性呕吐，腹泻、恶风等急症；还可以治疗小便不利、遗尿等泌尿病症等。

合阳：具有散热降浊，舒筋通络，调经止带，强健腰膝的作用。临床配环跳、阳陵泉，主治下肢痿痹。临床常用于治疗腰脊强痛、下肢痿痹、疝气、崩漏。

承筋：具有舒筋活络，强健腰膝，清泄肠热的作用。临床用于治疗腰腿拘急、疼痛、痔疾。现代常用于治疗腓肠肌痉挛和麻痹、下肢麻痹、痔疮、脱肛等。配阳陵泉，主治小腿挛急。

承山：具有理气止痛，舒筋活络，消痔的作用。临床主治腰腿拘急、疼痛、痔疾、便秘、腹痛、疝气等。临床配环跳、阳陵泉，主治下肢痿痹。配长强、百会、二白，治疗痔等病症。

飞扬：具有舒筋活络，散风解表，安神定志的作用。临床治疗腰腿疼痛、头痛、目眩、鼻塞、鼻衄、痨疾等。临床配束骨穴、承筋穴，治腰痛。配承山穴、昆仑穴，治足痿。配涌泉穴、颔厌穴、后顶穴，治历节汗出。配肺俞穴，治头晕目眩。配太乙穴、滑肉门穴，治癫狂。配委中穴、承扶穴，治痔疾。

飞扬穴现代临床运用：现代常用于治疗风湿性关节炎、肾炎、膀胱炎、脚气、痔疾、眩晕、癫痫、腰腿痛等。针刺飞扬穴可使肾泌尿功能增强。

博球：治疗腿转筋、霍乱、腰酸背痛、鼻出血。临床配四花中穴，主治霍乱、转筋及肾亏。临床与正士互相倒马治疗背痛（尤其是膏肓穴附近痛）或腰背痛效果极佳；若久病入络，在患侧博球穴至正士穴一带寻青筋点刺出血，立可见效。博球邻近承山穴，治疗腿抽筋亦极有效。与承山倒马并用，疗效更佳。

跗阳：具有舒筋活络，清利头目的作用。临床治疗腰骶痛、下肢痿痹、外踝肿痛等腰及下肢病症。现代常用于治疗腓肠肌痉挛、腰腿痛、下肢瘫痪、面神经麻痹、踝关节红肿等。临床配哑门穴、通天穴，治头重。配环跳穴、委中穴，治下肢痿痹。配风池穴，治头痛。配天井穴，治瘛疭。配曲泉穴、天池穴、支沟穴、小海穴等，治四肢不举。

正士：治疗气喘、鼻炎、臂痛、感冒、胸部发胀等。临床天士、地士、人士三穴配灵骨穴，双手同时用针为治哮喘之特效针。

昆仑：具有安神清热，舒筋活络的作用。临床主治后头痛、项痛、腰骶疼痛、足踝肿痛、癫痫、滞产等。临床配风池、天柱、肩中俞、后溪，治疗项痛。配太溪、丘墟、三阴交，治疗足跟痛。

昆仑穴现代临床运用：现代常用于治疗坐骨神经痛、踝关节炎、神经性头痛等。

正宗、正筋：临床与正士穴并用，具有清热醒脑，通气止痛的作用。临床主治腰脊椎痛、闪腰、脊椎骨闪腰、颈项骨骨刺、扭转不灵及颈项筋痛、脑骨胀大、脑积水、岔气、后脑头痛。

仆参：具有益肾健骨，疏经通络，安神定志的作用。临床配中极穴，治尸厥。配金门，治癫痫。配冲阳穴、足三里穴、飞扬穴等，治足痿失履不收等。现在主要用于对下肢痿痹、足跟痛、癫痫等治疗。

申脉：具有舒筋活络，安神定志，疏风清热的作用。临床主要用于治疗头痛、眩晕、失眠、癫痫、腰腿酸痛等。临床配环跳穴、阴市穴、风市穴，治腰腿痛。配复溜穴、厉兑穴，治足胫寒。配行间穴、足三里穴、金门穴，治脚膝屈伸难。配少商穴、人中穴、前顶穴，治中风不语。配跗阳穴、中封穴、解溪穴，治足及踝痛。配手三里穴、腕骨穴、合谷穴，治中风、半身不遂。配百会穴、大椎穴、间使穴，治癫痫。配金门穴、承浆穴，治头痛。配太冲穴、曲泉穴、阳溪穴，治目赤肿痛。配合谷穴、外关穴、内庭穴，治伤寒、恶寒发热。

申脉穴现代临床运用：现代常用于治疗踝关节痛、腰腿痛、中风、头痛、脑脊髓膜炎、癫痫、精神分裂症、内耳性眩晕、动脉硬化症、子宫痉挛等。

金门：具有开窍苏厥，舒筋活络，清热祛风的作用。临床主治头痛、腰痛、下肢痿痹、外踝痛、癫痫、小儿惊风等。临床配列缺穴、中冲穴、大都穴、内庭穴、厉兑穴等，治尸厥。配神庭穴、身柱穴、灵道穴、承命穴，治癫痫。配本神穴、百会穴、后顶穴、玉枕、太冲穴、大杼穴等，治瘫痪。配承山穴，治腿酸。配丘墟穴，治转筋、暴疝。配申脉穴、承浆穴，治头痛。配临泣穴、合谷穴，治耳聋。

金门穴现代临床运用：现代常用于治疗癫痫、小儿惊风、腰腿痛、足底痛、前头痛、呕吐、腹膜炎、膝关节炎等。

京骨：具有疏风解表，宁神定志，通经活络的作用。临床主治头痛、项强、腰腿痛、癫痫、目翳等。临床配腕骨穴、风池穴，治头痛。配大杼穴，治项强。配中管穴、三间穴、偏历穴、厉兑穴、承筋穴等，治鼽衄。配束骨穴，治目内眦赤烂。配前谷穴，治目翳。配曲池穴、小海穴、少海穴、间使穴、阳溪穴、阳谷穴、大陵穴等，治癫狂。配大杼穴、列缺穴、大迎穴、曲泽穴，治痉痓。配昆仑穴，治心痛引背。配大钟穴、大陵穴，治惊恐。配膈关穴、秩边穴，治背恶寒痛、脊强难俯仰。

京骨穴现代临床运用：现代常用于治疗心肌炎、脑膜炎、脑出血、癫痫、小儿惊风、腰腿痛、佝偻病、头痛、项强、疟疾等。

足通谷：具有升清降浊的作用。临床主治头痛、项痛、鼻衄、癫狂等。临床配上星、内庭，主治鼻衄。配风池、风门、天柱、后溪，主治项痛、项强。

至阴：具有调理气机，清热泻火，正胎催产作用。临床主治胎位不正、滞产、头痛、目痛、鼻塞、鼻衄等。临床配中极穴、蠡沟穴、漏谷穴、承扶穴，治小便不利、失精。配内庭穴、列缺穴、窍阴穴、承山穴、合谷穴、太冲穴，治转筋。配环跳穴，治胸胁痛。配神门穴、阳溪穴、鱼际穴、腕骨穴、少商穴、解溪穴、公孙穴、太白穴，治心烦。配风府穴、承浆穴、百劳穴、风池穴、天柱穴、大椎穴、中渚穴、昆仑穴等，治头颈痛。配风府穴、曲池穴、通里穴、合谷穴、申脉穴、照海穴、大敦穴、窍阴穴，治目痛。配神庭穴、攒竹穴、迎香穴、风门穴、合谷穴、通得穴，治鼻衄。配鱼际穴、曲泉穴、侠溪穴、中膂穴，治汗不出。配三阴交、昆仑、中极、公孙，治胞衣不下。配巨阙穴、合谷穴、三阴交穴，治难产。

至阴穴现代临床运用：现代常用于治疗胎位不正、难产、脑出血、神经性头痛、眼结膜充血、角膜白斑、尿潴留、遗精、鼻塞、偏瘫等。至阴穴对矫正胎位有显著疗效，同时可使胎儿活动加强，胎儿心率加快，有助于胎位的自转正。

26. 骶 3 经脉的感循

（1）骶 3（骶 3 经）感循：骶 3 经脉由真皮支小血管、无髓鞘小神经在骶 3 椎间隙的真皮形成。该经脉起于骶 3 椎间隙脊脉华佗穴 D3，环绕骶后，止于肛周。

（2）骶 3 经脉经穴：D3J，D3BS，D3T（共 3 穴）。

（3）骶 3 经脉经感循：D3J⟷D3BS⟷D3T。

（4）骶 3 经脉经图（图 4.28）。

（5）骶 3 经脉经作用：骶 1—3 构成股后皮神经，它们通常混合支配某些区域。大腿后方的股后皮神经由骶 1—3 神经构成，主要支配大腿后方和腘窝部位皮肤的感觉，临床以三棱针点刺该经穴具有临床效应。

（6）骶 3 经脉经穴作用：

D3J（下髎）：具有补益下焦，强腰利湿的功效。

上髎、次髎、中髎、下髎各穴，一侧四穴，两侧共八穴，合称“八髎穴”。《针灸大成》谓：“八髎总治腰痛，兼治疝气、淋浊、带下、月经病、二便不利等局部之病。”上髎平于关元俞，次髎平于小肠俞，中髎平于膀胱俞，下髎平于中膂俞，故各髎所治之症，均与其所平之俞功能略同。临床主治腹痛、肠鸣、泻痢、尿血、尿闭、淋证、月经不调、痛经、阴中痒痛、带下、腰骶痛、少腹疼痛、肠鸣泻痢、大便下血、疝痛、阴痒、下肢瘫痪、坐骨神经痛、腰痛、小便不利、便秘。现代多用下髎穴治疗睾丸炎、卵巢炎、盆腔炎、子宫内膜炎等。

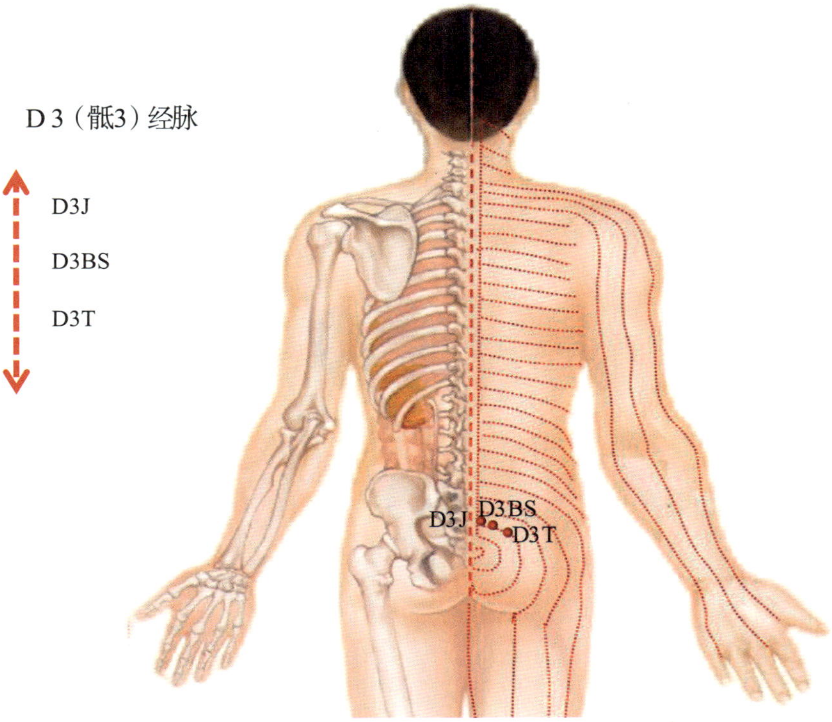

图 4.28 横经 -D3（骶 3）经脉图

D3BS（白环俞）：具有益肾固精，调理经带的作用。临床主治腰骶、痛坐骨神经痛、子宫内膜炎、肛门诸肌痉挛、小儿麻痹后遗症、下肢瘫痪、尿潴留等。临床配三阴交、肾俞，治遗尿、月经不调。

D3T（秩边）：具有舒筋活络，清热通便的功效。临床治疗腰骶痛、下肢痿痹、小便不利、癃闭、便秘、痔疾、阴痛等。临床配膈关穴、京骨穴，治腰骶痛不能俯仰。配腰阳关穴、小肠俞穴、次髎穴、居髎穴、环跳穴、承扶穴、委中穴，治着痹。配包肓穴，治小便不利。配关元穴、气海穴、阳纲穴，治小便赤。

秩边穴现代临床运用：现代常用于治疗腰痛、坐骨神经痛、半身不遂、下肢瘫痪、痔疮、肛脱、膀胱炎、生殖器疾病等。针刺秩边，可使孕妇子宫收缩增强，即时效果显著，但起针后作用消失。秩边配百会、神道、命门对急性骶椎裂引起的排尿困难有一定疗效。

27. 骶 4 经脉的感循

（1）骶 4（骶 4 经）感循：骶 4 经脉由真皮支小血管、无髓鞘小神经在骶 4 椎间隙的真皮形成。该经脉起于骶 4 椎间隙脊脉华佗穴 D4，环绕骶后，止于肛周。

（2）骶 4 经脉经穴：D4J，D4BS（共 2 穴）。

（3）骶 4 经脉经感循：D4J⟷D4BS。

（4）骶 4 经脉经图（图 4.29）。

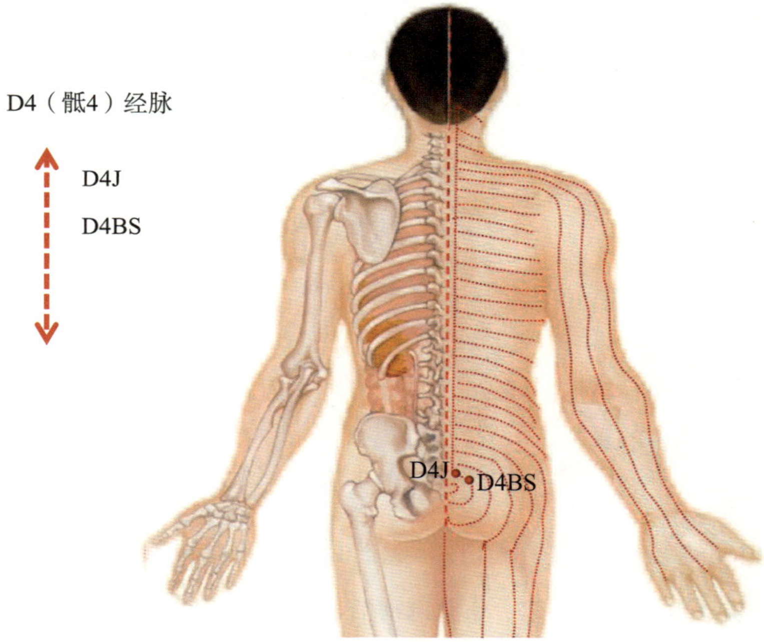

图 4.29　横经 -D4（骶 4）经脉图

（5）骶 4 经脉经临床效应：同骶 3。

（6）骶 4 经脉经穴效应：

D4J：三棱针挑刺对痔疮、脱肛有效治疗。对局部皮肤炎症有治疗效应。

D4BS（环中）：具有舒筋活络作用。临床主治坐骨神经痛、腰腿痛、腰股膝部痛或组织炎、臀部痛等。临床配夹脊穴（腰 4、腰 5）、阳陵泉、委中，治坐骨神经痛。

配肾俞穴、大肠俞，治腰腿痛等。

28. 骶 5 经脉的感循

（1）骶 5 经脉由真皮支小血管、无髓鞘小神经在骶 5 椎间隙的真皮形成。该经脉起于骶 5 椎间隙脊脉华佗穴 D5，环绕骶后，止于肛周。

（2）骶 5 经脉经穴：D5J（共 1 穴）。

（3）骶 5 经脉经感循：点状脉动为 D5J（会阳）脉气，经线延续至肛门。

（4）骶 5 经脉经图（图 4.30）。

D5J（会阳）：具有温阳驱寒，调理下焦的作用。临床主治痔疾、腹泻、便血、阳痿、带下。临床配漏谷穴，治腹中冷痛。配天枢穴，治泄泻。配肾俞穴、命门穴、长强穴，治痔疮。配复溜穴、太冲穴，治便血。配复溜穴、束骨穴，治肠澼。

会阳穴现代临床运用：现代常用于治疗坐骨神经痛、阳痿、急性肠炎、慢性肠炎、痔疮、阴部神经炎、经期腰痛、白带过多等。

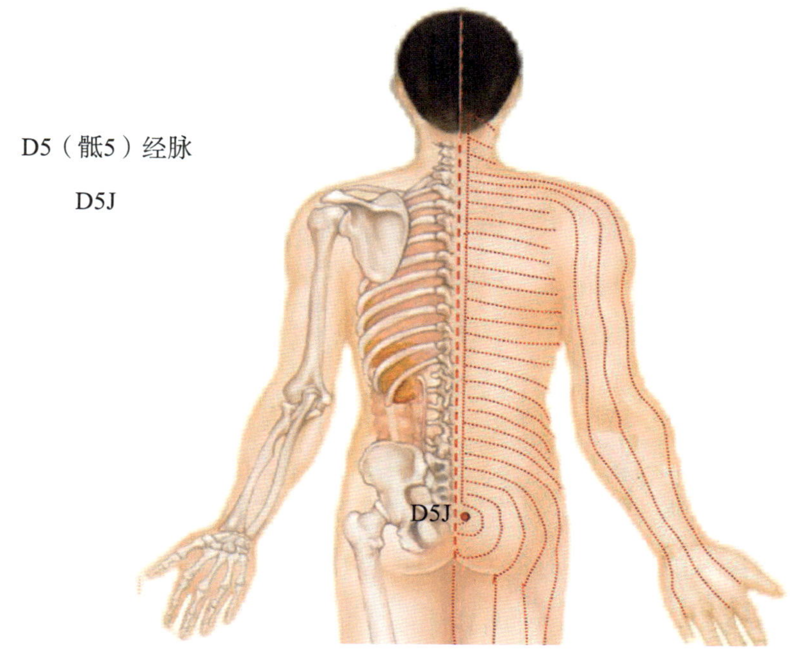

图 4.30 横经 -D5（骶 5）经脉图

四 纵行络脉及其经穴的感循

当我们以人体神经、血管平面来认知经脉，以经脉线上的脉动点位置认知经穴，我们惊讶地发现：中医经脉医学的经络学或经穴布列完全是按现代医学解剖学而形成的。

再感循纵络则我们将进入祖国医学六经、二十八星宿观象授时时空，这种为观测日、月、五星运行而划分的二十八个星区思维模式，中医把它巧妙地运用于人体周身，一种人与自然的精妙模型浑然天成。难怪她的子系统（针灸）纵横天下几千年，遍及世界十万家。

笔者按：横为经脉，纵为络脉，纵横合亦为经脉。

1. 督络（原督脉）

为人体脊柱中心真皮内无髓鞘小神经、血管构建。该络环绕人体一周，至前面为任络（任经）。任督二脉上以百会下以会阴为阴阳界。经气为双向循环。

（1）督络经穴：百会，后顶，强间，脑户，DUJ3，DUJ4，DUJ5，DUJ6，DUJ7，DUJ8，DUT1，DUT2，DUT3，DUT4，DUT5，DUT6，DUT7，DUT8，DUT9，DUT10，DUT11，DUT12，DUL1，DUL2，DUL3，DUL4，DUL5，DUD1，DUD2，DUD3，DUD4，DUD5（共32穴）。

（2）督络经穴感循（百会至风府穴因头发的干扰，仅以原穴位置为准）：百会⟷后顶⟷强间⟷脑户⟷DUJ3⟷DUJ4⟷DUJ5⟷DUJ6⟷DUJ7⟷DUJ8⟷DUT1⟷DUT2⟷DUT3⟷DUT4⟷DUT5⟷DUT6⟷DUT7⟷DUT8⟷DUT9⟷DUT10⟷DUT11⟷DUT12⟷DUL1⟷DUL2⟷DUL3⟷DUL4⟷DUL5⟷DUD1⟷DUD2⟷DUD3⟷DUD4⟷DUD5。

（3）督络脉图（图4.31）。

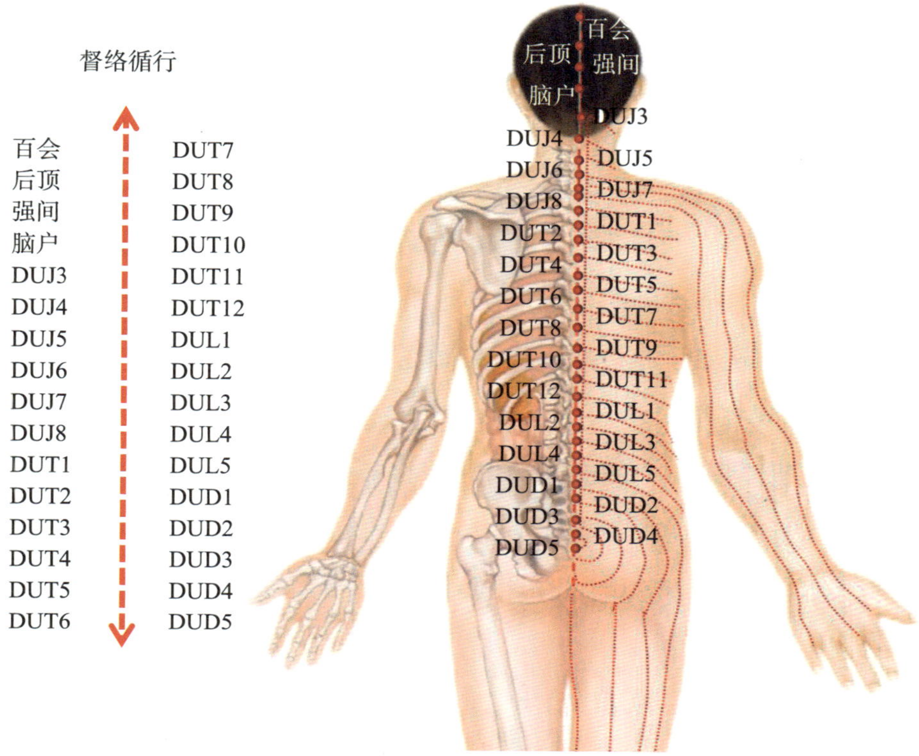

图 4.31 纵行络脉－督络脉图

（4）督络临床效应：主治神志病，热病，腰骶、背、头项局部病症及相应的内脏疾病。如颈项强痛、角弓反张等症。督脉督一身之阳气，只要是阳气衰弱都可以在督脉上找到合适的穴位进行治疗。

（5）督络各经穴临床效应：

百会：具有开窍醒脑，回阳固脱的作用。临床主治头痛、目眩、鼻塞、耳鸣、中风、失语、脱肛、子宫脱垂、久泻久痢等。临床配复溜、行间，治头痛、眩晕。配行间、听会、复溜，主治耳鸣。配太冲、丰隆，治疗中风。配风府、阴陵泉，主治风寒头痛。配合谷、曲池，治疗风热头痛。配二白、长强，主治脱肛。配维胞、归来，主治阴挺。配合谷、足三里、天枢，主治久泻久痢。配素髎、迎香，主治鼻塞。

后顶：具有平肝息风，解表除烦，通络止痛作用。临床主治头痛、眩晕、癫狂痫。临床配玉枕穴、颔厌穴，治风眩。配曲鬓穴、脑空穴、通天穴、天柱穴、风池穴、百会穴、腕骨穴等，治枕神经痛。配外丘穴，治颈项痛、风寒。配上星穴、囟会穴、百会穴、前顶穴、五处穴、通天穴等，治热病。

后顶穴现代临床运用：现代常用于治疗神经性头痛、头晕、感冒、失眠、癫痫、脑充血、颈项强直等。

强间：具有平肝息风，除烦止呕，通络止痛的作用。临床主治头痛、目眩、项强、癫狂。临床配丰隆穴，治头痛。配攒竹穴、后顶穴、小海穴，治癫发瘛疭、狂走不得卧。配百会穴、承光穴，治烦心。配消泺穴、本神穴、通天穴等，治颈项肌僵。

强间穴现代临床运用：现代常用于治疗神经性头痛、眩晕、呕吐、小儿惊风、癫痫、神经衰弱、颈项痛等。

脑户：具有醒神开窍，平肝息风的作用。临床主治癫痫、喑不能言、头痛头晕、颈项强痛。临床配通天、脑空，有行气祛湿的作用，主治头重痛。配胆俞、意舍、阳纲，有疏肝泄胆、清热祛湿作用，主治目黄、胁痛、食欲不振。配通天、消泺、天突，有行气散结的作用，主治瘿瘤。

脑户穴现代临床运用：常用于治疗头重、头痛、面赤、目黄、眩晕、面痛、音哑、项强、癫狂痫证、舌体出血、瘿瘤等。

DUJ3（风府）：具有疏散风邪，醒神清脑，息风开窍的作用。临床治疗中风、癫狂痫、癔症等神志病症。治头痛、眩晕、颈项强痛、咽喉肿痛、失音、目痛、鼻衄等头颈、五官病症。临床配听会穴、复溜穴，治寒热癫仆。配大杼穴、曲池穴等，治流行性腮腺炎。配脑户穴、玉枕穴等，治目痛不能视。配大椎穴、大杼穴、天突穴等，治甲状腺肿大。配太阳穴、百会穴、上星穴等，治梅尼埃病。配风门穴、风池穴、列缺穴等，治风寒感冒。配百会穴、百劳穴、上星穴等，治鼻塞。配天突穴、璇玑穴、照海穴，治咽喉肿痛。配太冲穴、百会穴等，治癫痫。配上星穴、二间穴、合谷穴等，治鼻衄。

风府穴现代临床运用：现代常用于治疗感冒、高血压脑动脉硬化、失眠、无脉症、电光性眼炎、视网膜出血、视神经萎缩、鼻炎、耳聋、耳鸣、甲状腺肿大、落枕、肩周炎、癫痫、脑卒中、半身不遂、吞咽困难等。

DUJ4（哑门）：具有聚散阳气的作用。临床用于治疗舌缓不语、音哑、头重、头痛、颈项强急、脊强反折、中风、尸厥、癫狂、痫证、癔症、衄血、重舌、呕吐等。临床配泻哑门、听会、外关（或中渚）、丘墟，治高热或疟疾所致耳聋。配人中、廉泉，治舌强不语、暴喑、咽喉炎。配百会、人中、丰隆、后溪，治癫狂、癫痫。配风池、风府，治中风失语、不省人事。配劳宫、三阴交、涌泉等九穴为回阳九针，可以开窍醒神治昏厥。配脑户、百会、风池、太溪、昆仑、肾俞，治大脑发育不全。配肾俞、太溪，治疗贫血。

DUJ5、DUJ6、DUJ7（大椎）、DUJ8：以刃针将督络下颈椎脊筋膜松解，具有快速缓解颈项强直作用。以刃针将该穴下第 7 颈椎脊筋膜松解，具有快速醒脑的作用。

DUT1（陶道）：具有解表退热，镇痉安神的作用。临床治疗热病、疟疾、恶寒发热、咳嗽、气喘、骨蒸潮热、癫狂、脊强。临床配神堂穴、风池穴，治寒热畏惧不安貌。配大椎穴、肺俞穴、心俞穴、肝俞穴、膏肓穴，治背痛。配大椎穴、后溪穴，治疟疾。配命门穴、膀胱俞穴、上关穴、曲差穴等，治汗不出。配身柱穴、肺俞穴、膏肓穴，治五劳七伤。配天柱穴、昆仑穴，治目眩。

陶道穴现代临床运用：现代常用于治疗肺结核、间歇热、癫痫、精神分裂症、神经衰弱、头痛眩晕、小儿麻痹后遗症、经闭、荨麻疹等。针刺陶道穴可使嗜酸性粒细胞增高。

DUT2（身柱）：具有祛风退热，宁心镇痉，宣肺止咳的作用。临床治疗身热、头痛、咳嗽、气喘、惊厥、癫狂痫、腰脊强痛、疔疮发背。临床配大椎穴、肺俞穴、天突穴、膻中穴，治咳嗽。配肩井穴、肺俞穴、膏肓穴、天突穴、气户穴、郄门穴，治老年喘。配神庭穴、灵道穴、金门穴、承命穴，治癫痫。配委中穴、委阳穴、昆仑穴、五处穴，治背强反折。

身柱穴现代临床运用：现代常用于治疗支气管炎、肺炎、哮喘、肺结核、癔症、癫痫、神经衰弱、小儿惊厥等。灸身柱穴能提高大鼠甩尾阈，切除肾上腺后，这种作用消失，从而推测艾灸的效应与肾上腺的作用有密切关系。

DUT3、DUT4（神道）：具有安神，息风止痉，舒筋活络的作用。临床治疗心刺痛、心绞痛、心悸、怔忡等症状。临床对失眠、健忘、中风不语、痫证等神志病有疗效，对咳嗽、气喘、腰脊强、肩背痛亦有效。临床配心俞穴，三棱针挑刺，治风痫有效。配攒竹、小海、神门穴，三棱针挑刺，治癫痫效速。

神道穴现代临床运用：常用于治疗小儿惊痫、癫痫、疟疾、肋间神经痛、下颌骨脱臼、感冒等。针刺治疗隐性骶椎裂引起排尿困难者取神道穴、命门穴、秩边穴、百会穴有一定的疗效。针刺神道可使食管蠕动减弱。

DUT5（灵台）：具有清肺泻火，解表散寒，清热解毒的作用。临床治疗咳嗽、气喘、脊痛、项强、疔疮。临床配肺俞穴、膏肓穴，治咳嗽。配膻中穴、肺俞穴、足三里穴、天突穴、中府穴等，治气逆上攻。

灵台穴现代临床运用：现代常用于治疗疔疮、痈疽、急性胃炎、哮喘、支气管炎、胆道蛔虫病、疟疾等。

DUT6（至阳）：具有宣肺理气，健脾利湿，通经活络的作用。临床治疗黄疸、胸胁胀满、咳嗽、气喘、腰背疼痛、脊强。临床配天突穴、俞府穴、华盖穴、乳根穴、风门穴、肺俞穴、列缺穴，治咳嗽。配期门穴，治胸满胀痛。配公孙穴、脾俞穴、胃俞穴，治黄疸。

至阳穴现代临床运用：现代常用于治疗急性胃炎、肝炎、胆囊炎、胸膜炎、肋间神经痛、疟疾、支气管炎、哮喘、胆道蛔虫病等。针刺神道穴、至阳穴等穴，可使食管蠕动减弱，且明显提高其黏膜皱襞的显影效果。

DUT7：具有脾胃调节，疏肝理气功效。

DUT8（筋缩）：具有平肝息风，舒筋缓急的作用。临床治疗癫狂痫、抽搐、脊强、四肢不收、痉挛拘急、胃痛、黄疸等。临床配水道穴，主治脊强。配丰隆穴、鸠尾穴，治痫证。配曲骨穴、阴谷穴，治惊痫狂走癫疾。

筋缩穴现代临床运用：用于治疗肝炎、胆囊炎、胸膜炎、癫痫、癔症、肋间神经痛、腰背痛、神经衰弱、胃痉挛。针刺筋缩穴可调整胃收缩功能，使痉挛解除。

DUT9（中枢）：具有健脾和胃，舒筋活络，清利湿热的作用。临床治疗黄疸、呕吐、腹满、胃痛、食欲不振、腰背疼痛等。临床配脊中穴、悬枢穴、至阳穴、筋缩穴、足三里穴，治消化系统疾患。配脊中穴、命门穴，治小儿腰以下软瘫。配天突穴，有温阳行气、活血散瘀的作用，主治背与心相控而痛、胸闷气急。配中脘穴、足三里穴，有理气和中、散寒止痛的作用，主治腹满不欲食、胸腹冷痛。配命门穴、腰眼穴、阳陵泉穴、后溪穴，治腰脊痛。

中枢穴现代临床运用：现代常用于治疗胃疼、肝炎、胆囊炎、视力减退。针刺中枢穴可使食管蠕动减弱，明显提高其黏膜壁的显影效果。

DUT10（脊中）：具有健脾利湿，益肾强腰的作用。临床治疗癫痫、黄疸、腹泻、痢疾 、痔疮、脱肛、便血、腰脊强痛、小儿疳积等。临床配长强、大肠俞、百会、承山、承扶、会阳、气海穴，治小儿脱肛。配肾俞、命门、腰俞、中膂穴，治胸背腰膝病、腰挫闪疼、起止艰难。配涌泉穴，治风痫。

脊中穴现代临床运用：常用于治疗胃肠炎、小儿脱肛、痔疮、肝炎、腰脊痛、癫痫等。

DUT11（悬枢）：具有舒筋活络，调理脾胃的作用。临床治疗腰脊强痛、腹胀、腹痛、完谷不化、腹泻、痢疾等。临床配内关、足三里，主治胃痛。配天枢、中脘，主治食积腹胀。配肾俞、委中，主治腰痛。配长强、百会，主治脱肛。

悬枢穴现代临床运用：常用于治疗肠炎、痢疾、腹泻、腰痛等。

DUT12（命门）：具有益肾壮阳，清热安神，调理冲任的作用。临床治疗腰脊强痛、下肢痿痹、月经不调、赤白带下、痛经、经闭、不孕、遗精、阳痿、精冷不育、小便频数、小腹冷痛、腹泻等。临床配志室、太溪穴，治肾虚腰痛。配百会、神门、间使、仆参穴，治角弓反折。配百会、关元、三阴交、中髎穴，治遗尿。配肾俞、命门穴，治肾败腰疼、小便频。配关元、石门、水道、三阴交穴，治癃闭。配心俞、肾俞、关元、白环俞穴，治遗精白浊。配肾俞、关元、中极、上髎穴，治阳痿。配肾俞、关元、大赫穴等，治痛经。配血海、带脉、中封、神交穴等，治赤白带下。配膀胱俞、上脘、陶道、曲差穴等，治烦满汗不出。配大肠俞、次髎、阴廉、伏兔穴等，治血栓静脉炎。

命门穴现代临床运用：现代常用于治疗腰扭伤、遗尿、白带、子宫内外膜炎、盆腔炎、脊柱炎、肾炎、坐骨神经痛、下肢瘫痪、小儿脑膜炎、破伤风、疝气、痔疮、耳鸣、失眠等。针刺命门对男子性功能障碍、精子缺乏有一定疗效。艾炷灸该穴可增强机体抗病力并有较好的镇痛效应。

DUL1、DUL2、DUL3：以此三穴为中心，上下各选一经，每经选三穴，共九穴，分别以三棱针点刺，具有快速调制泌尿生殖系统疾病改善临床症状的疗效。

DUL4（腰阳关）：具有益肾强腰，驱寒除湿，调理冲任的作用。临床治疗腰骶疼痛、下肢萎痹、月经不调、赤白带下、遗精、阳痿等。临床配梁丘、曲泉穴，治痉挛膝不得屈伸，不可以行。配阳陵泉、侠溪穴，治膝外廉痛。配肾俞、关元、膏肓、肝俞穴，治遗精阳痿。配合谷、三阴交穴，治月经不调、痛经、带下诸疾。配次髎、中髎、关元、中极、曲骨穴，治膀胱麻痹。配带脉、关元穴，治白带。配大椎、筋缩、风府、下关、颊车、合谷、曲池、昆仑穴等，治破伤风。

腰阳关穴临床运用：配 DUL5，三棱针挑刺，快速治疗慢性肠炎、痢疾、月经不调、痔疮、脊柱炎、坐骨神经痛等。

DUD1、DUD2、DUD3：与八髎穴合用三棱针挑刺，加强八髎穴功效。

DUD4（腰俞）：具有清热调经，散寒除湿的作用。临床治疗腹泻、便秘、痔疮、肛裂、脱肛、便血、淋浊、经血不调、白带、阳痿、早泄、下肢痿痹、腰脊酸痛、癫痫等。临床配太冲穴，治脊柱肌筋膜炎、腰肌痉挛。配膀胱俞穴、长强穴、气冲穴、八髎穴，灸治腰脊冷痛、下肢寒。

腰俞穴现代临床运用：临床三棱针挑刺腰阳关配膀胱俞、三阴交（出黑血）治疗尿频和遗尿有效。

DUD5（长强）：具有清肠泄热，利湿通淋，镇惊通络的作用。临床治疗腹泻、痢疾、便血、便秘、痔疮、脱肛、腰骶和尾骶部疼痛、癫狂痫等。临床配中脘、大肠俞、小肠俞、合谷穴、曲泉穴，治痢疾。配小肠俞，治大小便难、淋癃。配命门、肾俞穴，治痔疮、便血。配百会、公孙穴，治脱肛。配四髎、中极、横骨、大赫、三阴交、血海穴，治阴痒。配昆仑、前顶、神门、百会、神庭、本神穴，治惊痫瘛疭。配神道穴、谷中、腰俞、大杼、膈关、水分、脾俞穴，治腰脊挛痛。配会明、命门、大肠俞、关元、风池穴，治阳痿。

长强穴现代临床运用：用于治疗痔疮、脱肛、阴囊湿痒、阳痿、早泄、慢性肠炎、痢疾、腰疼、精神分裂症、癫痫等病症。取后顶穴、长强穴三棱针挑刺对隐性骶椎裂引起的排便困难者，有较好疗效。

2. 脊络（华佗夹脊）

为 30 横经真皮支构建，在颈上风池穴内侧，脊柱旁开 2cm 处 J3J 下行至 D5J（会阳）。

（1）脊络（华佗夹脊）经穴：J3J，J4J，J5J，J6J，J7J，J8J，T1J，T2J，T3J，T4J，T5J，T6J，T7J，T8J，T9J，T10J，T11J，T12J，L1J，L2J，L3J，L4J，L5J，D1J，D2J，DJ3，D4J，D5J（共28穴）。

（2）脊络（华佗夹脊）经穴感循：该络脉在督脉旁开2cm，与督络平行，从J3J（天柱）开始至D5J（会阳），络线应手明显，每穴亦应手明显。J3J（天柱）⟷J4J⟷J5J⟷J6J⟷J7J⟷J8J⟷T1J⟷T2J⟷T3J⟷T4J⟷T5J⟷T6J⟷T7J⟷T8J⟷ T9J⟷T10J⟷T11J⟷T12J⟷L1J⟷L2J⟷L3J⟷L4J⟷L5J⟷D1J⟷D2J⟷D3J⟷D4J⟷D5J。

（3）脊络（华佗夹脊）脉图（图4.32）。

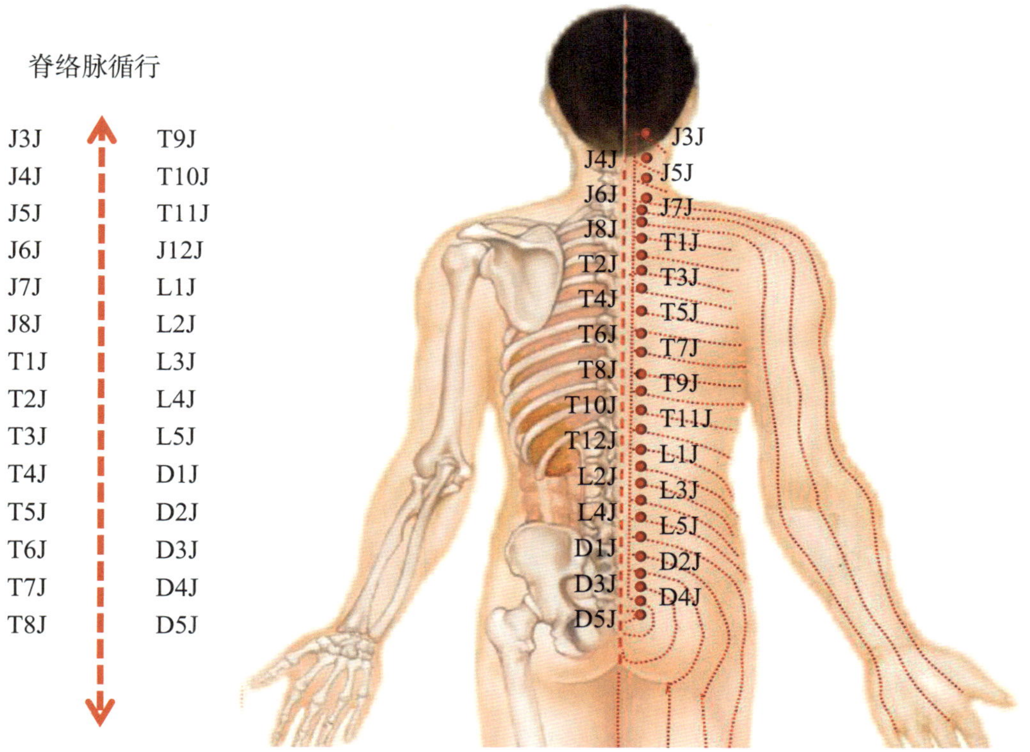

图4.32 纵行络脉－脊络脉图

（4）脊络（华佗夹脊）临床效应：J3J、J4J、J5J调治颈部病患，J5J、J6J、J7J、J8J治肩及上肢疾患，T1J、T2J、T3J、T4J治疗肺部及上呼吸道、咽部疾病以及快速退热，T4J、T5J、T6J、T7J治疗心脏疾病，T7J、T8J、T9J、T10J治疗肝胆疾病，T10J、

T11J、T12J 治疗脾胃疾病，L1J、L2J 调治肾脏疾病，L3J、L4J、L5J 调治腰、骶、膀胱、大小肠、子宫及下肢疾病，D1J（上髎）、D2J（次髎）、D3J（中髎）、D4J（下髎）、D5J（会阳）则调治泌尿、生殖、肛门疾患。临床上按上穴组合的功效直接以三棱针挑刺，可以快速取得疗效。

（5）脊络（华佗夹脊）各经穴效应：该络为各经的起点穴，在各经中已经叙述，不赘。

3. 背俞络

脊络外侧旁开 3cm 左右，与脊络平行下行。为 30 横经真皮支构建（第 1 胸神经、血管的真皮支为起点，连接各横经神经、血管的真皮支形成背俞络，止于白环俞）。

（1）背俞络经穴：J3BS，J4BS，J5BS，J6BS，J7BS，J8BS，T1BS，T2BS，T3BS，T4BS，T5BS，T6BS，T7BS，T8BS，T9BS，T10BS，T11BS，J12BS，L1BS，L2BS，L3BS，L4BS，L5BS，D1BS，D2BS，D3BS，D4BS（共 27 穴）。

（2）背俞络经穴感循：脉感循背俞络在颈部颈夹肌上真皮处。络脉线向上因头发而不清。J3BS⟷J4BS⟷J5BS⟷J6BS⟷J7BS⟷J8BS⟷T1BS⟷T2BS⟷T3BS⟷T4BS⟷T5BS⟷T6BS⟷T7BS⟷T8BS⟷T9BS⟷T10BS⟷T11BS⟷T12BS⟷L1BS⟷L2BS⟷L3BS⟷L4BS⟷L5BS⟷D1BS⟷D2BS⟷D3BS⟷D4BS。

（3）脊俞络图（图 4.33）。

（4）背俞络的临床效应：背俞穴与五脏六腑内外相应，为五脏六腑之气转输聚会于背部的特要穴位。因此凡脏腑有病可以取用相关的背俞穴来治疗。《素问 · 刺疟》言："疟脉满大，急刺背俞。"《灵枢 · 五邪》载："邪在肺，则病皮肤痛，寒热，上气喘，汗出，咳动肩背。"《素问 · 长刺节论》言："迫脏刺背，背俞也。"这就是指邪气迫近脏腑，针刺背部俞穴的作用能够直达内脏。《素问 · 咳论》言："治脏者治其俞。"就是《难经》中的阴病行阳的运用，治疗五脏病取用其背俞穴，为治脏病的重要取穴方法。如肺病的咳嗽、喘憋取用肺俞，心悸、胸闷等心脏病取用心俞、厥阴俞，脾脏疾病取用脾俞，肝脏疾病取用肝俞，肾脏疾病取用肾俞治疗等，就是病在哪一脏，就取用哪一脏之背俞穴，这是背俞穴最基本的治疗作用。

（5）背俞络经穴效应：背俞各经穴的临床效应研究在横经中已经陈述。这里不赘。

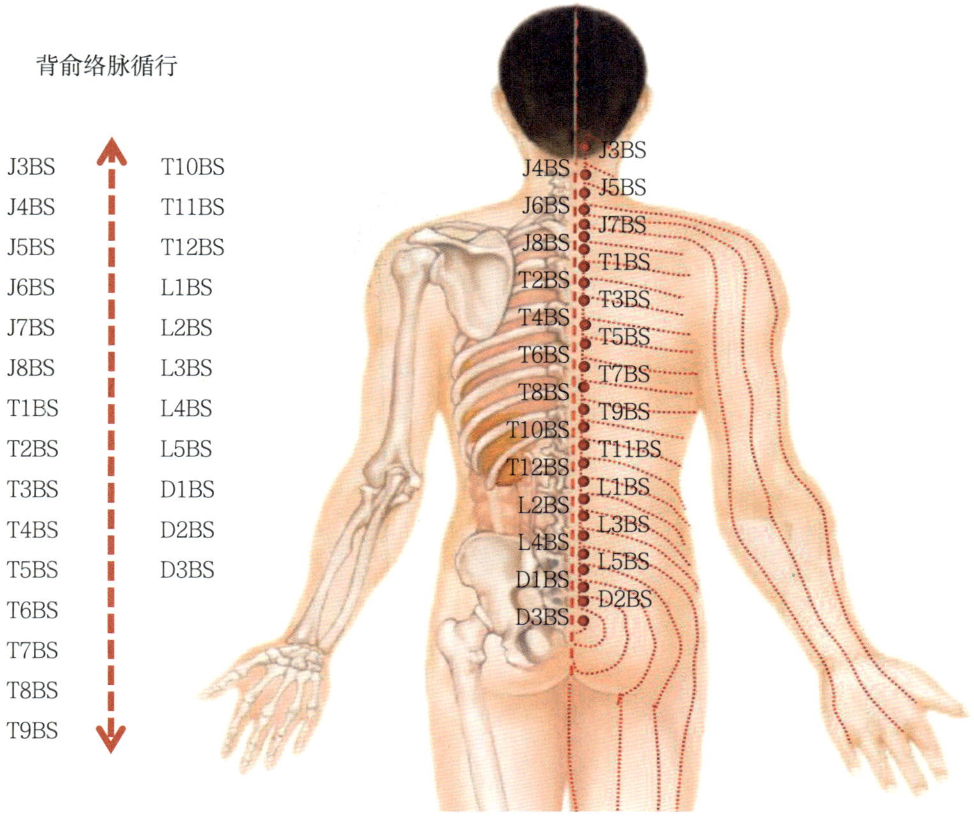

图 4.33 纵行络脉 - 背俞络脉图

4. 太阳络

太阳络为 30 横经各真皮支在后背相互搭建构成的，上始于睛明穴，平行于督络绕头一周于颈 3 处横行，在颈风池穴下行，下连于膀胱络，最终形成足太阳膀胱络。

（1）太阳络经穴：睛明，攒竹，眉冲，曲差，五处，承光，通天，络却，玉枕，天柱，J3T，J4T，J5T，J6T，J7T，J8T，T1T，T2T，T3T，T4T，T5T，T6T，T7T，T8T，T9T，T10T，T11T，J12T，L1T，L2T，L3T，L4T，L5T，D1T，D2T，D3T（共 36 穴）。

（2）太阳络经穴感循：太阳络在睛明穴处连于眶上孔血管、神经，该络脉与面部任脉平行，距 2cm，绕头一周后下行至天柱穴。而在背则与背俞络平行，距 3cm 下行至 D3T，并与膀胱络连接。睛明⟷攒竹⟷眉冲⟷曲差⟷五处⟷承光⟷通天⟷络却⟷玉枕⟷天柱⟷J3T⟷J4T⟷J5T⟷J6T⟷J7T⟷

J8T⟷T1T⟷T2T⟷T3T⟷T4T⟷T5T⟷T6T⟷T7T⟷T8T⟷T9T⟷T10T⟷T11T⟷J12T⟷L1T⟷L2T⟷L3T⟷L4T⟷L5T⟷D1T⟷D2T⟷D3T。

（3）太阳络脉图（图 4.34）。

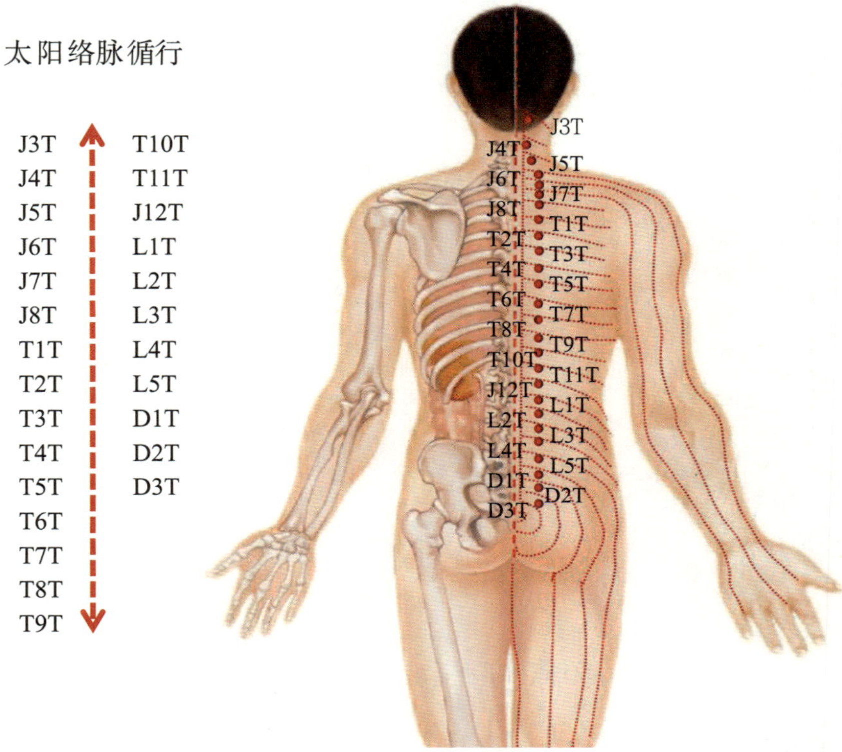

图 4.34　纵行络脉－太阳络脉图

（4）太阳络临床效应：背部太阳络位于脊柱两侧肩胛骨内侧缘，从肩背部一直到腰骶部。太阳络不通时，背部皮下脂肪堆积、外观增厚、肌肉痉挛、触摸时比较僵硬，有时在局部可摸到硬结。患者经常感到背部沉重、酸胀、疼痛不适，但疼痛不能准确定位。

（5）太阳络各经穴效应：各经穴效应在横经上已经阐述，此处不赘。

5. 足太阳膀胱经脉

足太阳膀胱络为太阳络与足膀胱络的合络。太阳络脉气行至 D3T 便与足膀胱络合二为一，形成足太阳膀胱络。作者仅将其图（图 4.35）交代，余不赘述。

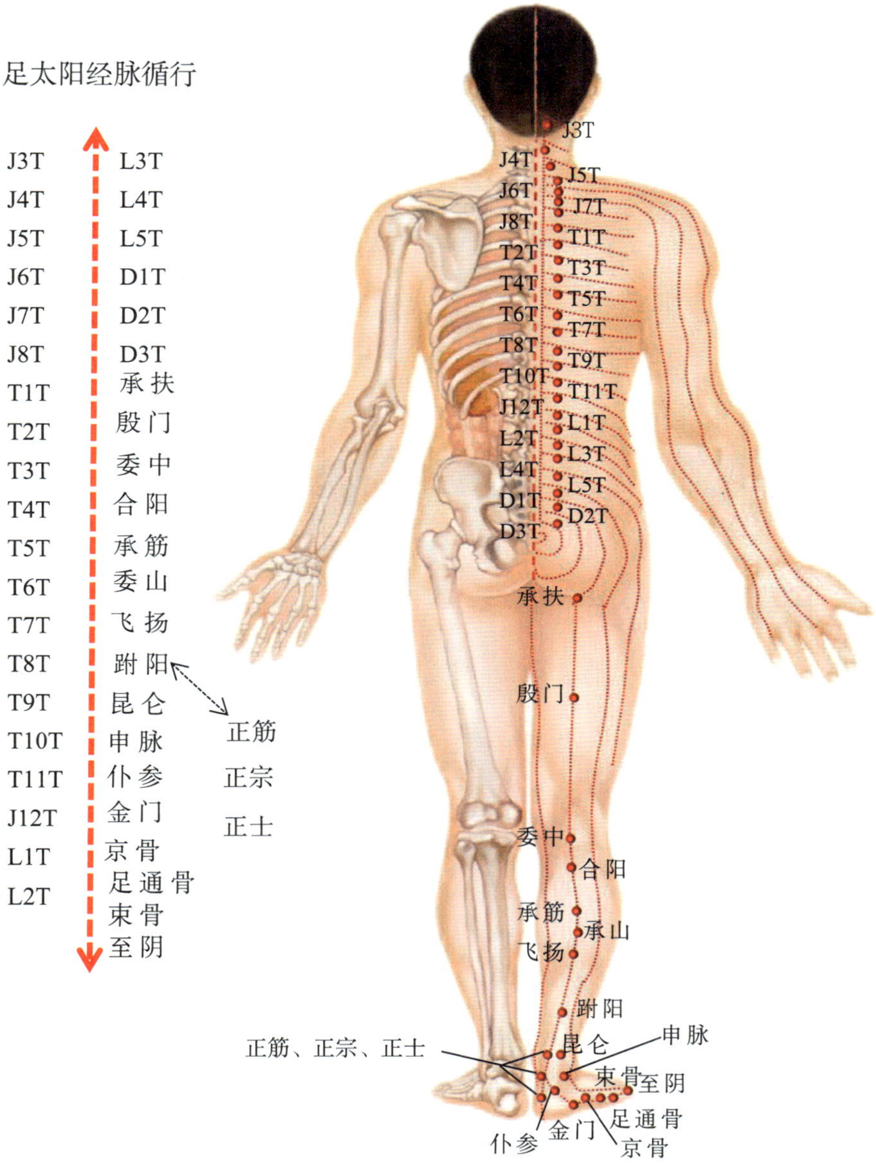

图 4.35 纵横脉－足太阳膀胱经脉图

6. 阳维络

为背部横经真皮支构建，在背太阳络外侧 3cm，与太阳络平行下行。跨肩上少阳经与阴维络连接，止于 D1YW，并与阴维络连接。

（1） 阳维络经穴：J6YW，J7YW，J8YW，T1YW，T2YW，T3YW，T4YW，T5YW，T6YW，T7YW，T8YW，T9YW，T10YW，T11YW，T12YW，L1YW，

L2YW，L3YW，L4YW，L5YW，D1YW（共21穴）。

（2）阳维络经穴感循：阳维络在历代书籍中记录混乱，本书以脉诊感循为准，并参考解剖。阳维与阴维必须为阴阳相接的布局，位置在太阳穴外3cm处，下行环绕人体身侧一周。J6YW⟷J7YW⟷J8YW⟷T1YW⟷T2YW⟷T3YW⟷T4YW⟷T5YW⟷T6YW⟷T7YW⟷T8YW⟷T9YW⟷T10YW⟷T11YW⟷T12YW⟷L1YW⟷L2YW⟷L3YW⟷L4YW⟷L5YW⟷D1YW。

（3）阳维络脉图（图4.36）。

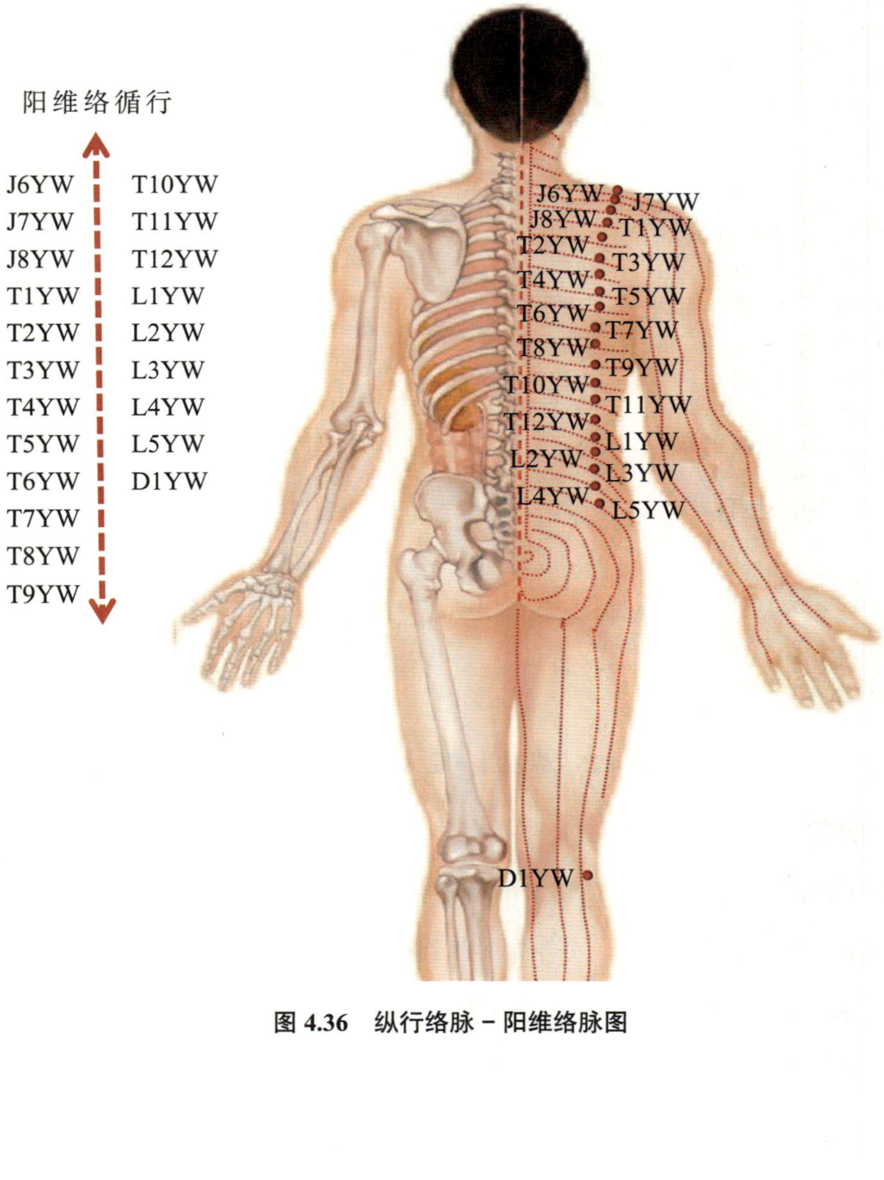

图4.36 纵行络脉－阳维络脉图

（4）阳维络临床效应：阳维脉为奇经八脉之一。出自《素问·刺腰痛论》。本经自足太阳膀胱经的金门穴开始，沿下肢外侧上行，经胁肋、肩胛到耳后方，再向上到头额部后，又折回到项后风府穴处。有维系、维络的含义。“阳维、阴维者，维络于身，溢蓄，不能环流灌溉诸经者也”。

临床感循该络，在下肢易与其他经脉混淆，另设也没有必要。因此以腘窝外侧D1YW穴设为终点。事实上，阳维、阴维，阳跷、阴跷两络是躯体身侧气血环流的通路。

（5）阳维络经穴效应：因在横经中阐述过，此处不赘。

7. 阳跷络

为背部横经真皮支构建，在阳维络外侧3cm，与阳维络平行下行。跨肩上少阳经与阴跷络连接，止于D1YW，并与阴跷络连接，构成阴阳跷络脉循环（古人认为阴阳跷络不构成循环）。

（1）阳跷络经穴：J6YQ，J7YQ，J8YQ，T1YQ，T2YQ，T3YQ，T4YQ，T5YQ，T6YQ，T7YQ，T8YQ，T9YQ，T10YQ，T11YQ，T12YQ，L1YQ，L2YQ，L3YQ，L4YQ，L5YQ（共20穴）。

（2）阳跷络经穴感循：在腋后线区域，与阳维络平行下行，起点J6YQ，止于L5YQ。J6YQ⟷J7YQ⟷J8YQ⟷T1YQ⟷T2YQ⟷T3YQ⟷T4YQ⟷T5YQ⟷T6YQ⟷T7YQ⟷T8YQ⟷T9YQ⟷10TYQ，T11YQ⟷T12YQ⟷L1YQ⟷L2YQ⟷L3YQ⟷L4YQ⟷L5YQ。

（3）阳跷络脉图（图4.37）。

（4）阳跷络临床效应：①沟通十二经脉之间的联系。②对十二经气血有蓄积渗灌等调节作用。③具有调节睡眠，改善睡眠质量的作用。

（5）阳跷络经穴效应：在各横经中已经阐述，这里不赘。

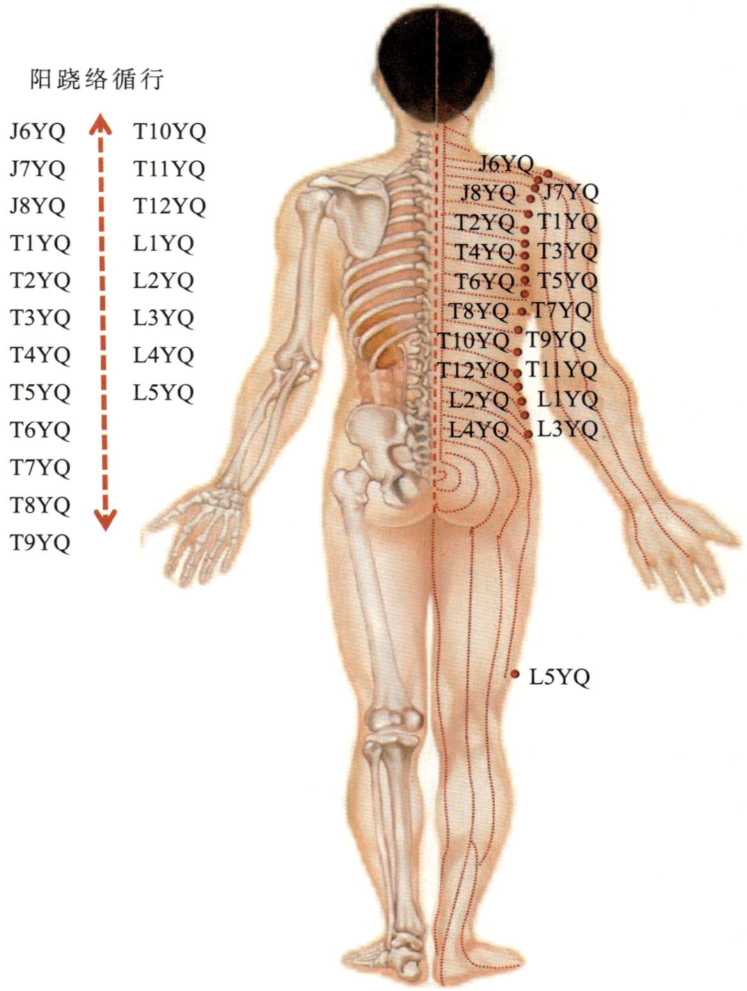

图 4.37 纵行络脉 – 阳跷络脉图

8. 足少阳胆络

为躯干 30 横经真皮支构建，该络行走于人体阴、阳跷络中间，将人体界定为阴阳（前后）两面。络脉线的下肢部分实为横行经脉（由骶 1 脊神经真皮支和小血管构建，在环跳穴分下行支和上行支，下行支止于足窍阴穴）。上行支自环跳穴上行与诸横经发出的侧支互联，直贯腋下极泉穴，至极泉穴络线延肩后上行至肩部 J6SY，再在肩部上行到 J35Y 上头（按：笔者感循的足少阳胆经络脉为环跳穴直贯腋下极泉穴，至极泉穴循行于手少阳与手少阴之间注于少泽，再环绕诸手指端，注入手少商，再循注于手鱼际穴，沿手太阴与手阳明之间上行注入 J6SY，再循注于完骨穴，再上行绕头止于瞳子髎等。因考虑保持古人十二正经的主旨，而另选择背 T1YQ 穴绕行注入 J6SY）经 J6SY 至耳后完骨穴，最后上行绕头止于瞳子髎等。

（1）足少阳络经穴：为 D1 横经和其下肢横经的侧支组成。D1J，D1BS，D1T，D1SY，风市，火府，中渎，火梁，火昌，膝阳关，上奇，阳陵泉，阳交，外丘，光明，阳辅，飞阳，悬钟，丘虚，足临泣，地五金，侠溪，足窍阴。

（2）足少阳络经穴感循：D1J⟷D1BS⟷D1T⟷D1SY⟷火府⟷中渎⟷火梁⟷火昌⟷膝阳关⟷上奇⟷阳陵泉⟷阳交⟷外丘⟷光明⟷阳辅⟷飞阳⟷悬钟⟷丘虚⟷足临泣⟷地五金⟷侠溪⟷足窍阴。

（3）足少阳络脉图（图 4.38）。

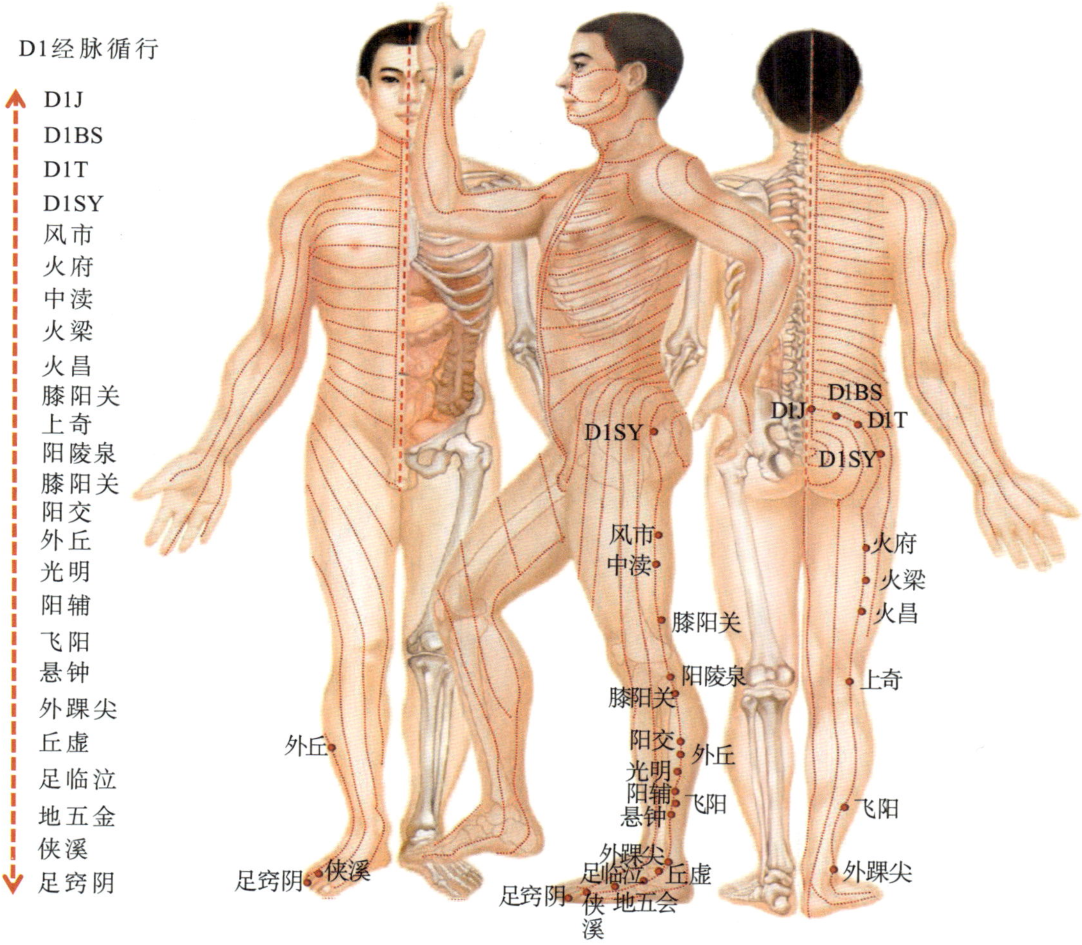

图 4.38 足少阳络脉图

（4）胆络脉：在 D1SY 脉气上行，连接腰（L5SY—L1SY）、胸（T12SU—T1SY）、背（J8SY—J7SY）、肩（J6SY—J3SY）、上头侧面毛发中。

① 胆络经穴感循：D1J⟷D1BS⟷D1T⟷D1SY⟷L5SY⟷L4SY⟷L3SY⟷L2SY⟷L1SY⟷T12SY⟷T11SY⟷T10SY⟷T9SY⟷T8SY⟷T7SY⟷T6SY⟷T5SY⟷T4SY⟷T3SY⟷T2SY⟷T1SY⟷T1YQ⟷J8SY⟷J7SY⟷J6SY⟷J5SY⟷J4SY⟷J3SY⟷头窍阴⟷浮白⟷天冲⟷率谷⟷曲鬓⟷悬厘⟷悬颅⟷颔厌⟷上关⟷听会⟷瞳子髎⟷J3SY⟷本神⟷阳白⟷头临泣⟷正营⟷承灵⟷风池。注：少阳经在胸 1 从后背（T1SY⟷J8SY⟷J7SY⟷J6SY⟷J5SY……）上行。

②胆络脉图（图 4.39）。

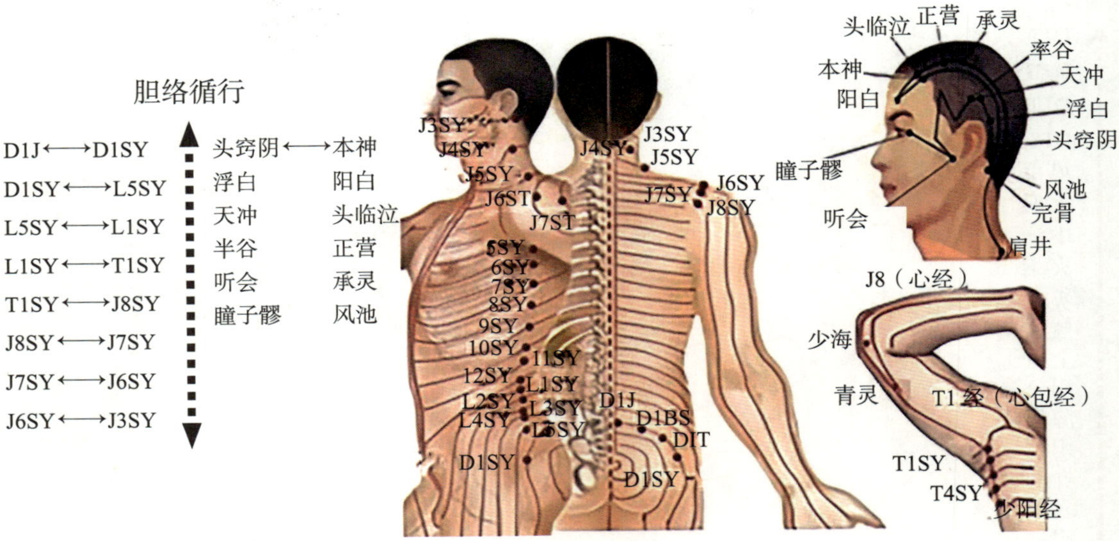

图 4.39　纵经脉络—胆络脉图

③足少阳胆络图（图 4.40）：为足少阳与胆络的合络。

（5）少阳络临床效应：为人体阴阳的界线，在该络脉线上的经穴多具有阴阳两用性质，这要看临床需要而区别对待。例如：治疗人体心动无力，可以在胸 2—5 少阳经、阳跷经、阳维经快速络刺诸穴而取效；而心动过速，可以选择肚脐下 1 寸，任络、肾络诸穴络刺而取效。一般具有梳理少阳，清利肝胆湿热，梳理气机等功效。临床可治疗少阳证、胆经湿热证。能够缓解少阳证引起的头晕、目眩、口苦、咽干、耳鸣等症状。清利肝胆湿热的作用，能够改善因肝胆湿热引起的黄疸、胁痛、口苦等症状。梳理人体气机，能改善肝郁气滞引起的嗳气、呕吐、腹胀等临床症状。

（6）少阳络各穴临床效应：前有阐述，不赘述。

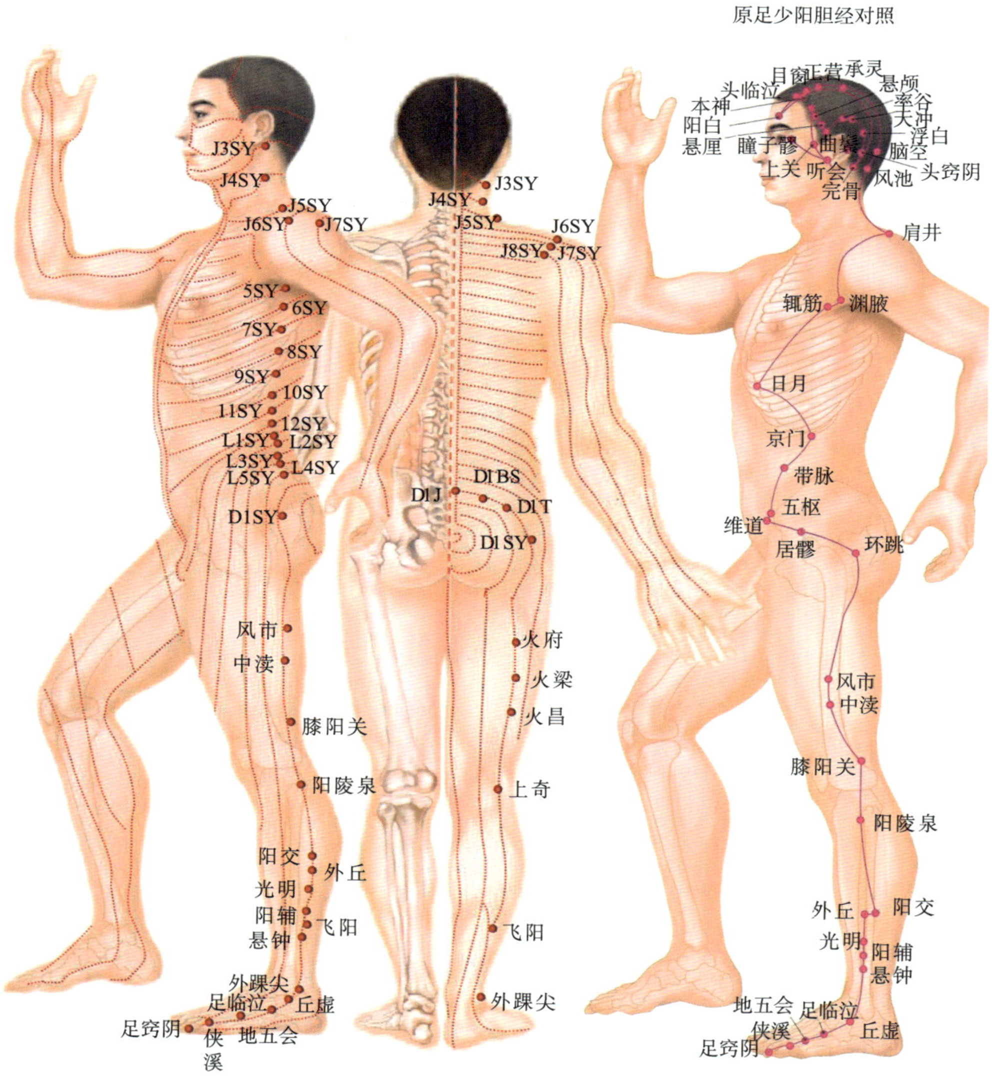

图 4.40　足少阳胆脉图

9. 阴跷络

为 30 横经真皮支构建，在人体前面的最外侧。该络线与少阳经平行，环绕人体正面最外侧面（其阳络相当于人体腋后线而阴络相当于人体腋前线）。

（1）阴跷络经穴：J5yq，1yq，2yq，3yq，4yq，5yq，6yq，7yq，8yq，9yq，10yq，11yq，12yq，L1yq，L2yq，L3yq，L4yq，L5yq（共18穴）。

（2）阴跷络经穴感循：自J5yq开始，脉气上下循行，于L5yq连接阳跷络并构成阴阳跷循环。J5yq⟷1yq⟷2yq⟷3yq⟷4yq⟷5yq⟷6yq⟷7yq⟷8yq⟷9yq⟷10yq⟷11yq⟷12yq⟷L1yq⟷L2yq⟷L3yq⟷L4yq⟷L5yq。

（3）阴跷脉图（图4.41）。

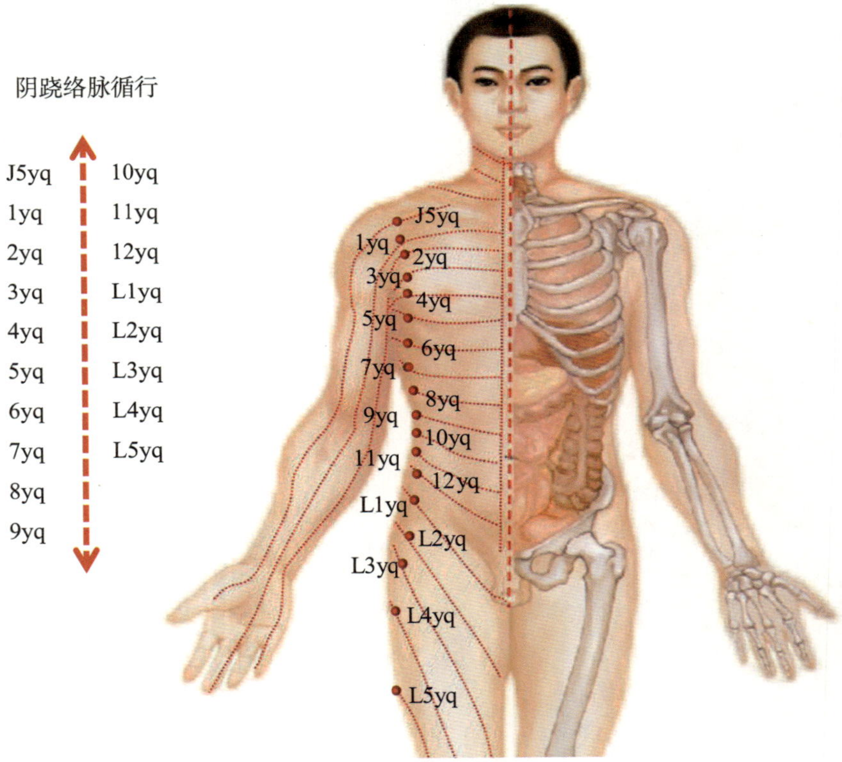

图4.41　纵行络脉－阴跷络脉图

（4）阴跷络临床效应：司理身侧和下肢感觉，具有交通一身阴阳之气和调节肢体肌肉运动的功能，主要可使下肢运动灵活稳健。

司理眼睑开合：由于阴阳跷脉交会于目内眦，故认为跷脉具有濡养眼目和司眼睑开合而影响寤寐和交通心肾的作用。阴阳跷脉与卫气运行的关系，主要表明人体生理病理中的各种阴阳消长现象。

临床表现：阴跷为病，肢体外侧肌肉弛缓而内侧肌肉拘急的足内翻、腿腹肌削，痿痹无力、股骨头坏死、腰骶椎间盘突出症，喉痛，嗜睡或失眠，眼睑下垂或两目开合失司，舌淡，苔白，脉虚等。

（5）阴跷络经穴效应：前已阐述，这里不赘。

10. 阴维络

为 30 横经真皮侧支跨节段连接组合，纵向连接人体正面横行经脉，其主要分为躯干纵络和下肢纵络两部分。上起于肩部背面穴，下止于 L5yw 穴。

（1）阴维络经穴：背面，J5yw，1yw，2yw，3yw，4yw，5yw，6yw，7yw，8yw，9yw，10yw，11yw，12yw，L1yw，L2yw，L3yw，L4yw，L5yw（共 19 穴）。

（2）阴维络经穴感循：自背面穴始，上联于阳维 J6YW，下注 L5yw。背面⟷J5yw⟷1yw⟷2yw⟷3yw⟷4yw⟷5yw⟷6yw⟷7yw⟷8yw⟷9yw⟷10yw⟷11yw⟷12yw⟷L1yw⟷L2yw⟷L3yw⟷l4yw⟷l5yw。

（3）阴维络脉图（图 4.42）。

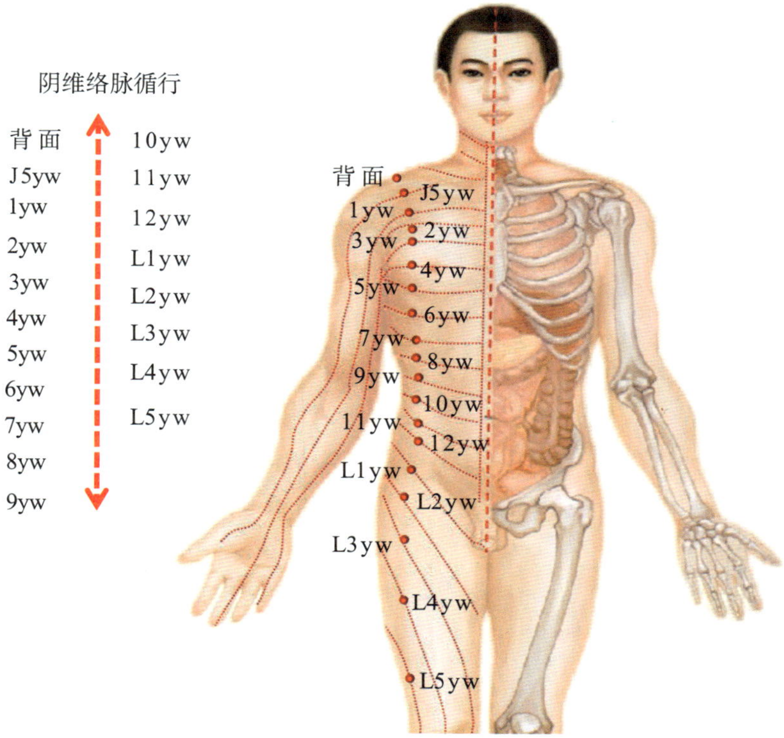

图 4.42 纵行络脉 - 阴维络脉图

（4）阴维络临床效应：阴维脉属奇经八脉，具有维系的作用，主要用于调节身体侧面的气血变化，联络诸经，传感针刺效应。主要治疗心痛、肝痛、胆痛、脾痛、胃痛、腹痛、胸胁痛等。

（5）阴维络经穴效应：已有阐述，不赘。

11. 肝络

为躯干与下肢 30 横经真皮侧支组合而构建，其成分为真皮小神经和小动静脉。该络穿行皮肤肝的海氏区域，上连接颊车穴其经气通眼，下连接足内侧。因此，该络具有治疗肝、胆、脾、胃、肠、泌尿、生殖、下肢疾病等广泛作用。

（1）肝络经穴：颊车，J3g，J4g，J5g，1g，2g，3g，4g，5g，6g，7g，8g，9g，10g，11g，12g，急脉，足五里，土昌，阴包，曲泉，膝关，中都，蠡沟，中封，太冲，行间，大敦（共 28 穴）。

（2）肝络经穴感循：颈部扶突上连颊车穴参与面部气血循环。下注入大敦穴。颊车⟷J3g⟷J4g⟷J5g⟷1g⟷2g⟷3g⟷4g⟷5g⟷6g⟷7g⟷8g⟷9g⟷10g⟷11g⟷12g⟷急脉⟷足五里⟷土昌⟷阴包⟷曲泉⟷膝关⟷中都⟷蠡沟⟷中封⟷太冲⟷行间⟷大敦。

（3）肝络脉图（图 4.43）。

（4）肝络临床效应：肝经隶属于十二经脉，在诊断方面，可以根据脉诊的感循来检查各经穴的气血盈亏、脉动大小、根结穴位等来综合判断该经的异常与否。反之在治疗方面可以利用经络通行气血、感应传导、联系沟通、传送病邪等特性，用针灸、推拿等方式刺激腧穴，以达到调理经络，治疗脏腑疾病，以上运化气血、扶正祛邪的目的。

（5）肝络经穴效应：前已阐述，不赘。

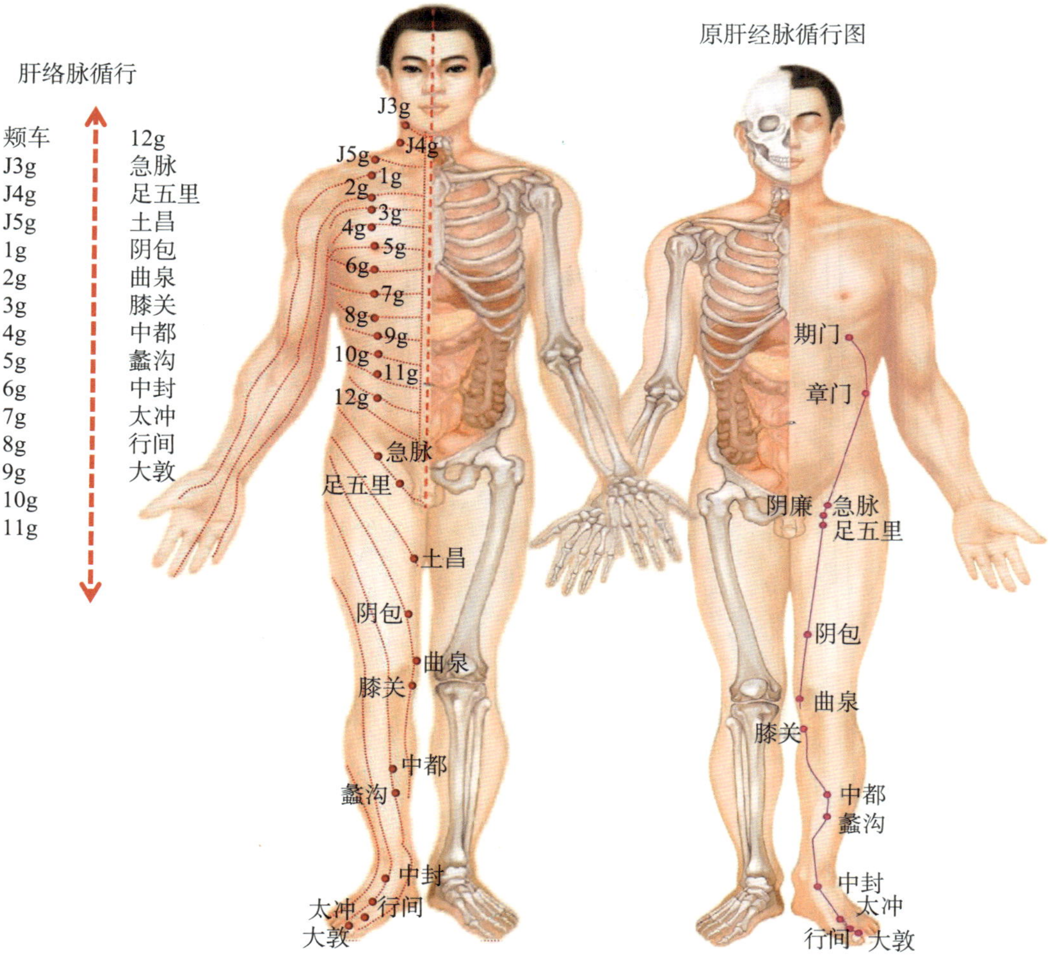

图 4.43 纵行络脉 - 肝络脉图

12. 脾络

为 30 横经真皮侧支组合而构建，该络上连接大迎穴参与面部气血循环，下连接颈、胸、腹、下肢内侧，后下注足大趾内侧甲缘下 1cm 处之隐白穴，亦具有广泛的生理效应。

（1）脾络经穴：大迎，J3p，J4p，J5p，1p，2p，3p，4p，5p，6p，7p，8p，9p，10p，11p，12p，府舍，冲门，箕门，血海，阴陵泉，地机，漏谷，三阴交，商丘，公孙，太白，大都，隐白（共 29 穴）。

（2）脾络经穴感循：大迎⟷J3p⟷J4p⟷J5p⟷1p⟷2p⟷3p⟷4p⟷

5p⟷6p⟷7p⟷8p⟷9p⟷10p⟷11p⟷12p⟷府舍⟷冲门⟷箕门⟷血海⟷阴陵泉⟷地机⟷漏谷⟷三阴交⟷商丘⟷公孙⟷太白⟷大都⟷隐白。

（3）脾络脉图（图 4.44）。

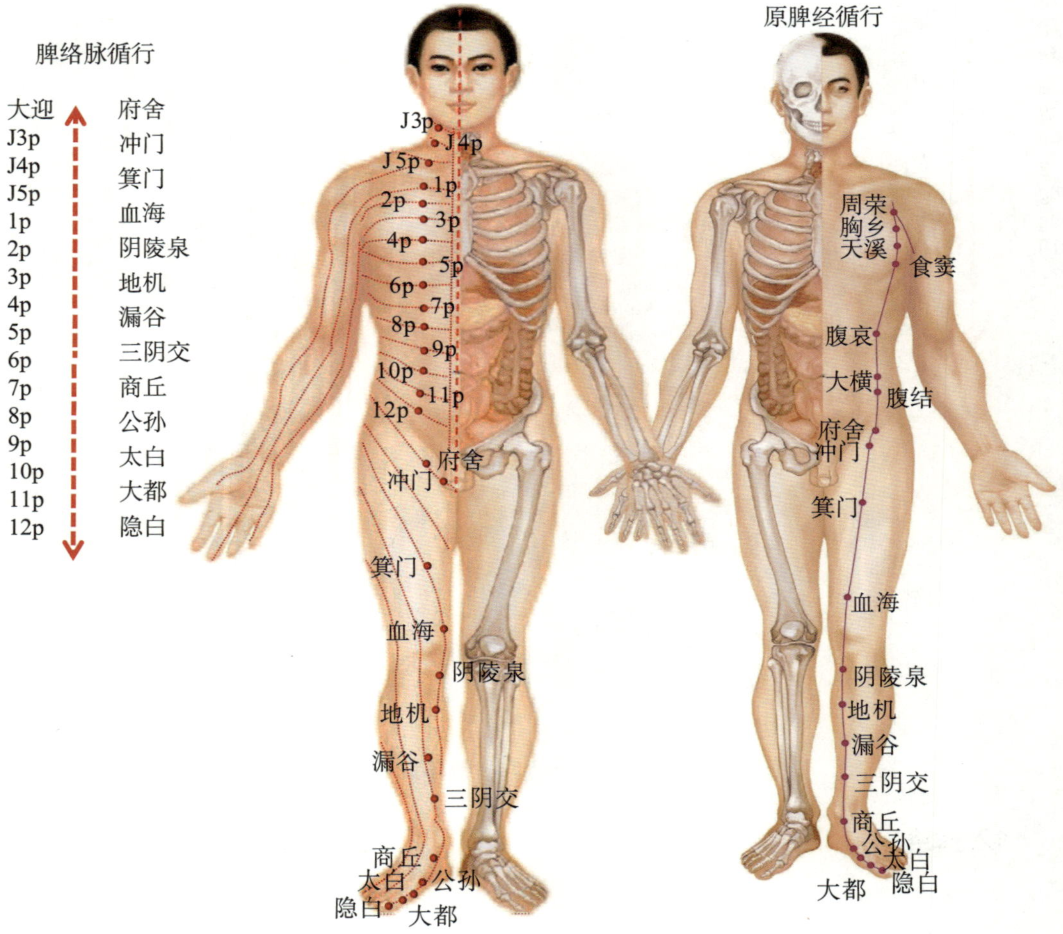

图 4.44　纵行络脉 – 脾络脉图

（4）脾络临床效应：与胃络相关联，与肝、胆、肺、肾等脏腑相互联系。该络病变时将表现为脾胃失调、水肿、疲乏无力、食欲不振、面色苍白等证候。其主要作用是调节人体的脾胃功能，促进水液代谢，增强体力，提高免疫力。如果患者出现脾胃失调症状，调节该络诸穴具有广泛临床效应。

（5）脾络各经穴效应：前有阐述，不赘述。

13. 胃络

为30横经真皮侧支组合构建，颈上也连于董氏奇穴金水穴，经颈、胸、腹、下肢，下注于第二足趾甲外侧下缘1cm处。董氏奇穴金水穴与水通穴配伍可以有效治疗胃部病变。

（1）胃络经穴：金水，J3w，J4w，J5w，1w，2w，3w，4w，5w，6w，7w，8w，太乙，9w，10w，11w，12w，归来，气冲，阴廉，脾关，通天，阴市，梁丘，犊鼻，足三里，上巨虚，条口，丰隆，下巨虚，解溪，冲阳，陷谷，内庭，厉兑（共34穴）。

（2）胃络经穴感循：金水⟷J3w⟷J4w⟷J5w⟷1w⟷2w⟷3w⟷4w⟷5w⟷6w⟷不容⟷7w⟷梁门⟷8w⟷太乙⟷9w⟷天枢⟷10w⟷11w⟷12w⟷归来⟷气冲⟷阴廉⟷髀关⟷通天⟷阴市⟷梁丘⟷犊鼻⟷足三里⟷上巨虚⟷条口⟷丰隆⟷下巨虚⟷解溪⟷冲阳⟷陷谷⟷内庭⟷厉兑。

（3）胃络脉图（图4.45）。

（4）胃络临床效应：足阳明胃经与足太阴脾经相表里。主消化、吸收及水湿运行，主排泄废物而洁腹，主情绪调理，而达到各种压力的缓解。

（5）胃络经穴效应：前已阐述，不赘。

14. 肾络

为30横经真皮侧支的小神经和小动静脉构建，平行循行于任脉与胃络之间。笔者认为：人体脊络为诸横经之始，而肾络则为诸横经之终。若构思人体经络网，则人体经络类似蝴蝶的翅膀，纵横经络线（好似羽毛球拍）盘绕，脊络和肾络就是经络网的外框。

（1）肾络经穴：J3s，J4s，J5s，1s，2s，3s，4s，5s，6s，7s，8s，9s，10s，11s，12s，大赫，横骨，会阴，木脊，L1s，木华，明黄，木枝，其黄，L2s，阴谷，L3s，复溜，交信，L4s，大钟，水泉，L5s（共33穴）。

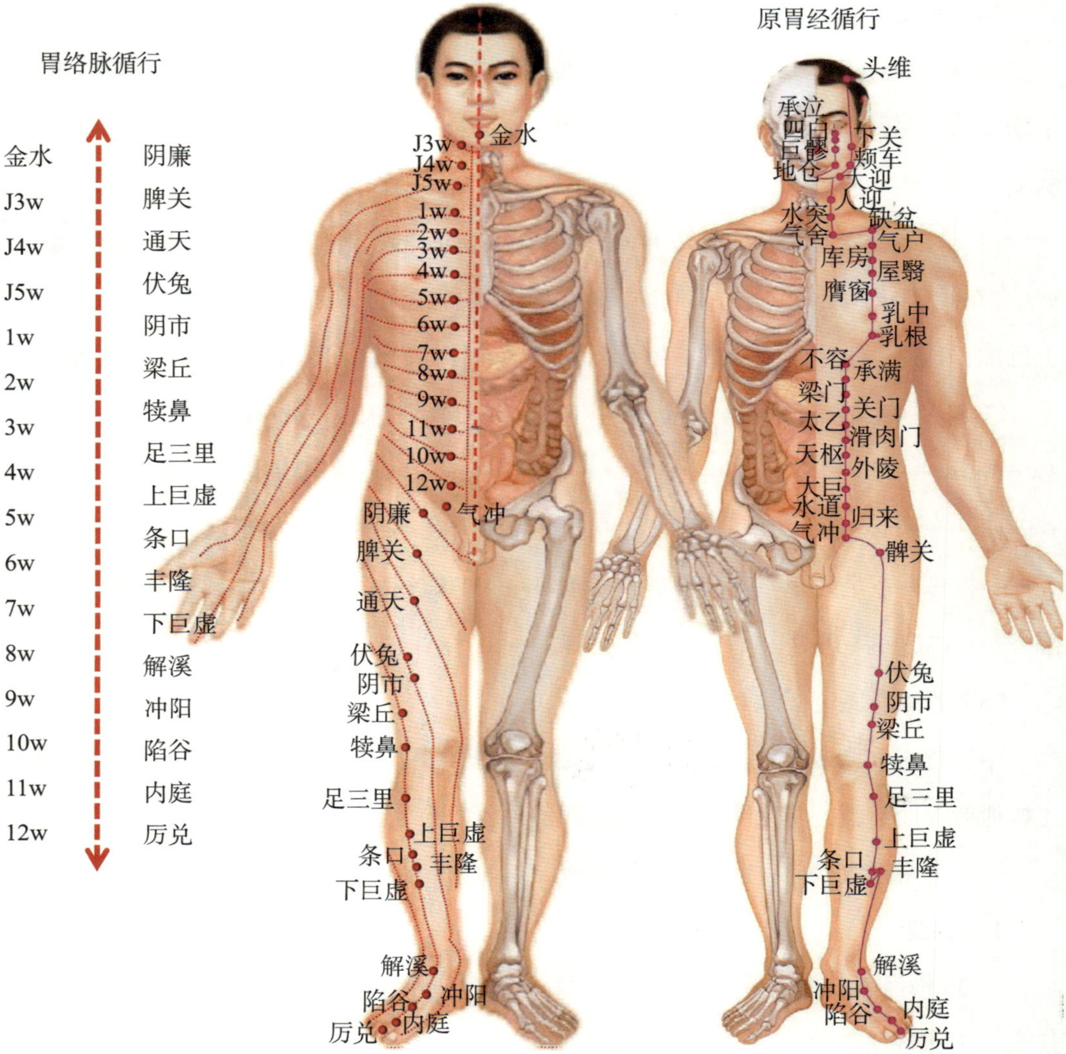

图 4.45 纵行络脉－胃络脉图

（2）肾络经穴感循：J3s⟷J4s⟷J5⟷1s⟷2s⟷3s⟷4s⟷5s⟷6s⟷7s⟷8s⟷9s⟷10s⟷11s⟷12s⟷大赫⟷横骨⟷会阴⟷木脊⟷L1s⟷木华⟷明黄⟷木枝⟷其黄⟷L2s⟷阴谷⟷L3s⟷复溜⟷交信⟷L4s⟷大钟⟷水泉⟷L5s。

（3）肾络脉图（图 4.46）。

（4）肾络临床效应：精气是促进人体生命活动的基本物质，而肾络的主要功能是储存精气。肾经是肾的主司藏精的功能，并间接影响各脏腑的阴阳。所以经常刺激肾经，可以帮助经络的血液通畅，从而滋肾补肾，还能帮助肾脏排出毒素，减轻肾脏负担。还可预防泌尿生殖系统、神经系统、呼吸系统、消化系统和循环系统等疾病，以及循经部位的疾病如月经不调、水肿、遗精、阳痿和下肢疼痛麻木等。

（5）肾络经穴效应：前已阐述，不赘述。

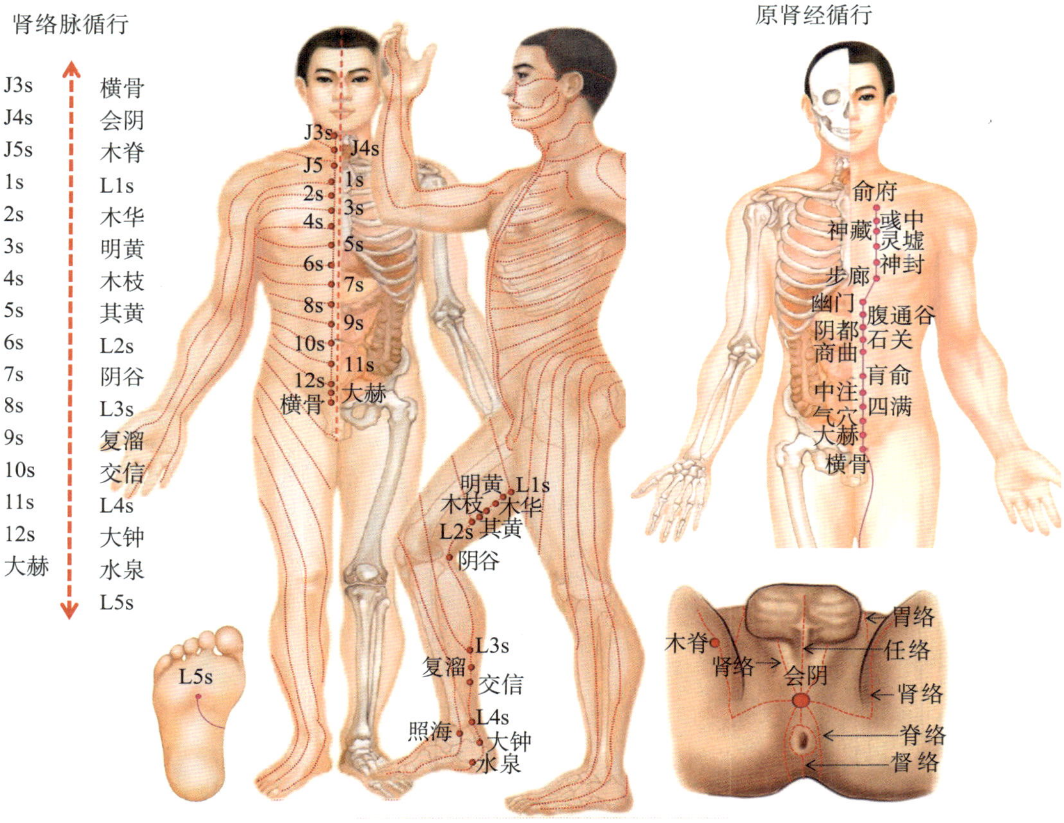

图 4.46　纵行络脉－肾络脉图

15. 任络

任脉位于人体前面正中，至承浆穴下行至会阴。

（1）任络经穴：会阴穴，曲骨穴，中极穴，关元穴，石门穴，气海穴，阴交，神阙穴，水分穴，下脘，建里，中脘穴，上脘，巨阙，鸠尾穴，中庭穴，膻中穴，玉堂，紫宫，华盖，璇玑，天突穴，J4r，廉泉穴，承浆穴（共 25 穴）。

（2）任络经穴感循：会阴穴⟷曲骨穴⟷中极穴⟷关元穴⟷石门穴⟷气海穴⟷阴交⟷神阙穴⟷水分穴⟷下脘⟷建里⟷中脘穴⟷上脘⟷巨阙

⟷鸠尾穴⟷中庭穴⟷膻中穴⟷玉堂⟷紫宫⟷华盖⟷璇玑⟷天突穴⟷J4r⟷廉泉穴⟷承浆穴（任络感循较易，以承浆穴为例，将自身左食指指目放在下嘴唇中间的下唇珠下，稍等片刻即现。另需说明：J4r 是颈 4 神经的表皮支，在第 4 颈神经节段的任络处，可以触及脉动）。

（3）任络图（图 4.47）。

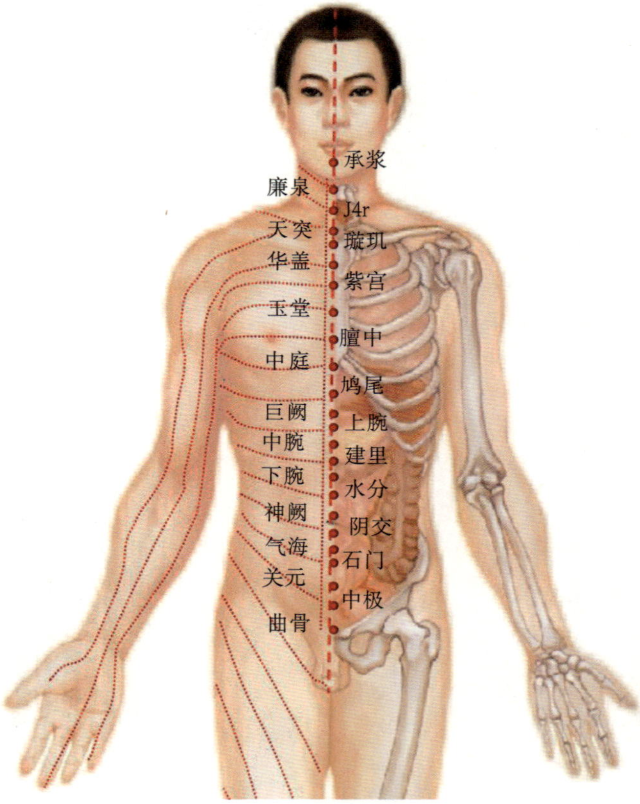

图 4.47　纵行络脉 – 任络脉图

（4）任络的临床效应：该络募穴直接调理脏腑气机，胸前诸穴主调心、肺功能。腹部腧穴主调胃肠功能。小腹部腧穴主调胃肠功能之余对肝、肾、膀胱均具有调节作用。任脉又为妇科疾病之主，神阙穴通百脉，临床广泛运用于内、外、妇、儿、皮肤等多种病痛。

（5）任络各腧穴临床效应：

会阴穴：有调经强肾，苏厥回阳，清利湿热的作用。主治溺水窒息、昏迷、癫狂、脱肛、痔疮、疝气、小便不通、带下、月经不调、阴部瘙痒等。直刺 0.5 ～ 1 寸。配三阴交，可强阴醒神治产后暴厥。配鱼际，可养阴泻热治阴汗如水流。配中极、肩井，可行气通络，强阴壮阳，治难产、胞衣不下、宫缩无力、产门不开等。配肾俞，治遗精。配人中、阴陵泉，治溺水窒息。

曲骨穴：有清热利尿，补肾调经的作用。主治小便不利、遗尿、遗精、阳痿、痛经、月经不调、带下。配肾俞穴、志室穴、大赫穴、关元穴、命门穴，治阳痿、遗精（肾气虚型）。配膀胱俞穴、肾俞穴、次髎穴、阴陵泉穴、蠡沟穴，治阳痿、遗精、癃闭、淋症、阴痒、湿疹、带下（湿热下注）。配中极穴、关元穴、肾俞穴，治肾虚、遗尿、小便不利。配关元穴、命门穴、阴交穴（针补法或灸），治宫寒不孕、痛经。

中极穴：有补肾气，利膀胱，清湿热的作用。主治遗精、阳痿、遗尿、小腹痛、月经不调、带下、崩漏、痛经、胎衣不下、产后恶露不止、外阴瘙痒、子宫脱垂、盆腔炎、尿潴留、尿失禁等。直刺 0.5 ～ 1 寸。配肾俞、合谷、三阴交，可理血调经，治疗闭经。配膀胱俞，俞募配穴法，可调理膀胱功能，治疗膀胱病。配关元，益肾调精，治疗恶露不止。配子宫、三阴交，益气举陷，治疗子宫下垂。

关元穴：有温中散寒，活血化瘀，调节气血的作用。主治泌尿、生殖及肠胃疾患，如脐腹绞痛、癥瘕鼓胀、小腹胀满、小便赤涩、遗尿、癃闭、水肿、遗精、阳痿、早泄、月经不调、崩漏、赤白带下、阴挺、阴痒、胞衣不下、产后恶露不尽、腹痛、泄泻、痢疾、脱肛等。配阴陵泉、带脉穴，治赤白带下。配子宫穴、三阴交，治月经不调、崩漏。配大肠俞、曲池，治脐周作痛。配天枢、气海，治腹胀肠鸣、泄泻。

关元穴现代研究：多用于治疗休克、细菌性痢疾、胃肠炎、尿路感染、肾炎、盆腔炎、睾丸炎、神经衰弱、高血压等。

石门穴：募集三焦经气血。主治腹胀、泄利、绕脐疼痛、奔豚疝气、水肿、小便不利、遗精、阳痿、闭经、带下、崩漏、产后恶露不止等。配阴陵泉穴、关元穴、阴交穴，治四肢水肿、小便不利（肾气不化）。配肾俞穴、三阴交穴，治遗尿。配关元穴、天枢穴、气海穴、足三里穴，治腹胀泄泻、肚脐痛。配大敦穴、归来穴，治疝气。配三阴交穴、带脉穴，治崩漏、带下。

气海穴：有利下焦，补元气，行气散滞的作用。主治虚脱、形体羸瘦、脏气衰惫、乏力等气虚病症；水谷不化、肚脐疼痛、腹泻、痢疾、便秘等肠腑病症；小便不利、遗尿等泌尿系统疾病；遗精、阳痿、疝气；月经不调、痛经、闭经、崩漏、带下、阴挺、恶露不尽、胞衣不下等妇科病症。配石门，治崩中、漏下。配小肠俞，治带下。配中极、带脉、肾俞、三阴交，治月经不调。配三阴交，治白浊、遗精、经少、下腹痛。配关元、阴陵泉、大敦、行间，有行气通经、清热除湿的作用，主治小便淋沥不尽、少腹胀痛、黄白带下。配血海，有补气养血、行气活血、通经散瘀的作用，主治小腹痞块、五淋、经闭不通。配小肠俞，有行气化浊的作用，主治带下、淋浊。

阴交穴：有调经固带，利水消肿的作用。主治绕脐冷痛、腹满水肿、泄泻、疝气、阴痒、小便不利、奔豚、血崩、带下、产后恶露不止、小儿陷囟、腰膝拘挛。配阴陵泉、带脉穴，治赤白带下。配子宫穴、三阴交，治月经不调、崩漏。配大肠俞、曲池，治脐周作痛。配天枢、气海，治腹胀肠鸣、泄泻。

神阙穴：有培元固本，回阳救脱，和胃理肠的作用。主治脾胃疾患及急救，如急性结肠炎、细菌性痢疾、肠粘连、脐腹冷痛、水肿鼓胀、脱肛、中风脱症、四肢厥冷、休克、腹痛、泄泻、水肿、虚脱、久泻、痢疾、绕脐腹痛、便秘、肠癖下血、昏厥、痫证、妇人血冷不受胎、产后尿闭、癃闭、小便不禁、五淋、疝气、中暑、角弓反张、泻痢、尸厥、风痫、水肿鼓胀、肠炎、产后尿潴留等。配足三里，调理肠胃，治肠鸣腹痛。配长强、气海，升阳举陷，治脱肛。配气海、阴陵泉，益脾气、利寒湿，治疗泄利不止。配重灸关元，益阴敛阳、回阳固脱，治疗中风脱症。神阙拔罐配刺天枢、足三里，益气健脾和胃，治疗泄泻、呕吐。

水分穴：分流水湿。主治水肿、小便不通、腹泻、腹痛、反胃、吐食等。配天枢、三阴交、足三里，有调和气血、健运脾胃的作用，主治绕脐痛、腹泻、纳呆。配气海，有行气利水的作用，主治气滞水肿。配三阴交、脾俞，有健脾利水的作用，主治脾虚水肿。配阴交、足三里，有健脾和胃、活血祛瘀、益气行水的作用，主治鼓胀。

下脘：疏导水湿。主治腹痛、腹胀、食谷不化、消化不良、呃逆、腹泻、痞块等。

配中脘，主治腹坚硬胀、痞块。配天枢穴、气海穴、关元穴、足三里穴（针灸并用），治急性菌痢。

建里穴：有调健脾胃，消积化滞的作用。主治胃痛、腹痛、腹胀、呕逆、不嗜食、身肿、胃扩张、胃下垂、胃溃疡、腹肌痉挛。配水分、阳陵泉、阴陵泉，健脾化湿，治疗腹胀水肿。配内关，理气和胃，治疗胃痛呕吐。

中脘穴：有和胃健脾，降逆利水的作用。主治胃痛、腹痛、腹胀、呕逆、反胃、食不化、肠鸣、泄泻、便秘、便血、胁下坚痛、喘息不止、失眠、脏躁、癫痫、尸厥、胃炎、胃溃疡、胃扩张、子宫脱垂、荨麻疹、食物中毒等。配足三里，健脾和胃，治疗胃痛。配天枢，健脾化湿，治疗腹泻、痢疾。配内关，理气和胃，治疗呕吐、反胃。配梁门、内关，理气解郁，治疗吞酸。配至阳、胆俞，化湿利胆，治疗黄疸。配期门、上巨虚，疏肝解郁，治疗喘息。配百会、气海，升阳益气和胃，治疗气虚。配阴都，治疗呃逆。

上脘穴：有和胃降逆，化痰宁神的作用。主治胃痛、胃脘痛、腹胀、反胃、呕吐、呃逆、急性胃炎、慢性胃炎、胃扩张、胃痉挛、消化性溃疡、胃神经症、肠鸣泄泻、癫狂痫、黄疸、吞酸、食不化、纳呆、腹痛、虚劳吐血、肠鸣、泄泻、痢疾、咳嗽、痰多、惊悸、失眠、胸痛、心中烦热、奔豚、头晕、目眩、卒心痛、中风、胃下垂、食管痉挛、虚劳吐血、膈肌痉挛等。配巨阙、内关，治急性胃痛、呕吐、呃逆。配内关、手三里、足三里，治急性胃炎。配中脘，有行气止痛、健胃消食的作用，主治胃脘疼痛、饮食不化。配丰隆，有理气止痛、清热化痰的作用，治心痛呕吐、伤寒吐蛔。配神门，有清热化痰、宁心安神的作用，治发狂奔走、失眠烦躁。配不容、大陵，治呕血。配足三里、章门、阴谷、关元、期门、行间、脾俞、悬钟、承满，治鼓胀。配三焦俞，治胃胀食不化。

巨阙：募集心经气血，有宽胸利气的作用。主治胸痛、心痛、心悸、呕吐、癫狂痫。配灵道、曲泽、间使，有理气宽中、养血安神的作用，主治心痛、怔忡。配心俞，属俞募配穴法，有养心安神、活血化瘀的作用，主治心慌、心悸、失眠、健忘、癫狂。配膻中，有宽胸利气的作用，主治胸痛、蓄饮、痰喘。

鸠尾穴：收引水湿。主治心痛、心悸、心烦、癫痫、惊狂、胸中满痛、咳嗽气喘、呕吐、呃逆、反胃、胃痛。配梁门穴、足三里穴，治胃痛。配三关、足三里穴，治呕吐。

中庭穴：有宽胸理气，降逆止呕的作用。主治胸胁支满、呕吐反胃、饮食不下、噎膈。配天突，宽胸降气，治疗咽喉梗死。配内关，降气和胃，治疗呕吐。

膻中穴：有利上焦，宽胸膈，降气通络的作用。主治气喘、噎膈、胸痛、乳汁少、心悸、心烦、咳嗽。配定喘、天突，宽胸宣肺降气，治哮喘、胸痛。配少泽、乳根、足三里，理气通乳，治乳汁过少。配心俞、内关，理气通络宁心，治心绞痛。配中脘、气海，降气和胃，治呕吐。配百会、气海，益气升阳，治气虚。

玉堂：主治胸痛、胸闷、咳嗽、气喘、呕吐、心烦、肋间神经痛、支气管炎、胸膜炎等。配膻中、列缺、尺泽，主治咳喘。配膻中、列缺、尺泽，宣肺降气、止咳平喘，治咳喘。配巨阙、郄门，宽胸理气，治胸痛。配天突、廉泉，降气通络，治喉痹、喉塞。

紫宫：有宽胸止咳，清利咽喉的作用。主要用于治疗胸肺疾患，如咳嗽、气喘、吐血、唾如白胶、胸胁支满、胸痛、喉痹、咽塞、饮食不下、呃逆、胸闷、呕吐、心烦、两乳肿痛、胸膺疼痛。现代又用紫宫穴治疗支气管炎、哮喘、支气管扩张、肺结核、胸膜炎、食道痉挛等。配中庭、涌泉，治胸胁支满。配玉堂、太溪，治咳逆上气。配中庭、胆俞，治饮食不下。配玉堂、太溪，有补肾纳气的作用，主治咳逆上气、心烦。配中庭、涌泉，治胸胁支满。配中庭、胆俞，治饮食不下。配廉泉、天突，治喉痹、咽塞。配内关、膻中，治胸痛。配肺俞、风门、天突，治咳喘。

华盖：有宽胸利肺，止咳平喘的作用。主治咳嗽、气喘、胸痛、胁肋痛、喉痹、咽肿等。配气户，治胁肋疼痛。配肺俞、膻中、列缺，治哮喘。配天突，有降气平喘作用，主治气喘、痰饮停胸、胸痛。

璇玑：有宽胸利肺，止咳平喘的作用。主治喉痹咽肿、咳嗽、气喘、胃中有积、扁桃体炎、喉炎、气管炎、胸膜炎、胸闷膈满、心悸、失眠、健忘等。配大椎、定喘、肺俞，治哮喘。配合谷、鸠尾，治咽炎。配鸠尾，有清热化痰的作用，主治喉痹咽肿、咳嗽胸痛。配气海，有扶正培本、化痰平喘的作用，主治喘促、畏寒。配足三里，有理气和胃、消食化积的作用，主治胃中有积。配神藏，有宽胸利气、宁心安神的作用，主治胸闷、膈满、心悸、失眠、健忘。配中脘、膻中，治食积性胸膈满闷、胀痛。配天突、膻中，治吞咽不利。配气海，治羸瘦、气喘。配中脘、足三里，治食滞、胃痛。配中脘、支沟，治胁肋痛。配鸠尾穴，治喉痹、咽肿。

天突穴：有宽胸理气，通利气道，降痰宣肺的作用。主治气喘、咳嗽、暴喑、咽喉肿痛、呕逆、瘿瘤、梅核气等。配定喘、膻中、丰隆，宣肺降气化痰，治哮喘。配内关、中脘，理气降逆和胃，治呃逆。配涌泉、内关，降气通络，治失语。

J4r：有清利喉咽，宽胸豁痰的作用。主治咽炎、咽喉肿痛、干咳等。喉头水肿并出现呼吸憋闷时该穴可作为穿刺点。

廉泉穴：有清音利喉，疏风泄热，清咽利喉的作用。主治舌下肿痛、舌根急缩、舌纵涎出、舌强、中风失语、口干舌燥、口舌生疮、暴喑、喉痹、聋哑、咳嗽、哮喘、消渴、食不下等。配承浆穴、地仓穴，治疗流涎。配洪音穴、合谷穴，治疗癔症。配哑门穴、合谷穴，治疗语言不清。配天突穴、金津穴、玉液穴、少商穴，治疗舌强不语、舌下肿痛、舌缓流涎、暴喑。

承浆穴：有生津敛液，舒筋活络的作用。主治中风、流涎、舌强、面肿、三叉神经痛、口腔溃疡、齿龈肿痛、消渴、精神病、遗尿、暴喑、口眼斜、口噤不开、唇紧、齿痛、齿衄、口舌生疮等。配禾髎穴、牵正穴、风池穴，治面瘫。配廉泉穴，治流涎。配劳宫穴，治口舌生疮、口臭口干。配金津穴、玉液穴、水沟穴、廉泉穴、气海穴、肾俞穴，治消渴。配阴陵泉穴、委中穴、太冲穴、膀胱俞穴、大敦穴，治小便不禁、小腹胀痛。配风府穴，治感冒、头项强痛、牙痛。配委中穴，治衄血不止、牙齿出血。配颊车穴、合谷穴，治下牙痛。

五 络循环

古中医人脉诊感循认定的经脉和络脉，不是单一神经元素，而是神经与血管伴行的结构。也就是说，古中医人谈的经络是神经、血管并行的模式，并与现代医学神经、体液调控原理一样。

横经沿着骨骼长轴行走，而其表皮支神经、血管和真皮支小神经血管也沿着其长轴布列，并彼此发出 12 根相互跨神经血管节段的侧支，这种侧支彼此上下的接近或并行就形成了中医脉诊感循下的经脉和络脉。经脉（特指横行的小神经和小血管脉动）以解剖学的角度认知为横行（以大字形站立，四肢展开）。但古中医人以人体四肢朝下的认知来理解经脉，于是自然就有经为纵行，络为横行的描述。除任督二脉环以外，笔者将介绍以下几种。

1. 脊络、肾络环

纵行络脉在脊柱侧第一道（后背）为华佗夹脊络，简称脊络，而体前任络旁的第一纵络为肾络，他们彼此构成循环。这一循环构建出中医经络的闭环，也就是说不管人们对经络的认知如何？由脊络和肾络构成的循环圈总是各经或络的外环。在这种外环围绕下，人体侧身的经或络线总是循环无端、相互连接、任意互联的，不但不越界到对侧，且彼此还在皮下中神经传导到脊髓时发生相互联系，针刺信息可以互通。

2. 腧络、脾胃络环

腧络与脾胃络环构建人体前三后二道纵行环线，构建出人体脏腑腧穴与脾胃之气的功能连接，构建出人体头、颈、胸、腹、下肢的经气连接。

3. 太阳络、肝络环

该环线构建出人体前四后三道纵环线，体现出大阳和厥阴的阴阳关系，也加强了人体头、颈、胸、腹、下肢的关联。

4. 阴阳维络环

该环线构建出人体侧身与上下肢的关联。

5. 阴阳跷络环

该环线构建出人体侧身并加强上下肢的关联。

6. 少阳络大连环

在身体的侧面，少阳络将身体的左右两面构建成大闭环，闭环中横行经脉借脊髓内左右神经根的连接，形成人体类似于网球拍的横行连接。

7. 经络循环无端

在人体的纵横经络线构建的立体空间中，经络线之间口字形、日字形、田字形、目字形、直线形、斜线形都具有无限的连接方式，而每一条纵横连接线的中点都是穴位。如此说来，脏腑与机体有无限的关联，在体表针刺一个穴道，就有其调控效应。当选择疾病脏腑对应的俞穴、募穴或海许氏区域针刺就有类似于刺激脑功能区域的疗效，甚至有类似手术的临床作用。由于人体体表具有这种结构，现代医学神经调控、体液调控乃至人体免疫网络才能落实到具体的结构上，而依据该结构的针灸及其调控将具有更大临床效应及现代医学意义。

临床上，笔者从纵看人体经络改为横看人体经络，从紊乱的穴位中总结出沿神经节段表面分布的规律，故认为针灸学就是真皮无髓鞘神经刺激学，如此说来，我们过去的针刺技法都存在深刺的误区，事实上浅刺临床作用更显著。

六 经络调控

经脉络脉的标本

谈经脉和络脉标本问题，我们必须明了：其一，为经脉思维的单经开放式研究。其二，是古中医脉诊感循下的经络脉标本关系是目观手感循的结果，躯体上下之间以脉动明显处的穴位为标或本。其三，脉动明显处有真皮内脉动（手与足），皮下中血管脉动（头或下肢）。

经络标本、根结、气街、四海等这些理论是在论述经络的分布和气血运行的基础上，进一步阐述经络腧穴上下内外的对应关系，强调了人体四肢与头身、内脏与体表的特定联系，说明了四肢下端的特定穴与头、胸、腹、背俞穴的对应关系。掌握这些理论，可加深对经络分布的特殊规律和对特殊状况的认识能力，并有效地指导临床实践。

1. 标本

标本：“标”指树梢，意为上部，对应人体头面胸背的位置。“本”是树根，意为下部，与人体四肢下端相应。

十二经脉均有“标”部与“本”部。如足太阳之本，在跟以上 3 寸，腓肠肌肌腱外一指宽处，穴为昆仑，其标在两目，穴为睛明。根据作者脉诊感循十二经脉标本的位置，结合相应腧穴列表如下（表 4.1）。

表4.1　经络标与本

标		十二经络	本	
部位	相关腧穴		部位	相应腧穴
双目	睛明	足太阳	跟上 3 寸，腓肠肌肌腱外一指宽处	昆仑
耳屏前	听会	足少阳	第 4 趾甲缘外侧 1cm	足窍阴
背俞与舌下两脉	肾俞、廉泉	足少阴	内踝下上 3 寸中	交信、复溜
颊下、挟颃颡	人迎	足阳明	厉兑	厉兑
背俞	肝俞	足厥阴	行间上 5 寸所	中封
背俞与舌本	脾俞、廉泉	足太阴	中封前上 4 寸中	三阴交
命门（目）上 1 寸	攒竹	手太阳	外踝之后	养老
目后上角、目外眦	丝竹空	手少阳	小指次指之间上 2 寸	中渚
颜下合钳上	迎香	手阳明	肘骨中上至别阳	曲池
腋内动脉	中府	手太阴	寸口之中	太渊
锐骨之端	神门	手少阴	背俞	心俞
腋下 3 寸	天池	手厥阴	掌后两筋之间 2 寸	内关

2. 根结

经脉的根结构思也是单经开放式研究。“根结”指经络之气的所起与所归，反映经气上下两极间的关系（表 4.2）。“根”指根本、开始，即四肢末端的井穴；“结”指结聚、归结，即头、胸、腹部。《灵枢·根结》记载了三阴三阳的根与结。

表4.2

经脉	根（井穴）	结
太阳	至阴	命门（目）
阳明	厉兑	颡大（钳耳）头
少阳	窍阴	窗笼（耳）
太阴	隐白	太仓（胃）腹
少阴	涌泉	廉泉（头颈）
厥阴	大敦	玉英、膻中（胸）

十二经脉的“根”与“本”，“结”与“标”位置相近或相同，意义也相似。“根”有“本”意，“结”有“标”意。“根”与“本”部位在下，皆为经气始生始发之地，为经气之所出；“结”与“标”部位在上，皆为经气所结、所聚之处，为经气之所归。但它们在具体内容上又有所区别，即“根之上有本”，“结之外有标”，说明“标本”的范围较“根结”为广。“标本”理论强调经脉分布上下部位的相应关系，即经气的集中和扩散；而“根结”理论则强调经气两极间的联系，反映出“根”与“结”之间经气流注较为集中。

标本根结的理论补充说明了经气的流注运行状况，即经气循行的多样性和弥散作用，强调了人体四肢与头身的密切联系，说明四肢肘膝以下的特定穴治疗远离腧穴部位的脏腑及头面五官疾病，头身部穴位治疗四肢疾病有其生理基础，为临床治疗原则“上病下取”“下病上取”等提供了理论依据。

3. 气街

“气街”是经气聚集通行的共同通路。《灵枢·卫气》记载：“请言气街：胸气有街，腹气有街，头气有街，胫气有街。”《灵枢 · 动输》又指出：“四街者，气之径路也。”说明了头、胸、腹、胫部有经脉之气聚集循行的通路。

《灵枢 · 卫气》对气街有较详细记载：“故气在头者，止之于脑。气在胸者，止之膺与背俞。气在腹者，止之背俞，与冲脉于脐左右之动脉者。气在胫者，止之于气街，与承山踝上以下。”由此可见，气街具有横向为主、上下分部、紧邻脏腑、前后相连的特点，横贯脏腑经络，纵分头、胸、腹、胫是其核心内容。气街机理论主要阐述人体头、胸、腹部前后联系的经络问题。临床常用的俞募配穴、前后配穴以及偶刺法等，均以气街理论为立法依据。

4. 四海

“四海”即髓海、血海、气海、水谷之海的总称，为人体气血精髓等精微物质汇聚之所。“海”是江河之水归聚之处。经络学说认为十二经脉内流行的气血像大地上的水流一样，如百川归海，故《灵枢 · 海论》指出：“人有髓海、有血海、有气海、有水谷之海，凡此四者，以应四海也。”四海的部位与气海的部位类似，髓海位于头部，气海位于胸部，水谷之海位于上腹部，血海位于下腹部，各部之间相互联系。四海主持全身的气血、津液，其中脑部髓海为元神之府，是神气的本源，脏腑经络活动的主宰；胸部为气海，宗气所聚之处，贯心脉而行呼吸；胃为水谷之海，是营气、卫气的化源之地，即气血化生之地，冲脉为十二经之海，起于胞宫，伴足少阴经上行，为十二经之根本，三焦元气之所出，乃人体生命活动的原动力，又称血海。四海理论进一步明确了经气的组成和来源，四海病变，主要分为有余、不足两大类，临床上可据此辨证施治。

5. 经络的表里

《素问 · 血气形志》说：“足太阳与少阴为表里，少阳与厥阴为表里，阳明与太阴为表里，是为足阴阳也；手太阳与少阴为表里，少阳与心主为表里，阳明与太阴为表里，是为手之阴阳也。”

表里关系的含义：十二经脉中的阳经和阴经之间，通过经别、别络的沟通，相互联系、相互配合，形成六对“表里相合”的关系。即太阴—阳明、厥阴—少阳、少阴—太阳。手足共六对。阴经属里，阳经属表。

6. 经络的终始

出自《灵枢 · 终始》："凡刺之道，毕于终始，明知终始，五脏为纪，阴阳定矣。阴者主脏，阳者主腑，阳受气于四末，阴受气于五脏，故泻者迎之，补者随之，知迎知随，气可令和，和气之方，必通阴阳……""终始者，经脉为纪。持其脉口人迎，以知阴阳有余不足，平与不平，天道毕矣。所谓平人者不病，不病者，脉口人迎应四时也，上下相应而俱往来也，六经之脉不结动也，本末之，寒温之，相守司也。形肉血气必相称也，是谓平人。少气者，脉口人迎俱少而不称尺寸也。如是者，则阴阳俱不足，补阳则阴竭，泻阴则阳脱。如是者可将以甘药，不可饮以至剂，如此者弗灸。不已者因而泻之，则五脏气坏矣。"所谓终始，就是要有始有终，指阴阳要平衡，"阳受气于四末，阴受气于五脏"，就是阴阳终始的基本条件，判断终始的方法就是人迎脉与寸口脉，人迎脉主阳，寸口脉主阴，两者要保持平衡，如果两脉不平衡，就能诊断出阴阳的有余与不足。所谓平人者不病，不生病就是要寸口与人迎脉应四时，所谓应四时就是有始有终，阴阳平衡。所谓平人是指血气相称，血气相互平衡，也是说明始终的平衡。如果少气则寸口脉、人迎脉俱少，是阴阳俱不足，这时候不能补阳，也不能补阴，补阳则阴竭，泻阴则阳脱，这时候最好的办法就是服用甘味药物，甘味药物有补气阴的功能。

另外，经文中还有"金木者，生成之终始也"，金在人对应肺，木在人对应肝，肺藏气，肝藏血，因此"终始"是与气血、金木相关，也说明气血、肺肝是生成的终始。

第五章

经脉诊断荟萃

脉动医学是中国人对人类医学独具特色的贡献

一 遍诊脉法

脉诊学是中医诊断体系中最浓墨重彩的技艺，西医超声波、磁共振、内窥镜等新兴技术在临床上的运用，使得扁鹊"洞微膏肓"那近乎神话的古代医话成为现实。不要认为扁鹊仅是历史故事，除史记所载扁鹊的脉诊技艺为长桑君所传以外，1973 年山东省嘉祥县徐之范墓被发掘，出土的《神医扁鹊内经》载有：扁鹊姜稽氏为齐僖公襄公之臣，扁鹊（公元前 756—前 661 年）享年 95 岁。

四诊中只剩脉诊为中医所独有，成为中医标志性特征。当代已见几名具有现代医学功底的医家掌握了脉诊内观脏腑的技艺及其临床运用。他们的三指如西医超声波、磁共振、内窥镜等新兴技术，为中医复兴争得一点天地。但许多中医人还没有认识到掌握这种技艺的重要意义。中医人没有高超的脉诊技术就等于没有眼睛、缺乏灵魂。

就遍诊脉法，根据笔者临床脉诊感循，现总结标本如下。

（一）经络脉标本

经络脉标在脊络，本在肾络。但任脉、督脉不在此列。

1. 任脉、督脉

（1）督络：本脉，长强；标脉，百会。

（2）任络：本脉，百会；标脉，会阴。

2. 纵络

（1）脊络：本脉，会阴穴（不方便改为会阳穴）；标脉，J3J。

（2）背俞络：本脉，白环俞；标脉，天柱。

（3）太阳络：本脉，秩边；标脉，风池。

（4）阳维络：本脉，D1YW；标脉，J6YW。

（5）阳跷络：本脉，巨骨；标脉，金昌。

（6）少阳络：本脉，足窍阴；标脉，①次髎，②瞳子髎，③阳白。

（7）阴跷络：本脉，L5yq；标脉，J5yq。

（8）阴维络：本脉，L5yw；标脉，背面。

（9）肝络：本脉，大敦；标脉，扶突。

（10）脾络：本脉，隐白；标脉，J3p。

（11）胃络：本脉，厉兑；标脉，①承泣，②头维。

（12）肾络：本脉，J3s；标脉，涌泉。

3. 横经

（1）手六经：①手太阴本在J5s（颈5肾络），标在J5J。②手厥阴本在气舍穴（1s），标在1J。③手少阴本在2s，标在2J。④手阳明本在商阳，标在J6J（商阳与少商通过少阳络表里关系）。⑤手少阳本在关冲，标在J7J（关冲与中冲表里关系）。⑥手太阳本在少泽，标在J8J（少泽与少冲表里关系）。

笔者按：手六经，手太阴手阳明构成表里关系，手厥阴手少阳构成表里关系，手少阴手太阳构成表里关系。

（2）足六经：①足膀胱本在至阴穴，标在D2J。②足少阳本在足窍阴，标在D1J。③足阳明阴本在厉兑，标在L5J。④足太阴本在隐白，标在L4J。⑤足少阴本在涌泉，标在会阴。⑥足厥阴本在L3J，标在L3J。

笔者按：太阳与少阴相表里，少阳厥阴相表里，阳明与太阴相表里。当躯体的纵络脉气下行时躯体的纵络与下肢的足阴阳经组合构成脊、肾络环，太阳膀胱经脉，阳维阴维环，阳跷阴跷环，肝与足厥阴经脉，脾足太阴经脉，胃足阳明经脉。于是古中医人便将足六经的本与诸纵络脉的标联系在一起，形成本标关系。

古人以四肢末为本，脏腑为标。但脏腑不在体表，而通过脊络则联系到脏腑（事实上，背俞络也是直联脏腑的络）。以解剖学的角度看四肢末端的本，却是标本连接的中段，也是阴阳的交界位置。若看得更透，则少阳经在中段为本，则临床意义将更丰富。少阳经向阳联系到标（脊络），向阴联系到本（肾经），双调阴阳，同时少阳经又联系到四肢末梢。

（二）诊断方法和内容

标本脉诊法所诊察之内容主要包含三项：

（1）根据经脉标本经穴脉动的脉力来诊断此条经脉上下的虚与实。

（2）根据标本穴位温度之寒热来诊本经上下的寒和热。

（3）根据上下标本穴位气血的滑涩来诊本经的气血运行。

（三）临床意义

《灵枢·卫气》言："凡候此者，下虚则厥，下盛则热，上虚则眩，上盛则热痛。故实者，绝而止之，虚者，引而起之。"笔者按："下虚""下盛"是指下部"本"脉虚与盛，"上虚""上盛"是指上部"标"脉虚与盛。"绝而止之"是指对于下盛之脉用针灸泻法。"引而起之"是指对于上虚之脉用针灸补法。

《灵枢·卫气》言："能别阴阳十二经者，知病之所生。候虚实之所在者，能得病之高下。知六腑之气衔者，能知解结契绍于门户。能知虚实坚软者，知补泻之所在。能知六经标本者，可以无惑于天下。"

《灵枢·邪客》曰："持针纵舍奈何？岐伯曰：必先明知十二经脉之本末，皮肤之寒热，脉之盛衰滑涩，其脉滑而盛者，病日进，虚而细者，久以持，大以涩者，为痛痹，阴阳如一者，病难治，其本末尚热者，病尚在，其热已衰者，其病亦去矣。"

1. 标本脉法的具体诊断

足背趺阳脉处正是足阳明之"本"脉位，根据标本脉处寒热及脉象之坚实与虚陷以诊足阳明疾病。

小肠病者，小腹痛，腰脊控睾而痛，时窘之后，当耳前热。若寒甚，若独肩上热甚，及手小指次指之间热，若脉陷者，此其候也，手太阳病证，取之巨虚下廉。

膀胱病者，“眉上”热若脉陷，及足小指外廉及胫踝后皆热若脉陷，取委中央。

胆病者，在足少阳之本末，亦视其脉之陷下者灸之，其寒热者取阳陵泉。

心衰水肿，足阳明标脉人迎穴处的脉动喘疾，女子手少阴脉动甚者妊子，手腕神门穴处脉动。

头痛癫疾，下虚上实过在足少阴、巨阳。

龋齿牙痛，手足阳明标本部位皮肤的异常灼热。

标本脉法干预：盛则泻之，虚则补之，不盛不虚，以经取之。

事实上，当本书言明经络的本质，临床医家不必舍近求远，辨证后直接在脊柱旁的脊络、背俞络、太阳络上实施针刺干预，疗效肯定、快捷，许多临床棘手问题应手解决。

2. 三部九候脉法

三部九候脉法感循人体上、中、下三部九处动脉，以某脉之大、小、疾、迟、寒、热及陷下之变，来诊察九脏之病。事实上该脉法与标本脉法十分相似，手太阴、手少阴、手阳明、足少阴、足阳明之“本部”与三部九候相应的脉诊部位类同。

手足少阳之标为“耳前之动脉”，手足阳明之标为“两颊之动脉”，手足太阳之标则为“两颊”。事实上，三部九候脉法是标本脉法的简化版。

①上部天，两额之动脉；②上部地，两颊之动脉；③上部人，耳前之动脉；④中部天，手太阴之脉动；⑤中部地，手阳明之脉动；⑥中部人，手少阴脉动；⑦下部天，足厥阴脉动；⑧下部地，足少阴脉动；⑨下部人，足太阴脉动。

总结三部九候脉法诊脉部位如下：①上部天，位于两颊颔厌穴附近的动脉（颞浅动脉的额前支），属足少阳；②上部地，位于两颊大迎穴附近的动脉（颌外动脉），属足阳明；③上部人，位于耳前耳门穴附近的动脉（颞浅动脉），属手少阳；④中部天，位于手腕部太渊穴附近的动脉（桡动脉），属手太阴；⑤中部地，位于手腕部合谷穴附近的动脉（第一跖背动脉），属手阳明；⑥中部人，位于手腕部神门穴附近的动脉（尺动脉），属手少阴；⑦下部天，位于太冲穴（足背动脉）、五里穴（阴外浅动脉），属足厥阴；⑧下部地，位于太溪穴（胫后动脉），属足少阴；⑨下部人，位于箕门穴（股动脉）、冲阳穴（足背动脉），属足太阴。

三部九候脉法的诊断：①下部天“太冲”脉动以候肝脏疾病；②下部地“太溪”脉动以候肾脏疾病；③下部人“趺阳”脉动以候脾胃疾病；④中部天“太渊”脉动以候肺脏疾病；⑤中部地“合谷”脉动以候胸中之气；⑥中部人“神门”脉动以候心脏疾病；⑦上部天“颔厌”脉动以候头角之气；⑧上部地“大迎”脉动以候口齿之气；⑨上部人“耳门”脉动以候耳目之气。

具体应按察九候：独小者病，独大者病，独疾者病，独迟者病，独热者病，独寒者病，独陷下者病。

岐伯曰：形盛脉细，少气不足以息者，危。形瘦脉大，胸中多气者，死。形气相得者，生。参伍不调者，病。三部九候皆相失者，死。上下左右之脉相应如参差者，病甚。上下左右相失不可数者，死。中部之候虽独调，与众藏相失者，死。中部之候相减者，死。目内陷者死。

3. 人迎气口脉法

《伤寒论》“太阳病，头痛发热，汗出恶风，桂枝汤主之”。

如果一个人得了太阳病，同时又表现出“头痛发热，汗出恶风”，则这个人的处方就是桂枝汤，思路简洁易懂。但作者认为：如何准确知道病在哪一经，这是六经辨证的重点。

仲景六经辨证出现在《内经》成书之后，故可能是张仲景熟读《内经》后所创。岐黄人王叔和是张仲景的弟子，王叔和著《脉经》就有关于寸口人迎、气口脉法的解答。但据晋皇甫谧《针灸甲乙经》序得知，仲景《伤寒论》为《伊尹汤液经》的广论。当然，《伊尹汤液经》的思维模型为斗建授时说，而六经辨证则为星建授时说。

《素问·六节藏象论》言：“人迎一盛，病在少阳。二盛，病在太阳。三盛，病在阳明。四盛已上为格阳。寸口一盛，病在厥阴。二盛，病在少阴。三盛，病在太阴。四盛已上为关阴。”

人迎一盛，病在足少阳，一盛而躁，病在手少阳；人迎二盛，病在足太阳，二盛而躁，病在手太阳；人迎三盛，病在足阳明，三盛而躁，病在手阳明；人迎四盛，且大且数，名曰溢阳，溢阳为外格。脉口一盛，病在足厥阴，一盛而躁，在手心主。脉口二盛，病在足少阴，二盛而躁，在手少阴。脉口三盛，病在足太阴，三盛而躁，在手太阴。脉口四盛，且大且数者，名曰溢阴，溢阴为内关，内关不通死不治。人迎与太阴脉口俱盛四倍以上，命曰关格，关格者与之短期。笔者认为脉“躁”这里当理解为脉势去（鱼际方向）大而回小（近心端）。

《脉法赞》曰：“肝心出左，脾肺出右，肾与命门，俱出尺部，魂魄谷神，皆见寸口。左主司官，右主司府。左大顺男，右大顺女。关前一分，人命之主，左为人迎，右为气口，神门决断，两在关后，人无二脉，病死不愈。”《脉法赞》明确左为人迎，右为气口。

后世就《脉法赞》大致有三种解释：其一，关上。如《医宗必读》曰：“寸部三分，关部二分，尺部三分，三部合计，共得九分……此云关前一分，仍在关上之前一分耳。”其二，寸脉。如李东垣曰：“盖左手关前曰人迎，右手关前曰气口……所谓左手关前心之部也。”其三，关前。如《医学正传》曰：“人迎在病患左手关前寸后之位，诊者右手食指与中指两歧间是也。”“气口在病患”右手关前寸后之位，诊者左手食指与中指两歧间是也。”

当我们明了人迎、气口位置，便很容易分出阳病与阴病：左右手关前一分比较，左手关前脉大独一就是阳病，右手关前脉大独一就是阴病。一盛、二盛、三盛即脉势的小、中、大三种来衡量，通过关前一分的大小判断病在哪一经。

如果关前一分脉势小就是少阳病（左寸）或厥阴病（右寸）；关前一分中等大小就是太阳病（左寸）或少阴病（右寸）；关前一分特别大就是阳明病（左寸）或太阴病（右寸），这种大小是以关脉与关前一分之间的比较。

作者认为看经典但不要脱离临床，直接将左右手寸脉界定得最明了，且伤寒病位多在寸脉（图 5.1）。

（1）左手寸口为阳，右手寸口为阴。

（2）将高骨夹在食指与中指间，左手高骨上候心（阳）。

（3）将高骨夹在食指与中指间，右手高骨上候肺（阴）。

（4）高骨脉势辨强、弱而别阴阳于左右（强调独一处）。

（5）高骨（食指）与中指比，脉弱为一盛：①左高骨（食指）与中指比，脉弱为少阳病。②右高骨（食指）与中指比，脉弱为厥阴病。

（6）高骨（食指）与中指比，脉相等为二盛：①左高骨（食指）与中指比，脉势相等为太阳病。②右高骨（食指）与中指比，脉势相等为少阴病。

（7）高骨（食指）与中指比，脉势大于中指为三盛：①左高骨（食指）与中指比，脉势大于中指为阳明病。②右高骨（食指）与中指比，脉势大于中指为太阴病。

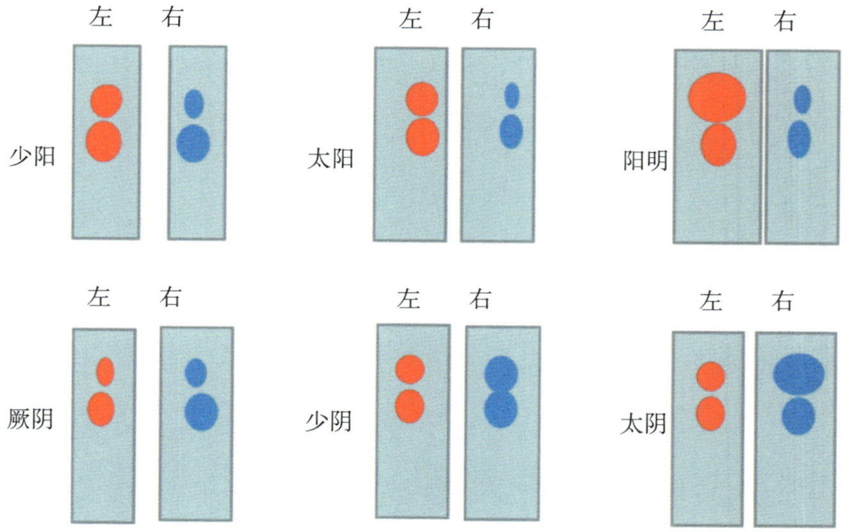

图 5.1 据脉辨六经

人迎气口脉法掌握后，临床上我们即可灵活运用经方，做到“一剂知，数剂已”。假若一病人来诊，一触脉，整体脉弦，并且人迎一盛，可以判断为少阳病，开小柴胡汤，并根据病人体质病情适当加减。假如整体脉弦，但同时气口二盛，可以判断为少阴病，用真武汤加减。而太阳病则桂枝汤、麻黄汤、麻黄杏仁甘草石膏汤加减主之等。

杨绍伊《伊尹汤液经》六经方治分合表、表里三病六法表可以参考（表 5.1 至表 5.3）。

表5.1 汤液经方二十二主方表

太阳							阳明			少阳				少阴						
太阳	太阳阳明		太少阳阴	太少阳阳	太阳阳明	三阳	阳明	太阳阳明		太少阳阳				少阴		太阴		厥阴		
桂枝	麻黄	葛根	小青龙	柴胡	栀豉	白虎	承气	抵当	茵陈蒿	十枣	白散	瓜蒂	黄芩	连胶	猪苓	四逆	玄武	吴萸	桃花	龙牡救逆 防己地黄
汗							下				吐		利				温			
中风					风温		温病										伤寒			
表							里													

表5.2 六经分治分合表

太阳							阳明		少阳					少阴					
太阳	太阳阳明				太少阳阳		阳明	太阳阳明	太少阳阳			三阳		少阴		少太阴阴			少厥阴阴
桂枝	麻黄	葛根	青龙	栀豉	柴胡	瓜蒂	承气	抵当	陷胸	十枣	黄芩	猪苓	白虎	连胶	猪肤	真武	白通	桃花	吴萸

表5.3 表里三病六法表

表						里													
汗						吐	下				利			养阴		温里			
桂枝	麻黄	葛根	青龙	柴胡	栀豉	瓜蒂	承气	抵当	陷胸	十枣	黄芩	猪苓	白虎	连胶	猪肤	真武	白通	桃花	吴萸
中风					温病											伤寒			

4. 寸口脉法理解仲景伤寒

（1）寸脉：太阳病中风。

①寸脉浮：浮虚、浮实（无汗、汗出）、剧咳、咽痛、双寸浮滑或浮数。

浮虚：（发热、汗出、恶风、头痛）宜桂枝汤主之。

浮实：（发热、头痛、颈项强直太阳阳明病）无汗者葛根汤；汗出者葛根汤减麻黄主之；剧咳者厚朴麻黄汤主之；痛者连翘散主之；双寸脉浮滑或浮数：麻黄连翘赤小豆汤，葛根黄芩黄连汤，泻心汤，黄连上清丸等主之。

②寸脉紧：（头痛骨肉疼，当发汗，太阳病中寒）麻黄汤主之。

三关脉浮紧：（发热恶寒、不汗出而烦躁者）大青龙汤主之。

③寸脉微：

左寸微（少阴病）：（头晕、耳鸣、脑供血不足、脑卒中不语）心悸：桂枝加黄芪汤。多汗：桂枝加附子汤。四肢凉：当归四逆汤（加减吴茱萸、生姜、独活）主之。

右寸微（太阴病）：（咽干痛、喑哑、短气、胸闷）桔梗甘草汤。

食欲缺乏、嗜睡者附子理中丸主之。

双寸微（亦少阴病）：麻黄附子细辛汤主之。

④寸脉滑（内热，咯痰，胸中壅满，甚则吐逆，阳明病）：千金苇茎汤、射干麻黄汤、麻黄连翘赤小豆汤主之。

⑤寸脉弦（为寒饮，太阳病）：小青龙汤、茯苓甘草汤主之。

⑥寸脉濡、弱（自汗出而短气，太阴病）：桂枝加龙骨牡蛎汤，桂枝加黄芪汤主之。

⑦寸脉涩（咽喉干，少津液，胃气不足，太阴病）：百合地黄汤，麦门冬汤主之。

⑧寸脉沉（太阳太阴合病）：宜服泽漆汤、十枣汤主之。

⑨寸脉芤（吐、衄血，阳明病）：白虎加人参汤、生脉饮加伏龙肝主之。

⑩寸脉伏（胸中逆气，噎寒不通，是胃中冷气上冲心胸，太阳病）：方用旋覆代赭汤、奔豚汤主之。

⑪寸脉洪大（胸胁满，太阳阳明病）：方用白虎汤、小陷胸汤。石膏脉等主之。

（2）关脉：关浮、关脉紧、关微、关数、关缓、关滑、关弦、关涩、关沉、关伏、关芤、关濡、关牢、关实、关微、关弱、关系、关洪等。

①关浮（腹满不欲食，心下痞，太阳病）：

关浮软：为虚满，服厚朴生姜半夏甘草人参汤主之。

关浮痞满：发热汗出而，宜桂枝人参汤、厚朴七物汤主之。

②关脉紧（心下苦满、急胀痛，主寒闭或久寒，厥阴病）：用当归四逆加吴茱萸生姜汤主之。

脉紧多为实：实大而痛太阴病，宜桂枝加大黄汤主之。

③关微（胃中冷，心下拘急，隐隐痛，太阴病）：宜附子理中汤主之。

双关脉微欲绝：饮食纳呆，肝损伤于脾，太阴脾气将绝之兆，当大剂温阳，四逆汤加人参主之。

④关数（胃中客热，灼痛，心中懊，食后易饥，消渴，阳明病）：宜栀子大黄汤主之。

⑤关缓（不欲食，胃气不调，脾气不足，太阴病）：宜桂枝汤加人参主之。

⑥关滑（胃中有热，气满故不欲食，食即吐逆，阳明病）：宜半夏泻心汤、大柴胡汤主之。

⑦关弦（口苦、咽干，目眩，胸胁苦满，少阳病）：

双关脉细弦：宜小柴胡汤主之。

左关弦：多失眠，柴胡加龙骨牡蛎汤主之。

双关弦：四逆散主之。

⑧关涩（血气瘀滞，血虚逆冷，中焦微蓄热，太阴病）：炙甘草汤、小建中汤主之。

⑨关沉（心下冷，苦满吞酸，太阴病）：橘枳姜汤，泽漆汤主之。

⑩关伏（中焦有水气，中寒、溏泄，太阳病）：宜五苓散主之。

⑪关芤（便血颇多，以胃肠伤多见，厥阴病）：黄土汤主之。

⑫关濡（虚冷，脾胃气弱，脘腹不适，太阴病）：附子粳米汤，薏苡附子败酱散主之。

⑬关弱（胃气虚，食欲差，太阴病）：小建中汤、人参汤、薯蓣丸主之。

⑭关细（脾胃气虚，食欲缺乏、腹满，太阴病）：黄芪建中汤主之。

⑮关洪（胃中热，心烦满，阳明病）。烦渴者：宜白虎汤。口苦者：宜大柴胡汤主之。

⑯关实（胃中痛、易怒，阳明病）：栀子厚朴汤，大承气汤主之。

⑰关迟（胃中寒，喜吐唾沫，太阴病）：附子汤、茯苓饮主之。大便不通者，附子泻心汤主之。

⑱关牢（脾胃气塞，盛热，即腹满胀）：厚朴大黄汤主之。

（3）尺脉。

①尺脉浮（为伤肾，下热风，小便难，太阳少阴合病）：栝楼瞿麦丸主之。

②尺脉微（下焦虚寒，厥逆，小腹中拘急，有寒气，太阴病）：小建中汤、当归建中汤主之。

③尺脉紧（分左右，定上下，脐下痛，太阴病）：枳实芍药散主之。

尺上紧（在男前列腺病）：宜桂枝茯苓丸主之。女性胞宫寒，当归芍药散主之。紧在左尺，病在左；紧在右，病在右；均宜当归芍药散合桂枝茯苓丸主之。

尺下紧（腰腿寒痹疼痛）：肾着汤，乌头汤主之。

④尺脉数（下焦瘀热，恶寒，脐下热痛，小便赤黄，腹皮急，虑肠痈、急性盆腔炎，太阳阳明合病）：宜大黄牡丹皮汤、赤豆当归散、薏苡附子败酱散主之。

⑤尺脉缓（脚弱下肿，小便难，有余沥，少阴病）：宜栝楼瞿麦丸、防己黄芪汤主之。

⑥尺脉涩（足胫逆冷，小便赤，少阴病）：知柏地黄丸主之。

⑦尺脉滑（水热互结，血气实，热结膀胱，少腹急结，妇人经脉不利，男子尿血，

太阳病）：宜桃核承气汤、大黄牡丹皮汤、当归贝母苦参丸主之。

⑧尺脉弦（小腹疼，小腹及脚中拘急，太阴少阴合病）：宜《千金》内补当归建中汤、当归芍药散主之。

⑨尺脉弱（阳气少，肾气弱，发热骨烦，少阴病）：宜肾气丸主之。

⑩尺脉芤（下焦虚，尿血，太阳少阴合病）：宜猪苓汤主之。

⑪尺脉伏（小腹痛，症疝，水谷不化，少阴病）：宜四逆散合四逆汤主之。

⑫尺脉沉（水气病，腰背痛，太阴少阴合病）：宜肾气丸、肾着汤主之。

⑬尺脉濡（苦小便难，少阴病）：宜栝楼瞿麦汤主之。

⑭尺脉迟（下焦有寒，大便难，太阳少阴合病）：宜桂枝加大黄汤主之。

⑮尺脉实（小腹痛，小便不禁，太阳少阴合病）：宜栝楼瞿麦丸、枳实芍药散主之。

⑯尺脉牢（阴寒盛，水蓄下焦，腹满，阴中急，少阴病）：外阴肿者，宜牡蛎泽泻散主之；少腹痛剧者，宜通脉四逆汤主之。

5. 仲景经方用方十类

仲景先生比魏晋南北朝的徐之材早很多年，但根据徐之材先生归纳的“宣、通、补、泻、轻、重、滑、涩、燥、湿”用方分类，可回溯探讨如下。

（1）宣可决壅。仲景先生的栀子豉汤、瓜蒂散，当胸膈积水痰饮或胸口紧闷造成不通时，就可用这两个方剂催吐。

（2）通可行滞。由于水分囤积在身体某部位，导致泌尿系统小便不利，或痰饮导致身体组织异常，仲景先生用五苓散、十枣汤通利。尤其是十枣汤内有大戟、甘遂属大戟科，而芫花则属瑞香料，含有强烈生物碱，属峻烈之品，而以利尿法使腹水消退，达到通可行滞的效果。

（3）补可扶弱。人的身体因正虚而受外邪致病，因致病而体更虚弱，如心脏虚弱、低血压导致畏寒肢冷、脑部缺氧或脾胃虚寒、脾失健运，仲景先生就用四逆辈的四逆汤、真武汤、附子汤、理中汤或小建中汤等滋补方剂治疗。

（4）泻可去闭。闭与滞相较而言，闭较滞为严重。泻可去闭，仲景的代表方有陷胸汤、承气汤、抵当汤系列，因为这些方都有大黄。一般宿食、宿便因发酵，使大肠蠕动不良，有时导致发高烧不退，借大黄生物碱可清宿食宿便。在阳明病可以找到“拈衣摸床，神昏谵语”症状，与现代的脑膜炎症状相同，都是高烧引起，用泻法可治危急重症。

（5）轻可去实。这“实”是指八纲辨证的“阴、阳、表、里、寒、热、虚、实”的实，实就是实证。邪气实，如风邪、寒邪导致实证，用葛根汤、麻黄汤等，内有麻黄，麻黄与木贼同样，都是轻剂，轻剂通常有发散作用，达到去实效果。

（6）重可镇怯。所有矿石介壳类药材都有镇静作用，仲景的代表方如旋覆代赭石汤，就是借代赭石的重以达到镇逆、降逆作用，如气逆恶心、食道逆流，用本方效果就很好。依笔者临床经验，服本方，笔者会交代患者大小便如出现红色，是因代赭石是红色的，不用担心。又如脑内压高、脑血管病变、中风或脑异常放电造成癫痫，用柴胡龙骨牡蛎汤，龙牡就可达到重镇效果。

（7）滑可去著。“著”是指病邪附着在人体某一部位，如肠胃消化系统障碍，大便已从肠管直肠到肛门，但就无法排出，只差临门一脚。仲景方的代表就是猪胆汁方、蜜煎导方、土瓜根方，都是“去著”方。另外，笔者认为猪苓汤的滑石、阿胶均可润滑，所以猪苓汤加车前子、冬葵子，也可驱结石。

（8）涩可固脱。“脱”是因虚而脱，如不停流汗导致亡阳，即阳气衰竭而死。又如脱肛，是由气虚引起下利便脓血。仲景方如赤石脂余禹粮汤、旋覆代赭石汤、桃花汤，都有收涩作用。临床上，笔者还选用五倍子、莲蕊须治脱肛，效果不错。

（9）燥可去湿。伤寒之邪，得湿而不行，湿的特性是趋下、黏腻，使人全身困重，甚至不利于行。仲景代表方是麻黄连轺赤小豆汤，赤小豆就是很好的利湿药。临床上，笔者会加薏苡仁、白术，因为薏苡仁可宣痹止痛，去湿除湿，如此因湿而痹而痛的症状就可减轻，白术也因除湿燥湿，使脾胃肠管水分减少，就可达到健运脾胃的效果。

（10）湿可润燥。脾是喜燥而恶湿，肺是喜润而恶燥，因此主呼吸系统的肺，一旦过于干燥缺乏水分就会干咳，甚至咯血。仲景的代表方，就是麦门冬汤、黄连阿胶汤、清燥救肺汤。阿胶可以滋阴养阴，达到润燥的目的。

以上是南北朝徐之材先生创制的治病方剂，区分十类，又称十剂。徐之材的十剂，严格来说，应该属于“治疗原则”，也是《内经》治则的“正治法”。只要能灵活运用，自然会有意想不到的效果。

6. 寸口辨证脉法

指传统脉法，前章已述。

7. 象脉学

以象思维，指导人类徒手（可有类似仪器的效果）诊断疾病，再现扁鹊“隔垣内照，洞微膏肓”脉诊绝技，具体前章有述。

8. 寸口窥经脉

在寸口脉中窥视全身经脉，对于疼痛患者的检查具有临床意义。

（1）手太阴肺经：左寸口行走于桡动脉内侧缘，在右行于桡动脉外侧缘。当寸口脉 3 部寸、关、尺分别出现手太阴脉弦紧、僵硬、瘀堵时（桡动脉脉动外出现真皮深度的脉动线），分别在表示其对应部位出现疼痛病变。

（2）督脉：在双手桡动脉两外侧边，互参可以窥视督脉。

（3）任脉：在双手内侧（尺骨侧）缘，互参可以窥视任脉。

（4）但凡脉道中能触及细线样脉动感，均为身体对应部位疼痛。

二 穴位之动

血脉之动是生命的标志，它含有三个层次四种脉动。三个层次：①表皮脉动（孙脉），②真皮脉动（经或络脉），③皮下脉动（经脉）。四种脉动：①表皮脉动带（由微循环的毛细血管和微神经构成），②真皮脉动线其中包括横行的经，纵行的络（成分为：小血管和小无髓鞘神经），③皮下中血管脉动。④矢状穿行支的穴位脉动（为穿行表皮、真皮、皮下的小无髓鞘神经和动静脉）。《素问·厥论》：“酒入于胃，则络满而经脉虚。”意思是说，饮酒之后，浅表之小血管、微血管扩张，而中血管之血量相对减少（指皮下血管）。

《内经》有诊皮脉法，脉气主旨为“缓、急、大、小、滑、涩、寒、热”等脉动要素。当然这些脉素不但符合经络的感循而且更符合各种经穴的感循。只是经为横行线，络为纵行线，穴为纵横线的交叉中心点。

①缓：脉动之缓，每息少于 4 次，主寒。

②急：脉动之急，每息 5 次以上，主热。

③大：脉粗有力或穴位脉点范围大而有力，为气血有余。

④小：脉气弱，为气血不足。

⑤滑：为低热，为气血之实。

⑥涩：病邪在经、在络、在穴。实质为六淫之气袭表，入孙脉⟷经或络⟷穴⟷经脉⟷脏腑。《素问·缪刺论》：“夫邪之客于形也，必先舍于皮毛，留而不去，入舍于孙脉（即孙络），留而不去，入舍于络脉，留而不去，入舍于经脉，内连五脏，散于肠胃，阴阳俱感，五脏乃伤，此邪之从皮毛而入，极于五脏之次也。”《素问·调经论》：“风雨之伤人也，先客于皮肤，传入于孙脉，孙脉满则传入于络脉，络脉满则输于大经脉。”

⑦寒：特指局部肌肤的寒。

⑧热：特指局部肌肤的热。

《汉书·艺文志》说：“原人血脉，经络，骨髓，阴阳，表里以起百病之本，死生之分。”《周礼》说：“九窍之变，参之以九脏之动。”《灵枢·经脉》中又有：“脾之大络，名曰大包，出渊腋下三寸，布胸胁，实则身尽痛，虚则百节尽皆纵。”这是经络、经穴之动在古代的具体运用。九窍之变当是面诊五官，包括唇、舌。九脏之动当是五脏：心、肝、脾、肺、肾。四腑：胃、大肠、小肠、膀胱。也就是各脏腑及其经络的脉动。“九窍之变，参之以九脏之动”是色诊与脉诊的互参，具体到“九脏之动”唯有寸口，寸口内窥九脏之动与仪器相比甚至更精微。

一般气盛、气虚却是脉动中各种异常动感中的两种主要表现形式，脉动之气盛有余或气血虚损当是医生脉诊最直接感受；《素问·平人气象论》还言：“胃之大络，名曰虚里（心尖冲动区），贯膈络肺，出于左乳下，其动应衣，脉宗气也，盛喘，数绝者则病在中，结而横，有积矣。绝不至曰死，乳之下其动应衣，宗气泄也。”也就是说，心尖区搏动最为应手，甚至隔着衣服都能摸到脉动，脉动过盛病人会喘息，而过数者一定是心病，脉结为积聚，如果左乳下衣服也动则为宗气泄。古人在进行经络检查时发现人体每一经（包括阴阳二经络）脉都可以感循到一个或一个以上的皮下动脉（这里所言的脉动应当是皮下脉动而非经络或经穴脉动）。而《素问·三部九候论》：“察九候，独小者病，独大者病，独疾者病，独迟者病，独热者病，独寒者病，独陷下者病。”却直言皮下脉动的要素。这也说明古人谈及的经络之动事实上也存在皮下中血管的脉动。

穴位与脏腑的关联性研究

穴位具有从属经络、关联气血、关联病痛和反映脏腑病态的特点。穴位通过经络构架与脏腑发生关联，疾病状态下其色泽与形状和脉动均会发生异常。而人工干预对应穴位，临床采用针刺、刮痧、艾灸等更具有快速调控效应。这种调控效应不仅限于单纯的疼痛、肢节功能障碍，它囊括人体神经、内分泌、免疫、循环、呼吸、消化、泌尿、生殖、运动、感觉，甚至皮肤、色泽等机能的康复。过去中西医均认为：中医疗法或者具体到针灸、推拿、矫正等治疗手段充其量也仅是辅助治疗。而笔者却认为，中医汤液或针灸治疗为医学临床的首选，具有快速而廉价的疾病治疗效应。

（1）人体头部腧穴、经络与脏腑疾病关系：人体头面诸穴其临床调控效应不单纯仅限于局部或脑部，而是关联全身。以颈后诸穴为例，颈 3—5 在临床上即对颈椎病有疗效，而对人体上呼吸道感染、发热、咳嗽、胸闷、心率、心律等均具有调控效应。

（2）人体躯干腧穴、经络脏腑疾病关系（图 5.2）。

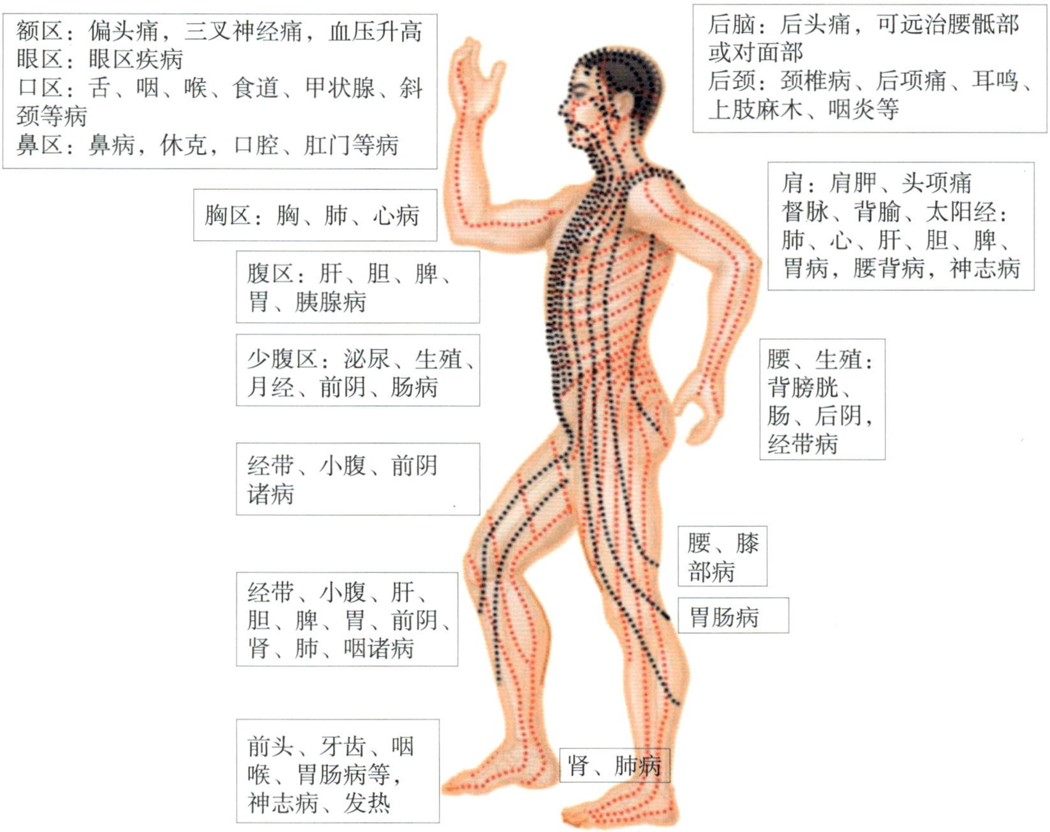

图 5.2　人体躯干腧穴、经络脏腑疾病关系图

三 疾病、证候、症状关系

（一）病的基本概念

病（疾病的简称），指具有特定的致病因素、发病规律和病理演变的完整过程（它包含临床症状和体征、诊断要点与鉴别点等）。致病的内外邪气作用于人体，人体正气与邪气相抗争，引起的机体阴阳失调、脏腑形体损伤、生理机能失常或心理活动障碍，从而体现出一个完整的生命过程。如感冒、肺结核、胸痹、消渴等，均属疾病的概念。

（二）证的基本概念

证，是疾病过程中某一阶段或某一类型的病理概括，反映疾病某一阶段或某一类型病变本质及其症状和体征。中医学将其作为确定治疗法则、选方用药的依据。如风寒或风热型感冒、心阳虚或阴虚、肝脾不和、肝阳上亢、气滞血瘀等都属于证的范畴。证所反映的是疾病的阶段性本质，具有时间特征。如肺结核在不同的病变阶段有不同的临床表现，出现不同的证，应当采用相应的方法治疗。临床辨证过程中，应考虑到证的时相性和空间性特征。

（三）症的基本概念

症即为症状，是无需进行查体便可以发现的表现以及患者的感受，包括患者自身的各种异常感觉与医者所感知的各种异常表现。如恶寒发热、恶心呕吐、烦躁易怒等，都属症的概念。中医人临床诊治疾病常常以症“稀释”病，这种思维有它的妙处和缺点。

症是疾病的外在表现，又是判断疾病、辨识证的依据，但因其未必能完全反映疾病和证的本质，因而不能作为治疗和处方用药的主要依据。某些条件下，临床上在证候的时相性阶段也可以据症暂时性对症用药。

（四）症、证、病的关系

症、证、病三者既有区别又有联系。病与证，虽然都是对疾病本质的认识，但病的重点是全过程，而证的重点是在现阶段。症状和体征是病和证的基本要素，病和证都由症状和体征构成。有内在联系的症状和体征组合在一起即构成证，反映了疾病某一阶段或某一类型的病变本质；各阶段或类型的证贯串并叠合起来，便是疾病的全过程。一种疾病由不同的证组成，而同一证又可见于不同的疾病过程中。

（五）辨证施治

证是对机体在疾病发展过程中某一阶段病理反应的概括，包括病变的部位、原因、性质、各种检查结果以及邪正关系，反映这一阶段病理变化的本质。因而，证比症状更全面、更深刻、更正确地揭示疾病的本质。比如说，西医的左偏头痛是症，而语言障碍和右下肢功能障碍还是症，而脑 CT 检查是左脑胶质瘤肿、脑组织压迫或浸润性损害等也是证，此时我们根据病情抗炎、化疗、靶向药治疗或放射治疗及其全过程则可称其为左脑神经胶质瘤病，并且西医没有证候概念。若中医治疗脑神经胶质瘤，早期当以偏头痛为病，又根据四诊所收集的资料，通过分析、综合，辨清疾病的病因、性质、部位，以及邪正之间的关系，概括、判断为某种性质的证。根据辨证的结果，确定相应的治疗方法。辨证和论治是诊治疾病过程中相互联系而不分离的两部分。辨证是决定治疗的依据，论治是治疗的方法，是理法方药在临床上的具体运用依据。“辨证”就是把四诊（望诊、闻诊、问诊、切诊）所收集的资料、症状和体征，通过分析、综合，辨清疾病的病因、性质、部位，以及邪正之间的关系，概括、判断为某种性质的证。

临床常用的辨证方法大概有以下几种：八纲辨证，气血津液辨证，脏腑辨证，六经辨证，卫气营血辨证，三焦辨证，经络辨证，辨病证治，脉证辨治。

1. 八纲辨证

八纲是辨证的总纲，包括阴、阳、表、里、寒、热、虚、实。八纲辨证就是运用八纲通过四诊所掌握的各种临床资料进行分析综合，以辨别病变的部位、性质、正邪盛衰及病症类别等情况，从而归纳为表证、里证、寒证、热证、虚证、实证、阴证、阳证。①表和里用以概括病症表现部位的深浅和病势的轻重。表证病情较轻，多表现为皮肤等表浅的症状。②寒和热是指疾病的性质。寒证大多是人体的生理机能衰退或对有害因素的适应性反应能力低下的表现。③虚证表现为正气不足，是全身机能或某种重要脏器功能衰弱的表现。④实证是邪气有余，为机体剧烈斗争的反应。

当然八纲辨证仅是脉动要素的部分内容，要站在脉诊的角度完全理解生命及其疾病，脉动要素尚需丰满。

八纲，首先应以阴阳为总纲。其次，八纲病证可互相兼见。最后，八纲辨证在一定条件下，向对立面转化。

2. 气血津液辨证

脏腑发生病变，必然也会影响机体气血津液的变化。气血津液是人体生命活动的物质基础，是各脏腑正常生理活动的产物和标识；一旦气血津液发生异常，它不仅会影响脏腑的功能，亦会影响人体的生命活动。气血津液辨证可分为气病辨证、血病辨证和津液辨证。

从现代医学角度来理解气血津液辨证：气为人体功能态，为人体神经功能的中医思维，血自然还是血液。因此，中医的气血津液辨证也就是以现代医学神经与体液调控为实质，而津液辨证其实质就是人体的体液代谢。

①气病辨证概括为气虚、气陷、气滞、气逆四种。气虚证，是指体内营养物质受损或脏腑功能活动衰退所出现的证候。②血病的常见证候，可概括为血虚证、血瘀证和血热证。③各种原因所致水液代谢障碍，或津液耗损证候，均可称之为津液病。津液病变，一般可概括为津液不足和水液停聚两方面。

3. 脏腑辨证

脏腑辨证是结合八纲、气血津液辨证等其他辨证方法，对疾病的症状、体征及有关的病情资料进行分析总结，从而确定病变的脏腑部位、性质等，并据此做出正确的治疗方案。若脉诊过硬，候脉可以直接清晰疾病脏腑、脏腑病灶及其病理，尤其是疑难病症。以胸前刺痛为例，这种一过性胸前小刺痛不会引起患者的高度重视，当患者出现心慌、胸闷气短、面色淡白、脉虚或结代时患者可能会到医院检查。心电图可能提示心律不齐，心肌缺血的（ST 段改变）等问题，甚至以心血康、心宝、丹参滴丸等治疗而稍缓解。而 CT、B 超并不会检查出真实的阳性结果，因为，此时患者的冠状动脉仅是狭窄、间断性的心肌缺血，患者仅能感受到那种心前区疼痛。而过硬的脉诊则可以直接明示心脏冠状动脉梗死、斑块、心肌缺血、坏死等一系列病变，并视其情况给予恰当的药物治疗和指导患者采取健康的生活和预防措施，直至疾病康复。事实上，作者经过多年的探索，发现冠心病、心肌缺血等通过筛选的中药处方是可以治愈的。脉诊过硬，可以替代四诊合参。

4. 六经辨证

《素问·热论》岐伯曰：伤寒一日，巨阳受之，故头颈痛腰脊强。二日阳明受之，阳明主肉，其脉侠鼻络于目，故身热目疼而鼻干，不得卧也。三日少阳受之，少阳主胆，其脉循胁络于耳，故胸胁痛而耳聋。三阳经络皆受其病，而未入于脏者，故可汗而已。四日太阴受之，太阴脉布胃中络于嗌，故腹满而嗌干。五日少阴受之，少阴脉贯肾络于肺，系舌本，故口燥喉干而咳。六日厥阴受之，厥阴脉循阴器而络于肝，故烦满而囊缩。三阴三阳，五脏六腑皆受病，荣卫不行，五脏不通则死矣。在此基础上，并结合外感病病变的临床特点总结而成，为多种辨证技法的形成奠定了基础。

六经辨证，将外感病各种不同证候列为三阳病证和三阴病证六个证型。三阳指太阳病证、阳明病证、少阳病证，三阴指太阴病证、少阴病证、厥阴病证，并依次传病。《伊尹汤液经》也言六经以一日一传病。而仲景则根据自己的临床观察，发现六经传病并不是铁律，结合与临床证候更接近于临床实际，于是有了仲景的《伤寒杂病论》《金匮要略》划时代的出现。现在我们理解：凡是抗病力强、病势亢盛的是三阳病证；凡是抗病力衰减、病势虚弱的为三阴病症。

六经属气的层次：六种层次或者说状态存在于机体，好似六大生理系统。①营卫运行属太阳：分布于人体外层、上焦，即皮毛、督脉、太阳经脉、肺与心。②气血津液运行属少阳、阳明，气化状态主要存在于人体中层，即六腑及其经脉，肌肉的半表半里态。③三阴为里层，阴阳的运动变化主要属三阴。

六经分证是中医临床医学的突破，它解决了中医临床关键性问题：①明确了“病位”所在：如太阳经主表病，阳明经主里病，少阳经主半表半里病。三阳经反映六腑的病变，三阴经反映了五脏的病变。②界定寒热属性：如三阳经病多见热证，三阴经病多见寒证。③明示邪正虚实：如三阳经病，邪虽盛而正气不虚，三阴经病，阴邪盛而阳气已衰。④明示了病性的阴阳：如三阳病，以发热为主，是病发于阳而为阳证，三阴经病，以恶寒为主，是病发于阴而为阴证。

总之六经分证，解决了表里、寒热、虚实、阴阳八类证候纲领，在临床上纲举目张，执简驭繁。

5. 卫气营血辨证

温病的发展，一般是按卫、气、营、血这四个阶段传变，它代表病证深浅的四个不同层次或阶段。病在卫分或气分为病浅，病在营分或血分则为病深。

“卫之后方言气，营之后方言血”，中医把感染性热性病统称为温热病。它的特点是，起病急、发展快、变化多。如常见的流感、肺炎、支原体肺炎、流脑、乙脑等许多传染病、流行病多在此列，中医多按卫气营血来进行辨证论治具有独到的见解。例如：恶风寒、发热、头身痛、体乏、咳嗽、鼻塞、双寸脉浮数或浮紧，或右寸脉浮数或浮紧。该类证候当属卫分证，多见于流感或其他感染性疾病的早期。

“卫”当属体表的免疫力，为温热病的初期。患者有发热恶寒、热重而寒轻、咳嗽、寸脉浮或滑数等证。若季节和气候的不同，卫分证候的临床表现尚可出现如风温、暑温、湿温、秋燥等的表征。气分病多晚于卫分证，出现高热、皮肤瘀点，与相应传染病相对应的特异性病变。营分病是温病变化更为严重，出现内脏出血，消化能力下降，甚至精神症状的一组症候群。血分病是温热病的危重阶段，患者多会出现不可逆的神志恍惚，心、肺、肝、肾等多脏器损害或衰竭，人体体质、抵抗力明显弱势的危重期。

事实上，卫气营血是人体正常组织和功能的生理规律，当发生温热病时，卫气营血可按其先后发生病理改变，且具有规律性。中医智慧地将卫气营血概念来概括温热病不同阶段及其规律，言明其病情的轻重、病位的深浅、病势的进退，并为治疗提供临床依据。这也与六经辨证有类似意义。

6. 三焦辨证

清代医家吴鞠通创立三焦辨证，为温病学派的名家。他撰写了《温病条辨》5卷，为温热病学说的发展作出贡献。《温病条辨》以上、中、下三焦论述温病，三焦辨证依据叶天士卫气营血辨证，再参《内经》三焦所属部位，自成温病辨证的三焦辨证体系。

三焦辨证认为：温病一般始于上焦手太阴肺，然后传入中焦脾胃，最后下焦肝肾。阐述温病自上而下的转病（上、中、下三焦）所属脏腑病理变化，同时也阐明温病初、中、末三个不同阶段。当然，温病尚有风温、春温、暑温、湿温、秋燥、伏暑、瘟疫等不同种类与时空，发病和传变规律不尽相同。

7. 经络辨证

首推太阳病。在经络的研究中笔者发现：足太阳膀胱经为人体真皮的纵行支，也是上连颠顶下连足趾为人体最长的络脉，而该络脉布列的经穴穿支直接联络脏腑肢节，沟通上下内外，使人体各部相互协调，共同完成各种生理活动。一是外邪从皮毛、口鼻侵入人体，首先导致经络之气失衡，进而内传脏腑。如邪入足太阳膀胱经，可见项背、腰脊、腘窝、足跟等处酸痛。二是脏腑病候与经脉所属部位的症状相兼，如手太阴肺经病证可见咳喘气逆、胸满、臑臂内侧前缘疼痛等。三是一经受邪可影响其他经脉，表现多经合病的症状。如脾经有病可见胃脘不适，食欲缺乏或食后作呕等；足厥阴肝经受病出现的胸胁胀满、呕逆、飧泄、癃闭、癥瘕积聚等病症。

8. 辨病证治

各种疾病在发展过程中不同阶段可以形成不同的证候，或由于患者的体质、生活习惯、年龄、家族差异，所处的地理、气候，以及环境等因素，而使某种疾病甚至在同一时段，也会出现为不同类型、不同的证。辨证论治即根据疾病的各阶段以及体征、症状、检查结果作出相应的阶段性诊断，做出针对性治疗。已故国医大师朱良春老先生，在20世纪50年代提出辨病与辨证相结合，足以表明老先生的中医学识和其给予后学的期望。

“病”与“证”既为整体与片段的区别，他们如同魔方与魔块，密切相关，又截取不同的片段。辨病与辨证结合运用，即把握整体又针对即时，既识病，又辨证。因此，辨病证治二者互关是中医临床最常用的诊治方法。

第六章

据寸口脉辨病症

作者在长期潜心研究许氏脉诊技法的同时发现："脉诊具有不用病家开口，便知病证有没有"的功能。许氏脉诊这种即时内照人体，识别病脏、病灶、病理和症状的脉诊特色为古今脉学所独有。

具体技法参照作者发表在中华中医药杂志上的几篇文章去理解和临床习练。

一 脉诊"形""气"与病症

脉诊解析寸口脉动中"形"与"气"，研究人体疾病与证候是现代脉学的进步。认识密集在脉浅层的"形"，载量在脉管内的"气"是诊断人体疾病与症状的靶向。就脉中形来说，脉动中存在有疾病脏器之形、病灶之形、病理之形。就症状的"气"而言，脉动标识出体质学或症状学的信息熵。精准掌握这些内容，脉诊将类似现代化仪器设备，诊断疾病同时又兼辨证施治，彰显出中医更胜一筹。

1. 脉"形"与病

脉动中脏器疾病之"形"可分为 4 种。（1）脏器图腾。诸如：人的五官、牙齿、舌头、甲状腺、乳房、肝、胆、脾、胃、毛发、下肢、生殖器、淋巴结等器官的位置、形态、疾病等。（2）疾病图腾：各种功能性或病理性疾病均会以形与像的形式存在于脉动中，例如，肩周炎的线形，肌肉的条索状指感，散在的颗粒状、无搏动结节为结石，密集的无脉动颗粒为脏器病灶愈合后的钙化灶等。（3）病理图腾：脏器的各种炎症之涩脉，肿瘤之团块，溃疡之瘢痕形态，积液的波动性囊性包块，形若老树枝状的气管等等，它们密集交错，层层叠叠。（4）物体之图腾：让人刻骨铭心的物体都会显示在寸口特定的位置并以缩小版的图腾显现，解析这一脉"形"，识别有利或有害，有利于人类的智慧生存。

2."脉气"与症

脉道的浮、沉、迟、数、粗、细，有力无力，中医以此辨证，可以判断人体的寒热虚实，表里阴阳。从而决定对人体干预的攻、补策略。而脉象对人体情志、心理疾病的分析诊断也是十分准确的。事实上，有关人体情志、心理疾病的诊断尚没有仪器能完成，临床上多是医生的经验诊断，在这里脉象提供诊断十分准确。

脉诊时，医生的手指放在寸口，在对脉动的感知中，会发现许多高起的包或干瘪的下陷，还会感到有许多小点、小线、小结节等，事实上这是脏器疾病信息。当医生仔细感应一个包时，还会发现包内还有小包块，甚至小包块内还有东西。例如当肾脏气血郁滞时，在尺脉的上部会出现一枚硕大的豆状脉团，该脉气团的外侧是疾病肾脏的皮质部分，内侧为肾脏的肾盂部分。仔细辨认：你会发现肾脏的皮质与肾盂质地不均匀的现象，皮质组织致密，肾盂中心有空腔。假如此病人有囊肿会在皮质出现囊泡，假如该病人有肾结石你还会在肾盂中触及小沙砾。进一步感应，高明的医生还能指出囊肿的位置、大小、囊肿在生长还是停止生长。结石的大小、数目、位置等。假如结石有移位，仔细的医生还会告诉你，输尿管结石有多大，有没有发炎、水肿或嵌顿、肾盂积水等。就肾脏脉气的感知而言，如微电麻手的涩脉为炎症，混沌的脉气为瘀血，有局灶性涩脉团块为肿瘤，囊性结节为囊肿，无脉气的结节为结石，如此等等，脉诊类似于 B 超、CT。若脉诊高手，在触及肾脏的炎症时，还需分辨肾实质或肾盂炎症，从而分辨该患者是肾炎还是肾盂肾炎，并能言明尿检验是否有蛋白尿以及是管型还是白细胞、红细胞，甚至尿蛋白有几个加号，白细胞有几个加号等。肾肿瘤还需辨明良恶性，全身有没有转移的淋巴结等。

单纯将肾脏疾病诊断出来还不够，脉诊高手还要辨明此患者是什么证候。根据寒、热、虚、实、表、里、阴、阳在治疗疾病用药的基础上加以辨证，如此等等，这样的因人而异的调理一定是较当代中、西医全面得多。

3. 寸口脉象中的信息分布

1）寸、关、尺分布（图 6.1）

（1）寸脉：头、颈、胸。具体：上候头，中候颈，下候胸。

（2）关脉：腹部。具体：上候肝，胆脾胃，下候胰腺。

（3）尺脉：肚脐以下。具体：上候肾肠，下候泌尿、生殖、下肢。

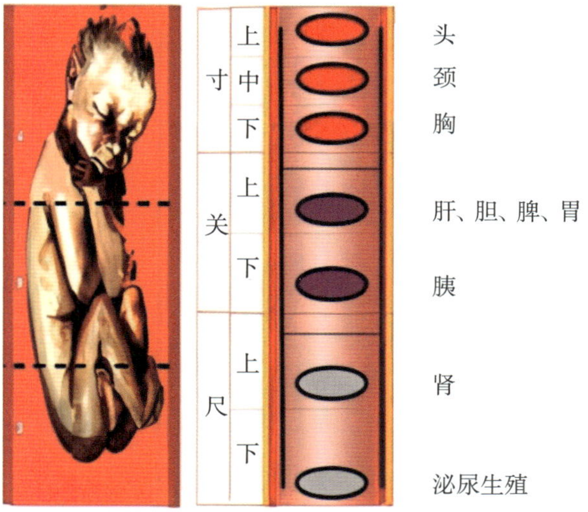

图 6.1　寸口脏器分布图

2）寸口组织各层次信息分布（图 6.2）

（1）寸口表皮上：各种与人体不相适应的自然图腾。

（2）寸口表皮下：各种陈旧性疾病信息。

（3）皮下：人体体表各种有形病变信息。

（4）脉管壁筋膜：人体筋膜与神经疼痛信息。

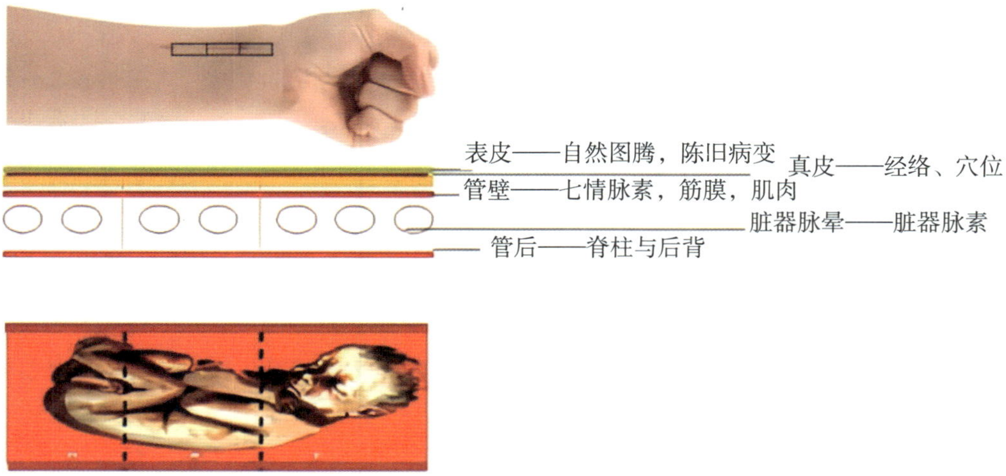

图 6.2　寸口各层次信息

（5）脉管壁肌层：人体肌肉病变信息。

（6）脉流：脏器、证候脉气。

（7）脉管后壁：脊柱与后背信息。

（8）脉管旁组织：脾胃运化，裙带信息。

3）寸口脉道—脉“形”层次与分布解读

（1）表皮外——自然信息：为各种缩小版的图腾。

（2）表皮下——陈旧病变：内脏各种陈旧性病变，或病变导致脏器功能严重受损，各种实质性结节、包块等等都会因为其在脉搏波中形成阻力或者说脉动谐波振幅发生扭曲。经过训练，指感可以察觉这种病变的形态学改变。

（3）皮下组织：寸口部位的皮下组织，是人类实质性内脏脏器的信息库，甚至包括人体的骨骼组织信息。因此，寸口部位的皮下组织又是研究人体内脏疾病、骨骼、浅表肿瘤、淋巴结转移等信息场，它也具有很大的信息量。

（4）脉管壁：脉管壁是人体肌肉、筋膜疾病的信息场，同时也是内脏牵涉性疼痛的反射区域。因此，研究脉管管壁信息可以诊断来自身体任何区域的疼痛、肌肉的痉挛、无菌炎症，辅助诊断内脏疾病。例如，胰腺炎症，该病的指感：双下关脉表皮上出现胰腺形涩波，后背疼痛会导致关脉、关上脉管壁的外侧缘出现弦边，当前腹痛时，双关脉管壁的内侧缘也会出现弦边。而肩周炎则在寸脉的中 1/3 处脉管边缘出现边脉。

（5）脉道内：是气血瘀阻内脏的显示场。候脉时指下出现疙疙瘩瘩的突起，或坑坑洼洼的凹陷都是内脏发出来的信息。疙疙瘩瘩的突起为气血充盈或气血瘀阻的病变，而坑坑洼洼的凹陷是脏器的气血不足或功能不足病变。

（6）脉后管壁：脉后管壁是人体脊柱乃至脊柱筋膜、脊间肌，小脑、口腔、食道、肠间隙、肾脏等脏器的信息场。当这部分组织、器官发生病变时，疾病信息就会在脉后管壁信息场中显现。某种层次上来说，脉诊来得及时、准确，并不逊色于现代医学仪器设备。

（7）脉管壁外组织张力、饱满度问题：在临床候脉的实际操作中，手指不可避免地会触及脉外组织，就组织饱满度乃至张力、含水量都有一定临床意义。丰满者多有胃气，张力偏大者多见劳动者，组织塌陷者多见水钠不足，个别人的脉道细弦而直，似乎要从塌陷的组织中漂出来，这是精神范畴的孤独性或者说防御心理的存在等等。

寸口好似有一小人站在脉道中，精明的脉诊，是将触及的形与脉气感知予以描述，这种对小人的触摸也就是对人体的体检。临床上指感下的任何异常脉形与脉气应同人体解剖一一对应，我们就可以精准地描述人体，精准地诊断疾病。这种徒手体检与医疗设备检查相比在疾病诊断的精准度上并没有明显的差异，而候脉更胜一筹的是可以迅速地说出人体出现的证候以及疾病预后，可以快速地表达医生干预的临床效果。

4）诊脉动的具体内容

祖国医学将脉象作为临床辨证施治的诊断依据，脉象的表里定证候的表病里病，脉气虚实定人的虚实，脉象的迟与数定寒热，脉的大小定阴阳，此就是八纲。事实上，上古时期的医学并没有将人体的病变分析得像西医那样详细，仅是根据脉象的表里，或半表半里又根据脉象的八纲来辨证施治。当然就脉动的要素来说，传统脉象仍然不全面，后人不断地发现使得这门学科内容更加丰富。现将脉动的要素分述如下。

（1）脉的浮沉：脉浮沉是人体的荣卫之气受六淫等外邪的侵扰而出现的气血态势。浮脉为表证，病邪未盛，正气未衰，正邪相搏，阳气驱病外出而出现脉浮。笔者认为浮脉则是人体在受到致病因素侵扰后身体所出现的功能态，浮是组织早期充血时的祛病脉象与表现。

沉脉主里证，里证的虚、实、寒、热等证均以脉沉为表现。笔者认为：沉脉是机体体液有损，正邪相搏的交织态势，甚至是人体气血亏损，病进的标志。

（2）脉的张力：脉的张力特指脉道的紧张度问题，弦脉与散脉是这一脉象要素的两极端。一般认为，弦脉有生理性与病理性之分。肝脉与春季相应的季节脉多见生理性，笔者认为，脉弦与人的疾病因素、精神因素、饮食因素、社会因素等均有广泛的联系。疾病状态下出现的弦脉多见疏泄失常、气机不畅、气血失和等。弦脉的形成与动脉壁张力大或弹性差或动脉硬化、血管平滑肌收缩、血管壁增厚、血管舒张时血管直径较小致血管阻力增加等因素有关，疼痛及肝病时出现的弦脉为神经体液的变化对血管功能的影响，其形成因素复杂多变。

（3）脉的频率：特指心动的快慢，借以辨别人体的寒热。当然辨别脉的频率不单纯是心脏跳动的快慢问题，也不单纯是寒热这一简单因素，它还在疾病的正邪交恶中具有十分重要的指标意义。人体传染性疾病，代谢性疾病，各种炎症，六淫所伤等脉的频率均具有临床诊断价值。事实上，人体发热性疾病有500余种，而发热就可以改变脉率。另外，人体的心动过缓，如传导阻滞、副交感神经兴奋、交感神经受抑制、胸椎间盘左移等均可以导致心动过缓。

（4）脉动节律：它是研究脉动的规律性的一种脉动指标。它主要受心脏跳动的快慢与传导过程，心搏的强弱与均衡等因素影响。具体体现在心动的规律与时间周期之间，心室收缩期与舒张期生理与病理性改变等。古人认为：心跳快为前提下的心动不规律其临床风险要大于心动慢为前提下的心动不规律，认为心动忽大忽小，忽快忽慢并以代脉为代表的节律不整脉象会预示临床风险的出现，而现代脉学认为这是心肌病变的脉象表现。

（5）脉的长短：它提示人体气血的盈亏状态。脉长提示有余，或气逆或火盛。脉道之长有生理病理之分，寸长则颈项为患，尺长则肚脐以下有疾患。

（6）脉的粗细：这两种因素是关于脉管口径充盈状态的描述，饱满者为粗，纤细者为细。一方面是管径问题，另一方面是气血的盈亏问题。脉宽无充盈则见于虚脉或芤脉，脉细却有力则见遗传性高血压或寒湿体质等。

（7）脉的滑涩：这是脉流利度的两极描述，滑如盘中走珠为血管流变学意义上的流畅，它是一种里热、宿食、痰湿突出显示肺热之脉。而指下如触荧光屏面静电的感觉则提示为脉涩为血瘀。临床上，滑脉无处不在，比如，洗个热水澡、小跑、心情激动、少许饮酒、月经来潮、妊娠等均见脉滑。相反，涩脉的出现多提示脉行瘀滞。现代人多患三高症，脉道虽然宽大，但脉气却涩滞，若泥浆过指下。临床上，仍然以血行不畅，甚至是气虚论。

（8）脉的虚实：虚实脉从字面上理解为脉的有力无力问题，事实上他们均是复合脉象。虚脉为浮大而软，含有三种不同脉素，多见气虚，血虚或气血双虚。临床上，突出显示凡浮的成分占主要比例的虚多为气虚或阴虚，沉的成分占主要比例的虚多见血虚或阳虚。实脉则是五种脉象的组合，大而坚实、长、充实有力。浮的成分占主要比例的实脉为表实，里实则沉实有力。

（9）脉势：特指脉气势能的趋向，向鱼际方向或向尺脉远端，有时顶指等。在寸口脏器位置的外周，出现脉势，提示有不同的临床意义。例如：脉弦细，寸脉脉势向鱼际方向冲撞多见抑郁症脉象。心气脉势向鱼际方向前趋，提示该人有突出显示劳心或思远等等。

（10）黏滞度：特指血液黏稠度高低的脉象。血流通过指下似乎有一种指触泥流的感觉，似乎血流如油漆般滞行。笔者认为，流利度表示的是血行通畅度，它们之间有差异。血行的滑涩程度，代表溶液的流畅度，而黏滞度表示的是溶质与容量的比例问题。例如，笔者借用《太素脉秘决》中的浊脉，用来表示血液黏滞度的指标，它与滑脉、涩脉是两回事。再举一例：一位三高症的女性来了月经，她的脉象描述当是：脉浊涩而滑。解析这一脉感当是：脉浊，脉气涩，脉流动滑。

（11）脉的振幅：特指脉搏的振动幅度。虽然传统脉象的弦脉、紧脉、洪脉、动脉等脉象涉及了脉振幅的描述，但作者认为脉的振幅应当单独立项。这是因为脉的振幅不仅表示了心的波动状态，更重要的是反映出神经的因素。事实上，组成脉动的主要因素很多，诸如，心脏的射血量是影响高压的因素，主动脉的弹性是影响低压的主要因素，血液的溶质容量是影响血管饱满度的因素，自主神经是决定脉管口径缩放的因素等等。例如，脑卒中脉象，患肢的关、尺脉管壁弦、紧，振幅弱，脉沉而细。但患肢侧的寸脉却不一定弦。健侧肢体的寸脉沉弦而细，而关尺脉却没有沉弦而细。这是因为支配患侧脉道的脑神经受损，患肢侧的关尺脉振幅明显减弱，而健肢一侧的关尺脉却不会改变。

临床上某些心理状态下会导致脉管壁微颤，对其信息的捕捉和分析，在解析患者诸如胆战、恐惧、害怕、委屈等心理因素上，均具有十分重要的临床意义。

（12）脉的对称度：特指左右寸口脉的对称问题。人体是左右对称的生物体，脉气也应当对称。但当人类直立行走并学会劳动以来，左右手的分工出现一些差异，右手和右侧肢体持重的分担量往往较大，右侧肢体的肌张力也偏强于左侧，因而人的双寸口可以出现微微的偏差，假如偏差过大，一定是病态。有些人则习惯于左侧，脉象也会出现左寸口偏强的现象。临床上，一侧肢体肌肉的强大、痉挛同侧寸口脉气会增强，反之肌肉的萎缩、损坏也会出现脉气弱的现象。例如，腰椎间盘突出症，突出一侧的神经受到压迫，肌肉萎缩，脉气会明显减弱，出现沉弦无力的脉感，严重者脉的振幅也会减弱。而对侧腰肌的肌力却多痉挛，并出现增强的脉感。但凡脊柱两侧肌力的不均衡都会出现左右寸口脉的不均衡。不少人有难以医治的慢性咽炎，作者却发现，他们多半是脊柱问题，而脊柱问题多数是左右两侧的肌张力不平衡问题。事实上，伴随上肢的运动，人体的胸椎间盘也会有一定幅度的摆动，优势一侧上肢运动会导致肌肉较对侧发达，椎间隙变小，椎间盘挤向对方。

（13）脉的温度：临床上常见寸口的寸脉与尺脉温度有所不同，也见双寸口脉的温度有别。例如，肾阳虚的患者，往往寸脉温度较高，尺脉温度偏低。面部红润伴青春痘出现的患者往往寸脉温度高而尺脉偏寒。脑卒中患者的患侧肢体温度与健侧肢体的温度显著不同，健侧肢体的温度偏高，患侧肢体的温度偏低，而寸口脉也有这一现象，健侧寸口的温度明显高于患侧肢体寸口的温度。这就产生临床意义，辨别两寸口温度也具有一定的临床诊断价值。诸如，尺脉的温度偏低，常见于患者的下腹部或下肢自觉寒凉，若为迟脉，甚至出现月经推迟，有的女性月经颜色也暗，有时还有瘀血块等等。而寸脉的浮起甚至指下灼热，可见于面红耳赤，头疼头重。疾病状态下则是六淫之邪侵袭人体等等。

（14）脉管壁外组织张力、饱满度问题：在临床候脉的实际操作中，手指不可避免地会触及脉外组织，就组织饱满度乃至张力、含水量都有一定临床意义。丰满者多有胃气，张力偏大者多见劳动者，组织塌陷者多见水钠不足，个别人的脉道细弦而直，似乎要从塌陷的组织中漂出来，这是精神范畴的孤独性或者说防御心理的存在等等。

（15）脉后管壁：脉后管壁是人体脊柱乃至脊柱筋膜、脊间肌、小脑、口腔、食道、肠间隙、肾脏等脏器的信息场。当这部分组织、器官发生病变时，疾病信息就会在信息场中显现，某种意义上来说，脉诊及时而准确，甚至不逊色于现代医学仪器设备。

（16）脉的干湿：手触寸口脉，我们会感知寸口皮肤的干与湿。皮肤微微皱褶，有收敛感，这当然为干，事实上这是表干，并不是里干。里干的脉象是脉管欠充盈，脉管壁有收敛感。寸口皮肤干的患者并没有口渴感，里干而脉率数的患者往往是体液缺失的脉象表现，同时患者也会有口渴感。

湿分几种讲法，寸口皮肤湿润，黏黏糊糊的自然为湿。但中医认为，应着重脉道底层有没有黏滞感，指压骨面，在指下与骨面之间有一种黏滞感，中医称之为血淤，有块状物为血凝。深触脉道外组织到骨面有一种黏滞感，我们称之为体湿。

古人以 8 大脉素、28 脉来概括脉象，虽然局限但已经将脉象主体告诉了我们，虽然我们有所新发现或者说是丰富了脉学内涵，但这是受古人的启迪，这也是脉学研究香火传承的一种表现形式。

4. 结论

脉中“形”为人体疾病信息，其中包括脏器形、病灶形、病理形。脉“气”涵盖中医辨证施治的内容。新一代中医掌握脉中形与气将非常有利于临床。

二 寸口脏腑冰鉴

1. 寸口疑云

《难经》曰：“三部者，寸、关、尺也。九候者，浮、中、沉也。上部法天，主胸上至头之有疾也；中部法人，主鬲以下至脐之有疾也；下部法地，主脐以下至足之有疾也。”按此顺延，当代脉诊的寸关尺分属为左寸候心，右寸候肺。左侧关候肝胆，右侧关候脾胃。左尺候肾，右尺候三焦、命门。笔者的疑问是：①人体解剖肝胆在右，脾胃在左，脉诊为何左候肝胆，右候脾胃？②寸口心、肺、肝胆、脾胃、肾等指下的感觉是什么样？③在右寸候左、右肺？④三焦、命门的感觉如何？⑤李时珍曰：“两手六部皆肺经之脉，特取此以候五脏六腑之气耳，非五脏六腑所居之处也。”寸关尺分属非五脏六腑在寸口的位置，其气又代表了谁？⑥明代的张三锡认为：“强分部位，起于王叔和……立论背经，贻害后世。”为何有此批评说？近代北京中医药大学任应秋教授在《脉学研究十讲》中也言，“上不宗内经，下不符科学”，是“凭空臆说”，如此评判寸口分属何以定论？⑦现代医学用B超、CT内窥脏腑，中医脉诊创始人扁鹊“隔垣内照”。中医脉诊既有辉煌的首页，为何当代中医诊断仍然渺茫于“黑箱”之外？

2. 寸口解惑

脏器病变导致脏器血行瘀滞，血行瘀滞的脏器在影像学中会显示出形态，现代医学的B超、CT根据脏器的感光情况，显示出病变脏器和脏器内的病灶。病变脏器也会在血循环中形成有阻力的“症结”，症结的形态就是瘀血脏器的形态。脉诊也可以类似于B超和CT，发现病变脏器和脏器内病灶。经过师传的训练，脉诊可以将指下“形”转化为心中像，也可以画图来标识指下的像（图6.3）。

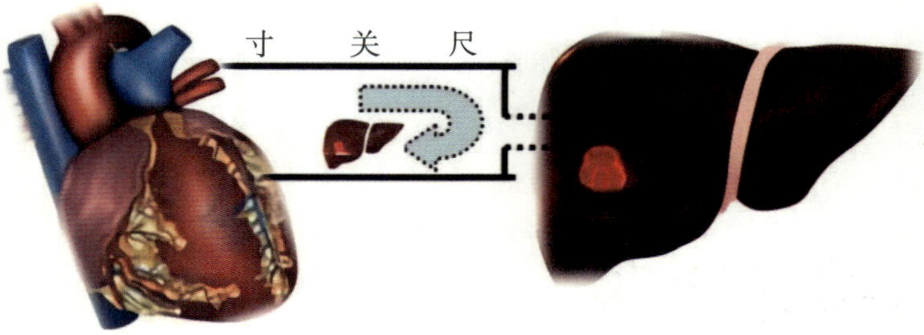

图6.3 现代脉学原理

注：肝癌病人寸口的关脉也会出现瘀滞的肝和肝癌的图腾。

3. 内照技法

（1）饮上池水：手指握在手心一月时间，手指皮肤在手心汗液的浸泡下脱去上皮。（2）轻触皮肤，意念集中于指下。（3）胎息（屏住呼吸）。（4）潜心关注寸口脏腑分属部位，渐渐疾病脏腑显于指下。

4. 寸口脏腑脉象图

笔者在肝硬化腹水，门静脉高压症的诊治过程中发现：术前患者双关脉饱满，脾切除后左关外侧出现凹坑，凹坑的形态与脾脏的轮廓形态类似。受其启发，笔者潜心研究寸口分属近40年，反复将指下的感觉与B超、CT影像相比较，终于完成寸口脏腑定位，见图6.4。临床上我们只要按图索骥，即可以感知对应脏腑的存在及其脏腑内病患，甚至分清病灶的病理性质。

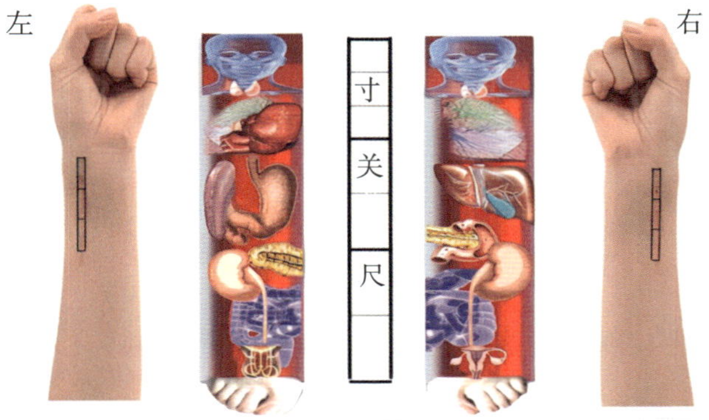

图 6.4　寸口脏腑脉象图

注：1. 左寸分上、中、下三段，寸上 1/3 部位候头面。2. 寸中候颈部。3. 寸下候心肺。4. 左关候脾胃。5. 右关候肝胆。6. 尺脉候泌尿、生殖和下肢。7. 尺外候足。8. 左寸口候左半身，右寸口候右半身。

该脉象图将指导当代临床医生一改仅候脉“气”或仅用于辨证的传统思维模式，直接据脉“形”诊断现代医学疾病，诊断病脏内的病灶甚至明知病理，三指类同 B 超、CT 的功能。另外，当明辨出疾病脏器后，同时兼顾脉“气”，做到辨病与辨证相兼顾，临床用药更精准。例如，右肺癌的脉诊诊断：（1）在寸脉下 1/3 段轻触皮肤，意念高度守于指下，指下会出现一枚小子弹头样“癥结”点，脉动明显（余指脉动主观忘去）。（2）将肺的“癥结”用食指轻切到脉管的 1/3 深度，等待片刻。（3）胎息，指下会出现异常的小结节两枚，再轻触小结节，其内有局灶性涩脉肿瘤。如图 6.5 所示。

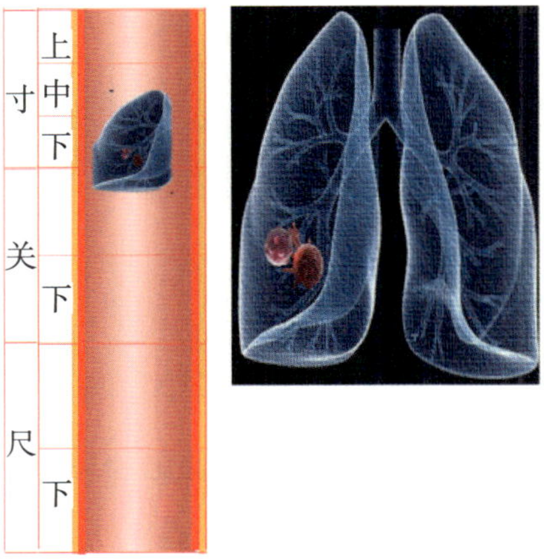

图 6.5　肺癌的脉形

此时就已经完成了内窥右肺，并见到右肺内两枚肺癌病灶。有师承或者有深入学习与研究基础的中医师，则还能分辨出病灶的大小，有没有淋巴结转移，有没有卫星灶，病灶的病理性质，有没有化疗，患者的体质如何，等等。同样技法可以体察左寸脉下 1/3 处的左肺。

5. 讨论

《难经》寸口脉法三部九候弥补了《内经》无关脉的缺憾。《脉经》首次系统论述各种脉象，总结归纳脉象为浮、芤、洪、滑、数、促、弦、紧、沉、伏、革、实、微、涩、细、软、弱、虚、散、缓、迟、结、代、动 24 种，并准确描述了各种脉象的不同指感与形象，根据当时的医学发展提出寸口分属。在张仲景合参证候以脉辨证，影响后世 2000 年的背景下，诸多医家并没有太多专注于寸关尺对应脏腑的研究，因而寸口分属的临床价值形若虚设。随着现代医学的进步，病人经过一系列物理、化学检测，深入了解自己，同时“候脉知病”在民间多有传说，中医将面对来自西医和患者的双重挑战。因而，新寸口脉象图的出现是中医诊断的需要，是中医步入脏器化的初始。

本研究从脉中“形”入手，逐渐完成寸关尺脏腑定位。揭示“内照”技法的具体操作步骤，揭秘扁鹊饮上池水，实质是将手指握于手心，让手心汗浸泡手指一月（皮肤 28 天脱皮一次）实现提高手指敏感度的目的。

三 寸口病灶洞微

战国时晋侯梦见二鬼潜入膏肓穴，求救于秦国。秦国名医秦缓奉命出诊，候脉见得晋侯心脏有冠心病（图 6.6），左右冠脉出现硬化和斑块，指下类同两个小人出现在膏肓穴。因而秦缓推辞回国。

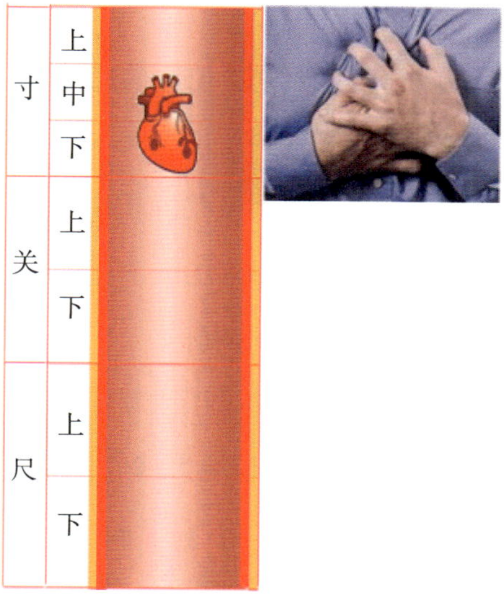

图 6.6 冠心病人形图腾

1. 寸口脉诊触及冠心病心脏与冠脉的技法

（1）在左寸口寸脉下 1/3 处。（2）食指和中指夹在高骨上。（3）三指不要感知脉动。（4）意念守在食指下或守在高骨上，指下会出现一枚跳动的脉气团，这是心脏的“脉晕”。（5）食指轻抚心晕，感知其饱满度，此时在皮表可以感知二条小条索（冠状动脉硬化的形）与心肌缺血的结节状病灶。临床上冠心病合并心肌缺血患者，左寸脉下 1/3 处都会出现二枚小人状图腾。膏肓穴的位置与心脏的位置重叠在寸脉上。因而，名医秦缓通过脉诊诊断出晋侯患的是冠心病，合并心肌梗死，是属于“病入膏肓”不治之死症。

2. 寸口脉诊病灶技法

寸口脉诊时，指下独一的混沌部位为病脏。“寸口脏腑冰鉴”一文，作者介绍了“寸口脏腑脉象图”（图 6.4），按图索骥指下就是对应脏腑的位置，它好似寸口的解剖学图谱。脉诊时指下出现对应脏腑独一的脉形，这一脉形与病脏形态类似，只是脏腑体积的缩小而已。

一般来说，人体脏腑在无病的情况下，寸口不会显示其脉“形”，寸口出现了脏腑的脉“形”则脏腑必定有病。祖国医学关于：瘀血、毒聚、癥瘕、肿块等病变，“寸口脏腑脉象图”都会出现对应的指下感觉。

3. 一般情况

（1）脉“气”中出现较明显的脏腑形态为脏腑的瘀血。

（2）脏腑形态范围内的涩脉为毒聚。

（3）脏腑形态内无脉动的树枝样条索为硬化的动脉或气管纹理。

（4）寸口分部的板块为癥瘕样集聚，条索为痉挛。

（5）脏腑形态的硬块为脏腑硬化或萎缩病脏。

（6）脏腑形态范围内的凹陷为脏腑机能低下或气郁。

（7）脏腑形态内另外出现形态各异的包块为病灶：①有包膜的包块，包块内有涩脉为炎症病灶。②有包膜的包块，包块内有液体（柔性）为囊性病灶。③包块内有液体（黏滞性）脉数或洪脉者为脓疡性病灶。④有包膜的包块，包块内有涩脉，涩脉有冲撞感的为良性肿瘤。⑤无包膜的包块，内有涩脉，有根须，较固定的包块为恶性肿瘤。⑥无包膜的几何样结块，内无脉动，较密集为结石或钙化灶。⑦肺、胃、肠形态内出现小的凹陷或火山口样病灶为溃疡灶。⑧脉管壁侧出现短线形的线为局部组织的疼痛。⑨脉管壁侧出现短线形的线，并见病脏为内脏牵涉性疼痛。⑩脉管壁侧出现粗糙形小短线，有不平感，多见瘢痕。⑪脉气中出现脏腑形态的凹坑为脏腑缺如。

4. 候病灶技法

（1）心中有“寸口脏腑脉象图”，这需要反复习练，不断候得各个脏腑的形态并强加记忆。（2）临床具体运用时，将“寸口脏腑脉象图”归“零”，遇到异常形态运用指目仔细辨认，必要时进入“窒息”状态（呼吸停止）。手触寸口，意念守于指下，虚灵等待，指下渐渐呈现病脏之形，病灶之形与病理之形（图 6.7）。

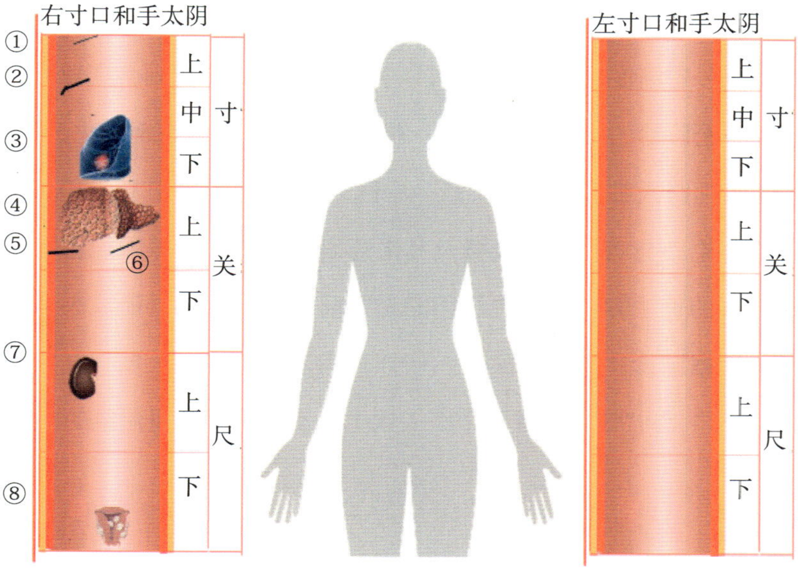

图 6.7　寸口脉

注：①为头皮疤痕之脉中“形”（右寸脉上第一道斜形小细线）。②为肩周炎脉中“形”（寸脉中上交界处斜线）。③为肺的脉中“形”和肺癌的病灶。该癌肿为无包膜的涩脉结节，有根须，较固定。④为硬化肝的脉中“形”。脉“气”灼手，密集如沙粒。⑤为手术麻醉遗留的针道痕迹，几何形态。⑥为胆囊切除的手术疤痕，并有“蜈蚣爪”形针眼。⑦为瘀血肾脏的脉中“形”，甚至毒聚。⑧为多发性子宫肌瘤的脉中“形”，瘤的形态为多发性有包膜包块，包块内有明显涩脉等等。而左寸口为无病。

5. 结论

脉诊，冰鉴脏腑，洞微病灶，滥觞于战国，晦昧于两汉。《难经》后独取寸口，辨证施治，而脉窥脏腑与病灶至此沉沦。史料中有关扁鹊、仓公、秦缓等通过脉诊达到内观脏腑、内观病灶的记载，是一种徒手诊断其与现代医学理化诊断类似。中医人完成内观脏腑将是祖国医学时代科技发展的大事件，广东省中医院杏林献宝活动体现了一种接纳的胸怀，北京中医药大学外聘专家项目就是一种请进的尝试。“寸口病灶洞微”技法是脉诊内视脏腑、内窥病灶、病理的技法模式，是古中医扁鹊、仓公、秦缓“隔垣内照”的现代版，按本技法学习脉诊，脉诊可以透视人体，内窥脏腑与病灶，类同于西医的 B 超、CT。

6. 讨论

脉诊内观脏腑，观病灶与病理，只要意念守于指下，潜心静候一般人完全都能够做到，不需要任何辅助手段。指下形态与记忆中的图腾比较，经过一段时间的训练，逐渐熟练，达到一定高度。《象脉学》可以参考，而师传亲授则会在短时间内掌握其核心技法。推广中医脉诊的“形”与“气”兼顾模式，将是中医现代化、科学化的开端，是中医从个体医学跨入脏器医学的飞跃。中医“五行学说”、脏腑理论、经络循环都是闭合性的自洽理论，与当代医疗设备及其医药研究成果不能兼顾，盲目而过分地解析中医理论构架下的理法方药，浪费了国家对中药有效成分的科研成果，固化了中医学的科学前景。而据脉诊“形”为疾病、病灶、病理学的内涵，据“气”辨证为人体体质学的证候，“形”与“气”兼顾，中医人饮上池水，回归高屋建瓴的本色。

第七章

经脉治疗学

脉动医学是中国人对人类医学独具特色的贡献

一 脉形与脉气

六淫、七情等致病因素导致正常人转变为病人，脉象也由正常脉象演变为病脉。站在脉象的角度来认识疾病及其诊治，医生仅是做了辨识病脉、逆转病脉的工作而已。

笔者在思考：假使有一种技法或药物可直接将病脉逆转为正常脉象，疾病也就康复了。既然脉诊能诊断疾病，临床直接改变病脉又能治疗疾病，自然生态中又有治病的药物和技法，那么就简化了医疗过程。

脉象恢复正常为病愈，接近正常为有效，病脉没有改变为无效直至患者死亡。

（一）人工干预脉形

脉形当分为寸口脉形、脏腑脉形、病灶脉形、病理脉形 4 类。

（1）寸口脉形：寸口脉形可以理解为机体的即时机能状态（西医的病，中医的证），或生理调控或病理干预的脉象态势。

（2）脏腑脉形：脏腑脉形则具体反映机体各脏腑的生理、病理象图腾。

（3）病灶脉形：病灶脉形则直指脏腑内疾病的核心，它类似于 B 超、CT 和磁共振成像，将病灶的大小、形态、数量、转移与否、危害程度、病程在短期内清晰化。

（4）病理脉形：可以直接窥视机体疾病病理、脏腑疾病病理、病灶病理的象图腾。

病理脉形为最高脉诊层次，可以短时间内完成对人体疾病性质的明确诊断，或炎症或瘀滞或斑块或良恶性肿瘤。不过该层级技法仅被资深脉学研究家或传承者掌握，站在这种脉诊的高度，笔者认为：人体及其医学除仪器设备诊断以外，脉动是人类医学的第二窗口。若这些研究者可以将绝技传播出去，则人类医学的模式将形成两类，一是高科技模式，二是原生态模式。

临床上医生采用药物的（中药、西药）、手术的、介入的、体外刺激的方式方法力求病愈，力求使疾病的脉形与脉气消失并转变为正常脉象。虽然人类的医学体系庞杂，但其本质也仅是正常脉象转变为异常脉象为患病，病脉转变为正常脉象而病愈而已。例如，冠状动脉梗死，脉象中的心脏图腾表面出现枯树枝样血管梗死的图腾，医生用活血化瘀、破血消斑的方法，选择有效的中草药将壅塞的血管逐渐疏通通畅，斑块也逐渐磨削，直至心冠脉的枯树枝图腾消失则冠状动脉通畅为病愈，而心冠脉表面的枯树枝图腾淡化，呈现双壁样改变则为冠脉通畅度改善。若直接选择支架，患者虽然即刻改善症状，但病因还在，生活方式还没有纠正，再患是肯定的。再如腰椎间盘突出症患者：一侧腰肌痉挛酸胀，对侧膝关节不适。选择手术是将突出的椎间盘切除，这是不负责任的医疗模式。椎间盘突出的病因不消除，而去处理其结果，结果处理好了，术后复发也还是必然。事实上，腰椎间盘突出症的病因是人体脊柱两侧肌张力不等同，一侧肌张力过大，超越对侧，在负重或突发状态下而诱发椎间盘向肌张力弱的一侧突出并出现下肢受压迫等临床症状。设法改变过强腰肌张力的干预方式是根治手段，除非椎间盘脱出后才可以考虑选择手术取出，尽管如此，脊柱一侧高肌张力的诱因仍需处理完善，否则还会复发。腰椎间盘突出症患者脉象的表现：一侧关尺脉大而有力且弦，对侧关尺脉弦细，振幅减弱。临床上，针刺肌张力弱的一侧手之虫洞穴（作者发现），肌张力强的一侧关尺脉脉力减弱，管壁柔软，而对侧（有不适症状的一侧）关尺脉振幅恢复正常，脉也由弦细转为和缓（与寸相同），此为临床病愈。若 21 天复诊仍为正常脉象则病愈。

（二）人工干预脉气

《三指禅》云："缓为一身之气，有十分之缓，即有十分之生，有分毫之缓，即有分毫之生。"因此推测疾病转归及预后的关键因素是脉动的态势，和缓之象是判定病情向愈或证候缓解消失的标准。

中医认为人体疾病不外乎三种：表病、里病、半表半里病。对应的脉象是浮、沉或不浮不沉。而其结局不外乎就是寒热虚实，对应的脉象是脉缓或数，脉虚或实。临床辨证后选择干预的技法为：寒则热之，热则寒之，虚则补之，实则泻之，而达脉的和缓，证候的消失。例上呼吸道感染一病，西医认为是病毒感染，需要抗病毒治疗、合并有细菌感染还要抗感染治疗，甚至使用激素。中医认为感冒是表病，需要以疏风解表辨证为思路，分别采用辛温解表、辛凉解表、清暑解表、清瘟解毒等治法。但从脉象的角度来认识感冒，均为寸浮脉。临床上，西医抗病毒、中医疏风解表均可以将脉象由原来的浮而有力，甚至浮数转变为平和而治愈感冒。当然，当医生明白了感冒就是和缓之脉转变为寸浮脉时，临床凭寸脉的浮可以诊断为感冒（当然尚需分型和辨脉），我们仅要将寸浮脉直接转变为平脉即可，感冒也即可康复。笔者的技法就是直接将寸浮脉针刺转变为平脉，一般的感冒可以在10分钟内康复，其中不乏发热者。再例：咽炎或慢性咽炎，中西医都认为该病比较棘手；但从脉象的角度去研究它，不外乎都是右寸脉浮或右寸脉浮而有力。临床上笔者直接将右寸浮改变成平脉，则咽炎即刻愈。再例：脾大，临床上脉诊为左关脉脾脏图腾肿大，据其病因非常复杂，甚至不清病因，甚至不治。笔者直接在左侧第 T6–9 背经拔刺，一次可以使脾脏图腾缩小 1/3，而 B 超、CT 也证实脾脏缩小明显。这种据脉形和脉气直接干预脉象的技法值得临床进一步研究和推导。

二 脉动针刺学

（一）针灸调控的原理

（1）经络循行是古人通过手触而发现的人体调控体系，是古人对现代医学表皮和真皮无髓鞘神经布列的早期脉诊的诠释。人体内真实存在十二经脉、奇经八脉等经络循行线路，而针灸、刺血、刮痧、拔罐、推拿、按摩都是通过刺激人体经络系统调控脏腑组织的功能失调。

（2）针灸刺激经络密布的经穴，刺激穴位表层和真皮的无髓鞘神经，产生神经冲动再纵横传导它处和向深部（皮下乃至肌肉、筋膜、脏腑）辐射，纠正神经调控和体液调控失调的脏腑器官组织功能态，使其恢复生理态。疾病说明人体自备的两大调控系统（神经和体液）功能失调，人工干预（针刺、艾灸、按摩等）再调控脏腑机能并达到脉平病愈的目的。古人通过经络的感循，虽然将感循的物体谓之经络，但解剖上来说，经络其实是表皮和真皮的神经系统，刺激的穴位是皮肤的神经穿支，由此说来，中医针灸必然会在神经理论构架下融入现代医学范畴。

（3）经络和穴位的双向调节作用是其具备神经属性的有力佐证；例如针刺足三里既能够治疗腹泻又能够治疗肠胃功能不佳的便秘。针刺内关穴既能够调节心动过速又能够调节心动过缓，既能够减慢心率又能够加快心跳。针刺中脘穴既能够调节胃蠕动过缓又能够调节胃痉挛，经络和穴位的双向调节用神经理论可以得到很好的解释。

（4）通过神经理论、神经知识可以得知：人的脊髓内有调节自主神经功能的初级中枢，这个内脏初级中枢通过植物传出神经联系相应的脏腑以实现对内脏功能的调节作用。中医认为五脏六腑之气输注于背腰部的经穴称为俞穴，仔细对比就会发现脏腑俞穴在背部的位置分布与现代神经学里联系内脏的自主神经的分布惊人的一致！针刺脏腑俞穴产生的神经冲动通过联系内脏的植物传出神经直接刺激相应的脏腑器官内的效应器，利用神经系统的调控功能调整功能失调。

（5）用现代神经知识可以揭示脏腑募穴调理脏腑功能失调的科学原理。现代医学对于内脏痛觉的研究表明，内脏疾病往往引起身体的体表部位发生疼痛或者痛觉过敏，这种疼痛称为牵涉痛或海氏区。研究发现发生牵涉痛的体表部位与患病的内脏部位它们的传入神经由同一脊神经后根进入脊髓，这恰恰印证了中医脏腑募穴的科学性，中医脏腑募穴就是患病脏腑在体表的压痛点，和现代医学的内脏牵涉痛和痛觉过敏点殊途同归。刺激脏腑募穴产生的神经效应，通过自主神经的传导直接刺激相应的脏腑器官内的效应器，利用神经系统的调控功能调整脏腑器官的功能失调。

针灸通过人体经络结构慢传导和有髓鞘神经的快传导，以及内脏与体表的海氏区联系以及腧穴与脏腑具有相同或相邻神经根传导的现代医学研究，终将证实古代医学家有关人体经络或者经脉理论的正确性和准确性。针灸刺激效应与人体神经传导效应是客观事实，且终究会被现代主流医学所接受。针灸治病原理的科学突破必定引领中医学科学化进程。

（二）针下辨气

（1）辨正邪之气：邪气来时针下紧、疾（针老年人之肤），谷气来时针下流利而和缓（针年轻人之肤）。

（2）辨邪性：风寒暑湿燥火各有不同之针下气感，风性皮紧肉松类如嘴唇抿针，寒性皮收而裹针，暑之皮蒸而溢针，湿之瘀滞而黏针，燥之涩针，火之送针。别之可施补泻。

（3）针感：酸麻胀痛。

（4）得气：如鱼吞钓饵之浮沉。

（5）未得气：如钩坠深潭。

（6）辨气的意义：可指导手法的应用。若邪气紧至，则泻之，虽症现虚而当补，亦必先泻其邪，再补其虚。针体内裹为寒宜深刺，久留针。针体外送为热，宜浅刺，疾出针甚至求出点状血。

《素问·宝命全形论》更是论述了辨针下之气的过程，曰："静意视义，观适之变，是谓冥冥，莫知其形，见其乌乌，见其稷稷，从见其飞，不知其谁，伏如横弩，起如发机……经气已至，慎守勿失，深浅在志，远近若一，如临深渊，手如握虎，神无营于众物。"《素问·离合真邪论》所说的"夺人正气，以从为逆，荣卫散乱，真气已失，邪独内着，绝人长命，予人天殃"等类错误。如邪气紧急而至，则应行泻法，即使症现虚而为当补之候，亦必先揭其邪，外邪已去，再补其虚，即泻实补虚。针体内吸为寒，宜深刺之，久留针，所谓"寒者深以留之"精神专一，不理杂念，意守指下，从脉动和针下阐微患者经络之气，穴位之气，明其虚实，断其正邪，补泻有法。

（三）针下化形

针下化形是指针与脉诊配合而祛病的一种临床技法，脉诊机体脏腑有形病变或脏腑气血瘀滞或脏腑炎症或脏腑肿大或脏腑牵涉疼痛等。术者一手针刺入穴并握持针柄，一手触及寸口脏腑脉图腾，边运针（补泻手法）边触及脏腑脉图腾，直至脏腑脉图腾消失方为术毕。如小儿遗尿：术者右手持针刺入患儿左手虫洞穴，术者左手候及患儿左尺脉膀胱脉图腾，边运针（补泻手法）边候脉，直至患儿膀胱图腾消失才起针，起针后再将该针刺于患儿后头人字逢，留针 20 分钟。一般小儿遗尿会一次治愈。

再例，腰椎间盘突出症：术者右手持针刺入患者左手虫洞穴，术者左手候及患者左寸口关尺脉，边运针（补泻手法）边候脉，直至患者右关尺脉有力、实大的脉象消失而留针，并令患者行走、运动寻找原来的不适，留针 20 分钟。一般腰椎间盘突出症可一次治愈。

（四）脉改为凭

“气至”就是“已补而实，已泻而虚”，达到“补则实、泻则虚”这个标准后的脉象究竟是怎么样的呢？先来看“泻则虚”，“泻则益虚，虚者，脉大如其故而不坚也；坚如其故者，适虽言故，病未去也”，泻是把实泻下来（通过泻由实转虚），泻实达标的脉象是怎样一种改变呢？“脉大如其故”，脉管的大小（宽度）还是如故（没有改变），但由“坚”变成了“不坚”，应指的力度由强变弱。如果应指力度没有改变，仍“坚如其故”“适虽言故”，虽然当时症状减轻感到舒服了，但“病未去也”，并不是病真正的好转了。“补则实”，“补则益实，实者，脉大如其故而益坚也；夫如其故而不坚者，适虽言快，病未去也”。补是把虚的补起来（通过补由虚转实），补实达标的脉象改变，虽“脉大如其故”，脉管的大小（宽度）还是如故（没有改变，还是那么大），但应指的力度由弱变强了，由“不坚”变成了“坚”。假如应指力度没有改变，“坚如其故而不坚”“适虽言快，病未去也”，虽然当时感觉轻松舒服了，但病没有真正好转。

所以，“补则实、泻则虚，痛虽不随针，病必衰去”，补虚达到目标（转实）了，泻实达到目标（转虚）了，虽然症状当时可能没有随着起针而减轻，但肯定会慢慢好转，“病必衰去”！

（五）针刺临床干预法与术

巨刺：九刺之一。《灵枢·官针》：“巨刺者，左取右，右取左。”即人体一侧有病而选取对侧经穴治疗的刺法。《素问·缪刺论》指出巨刺用于“邪客于经”的病痛，并“必中其经，非络脉也”。本法与缪刺二者均于痛处对侧取穴，但巨刺刺经，缪刺刺络。

缪刺：《素问·缪刺论》：“络病者，其痛与经脉缪处，故命曰缪刺。”总而言之，巨刺用于病位在经之病，而缪刺用于病位在络之病。取穴法：①上下交叉取穴。②左右对应取穴。③前后对应取穴。

（1）上干预下：人体下肢不适选择上肢。

（2）下干预上：人体上肢不适选择下肢。

（3）左干预右：人体右侧不适选择左侧。

（4）右干预左：人体左侧不适选择右侧。

（5）前干预后：人体后侧不适选择前侧。

（6）外干预内：人体脏腑不适选择皮外。

（7）纵向干预：人体是对称的，一侧经穴处不适选择对侧经穴。

（8）水平干预：人体是对称的，一侧经穴处不适选择对侧经穴。

（9）象形干预：多指四肢远端体表脏腑对应图腾干预。

（10）二龙戏珠（为郑魁山针法）：针刺太阳穴，施针时使针刺感觉分两条线传导，包围眼珠为目的。左手食指紧按穴，右手持针速针或捻转进入穴，针到一定深度，得气后，针尖先向上眼睑的方向提插或捻转，使热胀或凉胀的感觉传到上眼睑，至目内眦处，再使针尖向下眼睑的方向提插或捻转，使热胀或凉胀感觉传到下眼睑，至目内眦处，包围起眼珠。此法用于针太阳穴治疗一切眼病。虚证用热补法；实证用凉泻法。

（11）老驴拉磨（郑魁山针法）：施针时用推盘手法（与古法盘针术相似）。如针头维穴时，左手食指紧按穴，右手持针速刺或捻转进入穴，得气后，将针提到皮下，似推磨一样地推转针体，可连续推转几次。热补法推转9次，推转的角度小；凉泻法推转6次，推转的角度大。此法针头维穴治疗头痛，针期门穴治疗肝气瘀滞，针章门穴治疗痞块。虚证用热补法，实证用凉泻法。

（12）喜鹊登梅（郑魁山针法）：系指施针时操作手法似喜鹊在梅树枝上歌舞，头尾上下活动一样动作，故名喜鹊登梅。用于攒竹、鱼腰等穴。左手食指点按针穴，右手持针速刺或捻转进针，得气后，右手拇食二指持针柄，中指推垫针体，使针柄、针体、针尖上下摆动，针感连续不断地传导到眼内。但注意虚证用补法，实证用泻法。留针与否应根据病情而定，一切眼病，如目赤肿痛，青盲，夜盲，近视，视网膜出血，视神经萎缩等。并可治疗头痛、面神经麻痹等病症。

（13）一拨应病（作者重要技法）：作者临床发现在脏腑对应腧穴或相邻经脉腧穴或脏腑海氏区域以三棱针点刺而达快速疗效的一种针法。此法来源于对俞跗“一拨见云天之应”经典的思考与发挥，也源于经络即真皮神经、血管的认知。由于其疗效异常显著故在此献宝。

龙脊9挑（作者手法）：

①心律不齐或心气不足及其系列病变：选择左背4—6（一般选择3根足够见效）胸经的脊络、腧络、太阳络交会处脉动，以三棱针挑刺，具有立效。脉象的心脏图腾会向愈改变。

②肺呼吸及其系列病变：选择右背1—4（一般选择3根足够见效）胸经的脊络、腧络、太阳络交会处脉动，以三棱针挑刺，具有立效。脉象的肺脏图腾会向愈改变。

③颈部病变：选择颈2—4（一般选择3根足够见效）颈经的脊络腧络、太阳络交会处脉动，以三棱针挑刺，具有立效。

④肩周炎及其病变：选择颈5经的脊络、腧络、太阳络交会处脉动，以三棱针挑刺，具有立效。脉象的肩图腾会向愈改变。

⑤肘和腕部疼痛诸问题：选择颈6—7经的脊络、腧络、太阳络交会处脉动，以三

棱针挑刺，具有立效。脉象的象图腾会向愈改变，表现为疼痛弦脉的消失。

⑥手与手指疼痛诸病变：选择颈 6—T1 经的脊络、腧络、太络交会处脉动，以三棱针挑刺，具有立效。脉象的象图腾会向愈改变，表现为疼痛弦脉的消失。

⑦心脏多种功能性疾病；选择颈 T1—T5，脊络、腧络、太络交会处脉动，以三棱针挑刺，具有立效。脉象的心脏图腾会向愈改变，表现为正常象图腾。

⑧肝胆脾胃各种疾病：选择胸 5—9 经（一般选择相邻 3 根足够见效）的脊络、腧络、太阳络交会处脉动，以三棱针挑刺，具有立效效应。脉象的象图腾会向愈改变，表现为肝胆脾胃病象图腾的消失。

⑨肾脏及肾上腺疾病：选择胸 10—11 经的脊络、腧络、太阳络交会处脉动，以三棱针挑刺，具有立效效应。脉象的象图腾会向愈改变，表现为肾脏病象图腾的消失。

⑩直肠、大肠疾病：选择胸 12 经的脊络、腧络、太阳络交会处脉动，以三棱针挑刺，具有立效。脉象的象图腾会向愈改变，表现为直肠病象图腾的消失。

⑪ 泌尿、生殖疾病：选择八髎穴处脉动，以三棱针挑刺，具有立效。脉象的象图腾会向愈改变，表现为泌尿脏腑病象图腾地消失。

⑫ 早泄、遗精、阳痿、性功能不足：选择胸 11—腰 2 经处脉动，以三棱针挑刺，具有立效。脉象的象图腾会向愈改变，表现为脏腑病象图腾的消失。

⑬ 膝关节疾病和疼痛：选择胸 11—腰 2 经选择八髎穴处脉动，以三棱针挑刺，具有立效效应。假如临床熟练掌握挑刺技巧，几乎无需烦琐记忆穴位，并具有立起沉疴临床效应。

海许氏区挑刺（作者重要技法）：

内脏的疾病常常在体表出现牵涉性疼痛和关联，选择内脏的海许氏区用以三棱针挑刺，临床疗效极其满意。作者在患者体表也发现大量的脏腑关联区域，因此以海许氏区命名。具体技法：左手轻触疾病脏腑海许氏区纵横经络交界脉动（穴位）右手持。

棱针挑刺，常以 3 ～ 9 穴为限。并据患者体质而定挑刺的轻重（病轻体质差 - 轻刺，病重体质尚好 - 稍重刺）。原则：阳性病离心（脊柱）刺，阴性病向心（脊柱）刺。

①心脏病：心脏的体表海许氏区（图 7.1），在左胸前及左手小指（手少阴心经）

或背胸 1—5 经与脊络、腧络、太阳络交汇处。临床以左手感循经穴位置，直接以三棱针挑刺，一般 3 ～ 9 穴，临床具有肯定疗效。

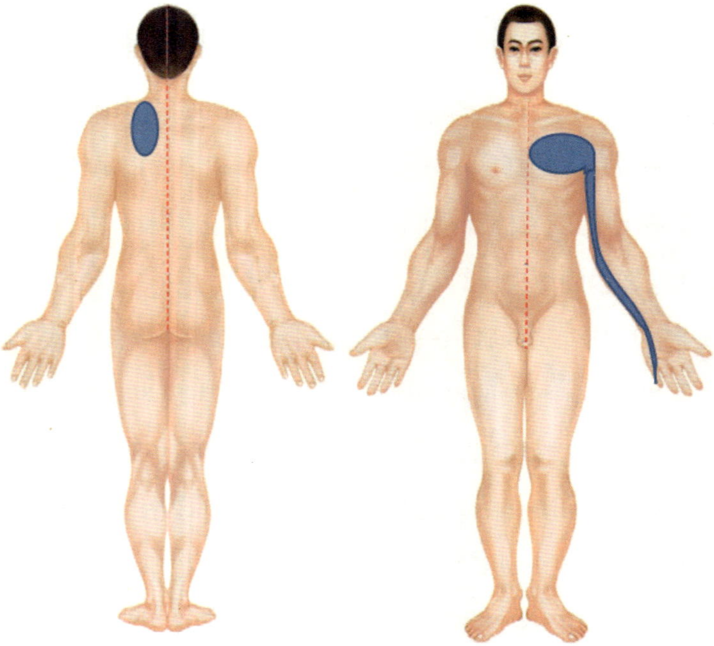

图 7.1　心的海许氏区

②肺部疾病：肺的体表海许氏区（图 7.2），在左右胸后 1—5 横经与背胸脊络、腧络、太阳络交汇处。临床以左手感循经穴位置，直接以三棱针挑刺，一般 3 ～ 9 穴，临床具有肯定疗效。

③咽部疾病：咽的体表海许氏区（图 7.3），临床在右胸 T5—T1，选择 T5—T1 脊络与腧络交界穴位。临床以左手在右脊柱旁开 2cm 处，感循经穴位置，直接以刃针真皮下平刺。临床具有肯定疗效。脉象的右寸脉浮而有力象图腾会发生向愈改变，表现双寸脉等同平和。

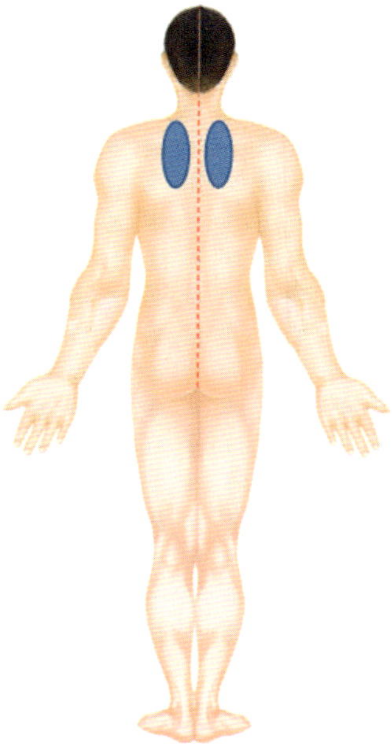

图 7.2　肺的海许氏区

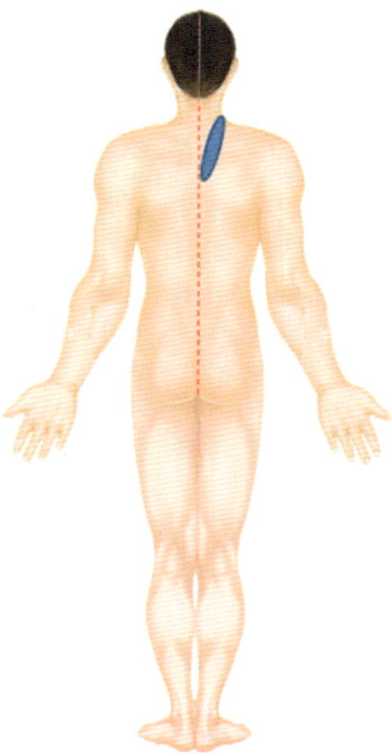

图 7.3　咽部的海许氏区

④肝部疾病：肝的体表海许氏区（图 7.4），临床在右胸 T5—T1，或右锁骨上凹区域。临床以左手感循经穴位置，直接以三棱针挑刺，一般 3 ～ 9 穴，临床具有肯定疗效。脉象的肝脉图腾会向愈改变，表现为双关脉等同平和。

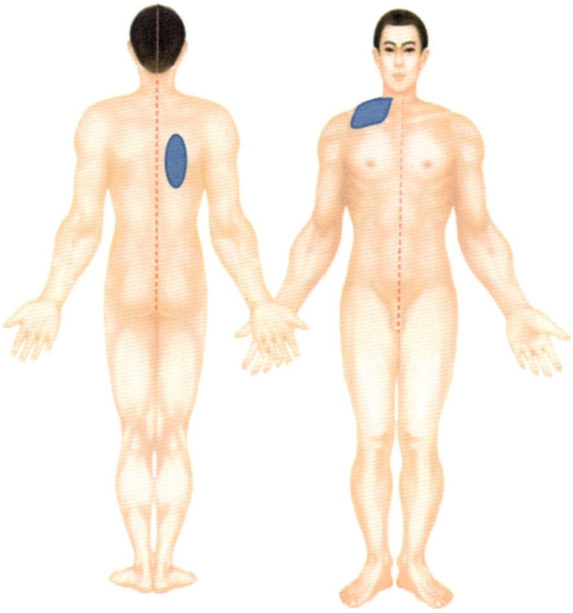

图 7.4　肝的海许氏区

⑤脾部疾病：脾的体表海许氏区（图 7.5），临床在左背 T5—T1，或腋前线 T5—T9。临床以左手感循经穴位置，直接以三棱针挑刺，一般 3 ～ 9 穴，临床具有肯定疗效。脉象的脾脉图腾会向愈改变，表现为双关脉等同平和。

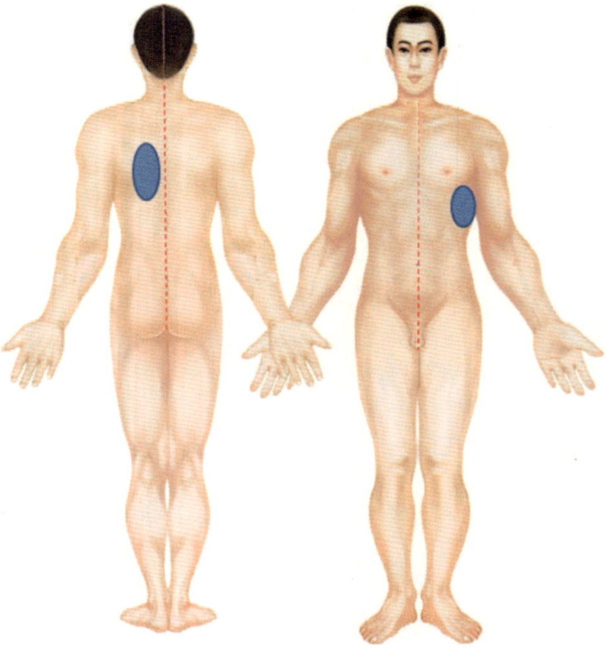

图 7.5　脾的海许氏区

⑥胃部疾病：胃的体表海许氏区（图 7.6），在右背 T5—T9，或膻中穴周围。临床以左手感循经穴位置，直接以三棱针挑刺，一般 3 ～ 9 穴，临床具有肯定疗效。脉象的胃脉图腾会向愈改变，表现为双关脉等同平和。

⑦胆部疾病（含胆总管）：胆及胆总管的体表海许氏区（图 7.7），在背 T5—9，或胸前右肝区（第 5 肋间上下）。临床以左手感循经穴位置，直接以三棱针挑刺，一般 3 ～ 9 穴，临床具有肯定疗效。脉象的胆脉图腾会向愈改变，表现为双关脉等同平和。

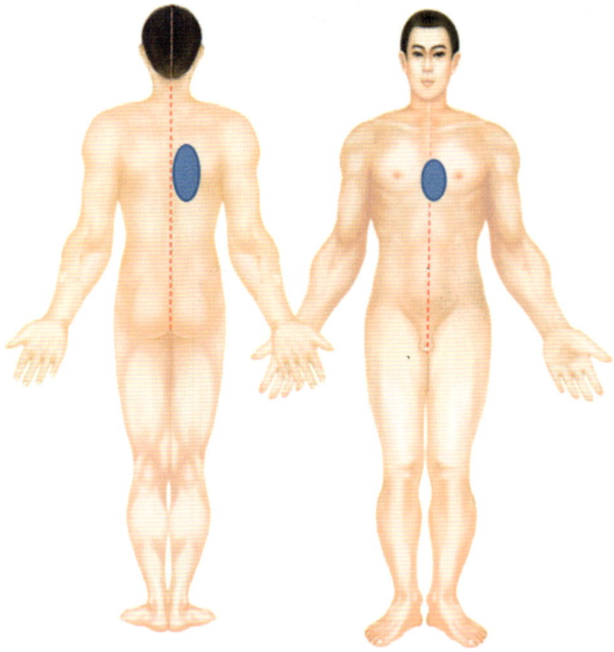

图 7.6　胃的海许氏区

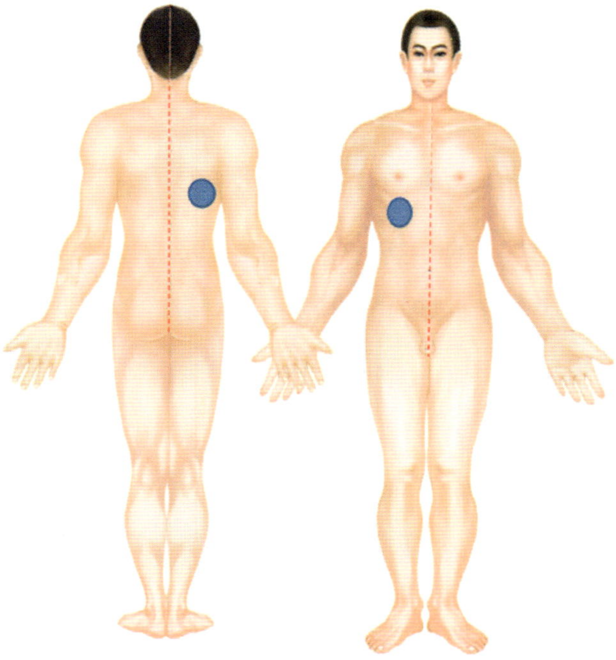

图 7.7　胆的海许氏区

⑧十二指肠疾病：十二指肠病的体表海许氏区（图 7.8），背肩区或在背 T7，或胸前右肝区下（第 7 肋间上下）。临床以左手感循经穴位置，直接以三棱针挑刺，一般 3 ～ 9 穴，临床具有肯定疗效。脉象的十二指肠脉图腾会向愈改变，表现为双关脉等同平和。

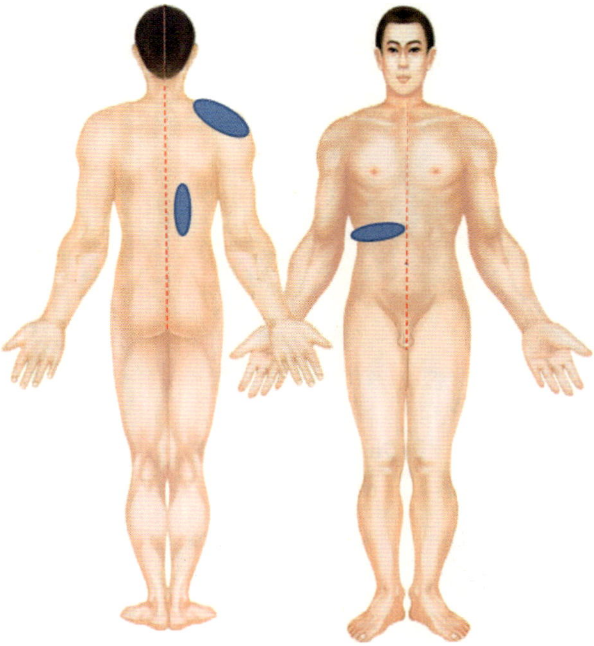

图 7.8　十二指肠的海许氏区

⑨胰腺疾病（含血糖高）：胰腺病的体表海许氏区（图 7.9），在背 T7，或胸前右肝区下（第 7 肋间上下），临床也见两腰眼区疼痛。操作：术者以左手感循经穴位置，直接以三棱针挑刺，一般 3 ～ 9 穴，临床具有肯定疗效。脉象的胰腺脉图腾会向愈改变，表现为双关脉等同平和。

⑩肾脏疾病（含输尿管病）：肾及输尿管病的体表海许氏区（图 7.10），在背 T10，或胸前右肝区下（第 7 肋间上下），临床也见两腰眼区疼痛以及同侧鼠蹊部疼痛。操作：术者以左手感循经穴位置，直接以三棱针挑刺，一般 3 ～ 9 穴，临床具有肯定疗效。脉象的肾脉图腾会向愈改变，表现为双关脉等同平和。

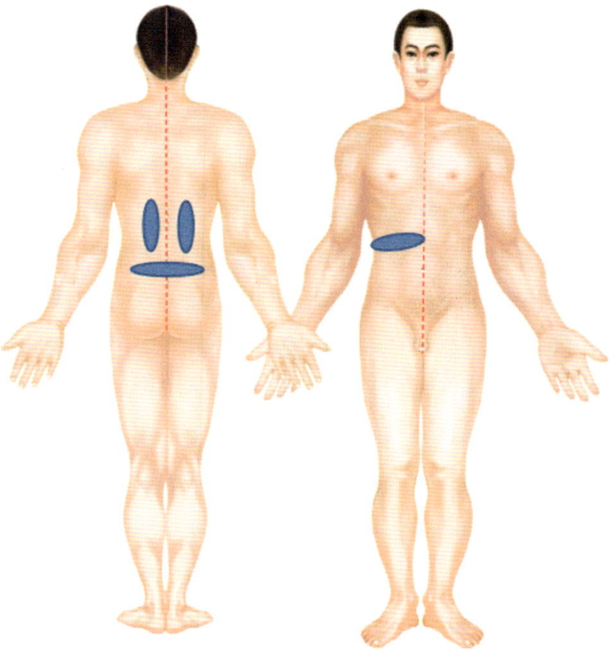

图 7.9 胰腺的海许氏区

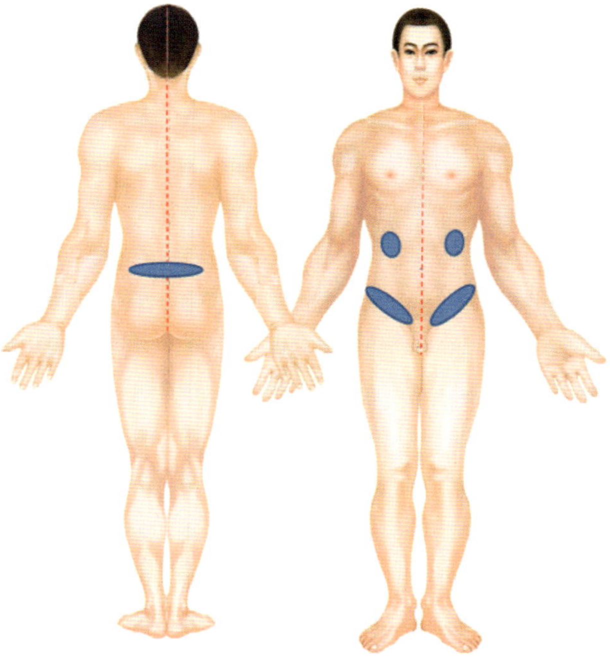

图 7.10 肾脏的海许氏区

⑪ 膀胱疾病：膀胱病的体表海许氏区（图 7.11），在耻骨前区（第 12 神经），也见八髎穴区域。操作：令患者保留膀胱半量尿。术者以左手感循经穴位置，直接以三棱针挑刺，一般 3 ～ 9 穴，临床具有肯定疗效。脉象的膀胱脉图腾会向愈改变，表现为双关脉等同平和。

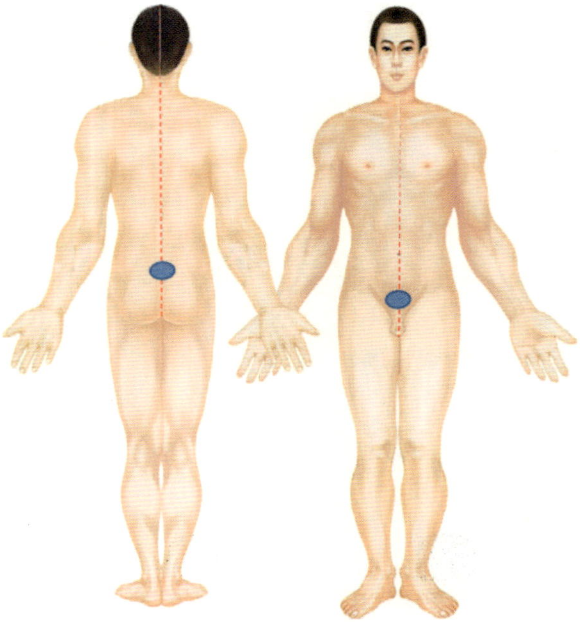

图 7.11　膀胱的海许氏区

⑫ 结肠疾病：（盲肠、升结肠、横结肠、乙状结肠）的体表海许氏区（图 7.12），在脐下耻骨上区域。操作：术者以左手感循经穴位置，直接以三棱针挑刺，一般 3 ～ 9 穴，临床具有肯定疗效。脉象的结肠脉图腾会向愈改变，表现为双关脉等同平和。

⑬ 阑尾疾病：阑尾的体表海许氏区（图 7.13），在背 T7，或胸前右肝区下（第 7 肋间上下），临床也见两腰眼区疼痛。操作：术者以左手感循经穴位置，直接以三棱针挑刺，一般 3 ～ 9 穴，临床具有肯定疗效。脉象的阑尾脉图腾会向愈改变，表现为双关脉等同平和。

⑭ 小肠疾病：小肠病的体表海许氏区（图 7.14），在脐周区域。操作：术者以左手感循经穴位置，直接以三棱针挑刺，一般 3 ～ 9 穴，临床具有肯定疗效。脉象的小肠脉图腾会向愈改变，表现为双关脉等同平和。

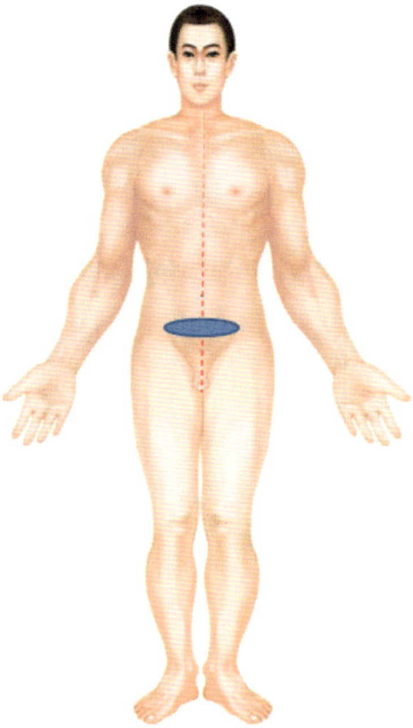

图 7.12 结肠的海许氏区

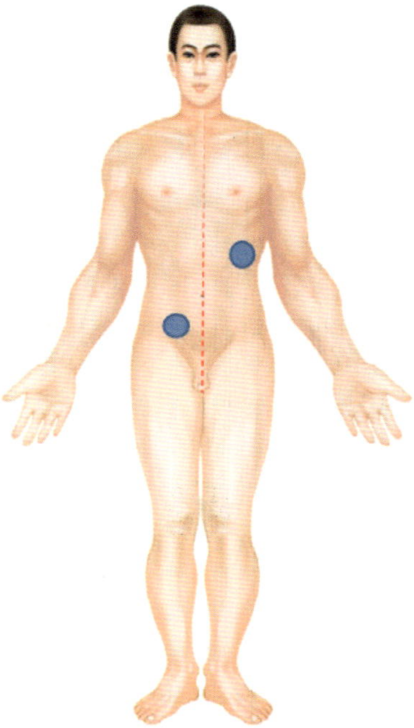

图 7.13 阑尾的海许氏区

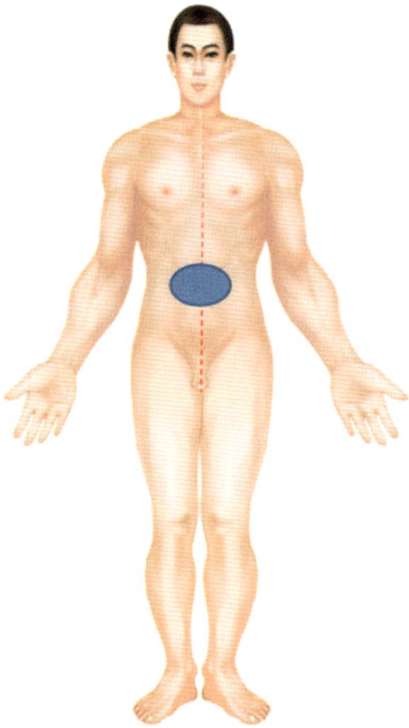

图 7.14 小肠的海许氏区

⑮ 直肠疾病：直肠的体表海许氏区（图 7.15），在后八髎区域。操作：术者以左手感循经穴位置，直接以三棱针挑刺，一般 3 ～ 9 穴，临床具有肯定疗效。

⑯ 膝关节疾病：膝关节病变（无明显原因疼痛）临床多见腰区病变（腰椎间盘突出）所致。临床一般具有左膝右腰或右膝左腰的规律。治疗区域在两侧腰骶（刃针松解肌筋膜）。操作：令患者抬头，术者以左手感知两侧腰骶肌筋膜的张力，选择肌张力大的一侧刃针松解，直至两侧肌张力均等。临床具有肯定疗效，甚至一次治愈。图 7.16 为膝关节的海许氏区。

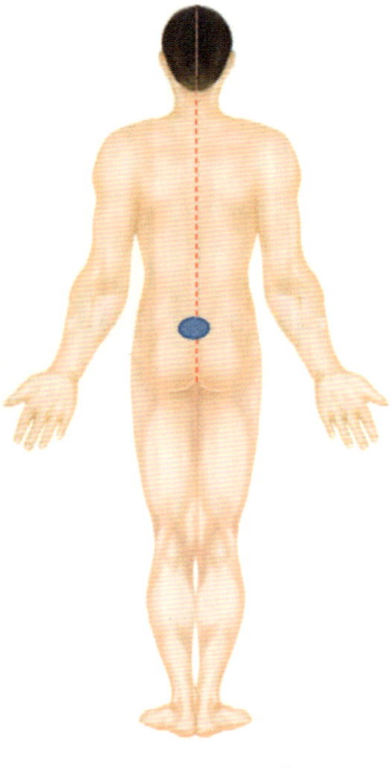

图 7.15　直肠的海许氏区

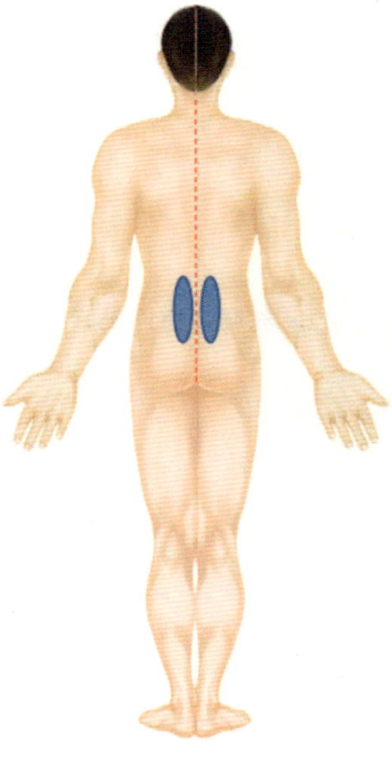

图 7.16 膝关节的海许氏区

（14）乾坤挪移（作者重要技法）：临床以平脉为依据，以无独为标准针灸调脉、调脏腑、调病灶并力求快速脉平无独的一种技法。临床上寸口一侧独大或独小，独浮或独沉，独弦或独散，独有力或无力。脏腑脉晕独大或独小，独浮或独沉，独弦或独散，独有力或无力，独滑或独涩。病灶独滑或独涩，独饱满或独干瘪等。事实上无论寸口独或脏腑独或病灶独都可以用虫洞穴调理，一般均可将独大的一侧脉晕调移到寸口凹陷的一侧，从而达脉平病缓或病愈。图 7.17 为寸口、脏腑、病灶脉独的具体用穴。若一穴力量不足时可以用相邻虫洞穴辅助。脏腑独和病灶独与某部独技法类同。若一侧关尺脉弱则针同侧洞人和洞地，余技法类推。

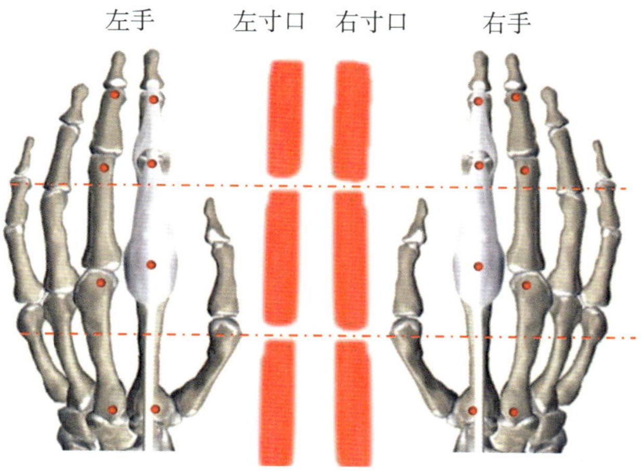

图 7.17　寸口、脏腑、病灶脉独

具体临床实操如下：以一寸针（0.25），针在寸口脉气弱的一侧，右旋或左旋针并轻上捋针柄，反复多次，直至对应两部脉平。

寸口独：

①左寸大（图 7.18）：针右洞天，针左旋并轻上捋针柄，反复多次，直至对应两部脉平，不足加右洞魂。

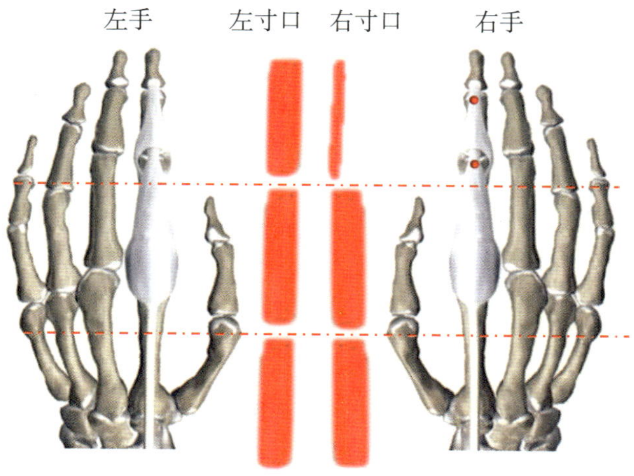

图 7.18　左寸大

②右寸大（图 7.19）：针左洞天，针右旋并轻上捋针柄，反复多次，直至对应两部脉平，不足加左洞魂。

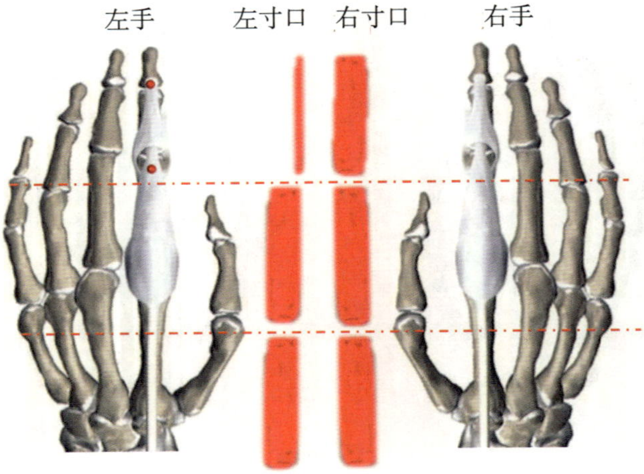

图 7.19　右寸大

③左关大（图 7.20）：针右洞人，针左旋并轻上捋针柄，反复多次，直至对应两部脉平，不足加右洞人。

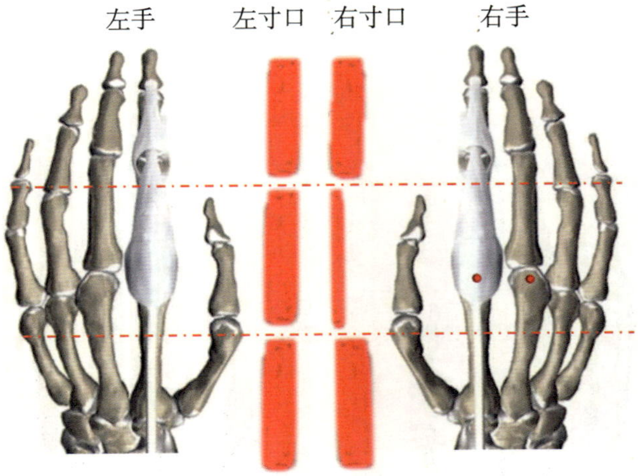

图 7.20　左关大

④右关大（图 7.21）：针左洞人，针右旋并轻上捋针柄，反复多次，直至对应两部脉平，不足加左洞人 2。

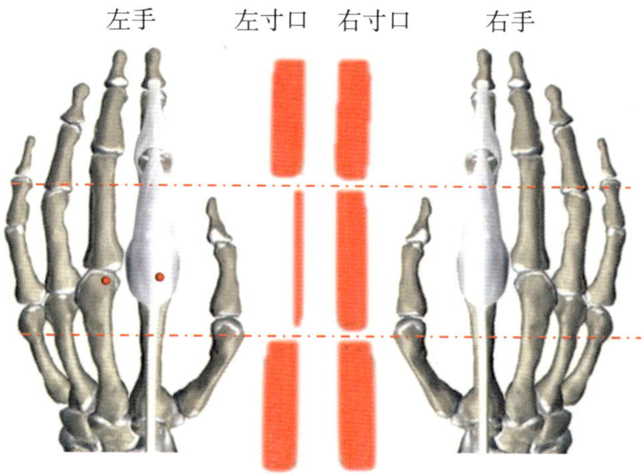

图 7.21　右关大

⑤左尺大（图 7.22）：针右洞地，针左旋并轻上捋针柄，反复多次，直至对应两部脉平，不足加右洞地。

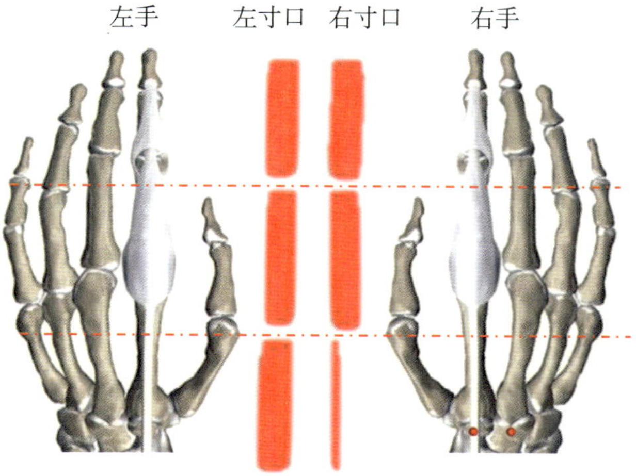

图 7.22　左尺大

⑥右尺大（图 7.23）：针左洞地，针右旋并轻上捋针柄，反复多次，直至对应两部脉平，不足加左洞地 2。

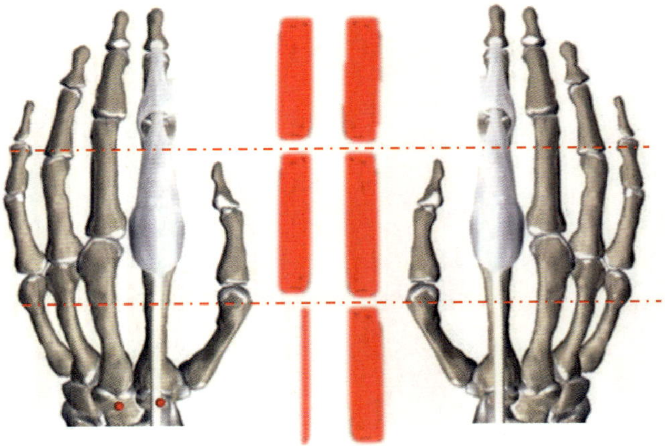

图 7.23　右尺大

（15）拨云散雾（作者重要技法）：脉诊工作中常常遇见脏腑的炎症脉象，脏腑炎症脉象表现为脏腑脉图腾的外围笼罩一层薄雾状气晕，而指下的感觉为脏腑脉图腾外围混沌，似有雾霾感。如前列腺炎，脉诊时可见尺脉下 1/3 位置出现顶无名指的脉晕团，而其外围则边缘混沌，雾霾缭绕。此时除中药调理以外，针灸可以快速驱散雾霾，并使前列腺脉图腾快速消退，体积变小。当这种霾气和腺体缩小后，患者的临床症状也消退。临床选择右洞地穴，矢状刺入筋膜与骨面，轻捋针柄，外旋。若多次干预，数诊后前列腺雾霾消退，腺体也缩小直至病愈。再如，抑郁证：抑郁证脉象为弦濡脉，心脉动脉势趋向小鱼际，去大回小。针刺法：选印堂穴针尖朝下平刺，迎香穴刺 1 毫米，双足三里刺 0.5 ～ 0.7 寸，留针 30 分钟。脉缓，脉势来去尚缓为病愈。

（16）移花接木针法（作者重要技法）：寸口某一部明显凹陷或脉弱，而相邻或对侧脉口某一脉图腾独膨大或独有力，术者以针灸技法，将独膨大或独有力的脉图腾移花接木到凹陷或脉弱的地方而达脉平的技法，此法类似于乾坤挪移，只不过采用体针而非手针。例如，右寸脉独大，而左寸脉弱或凹陷。术者在太冲穴或陷谷穴贴骨进针并在滞针处停留，轻运针（左旋针柄）轻捋针柄，直至双寸脉平或矫枉过正使右寸脉气变弱。当然也可以选择在手背掌骨根部针刺滞针，向弱侧选择针体或捋针柄而达脉平。

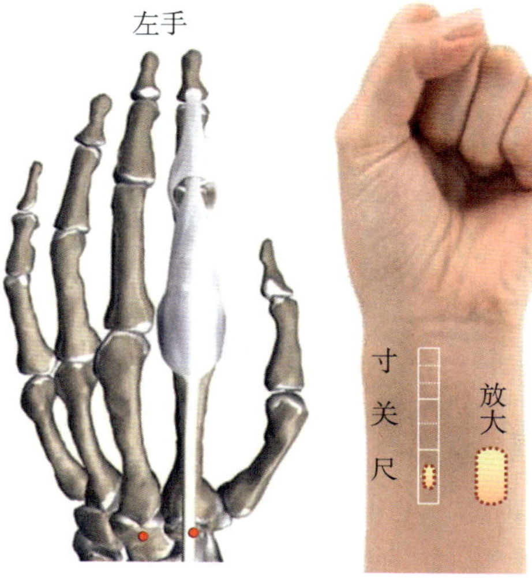

图 7.24 示意图

（17）釜底抽薪针法（作者重要技法）：指在脑卒中或脑梗或脑出血的 48 小时内采取放血疗法而达快速防止继续出血或脑梗进一步加剧的针法。此法可以快速终止脑出血或快速阻止脑梗加剧或立即缓解病情。例如，脑出血：在右肘部头静脉或贵要静脉（若不易操作，可以取腘静脉或大隐静脉内踝处）以 12 号针头刺入，放血 150 ～ 200 毫升。若患者一侧嘴角下垂，可将患者嘴打开，在下垂侧将淤血处以注射针 9 号，点刺放血，并让患者反复吸吮而将淤血吐出。一般可以快速止血和快速解决嘴歪，也多见患者立即恢复行走。术毕，此时亦不能麻痹大意，还需继续中药跟踪调理。再如，脑梗：若伴血压高则直接放血，若血压不高，可以先喝淡盐水 300 毫升，再放血 150 ～ 200 毫升。一般可以快速缓解梗死。术后仍然需要中药活血化瘀，行血化斑调理，以及饮食控制维系。

（18）潜阳归海：壮相火：是指针对患者脉势去大回小，脉气直越寸顶（向鱼际方向冲撞）的脉象。这类患者多见睡眠极度不好、抑郁、血燥、月经提前、在家难以久留等不安或上热下寒的脉象。采用如此针法，可以快速平静心情、改善睡眠、解决上热下寒等证。

具体操作（图 7.25）：令患者面朝上平卧，松裤带。碘伏消毒脐及脐下 1 寸气海穴处，范围 1 厘米，并酒精脱碘。让患者吸气后停止呼出，术者左食指按住气海穴，以 4 寸,0.5 厘米粗长针向盆腔方向斜 15° 速刺腹中，针尖出现落空感时，令患者呼吸。每吸气则针缓入腹，直至针尖有触物感而止（一般缓刺，肠子会自动离开针尖），此时针尖已经抵达脊柱并刺激腹部神经节。停针 1 小时，患者有热流自上而下地流向足部为佳。一般一到数次患者上述症状消失或明显缓解，且上寒下热现象明显消失等。

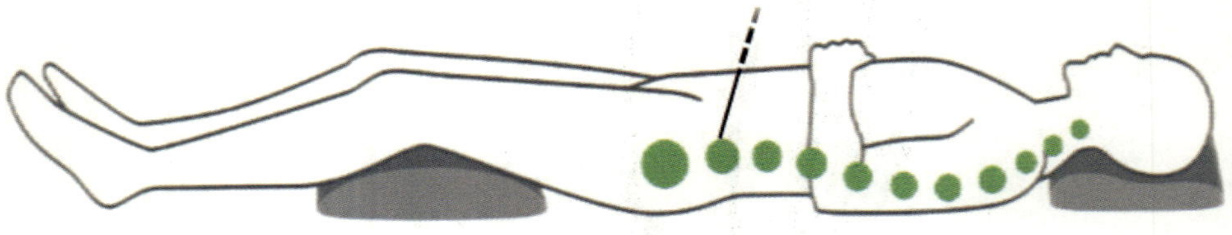

图 7.25　示意图

（19）脏腑换血（作者重要技法）：在体表用此法将各脏腑尤其是病脏的气血快速更换，以达到脏腑疾病康复的一种针法。一般在背侧阳经速刺可以快速指令脏腑收缩（体积变小），病气挤压排除，继而在颈侧阴经挑刺，病变脏腑即刻扩张，此法可令病脏快速气血更换而达康复。这是因为刺背则交感神经兴奋反射则脏腑收缩，刺颈前经则自主神经兴奋而脏腑扩张，如此这般则脏腑疾病康复。例如，临床刺右背 6—9 则肝的脉晕收缩变小，后快速刺激肝络颈区则肝晕舒张，体积复原。此时患者眼睛明亮，全身轻松，心情愉快。

（20）霸道醒脑（作者重要手法）：三棱针快速点刺头顶三阳五会穴，后快速点刺左背 T1—3 脊经、背俞经、太阳经，则具有明显醒脑作用。操作可以反复三次（术前需与患者家属商议，因患者受刺部位会出血）并且严格无菌操作。

（21）退热四法（作者重要技法）：临床发热患者较多，怎样快速退热是临床医生必备技能。

①八字降温（图 7.26）：特指在脊柱旁第 3 胸椎到第 7 颈椎处用刃针斜刺，边刺边退形成倒八字样，患者会快速退热。

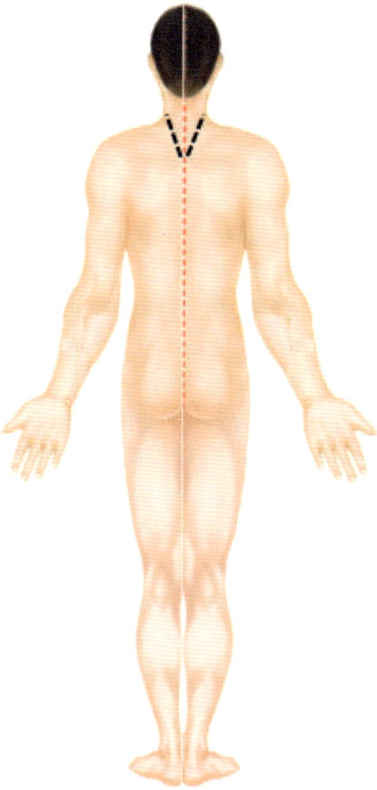

图 7.26 示意图

②伏太阴降温（图 7.27）：特指在上呼吸道感染或患者发热、咽炎的治疗中，脉诊发现有寸脉高而有力的患者，临床可以在脊柱右侧第 3 胸椎到第 7 颈椎处用刃针斜刺，边刺边退，并达到双侧寸脉平的目的，此时患者将快速退热，咽炎和感冒症明显缓解。

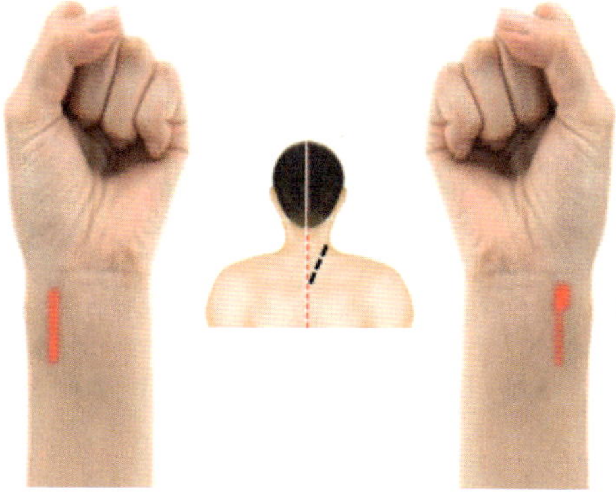

图 7.27 示意图

③夺神降温：对于小儿，恐惧针刺这是临床常见问题，这部分患儿临床针刺遇到不便。作者认为：发汗是退热的标志，让患儿出汗是关键的操作。因而术者故意拿针在患儿眼前比画，患儿一定哭闹，若患儿大汗出即退热。若不退；此时将患儿颈部暴露，速刺大椎穴，或曲池穴，或合谷穴均可速退热。

④三阴伏温：选择三阴经或上肢肘部或下肢膝内下，针刺留针，少许时间患者便退热。例如肘三阴降温法：选择右肘部弯横线上 0.5 厘米处针刺三阴经（太阴、厥阴、少阴经），留针 40 分钟。可以在左洞地穴加强疗效。一般会快速退热。

（22）升温四法（作者技法）：患者多有体温低，四肢寒的临床证候，选择针刺提高人体体温比较方便。欲解决四肢畏寒、怕冷的临床现象，单纯的热水泡脚或艾灸等技法多见疗效不持久，大剂量艾灸人体毛孔会开，甚至汗出反而带走热量。

①强心升温：心为一生之阳，心力弱或心率缓的患者多会出现四肢寒、怕冷现象。

双寸口脉平而心晕沉：选择患者左背胸 1—5 的脊经、背俞经、太阳经，以 12 号注射针针尖点刺纵横经络脉交会穴，一般一次选 9 穴，至外向内挑刺，患者心晕会迅速有力，四肢会快速变暖。

关尺脉平而心晕沉右寸脉高且有力：这种脉象临床多见，可能的诱因是患者长期右手负重（长期用右手劳作或长期锻炼右上肢）而导致患者右背肌肉发达，肌力大于左侧，椎间盘受一侧肌力的挤压而突出于对侧。患者多会出现胸闷、无力、怕冷等临床症状。

解决方法：在右侧背部将胸 1—5 椎旁肌筋膜用刃针一一松解，至双寸脉平，再在左背胸 1—5 的脊经、背俞经、太阳经的纵横经络交会穴处，以 12 号注射针针尖点刺，左寸心晕变有力为愈。至此患者一改过去畏寒、怕冷、胸闷、无力等问题。

②气化针法：烧火山是古法，个人理解和手法都有不同之处。作者的技法比较简单，容易掌握。如选择左合谷穴，脉诊轻触合谷表皮，循到合谷穴脉动点处，以寸针指下地部，轻提针至真皮处，令患者深呼吸 9 次。术者右手虚提针柄，与患者呼吸共上下（虚提不是真提针柄），少许患者微汗，于是脏腑之形、病灶之形消失或缩小。

③壮脾胃：脾胃好患者没有理由畏寒怕冷，明白这层道理临床上调理脾胃机能亦

能改善畏寒现象。技法：选择背部 5—9 胸经与脊络、腧络、太阳络交会处，以 12 号注射针针尖至外向内点刺，患者即暖。

（23）内牵引（作者技法）：临床常见患者上肢或下肢不等长问题，作者的解决技法：以刃针松解短肢的背部肌筋膜，并令患者深吸气和憋气，由于腹内压力的增高而内牵引肢体使之变长。例如，右肩低：右寸脉实大。令患者深吸气憋气，以刃针松解腰 L1-2 和胸 12 等椎旁肌筋膜，右肩可以上抬。右腿短（图 7.28）：脉象的右关尺脉大而有力。令患者深吸气憋气，以刃针松解腰 L5，骶 1 椎旁肌筋膜，右腿可以自动“延长”。

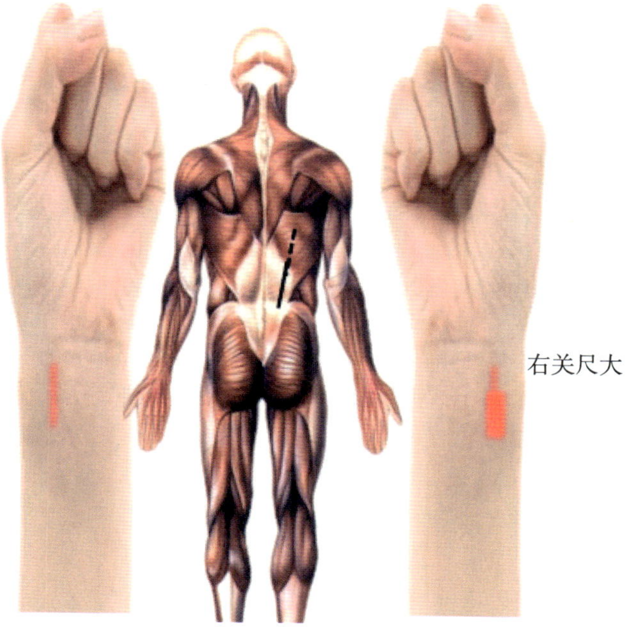

图 7.28　示意图

（24）火烧肿瘤针法（作者技法）：作者在肿瘤患者的合谷穴实施烧山火技法，发现全身的肿瘤脉图腾皆在缩小，因此认为烧山火针法具有治疗肿瘤作用。具体手法与烧火山同。

（25）刺血干预：刺血疗法具有逐寒祛湿、行气活血、化瘀消滞、祛毒泄热、疏通经络、消肿止痛、降血脂、止血等功效，也具有调节人体阴阳、解除疲劳、清肝明目、增强体质等功能。

①大络刺：大络这里泛指人体浅表静脉或深静脉，常在上肢肘部静脉、下肢大隐

静脉、腘静脉等处实施。该络脉为人体气血的回路，刺之具有行气活血、化瘀消滞、祛毒泄热、可祛陈旧之血、消肿止痛、降血脂、轻身等功效。一般量保持在 100 ～ 200 毫升，可以多次但以不伤正气为主。对于血瘀或疑似梗死而血压不高患者，术前应当补充盐水，且补充水量要大于出血量。而对于高血压患者，术后常有血压更高的临床现象，这是患者紧张，血管痉挛的原因，可以令患者卧床休息，减少饮食观察。若不缓解可以再针双三阴交等穴。

②筋膜刺：筋膜刃针治疗是在人体筋膜结构构架下，一种运用刃针高效松解筋膜的技法。主要有针对头颈类头痛、神经痛、颈椎病及筋膜炎，以及颈椎病引起的头痛、眩晕等症状。胸椎及其背部疼痛、腰背部疼痛、腰椎间盘突出症，及其臀腿酸胀、膝关节疼痛、踝关节及足趾麻木的治疗。

事实上人体的内脏均挂载在脊柱上，而脏腑的神经、血管多穿行于脊柱间或筋膜下。脊柱的成形完全是筋膜和肌肉的绑定，临床上筋膜疾病或脊柱形态自然会关联于脏腑。作者观察到脊柱相关疾病占门诊量的一半以上。许多疾病通过调理脊柱得以改善或痊愈。

③压痛点刺（图 7.29）：压痛点多是指身体特定部位原本就比较敏感的点，位置常固定不变，常见全身有 10 对，左右对称。若压痛明显或有疼痛症状，临床也可以用刃针松解调理。

如腰椎间盘突出症：病变的诱因是脊柱两侧的肌张力不等，肌张力大的一侧椎体承受力加大，椎间隙也被挤压。而椎间盘会向对侧膨出、突出或脱出。治疗该病的要点并不是西医开刀将突出的椎间盘切除，也不是所谓的手法复位椎间盘，而是松解高张力的肌筋膜，平衡脊柱两侧的肌张力，至于椎间盘它会自动复位，当然脱出的椎间盘只有手术取出才能缓解症状。作者上万例的临床实践均证实刃针松解腰骶部肌筋膜是治疗腰椎间盘突出症的首选。

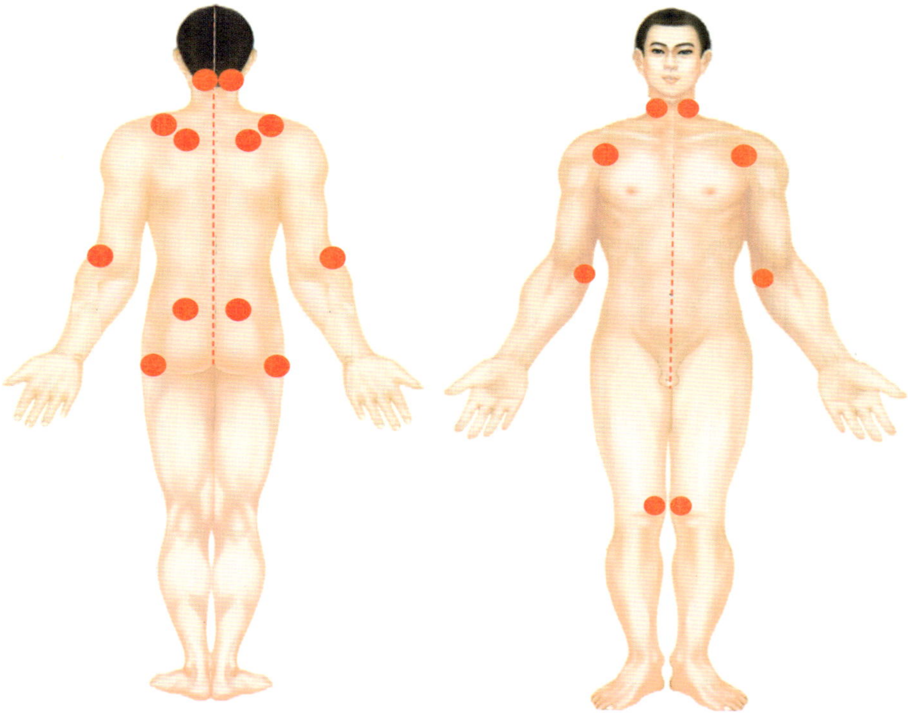

图 7.29 示意图

（26）韧带松解：对于长期脊柱变形，除了松解脊柱两侧肌筋膜以外，可以将椎外黄韧带根据需要加以松解，当然注意不要损伤脊髓或神经干和预防出血。如严重的颈椎病由于长期的不适，患者多采取将就的体位而导致椎体的韧带挛缩、钙化、僵化，使用认真而巧妙的刃针松解其筋膜、韧带可以快速缓解临床症状。

（27）腱鞘松解：许多腱鞘炎，久之则导致局部粘连，并造成患者肢节挛缩或功能障碍，选择刃针对腱鞘或周围筋膜完全松解可以快速解决疼痛，解决功能受限问题。例如食指腱鞘炎，手指不得直伸，若因其腱鞘炎症或粘连，可以以刃针松解其粘连处而达病愈。

（28）贴骨针刺：骨膜的传导速度较快，临床利用骨膜传导这一特性，调控脏腑气血具有可靠疗效。事实上，手足的针刺刺及骨膜或挤压骨膜，具有见效快、疗效好的临床特点。董氏奇穴的手针多有这种关联。作者关于乾坤挪移针法也是基于骨膜效应。

（29）迷走神经刺：迷走神经传入纤维直接或通过孤束核及其上升网状结构系统，

投射至大脑皮质。一般选用左侧迷走神经行刺激治疗（选用右侧迷走神经会发生重度的心搏徐缓）。

左迷走神经在左颈总动脉与左锁骨下动脉之间下降至主动脉弓的前面。

方法：取仰卧位，头转向患侧，确定乳突前缘和外耳道下方作为穿刺点，与皮肤垂直进针 1.5 ～ 2 厘米，可触及茎突。稍退针后沿茎突后缘继续进针。共进针 2 ～ 2.5 厘米时，针基本抵达颈静脉孔下方。如部分癫痫患者的针灸治疗：已有研究证实，迷走神经刺激通过直接或间接方式引起脑干和大脑皮质广泛释放 γ－氨基丁酸和对羟基苯甘氨酸，抑制神经传导介质而起到抗癫痫的作用。这是迷走神经刺激在脑部许多区域增加抑制性作用而防止癫痫活动的发生和传播的解剖和生理生化基础。

（30）蝶腭神经节刺（李新吾教授发明）：蝶腭神经节体表位置于四白穴和外耳道孔之间的连线中点，神经节位于此位置深部的 5 厘米处（图 7.30）。

针刺要用 0.3 毫米 ×75 毫米的针具，进针大约 5 厘米，能触及此神经节。蝶腭神经节为人体最大的副交感神经节，针刺触及后鼻部会有喷水感，咽喉、口、眼，都会有酸、胀、热感，速进速出，不留针。

对过敏性鼻炎、咽炎、眼干症、打鼾，尤其对于过敏性鼻炎的其他症状，如流涕不止、打喷嚏有立竿见影的效果。

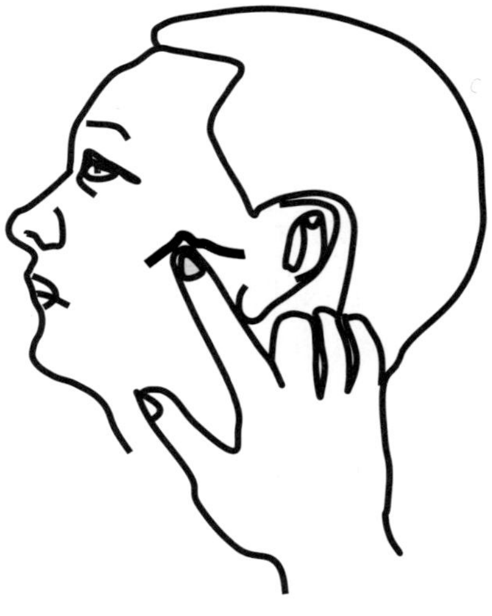

图 7.30　取穴示意图

选择细而坚硬稍有弹性的不锈钢毫针，直径 0.35 毫米，针身长度 55 毫米，正好为皮肤表面到达蝶腭神经节的距离，较为合适，最长也应在 60 毫米以内。过长、过细的针，不但软弱无力且易在肌组织内自动偏离方向，刺在骨壁上，无法判断距离，不便于随时调整方向，还可能经翼腭窝穿透蝶腭孔进入鼻咽侧壁，引起鼻出血不止。甚或针尖遇骨质转向上方，刺向球后，发生意外。针头太尖、太细，可扭曲成钩，拔针时可带出肌纤维。针尖太钝，易滞针。如果用 50 毫米的毫针则太短，针尖达不到蝶腭神经节的深度，起不到刺激作用。

取穴方法：颧骨弓的下沿与冠突之间的缝隙是最适合毫针进针的地方，因此进针点可选在颧骨弓的下沿，相当于颞骨颧突和颧骨颞突合缝线部位稍显膨大处，以左手食指在此结节的稍后方向上轻轻按压，就可触摸到颧骨弓一弯向前上方的最高点，这个凹陷处，称它为弓形切迹。指头对准并压满弓形切迹，并轻轻将该处皮肤向下按压 1 ～ 2 毫米，使其离开颧骨弓下沿，露出进针的缝隙。然后，把针尖对准放在左手指甲尖中央的前上方，也就是弓形切迹骨缘下方中央最高点处，如图 7.30，针尖先刺进皮肤，再调整针身方向，瞄准前上方蝶腭神经节所在的位置，徐徐刺入。

进针方向及调整：眶下孔（中医称之为四白穴）为起点，止点为同侧外耳道孔中央，画一条横线，称之为外平行线。此线为毫针经进针点刺入皮肤后瞄准的方向。而另一条内平行线，以蝶腭神经节为中心，与外平行线等高、等距等长，约在 55 毫米深处。用以确定穴位所在的位置。大概 2 条平行线均长 9 厘米，要刺中深处的蝶腭神经节，只需将针头从外平行线的中央向内平行线也就是前后都为 4.5 厘米的中心刺进，即应命中。

要点：让患者头向对侧适当倾斜，并稍许向后仰，将穴位、进针点、医师视线三点连成一线。只需向前平行刺进，更易命中。按上述方法进针，成功的概率较高，即长 55 毫米的针身，完全没入皮内，仅留针柄在外，而且连续向深部刺动，针尖无任何阻力，患者立感面部麻胀或出现放电感时，才证明是刺在了翼腭窝内。（蝶腭神经节处在翼腭窝内，小而深，四周被骨质包裹，只有窝的外侧而无遮挡，其最宽处仅有 3 毫米左右）。

（31）人迎穴（颈交感神经）刺：人迎穴属足阳明胃经，穴处喉结旁开 1.5 寸处，即切脉的人迎脉，古以此迎候人事三阳之气。

功能：通经调气，散结平喘，平肝潜阳，宽胸止咳。

主治病证：痰浊阻肺、肺胃热盛、肺气不宣之胸满喘息、咽喉肿痛诸症。痰气互结之瘰疬、瘿瘤诸病证。肝阳上亢之眩晕、头痛诸病证。

取穴方法：仰卧，颈内侧三角，平喉结水平，颈总动脉内侧。①喉结旁开 1.5 寸处。②摸颈部静脉搏动之内侧缘，平喉结处是穴（图 7.31）。

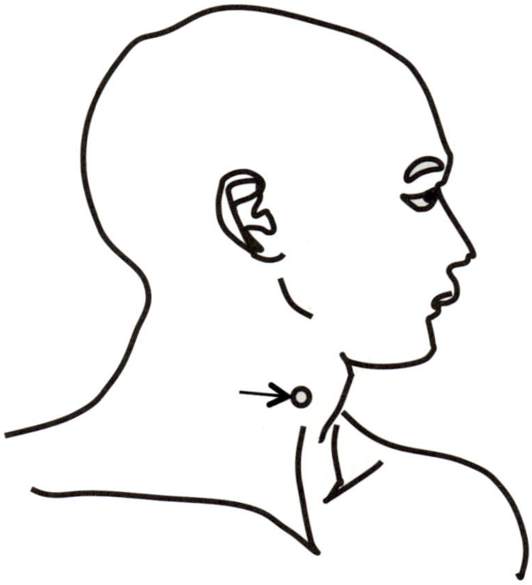

图 7.31　取穴示意图

深度：针 0.3 ～ 0.5 寸，留针 10 分钟，温和灸 5 ～ 10 分钟。

人迎穴层次解剖。①皮肤：由颈横神经分布，该神经是来自颈丛的皮神经，神经纤维来自第 2、第 3 颈神经。②皮下组织：内有上述皮神经分支，在皮下组织有受面神经颈支支配的皮肌——颈阔肌。③颈深筋膜浅层：为包绕胸锁乳突肌的深筋膜在该肌前缘融合而成。其深面紧邻颈动脉鞘。尚有甲状腺上动，静脉的分支或属支。④咽缩肌：是主要附着在甲状软骨，并构成咽壁的组织，其运动受迷走神经的咽支支配。

（六）穴位的疾病调控效应

处于纵横经络的交叉中心的穴位，具有综合传导和双向传导作用。这些穴位不但具有固有的特异针对作用，还具有广泛的非特异性效应，有“扶正祛邪”的稳态调节效应。此外，还可产生肌肉和平滑肌松弛作用并发挥抑制疼痛的作用，有神经—内分泌—免疫系统的非特异性调节作用，有脏腑生理功能和病理改变的调控效应，有反映相应靶器官疾病的诊断作用和施加刺激对靶器官的调节和治疗作用，有快速退热和醒脑、强心作用，具有双向调节血压作用，具有刺激机体激活疾病自愈机制。矫正脏腑功能不足用腧穴，矫正脏腑功能太过用募穴。

（七）穴位的组合叠加效应

（1）同一条横经或相邻横经，又为相同络脉的经穴疗效具有叠加作用（表 7.1）。

表7.1 穴位的组合叠加的脏腑效应

脏腑	脊髓节段	穴位
心脏：兴奋度提高（表现为心肌收缩力和每搏输出量提高）	T1–T4	T1–T4 横经及其夹脊、腧络、太阳络的交界穴（偏左侧）
肺：兴奋度提高（表现为血氧饱和度升高）	T1–T4	T1–T4 横经及其夹脊、腧络、太阳络的交界穴（双侧）
肝、胆、胃、胰头、十二指肠：体积快速缩小，气血快速更换，功能恢复	T5–T9	T5–T9 横经及其夹脊、腧络、太阳络的交界穴（偏右侧或双侧）
脾、胃、胰尾、十二指肠：体积快速缩小，气血快速更换，功能恢复	T5–T9	T5–T9 横经及其夹脊、腧络、太阳络的交界穴（偏左侧或双侧）
肾、肠道：体积快速收缩，气血快速更换，功能改善，血压升高，老年将改变肠道功能	T10–T11	T10–T11 横经及其夹脊、腧络、太阳络的交界穴（左侧左刺，右侧右刺，双侧双刺）
腰椎、下肢：功能改善，疼痛消失	L1–D1	L1–D1 刺患肢健侧（至两侧腰筋膜张力相等为愈）
子宫、卵巢、膀胱、直肠睾丸、前列腺：气血更换，体积收缩，功能康复	L4– 八髎	L4– 八髎双侧同刺

（2）海许氏区内的穴位对靶脏腑具有叠加调控效应（表 7.2）。

表7.2 海许氏区内穴位对应的脏腑

脏腑部位	脊髓节段	脏腑部位	脊髓节段
头颈	T1–T5	脾	T6–T10
上肢	T2–T5 T3–T6	胰	T6–T10
下肢	T10–L2	肾	T10–L1
心脏	T1–T5	输尿管	T11–L2
支气管肺	T2–T4	肾上腺	T8–L1
食道下端	T5–T6	睾丸、卵巢	T10–T11
胃	T6–T10	睾丸附件	T11–12
小肠	T9–T10	膀胱	T11–L2
盲肠脾曲	T11–L1	前列腺	T11–L1
脾曲直肠	L1–L2	子 宫	T12–L1
肝胆	T7–T9	输卵管	T10–L1

（3）同时用三棱针点刺穴对，临床效应大于针刺效应，出血效果更突出。治痛十三穴对（表 7.3），临床上有一定疗效。

表7.3 治痛十三穴对

十三腧穴对用	调控病痛
合谷—太冲	镇痛，镇静，镇痉，疏肝利胆
内关—足三里	健脾和胃，宽胸理气，降逆止呕，宁心安神
梁丘—公孙	解痉止痛，健脾和胃
支沟—阳陵泉	疏肝理气，清除肝胆之湿热，通调腑气
外关—悬钟	疏通三焦之郁热，泻肝胆之火，通调经络
气海—三阴交	通调下焦气机，调冲任补肾涩精
合谷—内庭	泻胃火，降呕，化积滞，理气止痛
中脘—足三里	升清降浊，健脾和胃，消积导滞，行气止痛
中渚—足临泣	疏肝胆之气滞，解少阳之郁热

续表

十三腧穴对用	调控病痛
膻中—内关	宽胸理气，强心安神，通胸阳，止心痛
鱼际—复溜	清热泻火，生津止咳
曲池—上巨虚	清热　利湿，行气止痛，制止泻痢
百会—涌泉	引阳下行，平息肝阳

（八）特效穴的分布规律

历代各资料介绍了不少的特效穴及其位置，但当以解剖学的观念或者说以无髓鞘神经和小血管视角去认知经络及其经穴，去思考人体特效穴的分布规律时，我们不能忽略一个事实，接近脊柱的穴位，例如华佗夹脊、腧经和膀胱经的腧穴其临床效应尤其显著，而密集在肢体末端手足上的穴位或者说董氏奇穴均为显著临床效应的穴位。这里作者提出 6 个经验看法：

（1）近脊柱与疾病脏腑同属横经的经穴为特效穴。

（2）近疾病脏腑的相邻横经穴亦为特效穴。

（3）密集布列各脏腑海氏区上的经穴为特效穴。

（4）分布在各经的五腧穴亦为效穴。

（5）但凡人体高骨的表面均为特效穴。

（6）经脊络和腧络直接针刺神经干或神经节为最有效。

（九）要穴翡翠

（1）虫洞穴（图 7.32）：具有松弛肌肉，解除痉挛，止痛等作用。该穴为经外奇穴，针法的要点是针尖刺在手指长骨骨膜与伸肌腱帽之间。洞天专治各种头痛，大食指偏于中，小指偏于耳侧。洞人主膈下脐上，洞地主脐下、泌尿、生殖、腰、膝、足。

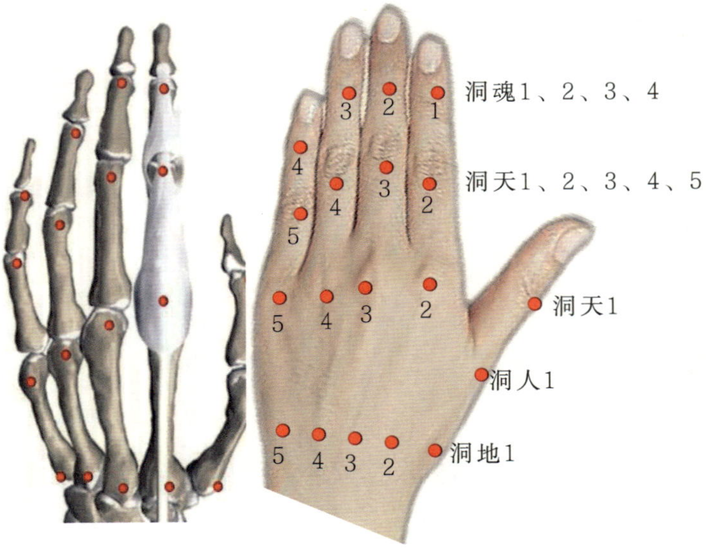

图 7.32　虫洞穴

（2）华佗夹脊诸穴。

（3）腧经诸穴。

（4）海许氏区诸穴。

（5）董氏奇穴七十二绝针。

（十）董氏七十二绝针

（1）三关上穴：在外踝尖与膝盖外侧高骨之直线上。三关中穴与外踝尖之中点。主治扁桃体炎、喉炎、喉癌（特效）、肺癌（有奇效）、腮腺炎、肩臂痛、各种肿瘤、红鼻子（特效）、青春痘、粉刺（特效）。以三棱针点刺出血效果卓著。

（2）三关中穴：在外踝尖与膝盖外侧高骨连线之中点。主治同三关上穴。

（3）三关下穴：为三关中穴与膝盖外侧之中央点。主治同三关上穴。

（4）双龙一穴：在外膝眼下一寸五分，胫骨外侧骨陷中。 主治：乳癌、乳瘤、乳腺炎、乳头炎。

（5）双龙二穴：一穴下六分。主治乳癌、乳瘤、乳腺炎、乳头炎。

（6）双灵一穴：掌面中指第一节与第二节之间，横纹中央（四缝穴）内侧二分半处。主治肺癌、骨癌、心脏内膜炎、肾炎水肿、肝癌、肝硬化、血癌、白癜风、口腔炎、喉癌、百日咳、小儿疳积、小儿消化不良、心脏扩大、狭心症、心律不齐、胃腺炎及重症急救。以三棱针浅刺、从针孔挤出少量明液特效，刺出黑血亦佳。

（7）双灵二穴：掌面中指第一节与第二节横纹正中央偏外侧二分半处。主治同双灵一穴。

（8）木灵穴：掌面无名指第一节与第二节间之横纹中央点偏外侧二分半处。主治肝硬化、肝炎、肝癌、两肋痛、胆囊炎、胆道蛔虫病、痿症、半身不遂。以三棱针刺出黄白色液体或刺出黑血均效。

（9）妇科五穴：手背大拇指第一节外侧，从掌指横纹起，每上二分一穴，共计五穴。固有掌侧指神经皮下浅支、子宫神经。主治子宫癌、子宫炎、卵巢炎、不孕症、月经不调、痛经、月经过多或过少、阴痛肿痛、赤白带下、阴吹、产后风症（月内风症）。

（10）木火穴：位于手背中指第二节正中央处。主治半身不遂、腿痛、中风后遗症、草鞋风。三棱针浅刺出血，有奇效。

注意与禁忌：木火穴效果迅速，通常以针刺一次不超过五分钟为原则。连续取用五日后，限用三分钟。

（11）八关穴之一二穴：八关一穴、二穴位于手背食指第一节正中央偏内侧五分下（近手掌）二分半处，偏桡侧和尺侧五分。主治中风、半身不遂（可配正会）、脑贫血、耳鸣。

（12）八关穴之三四穴：手背中指第一节正中央偏内侧五分下（近手掌）二分半处。主治中风、半身不遂、手臂不举（特效）、腿痛（特效）、耳鸣、痿症、五十肩。

（13）下高穴：位于手掌第四与第五掌骨之间处。即手解二穴（于小指掌骨与无名指掌骨之间，握拳时小指尖所触之处。距掌指横纹一寸的上五分）上一寸半处。主治腹膜炎、胸膜炎、盲肠炎、卵巢炎、急慢性结肠炎，且有增高之效。

（14）上高穴：位于手掌第四与第五掌骨之间处。手解二穴（于小指掌骨与无名指掌骨之间，握拳时小指尖所触之处。距掌指横纹一寸的上五分）上五分处。主治同下高穴。

（15）中白穴：位于手背无名指掌骨与小指掌骨下（上一寸为中渚穴，有人误以中白穴乃中港穴，实为错误）。主治急慢性肾盂（肾）炎、膀胱炎、腰酸痛、背痛、头晕、眼散光、肾虚耳鸣、脑鸣、重听、四肢浮肿、偏头痛、脊椎炎、退化性关节炎、小腿痛、闪腰、坐骨神经痛（奇效）、骨刺（奇效）、岔气（特效）。

（16）骨关穴：手掌朝上，当腕横纹正中央下五分偏外侧五分，豌豆骨下是穴。亦食指与中指叉口直上腕横纹处下五分。主治坐骨神经痛（奇效）、半身不遂（特效）、脊椎骨增生压迫神经痛（骨刺）、十二指肠炎、解尿酸毒、食物中毒、药物中毒。

（17）木关穴：位于手掌腕横纹正中央下五分偏内侧五分处。主治腰痛（特效）、心闷、两胁痛、黄疸病、坐骨神经痛、腿痛、腹膜炎、全身关节痛（特效）、解尿酸毒、食物中毒、药物中毒。

（18）下白穴：位于手背小指与无名指掌骨之间，距指骨与掌骨连接处一寸五分，经穴液门穴下五分。主治急慢性肾炎、膀胱炎、坐骨神经痛（奇效）、骨刺（奇效）、腰酸痛、背痛、头晕、散光、肾虚耳鸣、脑鸣、重听、四肢水肿、偏头痛、脊椎炎、退化性关节炎、小腿痛、闪腰、岔气（特效）。

（19）分枝上穴：当肩胛骨与肱骨叉口直下一寸五分是穴。主治药物中毒、蛇等虫毒、狐臭、口臭、糖尿病、疯狗咬伤、小便痛、淋病、梅毒、食物中毒、服毒自杀（轻者可治、重者难医）、煤气中毒、胸痛。

（20）分枝下穴：在分枝上穴直下一寸五分。主治同分枝上穴，兼治乳腺炎。

（21）分枝中穴：在分枝下穴向内横开六分。主治同分枝上穴，兼治乳腺炎。

（22）腕顺一穴：位于手背小指掌骨外侧下缘，手腕横纹下一寸五分处。肾亏之头晕眼花、坐骨神经痛（特效）、肾脏炎、肾盂肾炎、膀胱炎、腰痛（特效）、四肢骨肿（奇效）、背痛、两腿痛、骨刺、耳鸣、颈项骨刺（特效）。

（23）腕顺二穴：位于手背侧面，小指掌骨外侧下缘，手腕横纹下二寸五分处。主治同腕顺一穴，兼治鼻出血、落枕（奇效）。

（24）三叉一穴：位于食指与中指叉口之中央处，握拳取穴。主治角膜炎、眼睛酸痛（特效）、腰痛、坐骨神经痛（有卓效）、眉棱骨酸、胀痛（特效）、视神经萎缩、半身不遂、痿证。

（25）三叉二穴：位于中指与无名指叉口之中央处，握拳取穴。主治膝痛、腰扭伤、五官科疾患、脾大、胰脏炎、半身不遂、坐骨神经痛、手脚麻痹、肝弱。

（26）三叉三穴：位于无名指与小指岔口之中央处，握拳取穴。主治重感冒、头晕眼昏（特效）、坐骨神经痛（特效）、骨刺（特效）、腰酸、腰痛（特效）、肾盂肾炎、肾脏性水肿（特效）。

（27）灵骨穴：位于手背拇指与食指叉骨间，即第一掌骨与第二跖骨接合处，与重仙穴相通。主治肺气不足引起的肺炎、肺气肿、肺癌、坐骨神经痛、腰痛、背痛、脚痛、半面神经麻痹、半身不遂、头痛、偏头痛、月经不调、经闭、经痛、难产、冠心病、心律不齐、狭心症、胃及十二指肠溃疡、肾盂肾炎、大小肠炎、眼疾、耳鸣、耳聋及一切久病、怪病、鼻病。灵骨穴配心灵穴后通电，可用于各种手术麻醉。治疗久年胃病、胃溃疡配大白穴、中白穴。

注意与禁忌：孕妇禁针。此穴有收缩子宫之作用、孕妇针之有流产之虞。

（28）心灵一穴：手掌朝上，手腕横纹上一寸五分处。主治心脏内膜炎、狭心症、心律不齐、心脏扩大、心肌梗死、胸闷（胸痛）、胃脘痛、腿痛、前额头痛、头晕、手脚麻痹，亦可当麻醉用于颈项手术。

（29）心灵二穴：手掌朝上，手腕横纹上二寸五分处。主治同心灵一穴。

（30）心灵三穴：手掌朝上，手腕横纹上三寸五分处。主治同心灵一穴。

（31）肝灵一穴：掌心向上，手腕横纹豌豆骨前缘直上三寸处。主治肝炎、肝硬化、脊椎骨膜炎、肝痛、两胁痛、血癌（白细胞过多或过少）、脾大、坐骨神经痛、半身不遂、腰酸、筋骨痛。

（32）肝灵二穴：掌心向上，手腕横纹豌豆骨前缘直上六寸处。主台同肝灵一穴。

（33）肝灵三穴：掌心向上，手腕横纹豌豆骨前缘直上九寸处。主台同肝灵一穴。

（34）地宗穴：在上臂脉骨内缘与肱二头肌间之陷处，肘窝横纹上三寸五分。距人宗穴三寸处，即肘窝横纹直上六寸五分。脑出血之急救穴，针下立解。心脏停搏、心绞痛之急救针。主治半身不遂、心脏性喘息、肝昏迷、手脚麻痹、动脉硬化、胸痛背痛、呼吸困难、脑血管阻塞等。

（35）肩中穴：在后臂肱骨之处侧，去肩骨缝二寸五分处。主治膝关节炎（特效、膝盖骨疼痛特效）、皮肤病（颈项皮肤病有特效）、小儿麻痹、半身不遂、心悸亢进、肩痛、五十肩、流鼻血、血管硬化、淋巴结核（特效）、腰痛。肩中穴配通天穴、通关穴、建中穴、肾关穴，治全身关节炎、尿酸性关节炎、游走性风湿病。

（36）正脊一穴：手臂肱骨上正中央，叉横纹直上二寸处。主治脊椎骨膜炎（骨刺）、退化性脊椎骨增生症、僵直性脊椎不能弯曲症、坐骨神经痛、颈椎骨刺、慢性肾盂肾炎。

（37）正脊二穴：在正脊一穴直上二寸处，在肱骨上。主治同正脊一穴。

（38）正脊三穴：在正脊一穴直上四寸处，在肱骨上。主治同正脊一穴。

（39）三神一穴：手臂肱骨之外侧，肘尖直上一寸五分处。主治肾盂肾炎、蛋白尿、阳痿、早泄、腰酸、腰痛、肾结石痛、口干、喉炎、支气管炎、老人咳嗽。肾之补穴。三神穴三针同时下针，效果神速。

（40）三神二穴：手臂肱骨之外侧，肘尖直上一寸五分的上一寸。主治同三神一穴。

（41）三神三穴：手臂肱骨之外侧，肘尖直上三寸五分处。主治同三神一穴。

（42）神肩穴：肩峰穴与云白穴连接之中央点处。肩峰穴在肩骨缝之正中央下五分，即十四经肩颙穴下五分处。云白穴在上臂肱骨后缘，肩中穴内二寸处。主治小儿麻痹（特效）、脑出血、脑血栓之后遗症（半身不遂）、手臂麻痹、大腿内侧疼痛、麻痹（特效）。治疗中风后遗症中，对于患处手臂不能动弹，五指不能伸屈者，连续针刺五次左右即能运动自如。

（43）三灵一穴：位于肘窝横纹（即十四经尺泽穴）之上方，即肘窝横纹上五分处。主治急性心脏停搏（奇效）、心绞痛（特效）、胸闷（下针立解）、胸痛透背膏肓（特效）、心脏缺氧呼吸困难。用三棱针浅刺或点刺出黑血神效，点刺出红血亦有卓效。

（44）三灵二穴：位于尺泽穴外五分横纹上。主治同三灵一穴。

（45）三灵三穴：位于尺泽穴内五分横纹上。主治同三灵一穴。

（46）三圣一穴：在脚底正中央点处，即十四经涌泉穴后一寸处（往足跟方向）。主治高血压（特效）、低血压（特效）、脑出血、脑血栓。

（47）三圣二穴：在脚底正中央点上一寸处，即十四经涌泉穴后二寸（往足跟方向）。主治同三圣一穴。

（48）三圣三穴：在脚底正中央上二寸处，即十四经涌泉穴往足跟方向后三寸（往足跟方向）。主治同三圣一穴。

（49）木黄穴：在其黄穴直下三寸。其黄穴在明黄穴（在大腿内侧之正中央，厥阴经线上）下三寸。主治黄疸病、胆囊炎、脾大、脾脏炎、白细胞减少症及明黄穴主治各症。又为骨刺特效穴。其黄、明黄、天黄又称上三黄穴。

（50）金营上穴：在中九里穴上二寸，向外横开五分处。主治药物中毒、食物中毒、急性胃肠炎、全身痛，各种急症之急救。金营上穴也是董氏三十二解穴之一。

（51）金营下穴：在金营上穴直上二寸处。主治同金营上穴。

（52）火府穴：臀下横纹正中央直下三寸处。主治脊椎骨骨刺、坐骨神经痛（特效）、颈椎骨骨刺（奇效）、腰痛、背痛、后脑部挫伤、脑神经痛、项紧痛、偏头痛、胸闷、肾脏炎、痔疮（特效）、半身不遂、冠心病（特效）。火府、火梁、火昌三穴在临床上同时取穴、效果显著。

（53）火梁穴：当臀下横纹正中央直下七寸处是穴，即火府穴下四寸处。亦即十四经殷门穴下一寸处。主治同火府穴。

（54）火昌穴：在火梁穴下三寸处，即在后腿横纹正中央（委中穴）直上四寸。主治同火府穴。

（55）木府穴：在火府穴向内横开二寸，距臀横纹二寸处。主治坐骨神经痛、下腰痛、背痛、头痛、肝炎、嗳气、痔疮、痛经、前列腺肿大、骨刺、便秘、腹泻、膀胱炎、尿道炎、腿痛、风湿关节炎、冠心病（特效）。三棱针点刺出黑血后，立即见效。

（56）木梁穴：在木府穴直下四寸，即火梁穴向内横开二寸。主治同木府穴。

（57）木昌穴：在火昌穴向内横开二寸，距膝横纹四寸处。主治同木府穴。

（58）三灵一穴：膝窝横纹正中央（十四经之委中穴）直上一寸。主治后脑头痛、项紧痛、肩痛、背痛、胸痛胸闷（特效）、冠心病（特效）、坐骨神经痛、腰痛、腿酸、腿胀痛、抽筋（特效）、偏头痛、脑神经痛、久年头痛。以三棱针点刺青筋出血立即见效。

（59）三灵二穴：膝窝横纹正中央（部十四经之委中穴）直上二寸。主治同三灵一穴。

（60）三灵三穴：膝窝横纹正中央（部十四经之委中穴）直上三寸。主治同三灵一穴。

（61）神耳上穴：在耳廓背面，降压沟上缘，距内侧 1/3 处。主治各种急性病症之急救、心脏停搏（特效）、心脏病发作之急救、头痛、头昏、眩晕（特效）、呕吐、肝功能衰竭、四肢无力、虚脱症、休克脑贫血、脑出血等症之急救。胆固醇过高致头晕、胸闷（特效）、胸背痛、高血压、腰痛、晕车、晕船。神耳上穴也是董氏三十二解针之一。

（62）神耳中穴：在耳廓背面中央偏内侧二分处。主治同神耳上穴。

（63）神耳下穴：在耳廓背面，降压沟下缘，距内侧 1/3 处。主治同神耳上穴，兼治肾脏炎、腰脊痛、子宫下垂。

（64）外耳穴：在金耳穴（耳壳背之外缘上端）上三分偏外侧二分处。主治心律不齐、心悸、中风昏迷之急救、头痛、低血压过高、头晕、头昏眼花。

（65）土灵穴：在通胃穴直后一寸。主治恶性贫血（再生不良性贫血症）、血癌（白细胞过多或过少症），急救用。

（66）水府穴：在火府穴向内横开二寸，距臀横纹三寸。主治坐骨神经痛、腰痛、背痛、头痛、肝炎、疝气、痔疮、经痛、骨刺、便秘、膀胱炎、尿道炎、腿痛、风湿关节炎、冠心病（特效）。

（67）前会穴：当正会穴(百会)前一寸五分处是穴，即十四经之前顶穴后五分处。主治头昏、眼花、脑胀、神经衰弱、中风昏迷不醒、半身不遂。以三棱针点刺立即见效，前会穴对不省人事之病患有使其立即复苏之效，四肢颤抖(舞蹈症)之特效穴。

（68）足解穴：在膝盖骨侧上角直上一寸之间向前横开三分。主治扎针后气血错乱、血不归经，下针处起包、疼痛（或是西医注射后引起之疼痛），跌打损伤、脚扭伤、精神刺激而引起之疼痛，疲劳过度之疼痛，药物过敏，食物中毒。

（69）手五金穴：上臂尺骨外侧，当腕横纹上六寸五分处。主治坐骨神经痛、手脚麻木(特效)、小腿发胀、脚痛、胆固醇过高、针口痛、项痛、头痛、腹痛、药物中毒、食物中毒、疮疡毒。手五金穴配伍手千金穴治疗手脚麻木有特效。

（70）手千金穴：上臂尺骨外侧，手五金穴上一寸五分处。主治同手五金穴。

（71）手解一穴：于小指掌骨与无名指掌骨之间，握拳时小指尖所触之处，距掌指横纹一寸下五分处。主治解晕针，或下针以后引起之麻木、针口痛、气血错乱之刺痛、坐骨神经痛（下针立解）、腰痛、三叉神经痛、全身痛、开刀后伤口疼痛，又解食物中毒、药物中毒、急性胃肠炎疼痛难忍、拔牙时麻醉止痛、子宫手术之麻醉止痛（当麻醉使用，需配心灵穴）。二穴兼能治胆疾、胆石症、胆囊炎、神经麻痹。针下立解，或以三棱针刺出血即解。手解穴为最佳之止痛穴，故治疗肺癌、鼻癌时必须加针本穴。

（72）手解二穴：手掌朝上，于小指掌骨与无名指掌骨之间，握拳时小指尖所触之处，距掌指横纹一寸上五分处。主治同手解一穴。

（十一）刃针临床技法

刃针疗法：以中医学理论并结合现代医学解剖学、生物力学、脊椎生物力学、软组织外科学、周围神经受卡压以及肌肉筋膜结构特点，构建了刃针疗法的独特机制。它不仅以筋膜的松解来解决各种疼痛，同时对脏腑的功能乃至人体诸多疾病的康复都具有临床效应。刃针必须以解剖学为基础，在刃针疗法中体表解剖、软组织层次解剖、骨骼系统的生物力学、关节运动的生物力学、软组织的生物力学均需掌握。

1. 刃针作用原理

松解少量过于紧张的肌腱纤维，松解过于紧张的肌膜或腱膜，松解肌腱与骨组织之间，解除肌纤维之间的异常连着，锐性分离病变组织对局部血管或神经束的卡压。日常中，人体脊柱相关疾病占门诊工作量的70%。

2. 刃针疗法适应证

慢性软组织、陈旧性软组织损伤，急性发作以及部分急性软组织损伤，各种外伤性腱鞘炎、滑囊炎、筋膜炎、关节炎、颈椎病、腰椎病变等，以及部分内外科、骨科、妇科、皮科、肛肠科及整形美容外科等。当然刃针也具有诸多禁忌证，例如感染、糖尿病、结核病、凝血机制不全等均需注意。

3. 刃针干预经与络脉

由于皮肤表层和真皮层的神经可以自我修复，因此凡皮肤、肌肉、筋膜疼痛或外伤或病毒性疼痛，均可用刃针刺断其经和络脉而达到不疼痛的临床效果。

4. 刃针干预神经鞘膜

对于脏腑过度疼痛、功能不佳，均可用刃针刺激脏腑所属神经节段的神经鞘膜，得以缓解临床症状和达到脏腑功能恢复的目的。例如患者化疗后不思饮食，可以在6—9脊髓节段，用刃针轻触及神经鞘膜的表面，临床以出现放电感为效用，一般可以即刻恢复食欲。

5. 刃针断经脉效应（作者重要技法）

指在临床上多种表浅神经的病变，导致无休止神经性头痛，超过患者的忍耐能力，在征得患者同意的情况下实施该术（一般浅表神经截断后还会在一定时间内自我修复）。临床见下类患者可以考虑使用本技法（手法感循其经脉，左食指固定线样脉动，右手持刃针切断之）。

（1）顽固性眶上三叉神经痛：患者会出现沿三叉神经分支处疼痛，持续性头皮抽动，甚至引起眼睛视力障碍且患者不能承受者。

（2）三叉神经中支疼痛后遗症患者，疼痛至患者不能吃东西且不能承受者。

（3）眶下支疼痛后遗症，持续放电或影响眼视力或多年的眼睑跳动，流泪。

（4）下颌支疼痛导致压痛不能承受（图7.33）。

（5）对于三叉神经节的疼痛笔者尚没有好办法。

（6）躯体带状疱疹（图7.34）：对于自觉症状太重，医院又无法根治的患者，笔者建议：局部沿神经分支以及络脉包围式截断，一般不会出现生理功能的影响。对于急性期带状疱疹，可以采取局部消毒处理后，用注射针将水泡挑破，并用气罐反复拔出毒液（直至渗出水分减少），在局部反复涂抹碘伏、酒精。直至患者不痛而止。术后可以口服中医汤液调理，一般一次可治愈。对于局部疼痛后遗症可以采取局部浅表神经切断术。

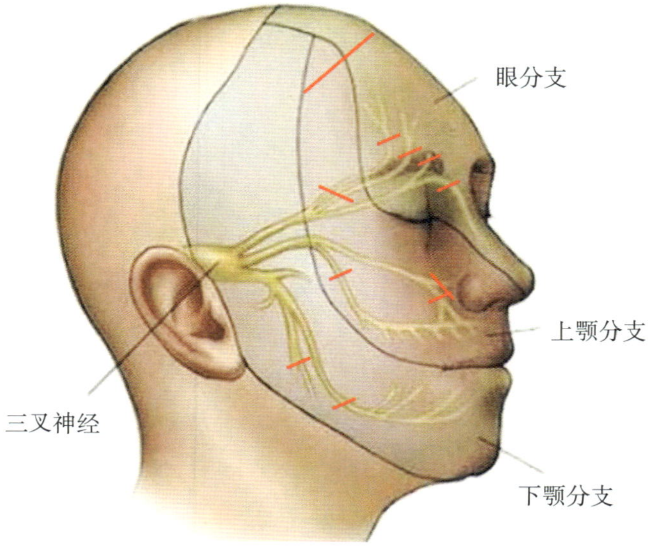

图 7.33　三叉神经痛处理

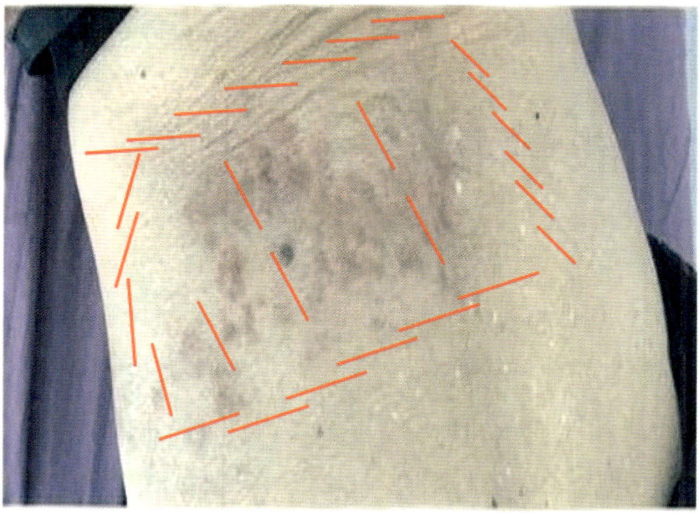

图 7.34　带状疱疹神经痛后遗症处理

（7）刃针绝血断足治疗肿瘤（作者重要技法）（图 7.35）：指刃针快速治疗皮肤浅表肿瘤的针灸技法。笔者观察：一般体表肿瘤多会先长伪足，并利用伪足的收缩，为自己的瘤体减压而生长。临床上用脉诊感应体表肿瘤的入瘤血管和神经将其切断，加压止血。再感应肿瘤的伪足并一一切断，肿瘤由于组织的压迫和自身的缺血而自动消亡。

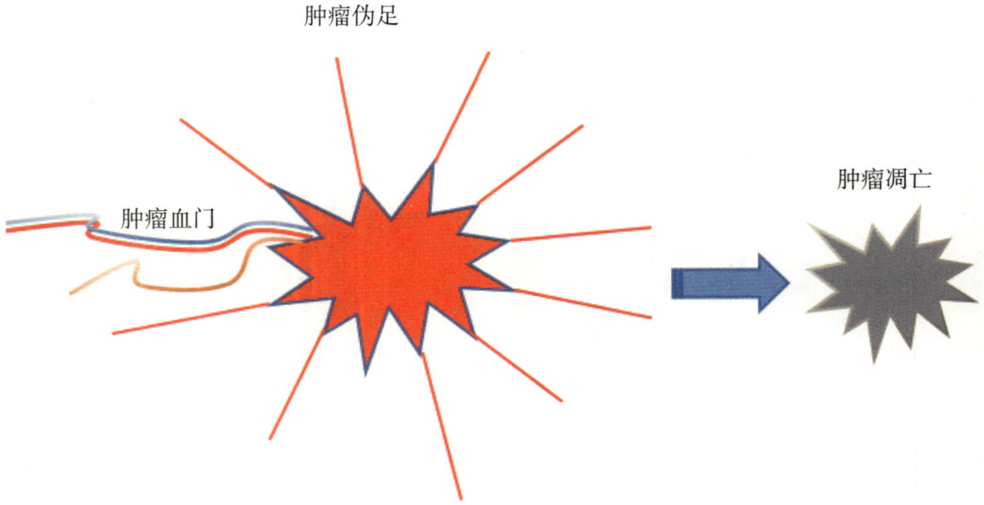

图 7.35　示意图

三　脉动汤液学习

汤剂也称为汤液，指将饮片加水煎煮，去渣取汁而得到的液体制剂，属于中药最常用的传统剂型，也是目前中医临床应用最广泛的剂型。工欲善其事，必先利其器，一位医生要掌握好中草药的药理、药性、临床作用和现代医学研究的基本知识。

明代杜文燮在《药鉴》中说：药有气味浓薄不同，轻重不等，寒热相杂，阴阳相混，或气一而味殊，或味同而气异，寒热相杂，阴阳相混。

清阳发腠理，实四肢，清之清者也。浊阴走五脏归六腑，浊之浊者也。清中清者，养荣于神，浊中浊者，坚强骨髓。气为阳，气浓为纯阳，气薄为阳中之阴，气薄则发泄，气浓则发热。

味为阴，味浓为纯阴，味薄为阴中之阳，味薄则通，味浓则泄。辛甘发散为阳，酸苦涌泻为阴，淡味渗泄为阳，酸苦涌泄为阴。辛甘淡之热者，为阴中之阳，酸苦咸之寒者，为阳中之阴。

药有寒热温凉平和之气，辛甘淡苦酸咸之味，升降浮沉之性，宣通补泻之能。《内经》曰，补泻在味，随时换气，故辛以散之，散其在表怫郁也。甘以缓之，缓其大热大寒也。淡以渗之，渗其内湿，利小便也。苦以泄之，泄其上升之火也。酸以收之，收其精散之气也。咸以软之，软其燥结之火也。春气温而宜用凉药，夏气热而宜用寒药，秋气凉而宜用温药，冬气寒而宜用热药，此特四时之正耳，若病与时违，又不拘此例也。假如夏月忌发散，苟表实极重之症，虽用麻黄一两何妨，其余可以例推。病在上而宜用升药，病在下而宜用降药，病在外而宜用浮药，病在内而宜用沉药，故《内经》曰，升降浮沉则顺之，谓顺其升降浮沉药味之性也。

明药脉病机之理，识望闻问切之情。药推寒热温凉平和之气，辛甘淡苦酸咸之味，升降浮沉之性，宣通补泻之能。脉究浮沉迟数滑涩之形，表里寒热虚实之应。药用君臣佐使，脉分老幼肥瘦。老人脉濡，小儿脉数；瘦者脉大，肥者脉细。病有内伤外感、风寒暑湿燥火之机，治用宣通补泻、滑涩湿燥、重轻之剂。外感异于内伤，外感有余，内伤不足；寒证不同热证，直中之邪为寒，传经之邪为热。外感宜泻，内伤宜补；寒证可温，热证可清。外感风寒，宜分经而解散；内伤饮食，可调胃以消熔。胃阳主气，司纳受，阳常有余；脾阴主血，司运化，阴常不足。胃乃六腑之本，能纳受水谷，方可化气液；脾为五脏之本，能运化气液，方能充荣卫。胃气弱，则百病生；脾阴足，而诸邪息。调理脾胃，为医中之王道。节戒饮食，乃却病之良方。病多寒冷郁气，气郁发热。寒为风寒外感，昼夜发热。冷为生冷内伤，午后发热。或因七情动火，火动生痰。有因行藏动静，以伤暑邪。或是出入雨水，而中湿气。亦有饮食失调，而生湿热。或有房劳过度，以动相火。制伏相火，要滋养其真阴。祛除湿热，须燥补其脾胃。外湿宜表散，内湿宜淡渗。阳暑可清热，阴暑可散寒。寻火寻痰，分多分少而治。

究表究里，或汗或下而施。风寒则汗之，谓温散也。生冷则下之，谓渗利也。痰因火动，治火为先。火因气生，理气为本。治火，轻者可降，重者可从其性而升消。理气，微则宜调，甚则究其源而发散。实火可泻，或泻表而或泻里，指外感也。虚火宜补，或补阴而或补阳，指内伤也。暴病之谓火，怪病之谓痰。寒热燥湿风，五痰有异。温清燥润散，五治不必同。有因火而生痰，有因痰而生火。或郁久而成病，或病久而成郁。金水木火土，五郁当分。泄拆达发夺，五治宜审。郁则生火生痰而成病，病则耗气耗血以致虚。病有微甚，治有逆从。微则逆治，以寒药治热，以热药治寒。甚则从攻，以寒药治热，佐以热药。以热药治寒，佐以寒药。病有标本，治有缓急，急则治标，缓则治本。法分攻补，虚用补而实用攻。少壮新邪，专攻是则。老衰久病，兼补为规。久病兼补虚，而兼解郁，陈症或荡涤，而或消溶。积在肠胃，可下而愈。块居经络，宜消而痊。妇人气滞血瘀，宜开血而行气。男子阳多乎阴，可补阴以配阳。气病血病，二症宜分。阳虚阴虚，两般勿紊。气病阳虚，昼重夜轻，自子至巳为阳。血病阴虚，昼轻夜重，自午至亥为阴。阳虚生寒，寒生湿，湿生痰，阳为气，为真火。

阴虚生火，火生燥，燥生风，阴为血，为真水。阳盛阴虚则生火，火逼血而错经妄行。阴盛阳虚则生寒，寒滞气而周身浮肿。阳虚畏外寒，阳气虚不能卫外，故畏外寒。阴虚生内热，阴气虚不能配血，故生内热。补阳补气，用甘温之品。滋阴滋血，用苦寒之品。调气贵用辛凉，气属阳，无形者也。气郁则发热，宜用辛凉之药以散之。和血必须辛热，血属阴，有形者也，血积则作痛，宜用辛热之药以开之。气阳为血阴之引导，血阴乃气阳之依归。阳虚补阳，阴虚滋阴，气病调气，血病和血。阴阳两虚，唯补其阳，阳生而阴自长。气血俱病，只调其气，气行而血自随。小儿纯阳而无阻，老者多气而少血。肥人气虚有痰，宜豁痰而补气。瘦者血虚有火，可泻火以滋阴。膏粱无厌发痈疽，燥热所使。淡薄不堪生肿胀，寒湿而然。

北地耸高，宜清热而润燥。南方卑下，可散湿以温寒。奇偶复大小缓急，七方须知，初中末三治要察。初则发攻，中则调和，末则收补。寒因热用，热因寒用，通因通用，塞因塞用。通因通用者，通其积滞，而下焦自然开密也。塞因塞用者，塞其下流，而上焦自然开豁也。

风能胜湿，湿能润燥，辛能散结，甘能缓中，淡能利窍，苦能泄逆，酸以收耗，咸以软坚。

升降浮沉则顺之，寒热温凉宜逆也。病有浅深，治有难易。初感风寒，乍伤饮食，一药可愈。旧存痃癖，久患虚劳，万方难疗。临病若能三思，用药终无一失。略举众疾之端，俾为后学之式。

（一）中药汤剂的起源与剂型

汤剂组方灵活，临床可根据患者的实际症状加减用药，是中医辨证施治的体现。但因煎煮耗时长、味苦、有效活性成分浸提欠完全等缺点。近年来出现植物的冻干萃取，细胞破壁等技术，且具有一定期待和想象空间。

中药汤液据史载《尚书·君奭》记载："成汤既受命，时则有若伊尹，格于皇天。"认为伊尹为创建人。《内经》载"半夏秫米等数方是已，迨商而有伊尹汤液之说，大抵汤剂之法。至商而盛。非自伊始也"。由此说明伊尹是我国中药汤药的第一人。

中药浓煎剂是中药材经浓缩甚至提取而制成的液性剂型。便于服用、携带和贮存。中药口服液体剂型为常见中成药剂型，其为在汤剂与合剂基础上改进的现代精制中药汤剂。具有一定的方便性。

冲剂是干燥颗粒或块状，临床用开水冲服的口服剂型，具有方便性，但不便随证加减。由单味中药饮片经水加热提取、分离、浓缩、干燥、制粒而成的颗粒，使用时亦可以按中医药理辨证配方。汤剂主要是通过内服给药，也可供含漱、熏洗、洗浴用，分别称为汤液、含漱液、熏洗剂、浴剂。

（二）病证常用中药学习

中草药是大自然馈赠给人类的宝贝，为中国神农氏首先发现并运用于临床，曾经为中国人的生命健康做出过贡献，直至今日她仍具有无限的生命力。现将中草药临床常见病症的用药列于下篇，以备肘后。

1. 感冒常用药

（1）风寒束表证：麻黄、桂枝、紫苏、荆芥、防风、羌活、白芷、细辛、藁本、香薷、辛夷、苍耳子、生姜、葱白、淡豆豉。

（2）风热袭表证：薄荷、牛蒡子、蝉蜕、浮萍、桑叶、菊花、金银花、连翘、蔓荆子、葛根、升麻、柴胡、淡豆豉。

（3）暑湿袭表证：藿香、佩兰、紫苏、大腹皮、香薷、白扁豆、厚朴。

（4）暑热袭表证：青蒿、滑石、金银花、通草、连翘、绿豆、荷叶、白扁豆、西瓜翠衣、淡竹叶、香薷。

2. 气分实热证常用药

石膏、知母、寒水石、栀子、黄芩、黄连、黄柏、竹叶、芦根、天花粉、鸭跖草。

3. 营分血分实热证常用药（包括热入心包证）

水牛角、生地黄、玄参、金银花、黄连、连翘、赤芍、牡丹皮、丹参、莲子心、连翘心、连心麦冬、竹叶卷心。

4. 温毒发斑证常用药

水牛角、玄参、生地黄、赤芍、牡丹皮、大青叶、板蓝根、青黛、羚羊角、升麻、紫草、番红花。

5. 温湿暑温证常用药

白豆蔻、薏苡仁、杏仁、藿香、佩兰、青蒿、黄芩、滑石、通草、香薷、茵陈、厚朴、清水豆卷、黄连、金银花、绿豆、荷叶。

6. 温邪发热、骨蒸劳热证常用药

青蒿、白薇、地骨皮、银柴胡、胡黄连、秦艽、龟甲、鳖甲、女贞子、牡蛎、玄参、泽泻、牡丹皮、熟地黄、生地黄、知母、黄柏。

7. 咳嗽常用药

（1）寒痰阻肺证：白芥子、苏子、莱菔子、生姜、皂角子、半夏、天南星、白果。

（2）肺肾气虚证：人参、蛤蚧、冬虫夏草、胡桃仁、五味子、补骨脂、紫河车、山茱萸、沉香、磁石、钟乳石、诃子、硫黄、黑锡。

8. 肺痨常用药

百合、地黄、天门冬、麦门冬、阿胶、西洋参、知母、五味子、川贝母、百部、沙参、紫菀、款冬花、冬虫夏草、枸杞子、黄柏、龟甲、鳖甲、仙鹤草、白及、三七、牡丹皮、山栀、紫珠、血余炭、花蕊石、郁金。

9. 喘证常用药

（1）肺热壅遏证：石膏、麻黄、杏仁、黄芩、桑白皮、地骨皮、葶苈子、牛蒡子、前胡、地龙、鱼腥草、马兜铃、枇杷叶、金荞麦、瓜蒌、海蛤壳、旋覆花、白前、羚羊角

（2）寒饮停肺证：麻黄、干姜、细辛、桂枝、苏子、沉香、五味子、厚朴、肉桂、磁石

（3）痰浊阻肺证：陈皮、半夏、茯苓、苏子、白芥子、莱菔子、旋覆花、皂荚、白前。

（4）阳虚寒凝证：巴豆、干姜、硫黄、半夏、肉苁蓉、锁阳。

10. 痞证常用药

（1）脾胃气虚证：橘皮、枳实、枳壳、木香、苏梗、乌药、砂仁、白豆蔻、厚朴、沉香、檀香、降香、柿蒂、大腹皮、槟榔、甘松、薤白。

（2）湿滞伤中证：藿香、佩兰、苍术、厚朴、白豆蔻、砂仁、白扁豆、草豆蔻、香薷、陈皮、大腹皮。

11. 胃脘痛常用药

（1）寒邪犯胃证：高良姜、干姜、吴茱萸、生姜、小茴香、胡椒、乌药、丁香、砂仁、荜茇、荜澄茄、白豆蔻。

（2）脾胃虚寒证：黄芪、党参、茯苓、白术、山药、白扁豆、干姜、桂枝、蜂蜜、大枣、饴糖。

（3）肝胃气滞证：香附、青木香、半夏、吴茱萸、佛手、香橼、木香、乌药。

12. 呕吐常用药

（1）胃寒呕吐证：半夏、生姜、吴茱萸、砂仁、木香、丁香、橘皮、柿蒂、刀豆、灶心土、旋覆花、藿香、佩兰、代赭石。

（2）胃热呕吐证：竹茹、黄连、芦根、枇杷叶、黄芩、生石膏、栀子。

13. 呃逆常用药

丁香、柿蒂、刀豆、沉香、荜茇、荜澄茄。

14. 腹痛常用药

（1）寒邪内阻证：高良姜、吴茱萸、荜茇、荜澄茄、乌药、丁香、小茴香、花椒、

胡椒、白芷、檀香、草豆蔻。

（2）脾肾虚寒证：黄芪、干姜、桂枝、芍药、益智仁、乌头、附子、肉桂、蜂蜜、饴糖。

15. 便秘常用药

（1）热结肠燥证：大黄、芒硝、番泻叶、芦荟、牵牛子、枳实。

（2）津枯肠燥证：火麻仁、郁李仁、蜂蜜、杏仁、桃仁、柏子仁、松子仁、瓜蒌仁、决明子、冬葵子、苏子、知母、天门冬、麦门冬、玄参。

（3）血虚肠燥证：桑葚、黑芝麻、当归、何首乌、胡桃肉、锁阳、肉苁蓉。

（4）气滞肠燥证：槟榔、枳实、木香、厚朴、郁李仁。

16. 泄泻常用药

（1）暑湿蕴结证：葛根、黄芩、黄连、茯苓、木通、车前子、藿香、香薷、白扁豆、荷叶、穿心莲、地锦草、拳参、鸡矢藤。

（2）食滞胃肠证：山楂、神曲、莱菔子、鸡矢藤、枳实、青皮、槟榔。

（3）脾胃虚寒证：党参、茯苓、白术、白扁豆、山药、莲子、芡实、薏苡仁、砂仁、苍术、厚朴。

（4）脾肾阳虚证：补骨脂、五味子、肉豆蔻、吴茱萸、干姜、白术、菟丝子、仙茅、益智仁、附子、肉桂、葫芦巴。

17. 痢疾常用药

（1）湿热壅滞证：黄连、黄芩、黄柏、苦参、胡黄连、马尾连、三颗针、拳参、鸡矢藤、马齿苋、椿根皮、穿心莲、地锦草。

（2）疫毒蕴结证：白头翁、秦皮、黄连、黄柏、地榆、马齿苋、鸦胆子、银花炭、山楂炭、鸡冠花。

18. 久泻久痢常用药

罂粟壳、乌梅、五倍子、诃子肉、赤石脂、禹余粮、肉豆蔻、菟丝子、金樱子、石榴皮、五味子、椿根皮、芡实、灶心土。

19. 蛔虫、蛲虫病常用药

使君子、苦楝皮、苦楝子、鹤虱、芜荑、榧子、槟榔、雷丸、川椒、乌梅、牵牛子、萹蓄、石榴皮、百部。

20. 绦虫病常用药

槟榔、南瓜子、雷丸、鹤草芽、贯众、山楂、干漆、雄黄、穿山甲。

21. 钩虫病常用药

榧子、雷丸、槟榔、百部、鹤虱、贯众、大蒜。

22. 胁痛常用药

（1）肝郁气滞证：柴胡、白芍、郁金、川芎、香附、乌药、青皮、青木香、白蒺藜、延胡索、佛手、香橼、枸橘、川楝子、荔枝核、娑罗子、八月札、玫瑰花、绿萼梅、九香虫、橘叶、橘核。

（2）肝胃气滞证：佛手、枳壳、香橼、青木香、甘松、娑罗子、八月札、玫瑰花、绿萼梅。

（3）瘀血阻络证：延胡索、川芎、郁金、姜黄、五灵脂、三棱、莪术、丹参、红花、牡蛎、鳖甲。

23. 黄疸常用药

（1）湿热蕴脾证（阳黄）：茵陈、栀子、黄柏、黄连、大黄、虎杖、金钱草、秦艽、苦参、白鲜皮、猪胆汁、大青叶、板蓝根、垂盆草、地耳草、龙胆草、蒲公英、柴胡、黄芩、郁金、珍珠草、水飞蓟、熊胆、半边莲。

（2）寒湿阻络证（阴黄）：茵陈、茯苓、苍术、泽泻、桂枝、猪苓、附子、干姜、金钱草。

24. 癥瘕积聚常用药

丹参、红花、桃仁、郁金、乳香、没药、三棱、莪术、鳖甲、生牡蛎、昆布、鸡内金、山楂、干漆、穿山甲、大黄、土鳖虫、水蛭、虻虫、麝香、凌霄花、山慈菇、黄药子。

25. 梅核气常用药

紫苏、半夏、厚朴、茯苓、柴胡、郁金、绿萼梅、旋覆花、八月札、全瓜蒌、大贝母。

26. 眩晕常用药

（1）肝阳上亢证：羚羊角、钩藤、天麻、石决明、珍珠母、磁石、代赭石、白蒺藜、生龙骨、生牡蛎、罗布麻、紫石英、紫贝齿、菊花、桑叶、桑白皮、夏枯草、青葙子、白芍、玳瑁。

（2）肝肾阴虚证：龟甲、鳖甲、牛膝、杜仲、桑寄生、女贞子、枸杞子、沙苑子、菟丝子、玄参、生地黄、熟地黄、山茱萸。

（3）痰浊中阻证：半夏、白术、天麻、陈皮、茯苓、生姜、枳实、竹茹。

27. 痉证常用药

（1）肝风实证：羚羊角、牛黄、钩藤、天麻、地龙、僵蚕、全蝎、蜈蚣、玳瑁、紫石英、菊花、青黛、重楼、水牛角、龙胆草、熊胆。

（2）虚肝风证：龟甲、鳖甲、阿胶、牡蛎、白芍、生地黄、鸡子黄、麦冬、五味子、天麻。

28. 破伤风证常用药

白附子、天麻、天南星、防风、蝉蜕、白芷、拳参、僵蚕、全蝎、蜈蚣、守宫。

29. 中风中经络常用药

（1）脉络空虚，风痰阻络证：羌活、秦艽、防风、川芎、当归、地龙、黄芪、全蝎、蜈蚣、白附子、半夏、天南星、皂荚、远志、菖蒲、生姜汁。

（2）肝阳化风，痰瘀阻络证：龙骨、牡蛎、龟甲、代赭石、天麻、钩藤、菊花、白芍、牛膝、石决明、羚羊角、牛黄、天竺黄、竹沥、竹茹、胆南星、猴枣、礞石、沉香、大黄、菖蒲、郁金。

30. 中脏腑闭证常用药

（1）寒闭证：麝香、苏合香、安息香、皂荚、细辛、樟脑、菖蒲、生姜汁。

（2）热闭证：麝香、冰片、牛黄、羚羊角、竹沥、礞石、大黄、郁金、白矾、猴枣。

31. 脏腑脱证常用药

（1）亡阳证：附子、人参、干姜、肉桂、甘草、葱白、山茱萸、龙骨、牡蛎。

（2）亡阴证：人参、麦门冬、五味子、西洋参。

32. 郁证常用药

（1）肝气瘀滞证：柴胡、枳壳、香附、川芎、白芍、青皮、郁金、合欢皮、合欢花、远志、菖蒲。

（2）气郁化火证：牡丹皮、栀子、赤芍、柴胡、当归、龙胆草、川楝子、延胡索、郁金、菖蒲、远志。

（3）心肝血虚证：酸枣仁、柏子仁、合欢皮、合欢花、龙眼肉、茯神、郁金、菖蒲、远志、小麦、大枣、甘草。

33. 痫证常用药

（1）风痰闭阻证：白附子、半夏、天南星、皂荚、远志、菖蒲、生姜汁、天麻、钩藤、全蝎、蜈蚣、僵蚕。

（2）痰火闭窍证：牛黄、天竺黄、竹沥、竹茹、枳实、胆南星、大贝母、猴枣、礞石、沉香、大黄、黄芩、菖蒲、郁金、白矾、天麻、钩藤、羚羊角、僵蚕、全蝎、蜈蚣、地龙。

34. 癫痫常用药

痰气郁结证：半夏、陈皮、天南星、白附子、白芥子、皂荚、茯苓、厚朴、远志、菖蒲、郁金、木香、香附、檀香、沉香、苏合香、麝香、安息香。

35. 狂证常用药

痰火上扰证：牛黄、竹沥、天竺黄、大贝母、胆南星、郁金、白矾、茯神、远志、菖蒲、竹茹、礞石、丹参、朱砂、黄芩、黄连、冰片、麝香、珍珠、生铁落。

36. 自汗证常用药

（1）肺气不足证：生黄芪、白术、浮小麦、糯稻根须、人参、牡蛎、麻黄根、五味子、山茱萸、五倍子、冬虫夏草。

（2）营卫不和证：桂枝、白芍、生姜、大枣、龙骨、牡蛎。

37. 便血常用药

大肠湿热证：地榆、槐花、槐角、黄芩、黄连、黄柏、防风炭、枳壳、赤石脂、三七、花蕊石、茜草、降香。

38. 盗汗证常用药

阴虚火旺证：知母、黄柏、生地黄、熟地黄、五味子、五倍子、山茱萸、白芍、龟甲、鳖甲、天门冬、酸枣仁、柏子仁、牡丹皮、地骨皮、牡蛎、龙骨、浮小麦、麻黄根、糯稻根须。

39. 鼻衄常用药

（1）邪热犯肺证：桑叶、菊花、薄荷、连翘、杏仁、白茅根、牡丹皮、侧柏叶、槐花、生地黄、大蓟、小蓟、藕节、鲜艾叶。

（2）胃火炽盛证：石膏、知母、黄连、栀子、黄芩、牡丹皮、牛膝、白茅根、侧柏叶、槐花、羊蹄、大蓟、小蓟、藕节、茜草、大黄。

（3）肝火上炎证：龙胆草、柴胡、栀子、桑白皮、黄芩、郁金、牡丹皮、赤芍、白茅根、侧柏叶、大蓟、小蓟、荷叶、藕节、茜草、蒲黄、槐花、旱莲草。

40. 齿衄常用药

（1）胃火炽盛证：黄连、大黄、黄芩、白茅根、大蓟、小蓟、侧柏叶、牡丹皮、赤芍、槐花、地榆、羊蹄、茜草、蒲黄、紫珠、仙鹤草。

（2）阴虚火旺证：生地黄、麦冬、玄参、知母、黄柏、牛膝、牡丹皮、赤芍、水牛角屑、蓟、小蓟、侧柏叶、槐花、藕节、地榆、羊蹄、茜草、蒲黄、紫珠、仙鹤草、阿胶。

41. 咯血常用药

（1）燥热伤肺证：桑叶、沙参、杏仁、玉竹、麦冬、贝母、栀子、牡丹皮、黄芩、桑白皮、鱼腥草、白茅根、大蓟、小蓟、侧柏叶、槐花、藕节、茜草、仙鹤草、生地黄、阿胶。

（2）肝火犯肺证：青黛、海蛤壳、栀子、海浮石、桑白皮、地骨皮、黄芩、白茅根、大蓟、小蓟、侧柏叶、槐花、藕节、茜草、血余炭、蒲黄、仙鹤草、生地黄、紫珠草、阿胶、鳖甲、白薇。

42. 吐血常用药

脾胃虚寒证：灶心土、党参、白术、附子、炮姜、鹿角胶、艾叶、阿胶、白及、乌贼骨、棕榈炭、仙鹤草、三七、花蕊石。

43. 紫斑常用药

当归、生地黄、牡丹皮、白茅根、地肤子、白藓皮、防风、荆芥、双花、侧柏叶炭、生地榆炭、紫草、茜草、甘草、苍术、黄柏、党参、黄芪、白芍、阿胶、玄参。

44. 胸痹常用药

（1）瘀血痹阻证：丹参、川芎、桃仁、红花、苏木、降香、蒲黄、五灵脂、山楂、益母草、三七、郁金、羊红膻。

（2）气滞血瘀证：川芎、延胡索、郁金、姜黄、降香、檀香、丹参、红花、橘皮、青木香、莪术、三棱。

（3）痰浊闭阻证：瓜蒌、薤白、半夏、枳实、桂枝、橘皮、生姜。

（4）阴寒凝滞证：附子、乌头、干姜、桂枝、高良姜、荜茇、檀香、延胡索、苏合香、麝香、冰片。

（5）气阴两虚证：人参、黄芪、白术、茯苓、甘草、麦冬、五味子、地黄、当归、丹参、山楂、红花、降香、延胡索。

45. 心悸常用药

（1）心胆气虚证：人参、茯苓、白术、远志、菖蒲、五灵脂、磁石、朱砂、珍珠、珍珠母、龙齿、龙骨、牡蛎、紫贝齿。

（2）心脾两虚证：人参、黄芪、白术、茯苓、炙甘草、当归、龙眼肉、酸枣仁、柏子仁、灵芝、景天、三七、五味子。

（3）阴虚火旺证：生地黄、玄参、麦冬、天冬、五味子、知母、黄柏、当归、酸枣仁、柏子仁、丹参、远志、朱砂、龙骨、牡蛎、珍珠母。

（4）心阳不振证：桂枝、甘草、人参、附子、龙骨、牡蛎、珍珠母、紫贝齿、琥珀。

（5）水气凌心证：茯苓、桂枝、白术、泽泻、甘草、附子、干姜、白芍、生姜、葶苈子、龙骨、牡蛎。

（6）心血瘀阻证：桃仁、红花、赤芍、川芎、延胡索、郁金、当归、桂枝、龙骨、牡蛎。

46. 不寐常用药

（1）肝郁化火证：龙胆草、柴胡、黄芩、栀子、郁金、赤芍、泽泻、车前子、朱砂、磁石、龙骨、牡蛎、珍珠母、合欢皮、合欢花、夜交藤。

（2）痰热内扰证：黄芩、黄连、栀子、郁金、胆南星、大贝母、茯苓、橘皮、竹茹、半夏、莪术、珍珠母、龙骨、牡蛎、朱砂、磁石。

（3）阴虚火旺证：生地黄、玄参、麦冬、五味子、阿胶、鸡子黄、当归、郁金、黄连、丹参、朱砂、牡蛎、龟甲、磁石、柏子仁、酸枣仁、合欢花、夜交藤。

（4）心脾两虚证：人参、黄芪、白术、甘草、当归、熟地黄、白芍、阿胶、五味子、柏子仁、酸枣仁、龙眼肉、合欢花、夜交藤、龙骨、牡蛎。

（5）心胆气虚证：人参、茯苓、茯神、菖蒲、远志、酸枣仁、龙骨、牡蛎。

47. 健忘常用药

（1）心脾两虚证：人参、黄芪、白术、茯苓、甘草、当归、龙眼肉、酸枣仁、柏子仁、远志、菖蒲、龟甲。

（2）肾精亏虚证：熟地黄、山茱萸、山药、枸杞子、黄精、补骨脂、阿胶、菟丝子、紫河车、鹿角胶、酸枣仁、五味子、远志、菖蒲、龟甲。

48. 水肿常用药

（1）肺失宣降证：麻黄、杏仁、浮萍、桑白皮、葶苈子、槟榔、生姜皮、桂枝、防己。

（2）脾虚湿困证：茯苓、黄芪、党参、白术、薏苡仁、赤小豆、猪苓、泽泻、大腹皮、苍术、厚朴、葫芦、玉米须、泽漆、荠菜。

（3）脾肾阳虚证：附子、肉桂、干姜、桂枝、茯苓、黄芪、白术、泽泻、车前子。

（4）湿热壅滞证：车前子、滑石、泽泻、猪苓、木通、通草、防己、萆薢、冬瓜皮、葶苈子、桑白皮、椒目、大黄、灯心草、白茅根、半边莲、栀子、淡竹叶、益母草、泽漆、赤小豆、冬葵子。

（5）阳实水肿证：甘遂、大戟、芫花、葶苈子、番泻叶、商陆、乌桕根皮、牵牛子、千金子、巴豆。

49. 脚气常用药

（1）湿热下注证：黄柏、苍术、牛膝、防己、萆薢、滑石、薏苡仁、木瓜、槟榔、木通。

（2）寒湿下注证：薏苡仁、木瓜、赤小豆、蚕沙、吴茱萸、生姜、紫苏、胡芦巴、槟榔。

50. 淋证常用药

（1）热淋证：车前子、木通、萹蓄、萆薢、连翘、淡竹叶、灯心草、黄柏、栀子、土茯苓、地肤子、龙胆草、苦参、鸭跖草、瞿麦、石韦、大蓟、小蓟、四季青、旱莲草、白薇、琥珀、白茅根、蒲公英、滑石、海金沙、冬葵子、鸡内金、金钱草、苎麻根、穿心莲、白花蛇舌草、蝼蛄。

（2）血淋证：小蓟、藕节、蒲黄、石韦、瞿麦、木通、琥珀、墨旱莲、白茅根、生地黄、牛膝、阿胶、侧柏叶、血余炭、茜草、白薇、地锦草。

（3）石淋证：滑石、海金沙、冬葵子、金钱草、鱼首石、鸡内金。

51. 尿浊证常用药

萆薢、芡实、莲子、白果、菖蒲、益智仁、桑螵蛸、菟丝子、土茯苓。

52. 遗精证常用药

鹿茸、巴戟天、淫羊藿、锁阳、肉苁蓉、韭菜子、金樱子、菟丝子、山茱萸、沙苑子、五味子、龙骨、牡蛎、芡实、莲子肉、莲须、桑螵蛸、覆盆子、刺猬皮、山药、补骨脂。

53. 遗尿证常用药

益智仁、补骨脂、菟丝子、鹿茸、巴戟天、淫羊藿、仙茅、山药、乌药、桑螵蛸、金樱子、覆盆子、山茱萸、龙骨、牡蛎、刺猬皮、鸡内金、白果。

54. 阳痿常用药

鹿茸、海狗肾、黄狗肾、紫河车、淫羊藿、仙茅、巴戟天、肉苁蓉、锁阳、枸杞子、菟丝子、冬虫夏草、蛇床子、阳起石、九香虫、附子、肉桂、人参、丁香。

55. 痹证常用药

（1）风湿寒痹证：羌活、独活、防风、桂枝、麻黄、桑枝、细辛、藁本、海风藤、松节、川芎、当归、乳香、没药、姜黄、川乌、草乌、附子、肉桂、秦艽、木瓜、蚕沙、苍术、老鹳草、臭梧桐、钻地风、徐长卿、威灵仙、寻骨风、伸筋草、路路通、枫香脂、雪莲、雪上一枝蒿、丁公藤、雷公藤、蕲蛇、金钱白花蛇、乌梢蛇。

（2）风湿热痹证：忍冬藤、络石藤、穿山龙、苍术、黄柏、牛膝、秦艽、防己、白鲜皮、桑枝、地龙、木瓜、薏苡仁、萆薢、赤小豆、赤芍、牡丹皮、熟大黄、木通。

（3）风湿顽痹证：白花蛇、乌梢蛇、全蝎、蜈蚣、地龙、穿山甲、川乌、草乌、威灵仙、乳香、没药、马钱子、丁公藤、雷公藤、昆明山海棠。

（4）肝肾不足证：桑寄生、五加皮、千年健、鹿衔草、石楠叶、牛膝、杜仲、续断、狗脊、淫羊藿、仙茅、巴戟天、鹿茸、锁阳、肉苁蓉、附子、肉桂。

56. 痿证常用药

（1）湿热浸淫证：黄柏、苍术、萆薢、防己、木通、薏苡仁、蚕沙、木瓜、北五加、知母、穿山龙、牛膝、白鲜皮。

（2）肝肾亏损证：虎骨、牛膝、锁阳、当归、白芍、熟地黄、龟甲、枸杞子、鹿角胶、补骨脂、鸡血藤、巴戟天、淫羊藿、骨碎补。

57. 腰痛常用药

（1）肾虚腰痛证：五加皮、桑寄生、狗脊、杜仲、续断、怀牛膝、菟丝子、锁阳、肉苁蓉、淫羊藿、补骨脂、鹿茸、巴戟天、仙茅、海狗肾、海马、沙苑子、韭子、阳起石、核桃仁、冬虫夏草、紫河车、黄精、枸杞子、墨旱莲、女贞子。

（2）瘀血腰痛证：川牛膝、桃仁、红花、川芎、当归、延胡索、姜黄、乳香、没药、五灵脂、鸡血藤、土鳖虫、自然铜、莪术、骨碎补、血竭、刘寄奴。

（3）寒湿腰痛证：麻黄、桂枝、独活、羌活、白术、苍术、干姜、细辛、川乌、附子、肉桂、川芎、威灵仙。

（4）湿热腰痛证：黄柏、苍术、怀牛膝、川牛膝、薏苡仁、蚕沙、木瓜、秦艽、川木通、防己、白鲜皮。

58. 虚劳常用药

（1）肺气虚证：人参、黄芪、党参、山药、太子参、西洋参。

（2）脾气虚证：人参、党参、黄芪、白术、茯苓、山药、黄精、扁豆、莲子肉、芡实、龙眼肉、薏苡仁、大枣、饴糖、甘草。

（3）中气下陷证：人参、黄芪、白术、升麻、柴胡、葛根、桔梗。

（4）肾阳虚证：附子、肉桂、鹿茸、鹿角胶、鹿角霜、淫羊藿、仙茅、补骨脂、益智仁、海狗肾、海马、肉苁蓉、锁阳、菟丝子、沙苑子、杜仲、续断、韭菜子、阳起石、胡芦巴、核桃仁、蛤蚧、冬虫夏草、紫河车。

（5）心肝血虚证：熟地黄、何首乌、当归、白芍、阿胶、桑椹、龙眼肉、大枣、鸡血藤、枸杞子、山茱萸、鹿角胶、紫河车、黑芝麻、党参、黄芪、人参、肉桂、皂矾。

（6）肺热阴虚证：北沙参、南沙参、麦门冬、天门冬、石斛、玉竹、黄精、芦根、天花粉、知母、生地黄、太子参、西洋参、白茅根、五味子。

（7）肝肾阴虚证：熟地黄、白芍、何首乌、阿胶、天门冬、玄参、石斛、枸杞子、墨旱莲、女贞子、桑椹、龟甲、鳖甲、知母、黄柏、山茱萸、菟丝子、沙苑子、杜仲、续断、桑寄生、五加皮、狗脊、千年健、石楠叶、鹿衔草。

（8）精血亏虚证：鹿茸、鹿角胶、淫羊藿、巴戟天、海狗肾、黄狗肾、海马、肉苁蓉、锁阳、蛤蚧、冬虫夏草、紫河车、熟地黄、何首乌、黄精、枸杞子、山茱萸。

59. 消渴常用药

（1）肺热津伤证：花粉、生地黄、藕汁、桑叶、麦冬、天冬、葛根、知母、黄芩、桑白皮、人参、五味子。

（2）胃火炽盛证：石膏、知母、麦冬、生地黄、石斛、牛膝、玄参、黄连、栀子、芒硝、大黄。

（3）气阴不足证：黄芪、人参、西洋参、太子参、黄精、玉竹、枸杞子、乌梅、熟地黄、山药、山茱萸、牡丹皮、泽泻、茯苓、知母、黄柏。

60. 疟疾常用药

（1）热疟证：常山、青蒿、柴胡、黄芩、知母、槟榔、仙鹤草、何首乌、鸦胆子。

（2）寒疟证：常山、草果、胡椒、青皮、槟榔、仙鹤草、鸦胆子。

61. 头痛常用药

（1）风寒头痛证：防风、荆芥、白芷、细辛、羌活、苍耳子、辛夷、川芎、独活、川乌、吴茱萸、半夏、藁本。

（2）风热头痛证：薄荷、桑叶、菊花、蔓荆子、升麻、葛根、谷精草、白僵蚕、川芎、大青叶。

（3）寒湿头痛证：羌活、独活、半夏、藁本、蔓荆子、防风、苍术、白术、天麻、生姜。

（4）肝火头痛证：龙胆草、黄芩、柴胡、夏枯草、决明子、菊花、钩藤、牛膝、大青叶。

（5）肝风头痛证：石决明、珍珠母、罗布麻、羚羊角、钩藤、菊花、白芍、天麻、牛膝、全蝎、蜈蚣、僵蚕。

（6）痰浊头痛证：半夏、白术、天麻、茯苓、陈皮、生姜、天南星、白附子、川芎。

（7）瘀血头痛证：川芎、赤芍、当归、红花、桃仁、麝香、生姜、葱白、牛膝、延胡索、全蝎、蜈蚣、土鳖虫、虻虫、水蛭。

附引经药：太阳头痛用羌活、藁本；阳明头痛用葛根、白芷；少阳头痛用柴胡、黄芩、川芎；厥阴头痛用吴茱萸；少阴头痛用细辛。

62. 月经不调常用药

（1）肝血不足证：当归、熟地黄、白芍、川芎、丹参、鸡血藤。

（2）气滞血瘀证：川芎、当归、益母草、泽兰、桃仁、红花、苏木、凌霄花、月季花、牛膝、刘寄奴、五灵脂、蒲黄、延胡索、乳香、没药、穿山甲、王不留行、马鞭草、赤芍、鸡血藤、茜草、香附、乌药、柴胡、玫瑰花、姜黄、郁金、山楂、干漆、三棱、莪术、水蛭、虻虫、土鳖虫。

（3）阴虚血热证：生地黄、熟地黄、地骨皮、玄参、麦冬、阿胶、牡丹皮、白芍、栀子、茜草、女贞子、旱莲草、椿根皮、川续断、生牡蛎、乌贼骨。

（4）下焦虚寒证：肉桂、吴茱萸、小茴香、艾叶、乌药、川芎、当归、熟地黄、白芍。

63. 痛经常用药

（1）气滞血瘀证：当归、川芎、赤芍、桃仁、红花、枳壳、延胡索、五灵脂、牡丹皮、乌药、香附、甘草、益母草、川楝子、柴胡、三七、没药、苏木。

（2）阳虚内寒证：吴茱萸、乌药、当归、赤芍、川芎、人参、生姜、阿胶、附子、艾叶、小茴香。

（3）寒湿凝滞证：小茴香、干姜、延胡索、没药、当归、川芎、肉桂、附子、赤芍、蒲黄、灵脂、苍术、茯苓。

（4）湿热下注证：牡丹皮、黄连、生地黄、当归、赤芍、川芎、桃仁、红花、莪术、香附、延胡索、红藤、败酱草、白鲜皮、龙胆草、川楝子、赤芍、三七。

（5）气血虚弱证：人参、黄芪、当归、川芎、熟地黄、生地黄、白芍、香附、延胡索。

（6）肝肾阴虚证：熟地黄、当归、白芍、山茱萸、阿胶、巴戟天、山药、枸杞子、龙眼肉、鸡血藤、延胡索、香附。

64. 闭经常用药

川芎、丹参、益母草、泽兰、桃仁、红花、苏木、凌霄花、月季花、玫瑰花、牛膝、刘寄奴、五灵脂、蒲黄、延胡索、乳香、没药、穿山甲、王不留行、赤芍、山楂、鸡血藤、茜草、姜黄、郁金、干漆、三棱、莪术、水蛭、虻虫、土鳖虫、大黄。

65. 崩漏常用药

（1）阴虚血热证：生地黄、熟地黄、白芍、山药、麦冬、五味子、女贞子、墨旱莲、阿胶、黄芩、黄柏、牡丹皮、龟甲、大蓟、小蓟、地榆炭、苎麻根、羊蹄、荷叶。

（2）血热妄行证：黄芩、栀子、生地黄、地骨皮、地榆炭、阿胶、藕节、棕榈炭、龟甲、牡蛎、大蓟、小蓟、侧柏叶、地榆炭、苎麻根、羊蹄。

（3）心脾两虚证：人参、黄芪、熟地黄、白术、当归、龙眼肉、大枣、升麻、柴胡、炮姜炭、黑荆芥、仙鹤草、灶心土、紫珠。

（4）肾阳不足证：附子、肉桂、熟地黄、山药、山茱萸、枸杞子、菟丝子、杜仲、鹿角胶、紫河车、淫羊藿、艾叶、炮姜炭、阿胶。

（5）瘀血阻络证：熟地黄、当归、川芎、白芍、灵脂、蒲黄、桃仁、红花、益母草、仙鹤草、地榆、茜草根、三七、血余炭。

66. 带下病常用药

（1）湿热带下证：黄柏、苍术、秦皮、苦参、鸡冠花、椿根皮、车前子、龙胆草、土茯苓、山药、芡实、山茱萸、茯苓、扁豆、莲子肉、龙骨、牡蛎、乌贼骨、白果、白蔹。

（2）寒湿带下证：制首乌、鹿茸、补骨脂、菟丝子、沙苑子、狗脊、蛇床子、山药、芡实、山茱萸、茯苓、扁豆、莲子肉、龙骨、牡蛎、乌贼骨、韭菜子、金樱子、白蔹。

67. 不孕常用药

人参、鹿茸、巴戟天、淫羊藿、海马、肉苁蓉、鹿角胶、紫河车、枸杞子。

68. 阴痒常用药

（1）肝经湿热证：龙胆草、柴胡、生地黄、栀子、黄芩、木通、车前子、苍术、薏苡仁、黄柏、萆薢、茯苓、牡丹皮、泽泻、通草、滑石、苦参、百部、明矾、川椒、蛇床子。

（2）肝肾阴虚证：知母、黄柏、熟地黄、山茱萸、山药、茯苓、牡丹皮、泽泻、当归、首乌、白鲜皮、苦参、蛇床子、百部。

69. 胎动不安常用药

紫苏、香附、砂仁、藿香、佩兰、竹茹、半夏、灶心土、陈皮、白术、黄芪、桑寄生、菟丝子、杜仲、续断、阿胶、黄芩炭、艾叶炭、苎麻根。

70. 产后瘀阻常用药

川芎、当归、丹参、益母草、泽兰、桃仁、红花、赤芍、苏木、牛膝、刘寄奴、蒲黄、五灵脂、延胡索、姜黄、土鳖虫、血竭、三棱、莪术。

71. 乳少常用药

穿山甲、王不留行、漏芦、木通、通草、冬葵子、白蒺藜、生麦芽、猪蹄甲。

72. 乳癖常用药

（1）肝郁痰凝证：柴胡、郁金、香附、青皮、枳实、川芎、白芍、当归、大贝母、皂角刺、半夏、南星、白芥子、夏枯草、玄参、远志、猫爪草、山慈菇、穿山甲、漏芦、三棱、莪术、鳖甲、丹参、鸡内金。

（2）冲任失调证：熟地黄、怀山药、山茱萸、枸杞子、知母、黄柏、菟丝子、鹿角胶、当归、仙茅、淫羊藿、巴戟天、大贝母、牡蛎、夏枯草、玄参、鳖甲

73. 麻疹常用药

薄荷、蝉蜕、牛蒡子、葛根、升麻、荆芥、浮萍、柽柳、胡荽、芦根、红花、钩藤、紫草。

74. 急惊风常用药

蝉蜕、菊花、重楼、青黛、拳参、羚羊角、牛黄、天麻、钩藤、地龙、紫贝齿、珍珠、僵蚕、全蝎、蜈蚣、天竺黄、竹沥、胆南星、礞石、熊胆。

75. 慢惊风常用药

人参、白术、茯苓、甘草、山药、黄芪、附子、肉桂、白芍、天麻、钩藤、白僵蚕、蜈蚣、全蝎。

76. 脓成不溃常用药

砒霜、轻粉、升药、雄黄、松香、斑蝥、巴豆、穿山甲、皂角刺。

77. 疮疡不敛常用药

血竭、儿茶、铅丹、炉甘石、象皮、乳香、没药、白蔹、地榆、乌贼骨、煅石膏、赤石脂、血余炭、冰片、生黄芪。

78. 乳痈常用药

全瓜蒌、牛蒡子、白芷、大贝母、蒲公英、金银花、连翘、牡丹皮、赤芍、丹参、当归、青皮、橘皮、橘叶、白蒺藜、夏枯草、乳香、没药、皂角刺、穿山甲、柴胡、黄芩、路路通、王不留行、漏芦、芒硝、半边莲。

79. 肺痈常用药

芦根、桃仁、冬瓜仁、薏苡仁、鱼腥草、金荞麦、蒲公英、合欢皮、金银花、地耳草、大贝母、全瓜蒌、桔梗、甘草。

80. 肠痈常用药

大黄、牡丹皮、芒硝、冬瓜仁、败酱草、红藤、蒲公英、瓜蒌仁、地榆、赤芍、延胡索、桃仁、薏苡仁、地耳草。

81. 疝气常用药

小茴香、吴茱萸、荜澄茄、乌药、木香、香附、青皮、延胡索、高良姜、橘核、山楂、荔枝核、胡芦巴、乌头、附子、肉桂。

82. 痔疮常用药

地榆、槐角、防风炭、荆芥炭、黄芩炭、马兜铃、木贼草、熊胆、白蔹、胡黄连、地锦草、刺猬皮、砒石、芒硝。

83. 瘰疬瘿瘤常用药

夏枯草、玄参、大贝母、土贝母、牡蛎、山慈菇、黄药子、海蛤壳、瓦楞子、海浮石、海藻、昆布、地龙、穿山甲、白附子、连翘、全蝎、蜈蚣、守宫、牛黄、僵蚕、乳香、没药、雄黄、麝香、金荞麦、拳参、重楼。

84. 阴疽流注常用药

白芥子、鹿茸、鹿角、远志、白附子、天南星、麻黄、肉桂、黄芪。

85. 蛇虫咬伤常用药

紫花地丁、重楼、蒲公英、半枝莲、白芷、蜈蚣、半边莲、白花蛇舌草、雄黄、穿心莲、金荞麦、拳参、地锦草、垂盆草、五灵脂。

86. 风疹常用药

荆芥、防风、蝉蜕、白蒺藜、白僵蚕、浮萍、地肤子、白鲜皮、苦参、生姜皮、茯苓皮、桑白皮、防己、苏木、姜黄、凌霄花、牡丹皮、赤芍、生首乌、首乌藤、露蜂房、蛇蜕、全蝎。

87. 湿疹常用药

黄柏、黄连、苦参、白鲜皮、四季青、地耳草、鸡矢藤、苍术、枯矾、土茯苓、地肤子、秦皮、龙胆草、白芷、冬葵子、萆薢、蜀椒、蛇床子、百部、艾叶。

88. 食积常用药

莱菔子、麦芽、神曲、谷芽、山楂、鸡内金、陈皮、青皮、枳实、槟榔、大黄、郁李仁、芦荟、三棱、莪术、鸡矢藤、隔山消。

89. 疳积常用药

胡黄连、银柴胡、秦艽、使君子、芜荑、芦荟、鸡内金、鸡矢藤。

90. 痈肿疔疮常用药

金银花、连翘、蒲公英、紫花地丁、野菊花、紫背天葵、七叶一枝花、黄芩、黄连、黄柏、栀子、赤芍、牡丹皮、冰片、牛黄、拳参、络石藤、大黄、虎杖、四季青、益母草、穿心莲、鸭跖草、金荞麦、绿豆、地锦草、白花蛇舌草、半边莲、山慈菇、漏芦、垂盆草、乳香、没药、雄黄、麝香。

91. 疥癣常用药

硫黄、雄黄、轻粉、明矾、皂矾、大蒜、露蜂房、大风子、木槿皮、松香、苦参、白鲜皮、地肤子、白花蛇舌草、乌蛇、蛇蜕、苦楝根皮、苦楝子、藜芦、蛇床子、樟脑、石榴皮

92. 麻风常用药

大风子、苦参、苍耳子、白花蛇舌草、乌梢蛇。

93. 梅毒常用药

土茯苓、轻粉、大风子、升药、水银。

94. 水火烫伤常用药

大黄、地榆、四季青、白蔹、垂盆草、羊蹄、侧柏叶、紫珠、煅石膏。

95. 筋伤常用药

红花、桃仁、川芎、当归尾、赤芍、牡丹皮、姜黄、郁金、大黄、穿山甲、威灵仙、三七、延胡索、苏木、乳香、没药、自然铜、血竭、麝香、续断、儿茶、骨碎补、土鳖虫、刘寄奴、五灵脂、凌霄花、牛膝、虎杖、松节、徐长卿。

96. 骨折常用药

骨碎补、续断、自然铜、土鳖虫、血竭、苏木、乳香、没药、儿茶、麝香。

97. 目赤翳障常用药

（1）风热上扰证：桑叶、菊花、蝉蜕、蔓荆子、谷精草、白蒺藜、蛇蜕、白僵蚕。

（2）肝热上攻证：青葙子、决明子、密蒙花、夏枯草、夜明砂、熊胆、龙胆草、黄芩、黄连、槐角、车前子、秦皮、钩藤、羚羊角、紫贝齿、珍珠母、石决明、珍珠、白僵蚕、益母草子、野菊花、蒲公英、冰片、炉甘石、硼砂。

98. 目暗昏花常用药

枸杞子、菊花、熟地黄、生地黄、菟丝子、沙苑子、女贞子、石斛、黑芝麻、桑叶、密蒙花、白芍、石决明、苍术。

99. 鼻塞鼻渊常用药

薄荷、辛夷、白芷、苍耳子、鹅不食草、细辛、鱼腥草、黄芩、冰片、藿香、猪胆汁。

100. 牙痛常用药

（1）胃火牙痛证：石膏、黄连、升麻、山豆根、谷精草、牡丹皮、牛黄、生地黄、知母、玄参。

（2）风冷虫蛀牙痛证：细辛、白芷、荜茇、徐长卿、川椒、蜂房。

101. 口疮常用药

（1）脾胃积热证：石膏、知母、黄芩、栀子、黄连、牡丹皮、天花粉、藿香、佩兰、木通、生地黄、大黄、芒硝。

（2）虚火上炎证：知母、黄柏、熟地黄、山药、山茱萸、牡丹皮、茯苓、泽泻、玄参、牛膝、麦冬、藿香、佩兰。

102. 喉痹乳蛾常用药

（1）风热犯肺证：金银花、连翘、荆芥、牛蒡子、薄荷、蝉蜕、僵蚕、牛黄、西瓜霜、冰片、玄明粉、硼砂、蟾酥。

（2）肺胃火炽盛证：板蓝根、黄芩、山豆根、大青叶、射干、马勃、金果榄、胖大海、玄参、麦冬、鸭跖草、锦灯笼、木蝴蝶、青果、金荞麦、野菊花、桔梗、生甘草、牛黄、西瓜霜、冰片、玄明粉、硼砂、蟾酥。

（3）肺肾阴虚证：玄参、麦冬、生地黄、玉竹、百合、牡丹皮、知母、黄柏、熟地黄、山药、山茱萸、牛膝、白芍、石斛、桔梗、甘草、锦灯笼。

103. 耳鸣耳聋常用药

（1）肝火上炎证：龙胆草、柴胡、黄芩、栀子、细辛、菖蒲、黄柏、牡蛎。

（2）清阳不升证：黄芪、升麻、葛根、细辛、菖蒲。

（3）肾虚证：熟地黄、山茱萸、茯苓、泽泻、牡丹皮、黄柏、五味子、骨碎补、珍珠母、石菖蒲、牡蛎。

（三）证候常用中药方学习

疾病的诊断需要现代化仪器，但中医仅靠望、闻、问、切四诊便知道临床用药。究其原因，这是因为他们掌握了疾病的结果，也就是说，不论患者是什么疾病，疾病的最终结果就是人体证候的寒、热、虚、实。中医只要掌握干预患者的寒、热、虚、实就可以呵护人体生命的健康。

1. 肺系病症

1）感冒

①风寒湿表证：荆防达表汤或荆防败毒散。②风热犯表证：银翘散或葱豉桔梗汤。③暑湿伤表证：新加香薷饮加减。④气虚感冒：参苏饮。⑤阴虚感冒：加减葳蕤汤。

2）咳嗽

（1）外感咳嗽。①风寒袭肺证：三拗汤合止嗽散。②风热犯肺证：桑菊饮。③风燥伤肺证：桑杏汤；凉燥用杏苏散。

（2）内伤咳嗽。①痰湿蕴肺证：二陈平胃散合三子养亲汤。②痰热郁肺证：清金化痰汤。③肝火犯肺证：加减泻白散合黛蛤散。④肺阴亏耗证：沙参麦冬汤。

3）哮证

（1）发作期：①冷哮证：射干麻黄汤或小青龙汤。②热哮期：定喘汤或越婢加半夏汤。

（2）缓解期：①肺脾气虚证：六君子汤。②肺肾两虚证：生脉地黄汤合金水六君煎。

4）喘证

（1）实喘。①风寒壅肺证：麻黄汤合华盖散。②表寒肺热证：麻杏石甘汤。③痰热壅肺证：桑白皮汤。④痰浊阻肺证：二陈汤合三子养亲汤。⑤肺气郁痹证：五磨饮子。

（2）虚喘。①肺气虚耗证：生脉散合补肺汤。②肾虚不纳证：金匮肾气丸合参蛤散。③正虚喘脱证：参附汤送黑锡丹、配合蛤蚧散。

5）肺痈

①初期：银翘散。②成痈期：千金苇茎汤合如金解毒散。③溃脓期：加味桔梗汤。④恢复期：沙参清肺汤或桔梗杏仁煎。

6）肺痨

①肺阴亏损证：月华丸。②虚火灼肺证：百合固金汤合秦艽鳖甲散。③气阴耗伤

证：保真汤或参苓白术散。④阴阳两虚证：补天大造丸。

7）肺胀

①痰浊壅肺证：苏子降气汤合三子养亲汤。②痰热壅肺证：越婢加半夏汤或桑白皮汤。③痰蒙心窍证：涤痰汤；另服安宫牛黄丸或至宝丹。④肺肾气虚证：平喘固本汤合补肺汤。⑤阳虚水泛证：真武汤合五苓散。

2. 心系疾病

1）心悸

①心虚胆怯证：安神定志丸。②心血不足证：归脾汤。③阴虚火旺证：天王补心丹合朱砂安神丸。④心阳不振证：桂甘龙牡汤合参附汤。⑤水饮凉心证：苓桂术甘汤。⑥瘀阻心脉证：桃仁红花煎合桂甘龙牡汤。⑦痰火扰神证：黄连温胆汤。

2）胸痹

①心血瘀阻证：血府逐瘀汤。②气滞心胸证：柴胡疏肝散。③痰浊阻肺证：瓜蒌薤白半夏汤合涤痰汤。④寒凝心脉证：枳实薤白桂枝汤合当归四逆汤。⑤气阴两虚证：生脉散合人参养荣汤。⑥心肾阳虚证：参附汤合右归饮。⑦心肾阴虚证：天王补心丹合炙甘草汤。

3）不寐

（1）实证。①肝火扰心证：龙胆泻肝汤。②痰热扰心证：黄连温胆汤。

（2）虚证。①心肾不交证：六味地黄丸合交泰丸。②心脾两虚证：归脾汤。③心胆气虚证：安神定志丸合酸枣仁汤。

4）癫狂

（1）癫证。①痰气互结证：逍遥散合顺气导痰汤。②心脾两虚证：养心汤合越鞠丸。

（2）狂证。①痰火扰神证：生铁落饮。②痰瘀互结证：癫狂梦醒汤。③火盛阴伤证：二阴煎合琥珀养心丹。

5）痫证

①风痰闭阻证：定痫丸。②痰火扰神证：龙胆泻肝汤合涤痰汤。③瘀阻脑络证：通窍活血汤。④心脾两虚证：六君子汤合归脾汤。⑤心肾阴虚证：左归丸合天王补

心丹。

3. 脾胃系病症

1）胃痛

①寒邪犯胃证：良附丸。②饮食伤胃证：保和丸。③肝气犯胃证：柴胡疏肝散。④湿热伤中证：清中汤。⑤瘀血停胃证：失笑散合丹参饮。⑥胃阴亏耗证：一贯煎合芍药甘草汤。⑦脾胃虚寒证：黄芪建中汤。

2）呕吐

（1）实证。①外邪犯胃证：藿香正气散。②食滞内停证：保和丸。③痰饮内阻证：小半夏汤合苓桂术甘汤。④肝气犯胃证：四七汤（半夏厚朴汤合左金丸）。

（2）虚证。①脾胃气虚证：香砂六君子。②脾胃阳虚证：理中汤。③胃阴不足证：麦门冬汤。

4. 腹痛

①寒邪内阻证：良附丸合正气天香散。②饮食积滞证：枳实导滞丸。③肝郁气滞聚证：柴胡疏肝散。④湿热壅滞证：大承气汤。⑤瘀血内停证：少腹逐瘀汤。⑥中虚脏寒证：小建中汤。

5. 泄泻

（1）暴泻。①寒湿内盛证：藿香正气散。②湿热伤中证：葛根芩连汤。③食滞胃肠证：保和丸。

（2）久泻。①脾胃虚寒证：参苓白术散。②肾阳虚衰证：四神丸。③肝气乘脾证：痛泻要方。

6. 痢疾

①湿热痢：芍药汤。②疫毒痢：白头翁汤合芍药汤。③寒湿痢：不换金正气散。④阴虚痢：黄连阿胶汤合驻车丸。⑤虚寒痢：桃花汤合真人养脏汤。⑥休息痢：连理汤。

7. 便秘

（1）实秘。①热秘：麻子仁丸。②气秘：六磨汤。③冷秘：温脾汤合半硫丸。

（2）虚秘。①气虚秘：黄芪汤。②血虚秘：润肠丸。③阴虚秘：增液汤。④阳虚秘：济川煎。

8. 肝胆病症

1）胁痛

①肝郁气滞聚证：柴胡疏肝散。②肝胆湿热证：龙胆泻肝汤。③瘀血阻络证：血府逐瘀汤或复元活血汤。④肝络失养证：一贯煎。

2）黄疸

（1）阳黄。①热重于湿证：茵陈蒿汤。②湿重于热证：茵陈五苓散合甘露消毒丹。③胆腑郁热证：大柴胡汤。④疫毒炽盛证（急黄）：《千金》犀角散。

（2）阴黄。①寒湿阻络证：茵陈术附汤。②脾虚湿困证：黄芪建中汤。

（3）黄疸消退后的调治。①肝阳上亢证：天麻钩藤饮。②气血亏虚证：归脾汤。③肾精不足证：左归丸。④痰湿阻络证：半夏白术天麻汤。⑤瘀血阻窍证：通窍活血汤。

3） 中风

（1）中经络。①风痰阻络证：真方白丸子。②风痰上扰证：天麻钩藤饮。③阴虚风动证：镇肝息风汤。

（2）中脏腑。①痰热腑实证：桃仁承气汤。②痰火闭窍证：羚角钩藤汤。③痰浊瘀闭证：涤痰汤。④脱证（阴竭阳亡）：参附汤合生脉散。

（3）恢复期。①风痰瘀阻证：解语丹。②气虚血瘀证：补阳还五汤。③肝肾亏虚证：左归丸合地黄饮子。

9. 肾系病症

水肿

（1）阳水。①风水相搏证：越婢加术汤。②湿热浸淫证：麻黄连翘赤小豆汤合五味消毒饮。③水湿浸渍证：五皮饮合胃苓汤。④湿热壅盛证：疏凿饮子。

（2）阴水。脾阳虚衰证：实脾饮。

四 病症方式（因病－因证－因症结合的组方模式初探）

（一）概念的提出

方剂是中医防治疾病的重要手段，是临床运用中药的主要形式，也是中医辨证论治的重要环节之一。源于《内经》的“君臣佐使”制方思想，经历代医家的不断补充和完善，作为一种公认的中医“组方模式”被传承。“君臣佐使”亦作为分析成方结构，解释方剂配伍的重要理论工具，在中医方剂学中占有重要的地位。然而，方剂学中并非所有的成方都是按照“君臣佐使”模式来释理的，实践中医生临证处方时也不都按“君臣佐使”的思路来遣药组方，提示中医多元组方模式的存在，“君臣佐使”不是中医组方的唯一模式。溯考前贤医著，仲景《伤寒论》和《金匮要略》有“主方与专方”之效验，徐灵胎有“一病必有主方，一病必有主药”之说（《兰台轨范》），本草著述有“脏腑 / 六淫病症主药”之辨（《本草求真》），柯琴有“因名立方者为粗工，据症定方为中工，审检察情制方为良工”之论（《伤寒论翼》）等，提示中医临床因病名、因证候、因症状之制方用药由来已久。继审近世医论，从秦伯未“（病因 + 病位）+ 症状”组方模式的阐释到欧阳锜“中医症病证三联诊疗”命题的专述；从朱文锋“病证症结合中医诊疗体系”的提出到王玉中等关于“治病 + 治证 + 治症”处方模式的探讨，表明中医因病、因证、因症之选方用药模式的客观存在。21 世纪高等医药院校课程教材《方剂学》中明确提出“因病－因证－因症结合的组方思路”之专题，并指出：“临床组方时，不仅要考虑方剂结构的完整性与严谨性，也要考虑组方用药对疾病病情的针对性与适应性，二者密不可分。君臣佐使的组方结构理论强调的是在病情针对性的基础上的组方完整性与严谨性。临证组方中，一些医家在把握疾病发展演变规律和配伍用药的基础上，根据‘病—证—症’及其之间的相互关系，发展了一种‘病—证—症’结合，治有主次、分进合击的组方配伍思路。”这是从方剂学专业的角度，首次提出因病、因证、因症之组方模式的概念。本文将在分析中医病证症的内涵及其相互关系的基础上，结合中医临床辨证立法组方的经验，讨论这一组方模式提出的依据及其学科意义。

（二）概念提出的逻辑依据

1. 病、证、症概念

中医早期的病与症相通，无特殊区别。证是清代以来较晚出现的概念。尽管在中医学术界人们对病、证、症有着不同角度的理解，但目前已形成较为趋同的认识。“病”是对疾病发生发展全过程的特征与规律所做的概括，是支配着疾病发展全过程的根本矛盾，是疾病本质的反映。“证”是对疾病发展过程中某一阶段的特征与规律所做的概括，相对于病而言则是疾病当前阶段的主要矛盾（或矛盾的主要方面），是当前阶段疾病本质的反映。因此，广义的证有“病”的信息、狭义的证（疾病于特定时段的本质）以及表现出的症状和体征三个方面内容。本文讨论的“因证组方”中的证是指狭义之证。“症”则表示单个症状或体征，是机体患病于某一阶段所表现的各种现象，是构成病或症的基本单元。不同的症对疾病本质的反映程度不同；症有时亦不完全依附于证，不被涵盖在医者所确立的“证名”当中，独立地作为当前阶段的次要矛盾（或矛盾的次要方面）而存在。

2. 病、证、症的离合关系

在对某一疾病的诊疗过程中，医者在搜集感性材料“症”的基础上通过理性加工（逻辑思辨）获得对事物本质的认识——得出“病”和“证”的概念。因此，反映在某一疾病发展过程中，疾病的本质总是规定着并表现为一定阶段的证或症，而证总是从症中获得、由特定症所构成并有其特定的主症。病—证—症三者不是孤立的，而是相互联系、纵横交错的，表现出病、证、症的离合关系：在某一疾病发生发展过程中，一定阶段和一定条件下，根本矛盾与主要矛盾可以重合（即某个矛盾既是事物的根本矛盾，又是事物发展某个阶段的主要矛盾），表现为“病”与“证”的“内在同一”性。此时，当前阶段的“症”所确定的“证”则表征了“病”的信息。医生依据当前阶段的“病”所表现出来的“症”（涵盖了当前阶段的“症”的全部或即使不能全部概括，也并不会对当前阶段疾病本质的认识和治疗产生重大影响）就可以考明“病”的发生发展，判断“病”的预后转归等等。在某一疾病发生发展过程中，“病”“证”“症”亦可表现出不同程度的偏离性。主要矛盾虽由根本矛盾所决定并受其制约，但有时依据当前阶段的“症”所确定的“证名”未能包括暂时无法获得的“病”的部分信息或暂时可忽略的“病”的部分次要信息（证与病的部分分离）；而当主要矛盾或矛盾的主要方面与次要矛盾或矛盾的次要方面之间相互转化时，一些“症”则可能会影响疾病或证候的转归或表现而急剧上升为主要矛盾或矛盾的主要方面，成为这一阶段“病”的主要内容（病主症的变化）。此时，如果按常规思维，根据当前阶段的“症”所确定的“证名”则不能认识到根本矛盾的“病”和矛盾正在转化过程中的“症”，甚至忽略已上升为主要矛盾或矛盾的主要方面的“症”在诊疗过程中的重要性。因此，病、证、症都有可能成为疾病发生发展过程中某一时空点上的主要矛盾或矛盾的主要方面，动态地把握病、证、症之间的关系，把握疾病发展中的矛盾主次变化，对于针对性遣方用药就显得非常重要。“因病—因证—因症相结合的组方模式”正是基于这一背景所提出的。

（三）概念提出的经验依据

1. 因病选药

“病”作为事物的根本矛盾，决定并制约着疾病发生发展的全过程。每一疾病都有其自身发展、变化的规律。祖国医学中病的概念出现较早，据考甲骨文中即有“病”字。《内经》中就载有 300 余种病名并有疟论、痹论、痿论等病的专论。张仲景《伤寒论》和《金匮要略》皆以“病脉证并治”名篇，《金匮要略》中有疟疾、奔豚气、痰饮、水气、黄疸等病辨治之专篇。巢元方之《诸病源候论》书名冠以“诸病”，内容也是以病为纲进行专门讨论。可以看出，中医最初诊疗的主要目标是针对“病”的。历代方书中不断涌现出的针对临床各科某病、具有一定专属或通治的方药则是因病设方立药的有力证据，即前人所谓的“病之主方”或“病之专药”（徐灵胎《医学源流论》）。如《世医得效方》一书载有“胜金丸”（由槟榔和常山所组成）能“治一切疟病”；《太平圣惠方》卷二有“诸疾通用药”，下列有 95 种疾病之通治用药，昭示“专病专药”之存在，其中如“茵陈”疗黄疸、“昆布”治瘿瘤、“败酱”愈痈疽、“鹤虱”驱蛔，等等，均为后世临床疗病之专用。方剂学中一些为特定病名而专设的治方，如鳖甲煎治疟疾、海藻玉壶汤疗瘿、清燥救肺汤治白喉、玉真散治破伤风、半夏厚朴汤疗梅核气、保和丸治伤食等方则也常被视为专病专方。

2. 因证组方

辨证论治是中医诊治疾病过程中最具特色的内容，无论是辨证，还是论治，均以证为核心，证是辨治的关键。辨证论治的思想最早隐含于《内经》，发挥于《伤寒杂病论》，后经历代医家不断演绎发展，形成了包括六经、脏腑、经络、八纲、病因、气血津液、卫气营血、三焦辨证在内的较为系统的中医辨证体系及与之相对应的治疗方药体系。20 世纪 50 年代中期，当时的一批名老中医明确提出“辨证论治”，并以之作为对中医学的基本诊疗规律的高度概括和中医学与西医学相区别的学术特点而大力倡导，“辨证论治”因此在中医学术界得到广泛认同，并作为一个学术概念得到确立。与此相应的辨证组方、因证用药亦成为中医组方用药的原则被广为遵循。辨证论治的学术思想还促成了方剂学的理论化，“法随证立、以法统方、方以药成”将证法方药有机统一起来，以证（病机）释方则成为阐述方剂学理的主流模式。事实上，因证组方的思路源于宋金以后病机理论和药性理论的发展，病证病机与药味性用的统一整合使“因证制方”成为水到渠成。准确地说，因证制方并非源自制方者本人的组方思路，而是中医方剂学发展中的方剂“释理模式”形成使然。在方剂学中，几乎所有的成方都被置入“因证组方”的理论框架中加以讨论。中医的证通常包括了病机（因、性、位、势）和症状（包括体征）两部分，因证用药虽然也考虑到症状，但重点还是随机用药，通过针对病机的治疗以获得症状解除。中药中人参、黄芪补气，当归、芍药补血，附子、肉桂温阳，熟地黄、枸杞填精等药味，其主治病、症难以确定，但多用于病证中的气虚、血虚、阳衰、精亏等病机。方剂学中如二陈化痰、平胃燥湿，四君补气，四物补血，六味滋阴，肾气补阳等所谓的“基础方”也可视为是针对病机的方剂，是因证组方的典型。

3. 因症用药

据考七百年前“症”字尚未出现，《康熙字典》中也没有“症”字。有学者据史料推测中医使用“症”字始于 16 世纪。“症”作为疾病的症状，具有直观和具体的特点。因此人们了解症要先于病和证，早期用单味药治疗某一症状的“因症”用药应先于“因病”和“因证”用药。从这一意义上说，中医辨证论治是在“辨症”和“因症”用药经验积累的基础上逐步发展起来的。中医在长期的临床实践中不断积累了丰富的治“症”有效方药，诸如止咳、止痒、止呕、止痛、平喘、开音、利尿、消疹等功效的方药即“因症用药”归纳的结果，中药仙鹤草止血、椒目平喘、蛇床子止痒、元胡止痛、菟丝子去鼾症、茵陈退黄等均具有专能（专症专药）的特点。在单味药运用基础上发展而来的许多对药或小方，如柴胡和黄芩疗寒热、石膏和知母除烦热、青蒿和鳖甲退虚热、杜仲和牛膝强腰膝、蒲黄和灵脂消痛、麻黄和杏仁止咳喘、乌梅配黄连和川椒安蛔等均为明显的对症用药。需要指出的是，由于中医早期病症相通，存在大量的以某一症状命名疾病的现象，即所谓以症代病，加上一些疾病多有其主要见症，这使得中医专病专药与专症专药重叠。因病—因证—因症组方思路的基本原则是辨病用药、辨证用药及因症用药结合。具体操作模式包括：①以辨“病”确定专药 / 专方为主，配合据“证”选配药味（标本一致情况下的主以治本）；②以辨“证”确定专药 / 专方为主，结合“病”或“症”选配有效专药 / 专方（标本分离情况下的标本兼顾）；③以因“症”的专能药味 / 专方为主，适当结合辨“病”或辨“证”专药 / 专方（标本分离情况下急则治其标）。

（四）概念提出的意义

以上分析表明，中医病、证、症之间在内涵上密切联系，在反映疾病的本质与形式方面有着复杂的离合关系，表现为疾病演变过程基本、主要及次要矛盾之间的相互转化。辨证论治中在把握病、证、症之间同一性的基础上，根据特定时空下三者间的矛盾主次，实施针对重点的整体性处理原则，落实在组方中则有“因病—因证—因症相结合”的基本思路。同时，中医药长期发展中积淀的因病、因证、因症用药的丰富经验为上述组方思路提供了坚实的药物学基础，而现代有关中医病、证、症的研究成果也为该组方思路提供了逻辑和理论上的依据。“因病—因证—因症相结合组方模式”强调了在全面认识疾病规律的基础上，针对疾病主次矛盾的病、证、症的统筹处理和充分利用中药性能，特别是重视选配专能药物的理念。当然，作为一种新的组方模式，在理论上其与组方原则、治法理论、传统组方模式之间的联系，在实践上其涉及中药配伍、加减进退等有关具体操作技术，均有待深入研究。该组方模式弥补了“君臣佐使”传统制方理论中强“因证组方”而弱“因病制方”之不足，为从“病—证—症”相互关系的新视角来诠释方剂制方原理和临床创制高效新方提供了可能。该组方模式不仅更多体现出中医治则指导下的立法遣药组方的统一，也体现了临床辨病—辨证—辨症落实于具体遣药组方实践中的统一及其与中药经验中专病专药—因证治药—专症专药的衔接统一。该模式的提出对于中医辨病和中西医病证结合论治的发展具有重要推动作用，对丰富方剂学理论和开辟专病及专能方药的研究新领域也有重要的实践意义。

五 脏腑靶向中药学习

（一）入肺经

1. 性温类

麻黄（3～9g），桂枝（3～9g），紫苏（6～9g），白芷（6～15g），细辛（有小

毒，1～3g），杜衡（有小毒，3～6g），辛夷（6～15g），生姜（6～15g），葱白（2～8枚），香薷（6～15g），西河柳（6～15g），香菜（3～6g），苍耳子（有毒，6～9g），鹅不食草（6～9g），厚朴（3～9g），豆蔻（3～6g），丁香（1～3g），红豆蔻（3～6g），陈皮（3～9g），香橼（3～9g），佛手（3～9g），檀香（1.5～3g），乌药（3～9g），紫苏梗（6～9g），黄芪（9～30g），饴糖（30～60g），紫河车（1.5～3g），钟乳石（3～9g），五味子（1.5～6g），半夏（有毒，3～9g），天南星（有毒，3～9g），旋覆花（3～9g），金沸草（6～9g），芥子（3～9g），猪牙皂（有小毒，1～1.5g），白前（3～9g），猫爪草（15～30g），苦杏仁（有小毒,6～9g），紫苏子（3～9g），紫菀（6～9g），款冬花（6～9g），百部（3～9g），远志（3～9g），紫石英（9～15g）。

2. 性热类

干姜（3～9g）。

3. 性凉类

薄荷（3～6g），淡豆豉（6～12g），薏苡仁（9～30g），竹茹（6～9g），连翘（6～15g），鱼腥草（15～25g），拳参（6～9g），虎杖（9～15g），土贝母（6～9g），银柴胡（3～9g），天花粉（9～15g），儿茶（1～3g），罗汉果（9～15g），白及（6～15g），沙参（9～15g），天冬（6～12g），麦冬（6～12g），玉竹（6～12g），玄参（9～15g），木蝴蝶（1.5～3g），明党参（6～12g），胆南星（3～6g），前胡（3～9g），川贝母（3～9g），马兜铃（3～9g），枇杷叶（6～9g），伊贝母（3～9g），冰片（0.15～0.3g）。

4. 性寒类

牛蒡子（6～12g），菊花（6～9g），桑叶（6～9g），蝉蜕（3～6g），升麻（3～9g），浮萍（3～9g），藜芦（有大毒，0.3～0.6g），食盐（10～30g），牵牛子（有毒，3～6g），甘遂（有毒，0.5～1.5g），红大戟（有小毒，1.5～3g），芫花（有毒，1.5～3g），商陆（有毒,3～9g），滑石粉（9～24g），车前子（9～15g），川木通（3～6g），通草（3～4.5g），三白草（15～30g），石韦（6～12g），防己（6～9g），灯心草（1～3g），冬瓜子（9～30g），黄芩（3～9g），石膏（15～60g），知母（6

～12g），芦根（15～30g），栀子（6～9g），金银花（6～15g），忍冬藤（15～30g），胖大海（2～3g），射干（3～4.5g），半枝莲（15～30g），穿心莲（3～9g），金果榄（3～9g），苦木（有小毒，1～3g），地骨皮（9～15g），郁金（3～9g），白茅根（9～30g），侧柏叶（6～12g），铁苋菜（15～30g），西洋参（3～6g），百合（6～12g），五倍子（3～6g），葶苈子（3～9g），瓜蒌（9～15g），瓜蒌皮（9～15g），瓜蒌子（9～15g），浙贝母（6～9g），蛤壳（3～6g），桑白皮（6～12g），羚羊角（1～1.5g）。

5. 性平类

荆芥（6～15g），木贼（3～9g），佩兰（3～9g），茯苓（9～15g），半边莲（9～15g），小通草（15～30g），谷精草（6～9g），马勃（3～6g），莱菔子（6～9g），人参（3～9g），党参（9～30g），太子参（9～30g），手参（3～9g），山药（15～30g），甘草（3～9g），黄精（9～15g），阿胶（3～9g），蛤蚧（3～6g），冬虫夏草（3～9g），乌梅（6～12g），白果（有毒，6～9g），僵蚕（6～9g）。

（二）入心经

1. 性温类

桂枝（3～9g），西河柳（6～15g），香菜（3～6g），檀香（1.5～3g），红花（3～9g），川芎（3～9g），乳香（3～12g），紫河车（1.5～3g），刺五加（9～27g），熟地（9～15g），何首乌（6～12g），当归（6～9g），龙眼肉（9～15g），五味子（1.5～6g），远志（3～9g），紫石英（9～15g），麝香（0.03～0.1g），石菖蒲（3～9g），九节菖蒲（3～6g），苏合香（0.3～1g）。

2. 性热类

附子（有毒，3～15g），干姜（3～9g），肉桂（1～4.5g）。

3. 性凉类

牛黄（0.15～0.35g），野菊花（3～9g），连翘（6～15g），白蔹（6～9g），牡丹皮（6～12g），丹参（9～15g），天冬（6～12g），麦冬（6～12g），龟甲（9～

12g），浮小麦（6～12g），川贝母（3～9g），朱砂（有毒，1～1.5g），冰片（0.15～0.3g）。

4. 性寒类

大黄（3～30g），关木通（3～6g），川木通（3～6g），瞿麦（15～45g），淡竹叶（6～9g），灯心草（1～3g），苦参（6～9g），黄连（1.5～4.5g），寒水石（3～60g），苦竹叶（6～9g），栀子（6～9g），莲子心（1.5～3g），三颗针（9～15g），熊胆（1～3g），金银花（6～15g），紫花地丁（15～30g），板蓝根（9～15g），大青叶（9～15g），绿豆（20～100g），穿心莲（3～9g），犀角（1～2g），水牛角（15～30g），地黄（9～15g），紫草（6～9g），西瓜（1000～1500g 鲜食），郁金（3～9g），桑椹（9～15g），百合（6～12g），浙贝母（6～9g），天竺黄（3～9g），磁石（9～30g），玳瑁（3～6g），珍珠（0.3～1g），珍珠母（9～24g），石决明（9～30g），赭石（9～30g）。

5. 性平类

茯苓（9～15g），赤小豆（15～60g），半边莲（9～15g），地耳草（9～15g），荷叶（6～15g），番红花（3～6g），桃仁（6～9g），人参（3～9g），甘草（3～9g），莲子（6～15g），酸枣仁（9～15g），柏子仁（3～9g），合欢皮（6～12g），首乌藤（6～15g）。

（三）入脾经

1. 性温类

紫苏（6～9g），防风（6～15g），生姜（6～15g），苍术（3～9g），厚朴（3～9g），豆蔻（3～6g），砂仁（3～6g），草豆蔻（3～6g），草果（3～6g），荜澄茄（1.5～3g），丁香（1～3g），花椒（3～6g），肉豆蔻（3～9g），红豆蔻（3～6g），八角茴香（3～6g），陈皮（3～9g），香橼（3～9g），佛手（3～9g），降香（9～15g），沉香（1.5～4.5g），川木香（3～9g），木香（3～6g），檀香（1.5～3g），乌药（3～9g），紫苏梗（6～9g），甘松（3～6g），玫瑰花（3～6g），山楂（6～12g），神

曲（6～15g），阿魏（1～1.5g），延胡索（3～9g），莪术（6～9g），姜黄（3～9g），泽兰（6～12g），伏龙肝（15～30g），木瓜（6～9g），伸筋草（9～12g），白术（6～12g），黄芪（9～30g），白扁豆（9～15g），大枣（6～15g），饴糖（30～60g），刺五加（9～27g），羊肉（30～100g），当归（6～9g），龙眼肉（9～15g），益智仁（3～9g），补骨脂（6～9g），菟丝子（6～12g），锁阳（6～9g），仙茅（有毒,3～9g），海螵蛸（6～9g），松花粉（3～6g），半夏（有毒,3～9g），天南星（有毒，3～9g），旋覆花（3～9g），麝香（0.03～0.1g），苏合香（0.3～1g），芜荑（3～9g）。

2. 性热类

附子（有毒，3～15g），干姜（3～9g），肉桂（1～4.5g），吴茱萸（有小毒，1.5～6g），高良姜（3～6g）。

3. 性凉类

葛根（9～15g），薏苡仁（9～30g），冬瓜皮（9～30g），西瓜皮（12～21g），茵陈（6～15g），马鞭草（6～9g），土贝母（6～9g），山慈菇（3～9g），天花粉（9～15g），罗汉果（9～15g），黄瓜（300～500g，鲜食），枳壳（3～9g），枳实（3～9g），白芍（6～15g），明党参（6～12g），胆南星（3～6g），冰片（0.15～0.3g）。

4. 性寒类

升麻（3～9g），红大戟（有小毒，1.5～3g），芫花（有毒，1.5～3g），商陆（有毒，3～9g），杨树花（50～100g），积雪草（15～30g），黄芩（3～9g），黄连（1.5～4.5g），白鲜皮（6～9g），侧柏叶（6～12g），地龙（6～9g）。

5. 性平类

大豆黄卷（6～9g），火麻仁（9～15g），佩兰（3～9g），茯苓（9～15g），路边菊（15～30g），荷叶（6～15g），香附（6～9g），麦芽（9～15g），莱菔子（6～9g），鸡内金（3～9g），三棱（6～9g），人参（3～9g），党参（9～30g），太子参（9～30g），手参（3～9g），山药（15～30g），甘草（3～9g），黄精（9～15g），芡实（9～15g），莲子（6～15g），乌梅（6～12g），桔梗（3～9g），紫贝齿（9～15g）。

（四）入肝经

1. 性温类

防风（6～15g），苍术（3～9g），小茴香（3～6g），八角茴香（3～6g），青皮（3～9g），香橼（3～9g），佛手（3～9g），降香（9～15g），荔枝核（6～9g），玫瑰花（3～6g），娑罗子（3～9g），山楂（6～12g），青果（6～9g），红花（3～9g），川芎（3～9g），延胡索（3～9g），莪术（6～9g），姜黄（3～9g），皂角刺（3～9g），乳香（3～12g），鸡血藤（9～15g），泽兰（6～12g），月季花（1.5～4.5g），五灵脂（6～9g），夏天无（6～12g），莲房（6～9g），三七（3～9g），伏龙肝（15～30g），五加皮（6～9g），木瓜（6～9g），伸筋草（9～12g），海风藤（6～12g），千年健（6～9g），虎骨（3～6g），徐长卿（3～12g），熟地（9～15g），何首乌（6～12g），当归（6～9g），鹿茸（1～2g），鹿角（6～15g），鹿角胶（3～6g），巴戟天（3～9g），骨碎补（3～9g），狗脊（6～12g），续断（9～15g），杜仲（6～9g），菟丝子（6～12g），淫羊藿（3～9g），韭菜子（3～9g），仙茅（有毒，3～9g），沙苑子（9～15g），覆盆子（6～12g），山茱萸（6～12g），海马（3～9g），松花粉（3～6g），天南星（有毒，3～9g），猫爪草（15～30g），蜈蚣（有毒，2.5～5g），蒺藜（有小毒，6～9g），九节菖蒲（3～6g）。

2. 性热类

肉桂（1～4.5g），吴茱萸（有小毒，1.5～6g）。

3. 性凉类

薄荷（3～6g），连钱草（9～30g），茵陈（6～15g），鸡骨草（15～30g），菊花（6～9g），车前子（9～15g），决明子（9～15g），青葙子（9～15g），密蒙花（3～9g），牛黄（0.15～0.35g），蛇胆（1～2g），野菊花（3～9g），马鞭草（6～9g），拳参（6～9g），虎杖（9～15g），山慈菇（3～9g），牡丹皮（6～12g），水红花子（15～30g），益母草（50～100g），丹参（9～15g），穿山甲（6～9g），赤芍（6～12g），茺蔚子（6～9g），鸡冠花（6～12g），地榆（9～15g），白及（6～15g），断血流（3～15g），白芍（6～15g），羊肝（6～50g），鳖甲（9～24g），龟甲（9～

12g），女贞子（3～9g），木蝴蝶（1.5～3g），明党参（6～12g），胆南星（3～6g），牡蛎（9～30g），钩藤（3～12g），罗布麻叶（6～12g）。

4. 性寒类

桑叶（6～9g），蝉蜕（3～6g），蔓荆子（3～6g），柴胡（3～9g），食盐（10～30g），胆矾（有毒，0.3～0.6g），车前草（9～15g），金钱草（15～60g），龙胆（3～6g），苦参（6～9g），秦皮（6～12g），胡黄连（3～9g），青叶胆（9～15g），积雪草（15～30g），黄连（1.5～4.5g），夏枯草（9～15g），三颗针（9～15g），熊胆（1～3g），功劳木（9～15g），蒲公英（9～15g），紫花地丁（15～30g），青黛（1.5～3g），马齿苋（6～15g），半枝莲（15～30g），爵床（6～30g），天葵子（9～15g），委陵菜（9～15g），犀牛角（1～2g），水牛角（15～30g），地黄（9～15g），地骨皮（9～15g），紫草（6～9g），白薇（6～9g），青蒿（6～9g），川楝子（有小毒，6～9g），预知子（3～9g），郁金（3～9g），凌霄花（6～9g），侧柏叶（6～12g），墨旱莲（6～12g），茜草（6～9g），桑椹（9～15g），椿皮（6～9g），天竺黄（3～9g），昆布（6～12g），海藻（6～12g），磁石（9～30g），羚羊角（1～1.5g），玳瑁（3～6g），珍珠（0.3～1g），珍珠母（9～24g），石决明（9～30g），地龙（6～9g），赭石（9～30g）。

5. 性平类

荆芥（6～15g），大豆黄卷（6～9g），葛花（6～9g），木贼（3～9g），一枝黄花（9～15g），地耳草（9～15g），谷精草（6～9g），荷叶（6～15g），香附（6～9g），素馨花（6～9g），番红花（3～6g），桃仁（6～9g），牛膝（6～9g），三棱（6～9g），没药（6～15g），阿胶（3～9g），乌梅（6～12g），酸枣仁（9～15g），合欢皮（6～12g），首乌藤（6～15g），天麻（3～9g），紫贝齿（9～15g），僵蚕（6～9g）。

（五）入肾经

1. 性温类

细辛（有小毒，1～3g），砂仁（3～6g），小茴香（3～6g），荜澄茄（1.5～

3g)，丁香（1～3g)，花椒（3～6g)，八角茴香（3～6g)，刀豆（6～9g)，沉香（1.5～4.5g)，乌药（3～9g)，荔枝核（6～9g)，鸡血藤（9～15g)，独活（3～9g)，羌活（3～9g)，五加皮（6～9g)，伸筋草（9～12g)，千年健（6～9g)，虎骨（3～6g)，紫河车（1.5～3g)，刺五加（9～27g)，羊肉（30～100g)，熟地黄（9～15g)，何首乌（6～12g)，鹿茸（1～2g)，鹿角（6～15g)，鹿角胶（3～6g)，驴肾（9～21g)，肉苁蓉（6～9g)，巴戟天（3～9g)，胡芦巴（6～9g)，益智仁（3～9g)，骨碎补（3～9g)，狗脊（6～12g)，续断（9～15g)，杜仲（6～9g)，补骨脂（6～9g)，菟丝子（6～12g)，淫羊藿（3～9g)，韭菜子（3～9g)，锁阳（6～9g)，仙茅（有毒,3～9g)，雪莲花（9～15g)，蛇床子（有小毒,3～9g)，沙苑子（9～15g)，覆盆子（6～12g)，山茱萸（6～12g)，钟乳石（3～9g)，海马（3～9g)，五味子（1.5～6g)，海螵蛸（6～9g)，半夏（有毒，3～9g)，远志（3～9g)，紫石英（9～15g)。

2. 性热类

附子（有毒，3～15g)，干姜（3～9g)，肉桂（1～4.5g)，吴茱萸（有小毒，1.5～6g)，海狗肾（6～12g)。

3. 性凉类

西瓜皮（12～21g)，连钱草（9～30g)，牡丹皮（6～12g)，黄瓜（300～500g 鲜食)，石斛（6～12g)，玄参（9～15g)，鳖甲（9～24g)，龟甲（9～12g)，女贞子（3～9g)，牡蛎（9～30g)。

4. 性寒类

食盐（10～30g)，牵牛子（有毒，3～6g)，甘遂（有毒，0.5～1.5g)，红大戟（有小毒，1.5～3g)，芫花（有毒，1.5～3g)，商陆（有毒，3～9g)，泽泻（6～9g)，车前子（9～15g)，车前草（9～15g)，金钱草（15～60g)，地肤子（9～15g)，阴行草（6～9g)，黄柏（3～12g)，积雪草（15～30g)，寒水石（3～60g)，知母（6～12g)，莲子心（1.5～3g)，半枝莲（15～30g)，四季青（15～30g)，地黄（9～15g)，地骨皮（9～15g)，白薇（6～9g)，墨旱莲（6～12g)，桑椹（9～15g)，五倍子（3～6g)，昆布（6～12g)，海藻（6～12g)，蛤壳（3～6g)，磁石（9～30g)。

5. 性平类

茯苓（9～15g），猪苓（6～12g），路边菊（15～30g），地耳草（9～15g），牛膝（6～9g），山药（15～30g），黄精（9～15g），阿胶（3～9g），蛤蚧（3～6g），冬虫夏草（3～9g），芡实（9～15g），金樱子（6～12g），莲子（6～15g），柏子仁（3～9g）。

（六）类激素性中草药学习

中医认为肾主生殖，其功能态中医以肾气谓之。人从小到老，是肾气由实、盛、平均到衰的过程，即“女子七七，男子八八”。肾衰则形体皆虚，齿不坚而发不华。

天癸竭，为男女性激素水平下调，现代医学常行性激素六项检查，主要包括卵泡生成素、黄体生成素、雌二醇、孕酮、睾酮、催乳素。医生可通过性激素水平判断其生殖机能——肾气。

中药可通过类激素样作用来改善肾气，因此了解部分类激素药物对临床有意义。

类雄激素中药：类雄性激素样作用的中药多为补肾壮阳药，常见肉苁蓉、杜仲、菟丝子、巴戟天、五味子、三七、蛇床子等。

巴戟天：性辛，入肝肾经，乃补肾壮阳的传统良药。现在临床常用其补肾阳，强筋骨，祛风湿。甚至用来治疗阳痿遗精、宫冷不孕、月经不调、少腹冷痛、风湿痹痛、筋骨痿软等症。

巴戟天还具有改善更年期症状、提高机体免疫力、抗肿瘤、抗抑郁、抗氧化、强壮骨骼、抗炎镇痛、补血及促进造血干细胞增殖和分化等功效。临床可用巴戟天与高良姜、肉桂、吴茱萸等药配伍温肾调经。就男女不育，用巴戟天与人参、山药、覆盆子等配合以温肾暖宫、填精种子。

锁阳：可使雄性幼年大鼠血浆睾酮水平提高，有促进动物性成熟、增加性行为等作用。

具有雌激素样作用中药有葛根、补骨脂、杜仲、茺蔚子、小茴香、丹参、牛膝、红花、香附、升麻、淡豆豉等。雌激素对心脏有保护作用，能够降低血脂、改善炎症反应和改善血管内皮细胞功能。

海马：具有补肾壮阳，调气活血的功效。常用于治疗阳痿、遗精等，使子宫和卵巢的重量增加，促进女性器官的发育。

紫河车：具有补肾益精，养血益气的功效。常用于治疗阳痿、腰酸、头晕、耳鸣等。具有促进乳腺和女性生殖器官发育的作用，并含有胎盘球蛋白，可增强机体抗病能力。

鹿茸：具有补肾壮阳，强健筋骨的作用。研究显示，鹿茸含有雌二醇，具有雌激素样作用。

覆盆子：可以治疗遗精、遗尿、明目的常用中药。现代药理研究显示，覆盆子具有雌激素样作用，可以促进女性器官的发育。

此外，可能影响女性激素的中药还有肉苁蓉、补骨脂、阳起石、当归、紫石英等有补肾固精的作用。雌激素或类雌激素样物质含量较高的中药还有葛根、补骨脂、当归、女贞子、枸杞子、杜仲、银杏等。

甘草：大剂量的甘草甜素有雌激素样作用，能抑制 17– 羟甾类脱氢酶转变雄甾烯二醇为睾酮。

补骨脂：对去卵巢雌鼠可引起动情周期变化，使子宫重量明显增加，有较强的雌激素样作用。雌鼠服用补骨脂后阴道角化和子宫重量增加。

淫羊藿：明显增加正常大鼠垂体前叶、卵巢、子宫重量。

肉苁蓉：肉苁蓉与雌激素作用相似，能促进垂体部分细胞增殖，促进卵巢孕激素的分泌，增加性腺轴雌激素受体、孕激素受体的表达。增强下丘脑垂体和卵巢的促黄体功能，提高垂体对促黄体生成素释放激素的反应性及卵巢的促黄体功能。

菟丝子：表现为雌激素样活性，能增加成年大鼠腺垂体、卵巢和子宫的重量。

冬虫夏草：可增加雌性大鼠的受孕率和产子数，表明虫草有调节体内雌激素水平，改善子宫内膜功能的作用。

枸杞子：枸杞煎煮液可使正常大鼠垂体前叶、卵巢、子宫重量明显增加。

女贞子：既有雄激素样物质，也有雌激素样物质的存在，服药组兔卵巢的大卵泡数明显增多，雌激素升高。

丹参：有雌激素样作用。丹参酮 I 有抗雄激素的作用。

川牛膝：有雌激素样作用，幼年大鼠服后子宫重量增加，但对卵巢无明显影响。

红花：可使子宫质量明显增加，具有雌激素样作用。

银杏：对催乳素、E2 均有明显抑制作用（$P<0.01$），而对孕激素有促进分泌的作用。对睾酮有抑制作用。

小茴香：使乳腺重量增加，大剂量可增加输卵管、子宫内膜、子宫肌层、皮层及卵巢重量，具有雌激素样活性。

五味子：能加强睾丸和卵巢内的 RNA 合成、改善组织细胞的功能，促进增殖细胞的增生及促进卵巢的排卵作用。

蛇床子：有类似性激素的作用，能使子宫、卵巢增重，延长小鼠交尾期。

蒺藜：有性激素样作用，能使正常幼年雌性小鼠子宫和卵巢的重量明显增加，促进性器官的发育，蒺藜提取物能提高男性促黄体素及睾丸激素水平。

香附：有轻度雌激素样活性，治疗月经不调。但可使子宫平滑肌松弛，收缩力减弱，肌张力降低。

葛根：类植物雌激素，增加子宫重量。葛根素和葛根总异黄酮具有雌激素受体部分激动剂的特性。

升麻、黑升麻：植物雌激素。提取物可有效地缓解更年期潮热、烦躁等症状，并可促进阴道上皮细胞的增殖和角化。有增加子宫重量，高剂量时可显著促进阴道上皮角化。

仙茅合剂：能抑制卵巢和睾丸的萎缩，促进雄性大鼠的睾丸精原细胞的增殖，并使成熟精子量增多；使卵巢各级发育阶段的卵泡及成熟卵泡增多。仙茅合剂可以明显地延缓大鼠生殖系统老化过程。

（七）抗病毒的中草药学习

常见病毒性疾病

常见病毒性疾病包括：流感、艾滋病、麻疹、风疹、天花、流行性腮腺炎、水痘、呼吸道病毒感染、病毒性肝炎、脊髓灰质炎、其他肠道病毒感染、流行性乙型脑炎、流行性出血热等。

1. 流感病毒

流行性感冒病毒，简称流感病毒，是一种造成人类患流行性感冒的 RNA 病毒，它会造成急性上呼吸道感染，并借由空气迅速地传播，在世界各地常会有周期性的大流行。此外在人类出现的各种流感中，易感人群都是儿童，所以更需要重视儿童流感的防治。抗病毒中药以抗流感病毒药物最多，如常用的金银花、连翘、板蓝根。

2. 流行性乙型脑炎

本病毒在胞浆内增殖，对温度、乙醚、酸等都很敏感，其抗原性较稳定。经蚊传播，多见于夏秋季，临床上急起发病，有高热、意识障碍、惊厥、强直性痉挛和脑膜刺激征等，重型患者病后往往留有后遗症，属于血液传染病。

3. 病毒性肝炎

病毒性肝炎是由多种不同肝炎病毒引起的一组以肝脏损害为主的传染病。肝炎病毒至少有 5 种，即甲、乙、丙、丁、戊型肝炎病毒，分别引起甲、乙、丙、丁、戊型病毒性肝炎。主要通过粪—口、血液或体液传播。临床上以疲乏、食欲减退、肝大、肝功能异常为主要表现，部分病例出现黄疸，无症状感染常见。

4. 肠道病毒

肠道病毒包括脊髓灰质炎病毒、柯萨奇病毒及新型肠道病毒等，肠道病毒属病毒引起的传染病。临床表现轻者只有倦怠、乏力、低热等，重者可全身感染，脑、脊髓、心、肝等重要器官受损，预后较差，并可遗留后遗症或造成死亡。

5. 艾滋病

艾滋病是感染人类免疫缺陷病毒而引发的传染性疾病。姜黄素、甘草、大蒜、桑白皮、黄芪、虎杖、黄芩等对其有治疗作用。

6. 呼吸道病毒

引发人类呼吸道感染的常见病毒有流感病毒、副流感病毒、呼吸道合胞病毒、腺病毒和冠状病毒等；其中流感病毒能够引发明显的急性呼吸道感染性疾病，已致使数次世界性大流行。有研究说明，抗流感病毒的单味中药大多为清热解毒药，具有抑制流感病毒增殖或灭活、阻止病毒吸附细胞的作用。如：黄芩、鱼腥草、黄芪、大青叶、板蓝根、金银花、连翘、射干等。

7. 单纯疱疹病毒感染（HSV）

HSV 是人类一种常见的传染病，其感染部位普遍，常发于癌症或其他慢性病和应用于各类免疫抑制剂的病人中。现已证明，HSV 感染与先天畸形、流产、宫颈癌、脑炎、新生儿疾病、性病等 10 多种疾病有关。中药大黄、石榴皮、金银花等中药在对抗 HSV 病毒方面有专门好的成效。

8. 柯萨奇病毒（CV）

CV 是一种肠道病毒，柯萨奇 B 组病毒（CVB）是引发病毒性心肌炎的关联性病毒。中草药有灵芝、黄芪、乌药、木香、苦参、高山红景天、贯众、虎杖等有效。

9. 中药抗病毒机理

（1）直接抗病毒作用。直接杀灭作用 是指中药对病毒侵入细胞前的杀灭作用；阻挡浸染作用 是指中药阻止病毒对细胞吸附和穿入的作用；抑制繁殖作用 即抑制病毒自我复制过程的作用。

（2）间接抗病毒作用。促进免疫器官发育许多抗病毒中药都含有丰富的营养成分，能很好地促进机体免疫器官的发育，使其具备良好的抵抗病原微生物感染的能力。

调节主动免疫功能现已证明，有 200 余种中药具有影响和调节动物机体免疫机制的功能，其中包括补益类中药、清热解毒类中药、渗湿利水类中药以及少数解表、固涩、止血、泻下、驱虫类中药等。

对病毒有较好抑制作用的几十种中药中，常用的有金银花、连翘、柴胡等。

①金银花：有清热解毒，疏散风热的作用。主治温病热入气分或营血，身发斑疹，热毒痈肿疮毒。对流感病毒、孤儿病毒、疱疹病毒均有抑制作用，能抑制病毒的复制，延缓病毒所致细胞病变的发生，并有一定的抗炎解热、抗内毒素作用。此外，尚能促进白细胞吞噬能力，提高淋巴细胞转化率，可增强机体免疫功能。其植株的藤又名忍冬藤，可治疗传染性肝炎，有助于症状、体征改善和肝功能恢复。

②连翘：有清热解毒，消痈散结，疏散风热的作用。治温病初起发热恶寒，热入营血致高热烦躁，及热毒痈肿疮毒等。具有抗病原微生物、解热、抗炎作用。含丰富的金丝桃素，可以有效抑制支气管炎病毒，而且还可以杀灭家禽性感染病毒，它的杀菌消炎作用特别明显。所以连翘常用来治疗病毒性感冒或者是其他病毒性疾病。

③板蓝根：有清热解毒，凉血的功效。其提取物对出血热病毒、单纯疱疹病毒有明显的杀灭作用，对流感病毒有明显的抑制作用，并可抑制腮腺炎病毒，缩短治疗水痘的疗程，同时表现出对多种病原菌如金黄色葡萄球菌、肺炎双球菌、流行性感冒杆菌等的抑制作用。

④蒲公英：有清热解毒，利湿的作用。主治热毒疮痈、乳痈、肠痈等。临床多用其复方煎剂，抗病毒作用确切，并具有一定的抗菌作用。治疗疮疖痈肿，单用即有效。蒲公英在治疗慢性胆囊炎、急性黄疸型肝炎时，对于肝功能及黄疸指数的恢复有显著促进效果，并可以治疗胃炎、阑尾炎及消化道溃疡。

⑤鱼腥草：有清热解毒，消痈排脓，利尿通淋的作用。主治热毒痈肿、肺痈、痰热咳嗽等。对金黄色葡萄球菌、溶血性链球菌、肺炎双球菌、痢疾杆菌、钩端螺旋体等有抑制作用。鱼腥草煎剂及合成的鱼腥草素可促进人外周血白细胞吞噬金黄色葡萄球菌的能力，从而增强机体的免疫功能。鱼腥草有抗病毒的功效。

⑥柴胡：有解表和里，疏肝解郁，升举阳气的作用。主治感冒发热、寒热往来、胸肋胀痛等。临床上对中枢神经系统具有明显的镇静、镇痛、解热、降温与镇咳等作用。柴胡对消化系统，可见其利胆作用，抗肝脏损伤作用，可抑制纤维增长促进纤维吸收，从而起到保肝护肝作用。现多用于治疗流行性感冒发热、病毒性肝炎、急性胰腺炎和急性胆道感染，并可用于治疗流行性腮腺炎。

⑦甘草：有解毒、祛痰、止痛、解痉以至抗癌等药理作用。补脾益气，滋咳润肺，缓急解毒，调和百药。

⑧灵芝：抗病毒的同时，也可以提高人体的免疫力，增强人的自愈能力。但是灵芝也不可以一次吃得太多，因为这种药物药性较强，吃太多的话，容易导致虚火过旺，引起流鼻血。

⑨野菊花：有较强的清热解毒功效，抑制流感病毒，多泡一些野菊花水喝，可以有效预防流感。

⑩山药：抑制病菌繁殖，可以增强身体的免疫力。

（3）中药抗病毒的优势。

目前我国有上亿人是慢性乙型肝炎病毒（HBV）感染者，其中有 2000 万～ 3000

万患者需要抗病毒医治。当前经常使用于医治病毒性乙型肝炎的中药及有效成分有：苦参素、叶下珠、水芹、猪苓多糖、香菇多糖、岩黄连、金钱草、茵陈、垂盆草等。

10. 抗乙型肝炎研究

理想的抗乙型肝炎病毒（HBV）/ 丙型肝炎病毒（HCV）药物应具备以下条件：① 有强效的抑制病毒复制能力；② 安全性良好、可长期用药；③ 作用持久、停药后无反弹；④ 耐药变异率低；⑤ 可激发宿主自身的抗病毒免疫活性；⑥ 可最终清除病毒。

然而，迄今为止，国内外尚无理想的抗 HBV/HCV 药物，8 种中草药作简要介绍。

（1）赛菊宁黄质：从柳杉中提取的一种活性成分。在肝癌细胞中有抗病毒效应。还可抑制野生型与拉米夫定耐药型 HBV 的 DNA 复制，选择性清除受感染的肝细胞。有望成为新的抗 HBV 药物。

（2）绿茶多酚：绿茶多酚包括表没食子儿茶素没食子酸酯（EGCG）及其衍生物。能有效阻止 HCV 进入肝癌细胞和原代人肝细胞。此外，有效抑制 HCV 感染细胞及其细胞间的病毒传播。有望成为一种肝移植后预防 HCV 感染的治疗策略。肝移植后多饮茶 有助阻断丙肝。

（3）姜黄素：具有抗病毒作用，可以降低 HBV RNA 水平，抑制 HBV 抗原的表达以及病毒颗粒的产生。有潜在的抗病毒及抑癌作用。

（4）黄芩：抑制 HBV 与宿主肝细胞的融合，抑制 HBV 逆转录酶的活性，患者对该药的耐受性较好。

（5）刺槐：刺槐 n– 丁醇甲醇提取物可以抑制 HCV RNA 复制，抑制环氧合酶 –2 表达和抑制 HCV RNA 复制的作用。刺槐可作为一种抗 HCV 感染的新型药物。

（6）苦味叶下珠：苦味叶下珠可在体外抑制 HBV RNA 转录，对慢性 HBV 携带者有治疗潜力。

（7）桦树皮提取物：研究发现，桦树皮提取物除具有保肝作用之外，还有抗 HCV 作用。桦树皮提取物可显著降低 HCV RNA 水平，可能与抑制 HCV 与宿主肝细胞的融合有关，但具体抗病毒机制尚不明确。桦树皮提取物可调节树突状细胞与 T 细胞之间的相互作用，从而诱导宿主的免疫反应，而 T 细胞，特别是细胞毒性 T 细胞在抗病毒方面具有重要作用。

（8）水飞蓟宾：抑制人肝癌细胞中 NF-kB 的转录激活，以及抑制人外周血单核细胞中炎症因子的活化发挥抗炎作用。水飞蓟宾可抑制 HCV 入侵、抑制 RNA 和蛋白表达以及传染性病毒颗粒的生成。对丙肝患者具有较强的抗病毒作用。有阻断细胞间病毒传播的作用。

（八）抗血栓的中草药学习

（1）丹参：丹参酮可使血栓形成时间延长，血栓长度缩短，质量减轻，血小板黏附及聚集能力降低。说明丹参对血小板和凝血功能均有抑制作用。

（2）藏红花：有活血化瘀，散郁结的作用。治妇女闭经或者有瘀血导致的腹痛等多种作用。

（3）益母草：善调女性各种疾病，被称为血家圣药，能活血养血，活血而不伤血，养血而不生瘀血。

（4）蒲黄：蒲黄水煎液能使凝血时间明显缩短，血小板数目增加，与中医所讲的止血、化瘀作用异曲同工。

（5）当归：当归头破血，当归身活血，当归尾止血。当归主治女性月经及带下问题。

（6）赤芍：赤芍能激活纤溶酶原，使凝固的纤维蛋白溶解，因此赤芍通过抑制凝血酶和激活纤溶酶原而发挥抗血栓作用。赤芍精能使血小板聚集时间，血小板血栓形成时间和血栓形成时间得以延长。

（7）水蛭：水蛭主要通过破瘀血机制发挥抗血栓作用，主要用于治疗女性月经问题和腹内瘀血。

（8）大蒜：间接抑制血小板聚集，还能溶解已经形成的血栓，在一定程度上能预防和减少心脑血管疾病的发生。

（9）银杏叶：能抑制血栓素的释放，抑制血小板聚集，发挥抗血栓作用。

（10）花椒：花椒水提取物能明显延长血浆凝血酶原的时间，对血小板聚集具有明显的抑制作用。

（九）治胃酸的中草药学习

乌贼骨、瓦楞子、海蛤壳、海浮石、柴胡、白芍、香附、川芎、陈皮、枳壳、郁金、石榴皮、旋覆花、代赭石等中药，都有抑制胃酸的效果，刺猬皮对萎缩性胃炎有疗效，代赭石能收敛疮口。

（十）化结节的中草药学习

（1）鳖甲：可以抑制结缔组织的增生，对息肉、肿瘤具有化结节作用。

（2）川楝子、槐花、地榆、丹参、制首乌、凌霄花、丹参、刘寄奴、没药、蒲黄、青皮、三棱和莪术、山慈菇、桃仁、王不留行、蜈蚣、豨莶草、茵陈、夏枯草、郁金、败酱草、陈皮、刺猬皮、代赭石、郁金、延胡索、姜黄、蒲公英、威灵仙、薏苡仁、白前、桔梗：降冲逆而止嗽，破壅塞而清痰。

（3）石见穿：可改善积聚性病变。

（4）天冬：使乳腺癌质地变软、肿块缩小。

（5）葶苈子：化肺部黏痰和结节的能力强。

（6）皂角刺：祛痰化结节。

（7）海带、海藻、海粉、昆布、牡蛎、海浮石等海产品：对顽痰不化、结节病有效，但含碘对伴有甲状腺结节的患者慎用。

（8）漏芦：有利水泻湿，清肝退热的作用。统管各水道结节。

（9）泽兰：消除蛋白尿湿结用薏苡仁；热结用夏枯草；瘀结用桃仁；痰结用半夏。

（十一）53 种常用中草药功效比较

1. 麻黄与桂枝

（1）共同点：均有发汗解表的功效，都可用于风寒束表证。

（2）不同点：麻黄，以宣散为主，发汗力强。适用于外感风寒，恶寒无汗的表实证。并有宣肺平喘，利水消肿之功。用于肺气壅滞之咳喘证及水肿。桂枝，以温通为主，发汗力较缓，外感风寒，无论有汗的表虚证和无汗的表实证均可用。桂枝温通经脉，助阳化气，常用治寒凝血滞诸痛证、痰饮、蓄水证以及心悸脉结代等证。

2. 苍耳子与辛夷

（1）共同点：皆质轻，性升浮。有解表力弱，善于通窍的作用。常相须为用，用治鼻渊头痛。

（2）不同点：苍耳子祛风除湿，用于风湿痹痛，风疹瘙痒。辛夷专治鼻渊，为治鼻渊头痛之要药。

3. 桑叶与菊花

（1）共同点：均轻清发散，有发散风热，平肝明目的作用。用于风热感冒或温病初起，以及肝经风热或肝火上炎之眩晕头痛，目赤昏花等证。常相须为用，以增强疗效。

（2）不同点：桑叶清肺润肺力强。常用于燥热伤肺之干咳少痰，兼凉血止血，用于血热吐衄轻证。菊花清肝平肝力优。常用于肝阳上亢之头痛、眩晕、惊风，兼能清热解毒，用治疗疮肿毒。

4. 柴胡与升麻

（1）共同点：均为发散风热药，具升阳举陷之功效。用于外感风热表证及中气下陷之证。

（2）不同点：柴胡退热作用较强，能和解少阳半表半里之邪，为治少阳证要药。并善于疏肝解郁，清胆截疟，用于肝气郁结之证及疟疾等。升麻长于透疹，用于麻疹疹出不畅，并善于清热解毒，用于热毒所致的多种病症。

5. 石膏与知母

（1）共同点：均有清热泻火，除烦止渴之功效。用于温热病邪在气分、壮热、烦渴、汗出、脉洪大等肺胃气分实热证，以及肺热咳嗽等证，两味药常相须为用。

（2）不同点：石膏辛甘大寒，重在清解，泻火力较强。善清胃肺实热，故多用于肺热咳嗽、胃火上炎、头痛、牙龈肿痛等症。煅石膏还有收敛生肌之功，外用于疮疡溃而不敛、湿疹浸淫、水火烫伤等证。知母苦甘性寒质润，重在清润，清热之中又善滋阴润燥，滋肺肾之阴而润肺除蒸，故多用于肺燥干咳、阴虚消渴、肠燥便秘以及肾阴不足之骨蒸潮热等证。

6. 黄芩，黄连，黄柏

（1）共同点：皆苦寒，有清热燥湿，泻火解毒的作用。可治疗湿热，火毒所致的病症，如泻痢、黄疸、疮痈、湿疹、湿疮等。

（2）不同点：黄芩长于清上焦湿热，清肺热，并可凉血止血，清热安胎。用于湿温暑湿、肺热咳嗽、少阳寒热、血热吐衄、胎热不安等证。黄连药力较强，长于清中焦湿热，湿热泻痢尤宜，并可清心胃之火而除烦止呕，解热。用于高热烦躁、心烦不眠、血热出血、胃热呕吐、消谷善饥等。③黄柏苦寒下达，长于清下焦湿热，泻肾火，退虚热。多用于湿热下注、带下黄臭、足膝肿痛、热淋涩痛、阴虚发热、盗汗遗精等。

7. 金银花与连翘

（1）共同点：有清热解毒，疏散风热的作用。同治痈肿疮毒，外感风热及温病邪在卫气营血等证。

（2）不同点：金银花甘寒不伤胃，疏散风热之力较强，并能凉血止痢，治疗热毒血痢。连翘苦寒，偏清泄里热，并可消痈散结，用于瘰疬痰核。连翘心长于清心泻火，善治热陷心包，高热神昏等。

8. 大青叶与板蓝根

（1）共同点：都有清热解毒凉血之功。都可用于温病初起和热入营血，风热袭表证，痈肿疮毒，咽喉肿痛等证。

（2）不同点：大青叶长于凉血消斑，热入营血，温毒发斑多用。板蓝根长于解毒利咽散结，咽喉肿痛多用。

9. 生地黄与玄参

（1）共同点：清热凉血，滋阴生津。治疗热入营血及阴虚火旺证。

（2）不同点：生地黄偏于凉血养阴，多用于热毒伤阴证及血热妄行的出血证。玄参偏于降火解毒散结，多用于营血热毒证。

10. 牡丹皮与赤芍

（1）共同点：能凉血散瘀，对血热、血瘀所致之证常相须为用。

（2）不同点：牡丹皮清热凉血之力较强，善退阴分伏热，常治虚热骨蒸无汗等证。

赤芍祛瘀止痛较好，多用于各种瘀血疼痛，兼泻肝火以疗肝热目赤。

11. 地骨皮与牡丹皮

（1）共同点：凉血退热除蒸，治疗骨蒸潮热及血热出血证。

（2）不同点：地骨皮味甘，偏于退有汗骨蒸，又能清泄肺热，治疗肺热咳嗽等。牡丹皮味辛，偏于退无汗骨蒸，又有较强的凉血祛瘀作用。治疗热入营血及各种血瘀证。

12. 银柴胡与柴胡

（1）共同点：均有解热作用。

（2）不同点：银柴胡无升散之性，偏于退有汗骨蒸，又能清泄肺热，为退虚热，消疳热之品。主治骨蒸潮热、小儿疳热等证。柴胡有升散之性，为透表泄热之品。偏治外感发热或邪在少阳证，并疏肝解郁，升举阳气，用于肝气瘀滞及阳气下陷之证。

13. 胡黄连与黄连

（1）共同点：苦寒，清热燥湿，用于湿热泻痢等证。

（2）不同点：胡黄连长于退虚热，消疳热。多用于骨蒸潮热、小儿疳热等证。黄连长于泻心胃之火，清热解毒力强。用于心胃火热炽盛以及血分热毒等证。

14. 大黄与芒硝

（1）共同点：苦寒，泻下通便，清热解毒。用于热结便秘、痈疮肿毒。

（2）不同点：大黄清降力强，用治火热上炎证，并有止血活血，清泄湿热之功。用于血热妄行之出血、瘀血、湿热淋证、湿热泻痢及烧烫伤等证。芒硝味咸，长于软坚润燥通便。外用还可以治目赤肿痛、喉痹口疮及回乳。

15. 火麻仁，郁李仁，松子仁

（1）共同点：润肠通便，用于肠燥便秘。

（2）不同点：火麻仁兼能滋养补虚，适用于老人、产后、体弱津血不足之肠燥便秘。郁李仁兼能行气，多用于肠燥便秘而有大肠气滞者，并能利水消肿。用于水肿、脚气。松子仁兼能润肺止咳，用于肺燥咳嗽。

16. 独活与羌活

（1）共同点：有祛风湿，止痹痛，解表的作用，用于风寒湿痹疼痛及外感风寒夹湿。

（2）不同点：独活长于治疗下半身风寒湿痹疼痛，辛散解表力弱。羌活治疗上半身风寒湿痹疼痛，辛散解表力强。故有“羌活善治在上在表之游风。独活善治在下在里之伏风”之说。

17. 蕲蛇与乌梢蛇

（1）共同点：两者皆入肝经，性善走窜，能通表达里，内走脏腑，外达肌肤。透骨搜风，均为祛风之专药。祛风通络，定惊止痉。凡内外风毒壅滞之证皆宜。尤宜治病久邪深者为其特点。都可用治风湿痹痛、肢体麻木、筋脉拘挛、中风、口眼㖞斜、半身不遂、麻风、疥癣、皮肤瘙痒、小儿急慢惊风、破伤风。

（2）不同点：蕲蛇温燥而毒，药力较强，为治风湿顽痹要药。乌梢蛇性平无毒，而药力较蕲蛇为缓。

18. 秦艽与防己

（1）共同点：皆味辛苦，性寒凉，均能祛风湿，止痹痛。主治风湿热痹，肢体关节红肿热痛。

（2）不同点：秦艽质润，为“风中之润剂”，既能祛风湿、止痹痛，又能舒筋通络。凡风湿痹痛，肢体麻木，筋脉拘挛，骨节酸痛，关节屈伸不利，无论新久上下，偏寒偏热，均可配伍应用。而尤宜于热痹。古人谓痹证必用秦艽，同时，本品又能退虚热，清湿热，阴虚发热，骨蒸潮热，小儿疳积发热，湿热黄疸。防己具有较强的利水消肿作用。也常用于治水肿、小便不利、脚气肿痛及湿疹疮毒。

19. 广藿香与佩兰

（1）共同点：有化湿，解暑的作用。治湿浊中阻之证及暑湿、温湿。

（2）不同点：广藿香长于和中止呕，湿浊中阻之恶心呕吐尤宜。佩兰长于化里湿，善于除中焦秽浊陈腐之气。为治口臭、口甜之要药。

20. 青皮与陈皮

（1）共同点：有行气化滞的作用。

（2）不同点：陈皮主要作用在脾肺，其性缓和，长于调理脾胃之气，燥湿化痰。用于治疗脾肺气滞或湿痰壅滞之证。青皮主要作用在肝胆和胃，其性峻烈。长于疏肝破气，消积化滞。用于治疗肝郁气滞或食积不化等。

21. 山楂，神曲，麦芽

（1）共同点：有消食化积的作用。治饮食积滞。

（2）不同点：山楂善消油腻、肉食之积，并能活血散瘀。神曲善消果蔬，酒食陈腐之积并略兼外感者。麦芽善消米面、薯芋之积，并能回乳。“焦三仙”为焦山楂，焦神曲，焦麦芽的合称。

22. 木香，香附，乌药

（1）共同点：有行气止痛的作用。用于气滞腹痛。

（2）不同点：木香长于通行脾胃气滞，且能调中。对脾胃气滞脘腹胀痛、泻痢后重等较佳。香附长于疏肝解郁，调经止痛，善治肝郁气滞疼痛，为理气调经主药。乌药长于散寒以止痛，凡寒郁气滞之胸腹胁肋胀痛、疝痛、痛经都可用治，并能温肾散寒，亦可治疗肾阳不足之尿频、遗尿等。

23. 大蓟与小蓟

（1）共同点：有凉血止血，散瘀解毒消肿的作用。用于血热出血及热毒痈肿。

（2）不同点：大蓟多用于吐血、咯血、崩漏、散瘀消肿之功较佳，兼能降压利胆，治疗高血压及黄疸。小蓟兼利尿，长于治尿血、血淋，兼治高血压病。

24. 生姜，干姜，炮姜

（1）共同点：都是姜。

（2）不同点：炮制方法不一样，功用也有偏差。生姜辛散力较强，长于发散风寒，温中止呕，多用于风寒束表证及呕吐之证。还可温肺止咳。干姜辛热，辛散之力较弱。长于温中，为脾胃虚寒证要药，并可回阳，温肺化饮。用于亡阳证及寒饮伏肺咳喘。炮姜味偏苦涩，偏于温经止血，温中止痛止泻。用于虚寒出血、腹痛腹泻等证。

25. 郁金与姜黄

（1）共同点：皆辛苦，都能活血行气止痛。二者常相须为用。

（2）不同点：郁金性寒，以气滞血瘀有热者用之为良，并能凉血清心解郁，利胆退黄，也可用治热病神昏、癫痫、吐血、衄血，以及妇女倒经等气火上逆之出血证。姜黄性温，以寒凝气滞血瘀者用之为佳，且能外散风寒湿邪，内行气血，通经止痛。

长于行肢臂而除痹痛。

26. 桃仁与红花

（1）共同点：均能活血祛瘀通经。可治内、儿、妇、外、伤各种瘀血证，如血滞经闭痛经、月经不调、产后瘀滞腹痛、癥瘕积聚、心腹刺痛及跌打损伤等。二者常相须为用。

（2）不同点：桃仁苦甘平，活血又能消内痈，并能润肠通便，止咳平喘。常用治肺痈、肠痈、肠燥便秘、咳嗽气喘。红花辛散温通，专入血分，活血通经，祛瘀止痛之力较强。“少用活血，多用破血”。此外，番红花的功用与红花相似而药力较强，又兼凉血解毒之功，尤宜热郁血瘀，斑疹色不红以及温病热入营血之证，本品货少价贵，临床少用，且用量宜少。

27. 益母草与泽兰

（1）共同点：皆辛散苦泄，均能活血调经，利水消肿。可治血滞经闭痛经、月经不调、行经不畅、产后腹痛、恶露不尽等妇科瘀血证，皆为妇科经产之良药。常相须为用。

（2）不同点：益母草性微寒，以血热瘀滞者用之为佳，且活血调经之力较强。现代多用治急慢性肾炎水肿，并能清热解毒，故疮痈肿毒、皮肤荨麻疹多用。也可用治肝热头痛、目赤肿痛、肝肾不足、目暗昏花。泽兰性较温和，行而峻，祛瘀不伤正气，治水肿。多用于产后浮肿、小便不利。

28. 穿山甲与王不留行

（1）共同点：均能活血通经，下乳。二者皆为通经下乳之要药。都可治血滞经闭痛经、产后瘀阻腹痛、产后乳汁不下、乳痈肿痛。二者常相须为用。

（2）不同点：穿山甲性善走窜，泄降力猛，药力较强，又能活血消癥，消肿排脓。可治风湿痹痛、中风瘫痪、疮痈肿毒、瘰疬痰核。王不留行能利尿通淋。用于多种淋证、小便涩痛。

29. 川贝母与浙贝母

（1）共同点：有清热散结，化痰止咳的作用。主治痰热咳嗽、瘰疬痰核、疮痈肿毒、肺痈。

（2）不同点：川贝母味苦性微寒，滋润力强，偏于润肺化痰。多用于肺虚久咳、燥咳。散结作用较弱。浙贝母味苦性寒，开泄力大，偏于清热化痰。多用于风热暴咳、痰热咳嗽。散结力强。常用于痰火郁结之瘰疬以及热毒疮痈等证。

30. 竹茹，竹沥，天竺黄

（1）共同点：有清热化痰的作用。用于痰热诸证。

（2）不同点：竹茹可除烦止呕。多用于胃热呕吐，痰火内热扰之心烦失眠。竹沥性寒滑利，祛痰力强。善能清热化痰，定惊利窍。适用于中风痰迷、惊痫癫狂等证。天竺黄清热化痰之功似竹沥而性缓，兼能清心定惊。多用于小儿惊风，也用于中风痰壅、癫痫、热病神昏等。

31. 海浮石，海蛤壳，瓦楞子

（1）共同点：有化痰、软坚、散结的作用。主治瘰疬、痰核、瘿瘤。

（2）不同点：海浮石善化老痰，清肺火，又能利尿通淋、血淋、石淋。海蛤壳兼可利水，用于水气浮肿。瓦楞子既散结又化痰，还用于癥瘕痞块。海蛤壳、瓦楞子制酸止痛，胃痛泛酸。

32. 桑白皮与葶苈子

（1）共同点：有泻肺平喘，利水消肿的作用。主治肺热和肺中水气，痰饮所致的喘咳水肿实证。常相须为用。

（2）不同点：桑白皮甘寒性缓不峻，长于清肺热。治肺热咳喘。常配地骨皮使用，如泻白散。葶苈子苦辛大寒力猛，对邪盛咳喘不能平卧者为优。如葶苈大枣泻肺汤，利水之功亦强，可治悬饮，胸腹积水，鼓胀等证。

33. 龙骨与牡蛎

（1）共同点：生用，均有平肝潜阳之效。用于肝阳上亢引起的头晕目眩等。煅用，均有收敛固涩之效。用于滑脱证。

（2）不同点：龙骨以镇心安神见长。尤适用于阴虚阳亢之心神不宁、烦躁失眠、惊痫癫狂等。煅后可用于湿疮或疮疡溃后不敛。牡蛎以平肝潜阳见长，并可软坚散结。用于瘰疬痰核、癥瘕积聚。煅后收敛制酸，可治胃泛酸。

34. 钩藤与天麻

（1）共同点：皆归肝经，均能平肝潜阳，息风止痉。同可治肝阳上亢所致头晕目眩、烦躁易怒、肝风内动、惊痫抽搐等证。常相须为用。

（2）不同点：钩藤味甘性微寒，也能清热，但清热效果不如羚羊角。尤多用治小儿急惊风、壮热不退、手足抽搐等证。为治疗肝风内动、惊痫抽搐之常用药。取其清肝热之功，也可用治肝火上攻之头痛、眩晕。此外，与蝉蜕、薄荷等同用，可治小儿夜啼。天麻甘润不烈，作用平和，对于肝风内动、惊痫抽搐，不论寒热虚实，皆可配伍应用。此外，既能祛外风、通经络，也可用于治手足不遂、肢体麻木、痉挛抽搐、风湿痹痛、关节屈伸不利。

35. 人参，西洋参，党参，太子参

（1）共同点：有补气生津的作用。用于气津两伤证。

（2）不同点：人参补气力最强，能大补元气，复脉固脱。用于虚脱危证，还能安神益智。治气血不足之心悸，失眠健忘等证。西洋参性寒偏清，能清火养阴。适用于气阴不足而火盛者。党参性平不燥，补气之功似人参而力缓，为脾肺气虚证的常用品。太子参性平清补，适用于肺脾气阴不足者。

36. 人参与黄芪

（1）共同点：均能补气血。

（2）不同点：人参补益力强，能补心脾肺气，且大补元气，为治内伤气虚第一要药，并可生津、安神。治疗气津两伤，气血双亏诸证。黄芪补气但力不如人参，以补脾肺气为主，而温升之力强过人参。善补肌表之气，益卫固表，托疮生肌，利水消肿。多用于表虚自汗、气血双亏、疮疡不溃或溃久不敛、浮肿尿少、半身不遂，为治表虚要药。

37. 连翘与黄芪

（1）共同点：都为“疮家圣药”，用于痈疽疮毒。

（2）不同点：连翘苦寒，长于清热解毒，消痈散结。适用于热毒疮疡、瘰疬痰核。黄芪甘温，长于补气托毒，排脓生肌。适用于气血不足疮疡内陷、脓成不溃或溃久不敛。

38. 肉苁蓉与锁阳

（1）共同点：均有补肾阳益精血，润肠通便之功。用于肾阳不足、精血亏虚证以及精血津液亏虚之肠燥便秘。

（2）不同点：肉苁蓉温而不燥，补而不峻，补血润燥作用较好。锁阳性温燥，固肾壮阳之力较强，润肠之力不及肉苁蓉。

39. 巴戟天与淫羊藿

（1）共同点：均有温肾阳，强筋骨，祛风湿之功。用于肾阳不足诸证以及风寒湿痹兼有阳虚。

（2）不同点：巴戟天温而不燥，补而不滞，补肾阳作用缓和疗效持久，兼能益精血。淫羊藿性温燥，补肾壮阳作用较强。

40. 补骨脂与益智仁

（1）共同点：均为能补能涩之品。有补肾助阳，固精缩尿，温脾止泻之功。用于肾阳不足之遗精早泄、遗尿、尿频、脾肾阳虚之泄泻等证。

（2）不同点：补骨脂偏温肾壮阳，还能强腰膝，纳气平喘。用于肾阳不足之腰膝冷痛、虚喘。益智仁长于温脾散寒，开胃摄涎。多用于脾寒泄泻、腹部冷痛及脾虚不摄之多唾流涎。

41. 冬虫夏草，蛤蚧，核桃仁

（1）共同点：均有补肾助阳，益肺定喘之功。用于肾阳不足诸证、肺肾两虚之咳喘、气短。

（2）不同点：冬虫夏草为平补阴阳之品，又能止血化痰。适用于久咳虚喘、劳嗽痰血。因力缓多作为病后体虚的调补品。蛤蚧补肾纳气力强，为治虚喘劳嗽之要药，还能益精血。用于肾阳不足、精血亏虚之阳痿。核桃仁力缓，多做食疗辅助。还能润肠，用于肠燥便秘。

42. 杜仲与续断

（1）共同点：均有补肝肾，强筋骨，安胎的功效。均可用于肝肾不足之腰膝酸痛、筋骨无力、胎动不安、胎漏下血。

（2）不同点：杜仲补肝肾助阳之力较胜。可用于阳痿、尿频等证，还能降血压，用于高血压病。续断苦辛，补中有行，以行血脉续筋骨为重。用于跌打损伤、骨折、瘀肿疼痛。

43. 生地黄与熟地黄

（1）共同点：皆具甘味，均可滋肝肾之阴。用于肝肾阴虚之骨蒸潮热及消渴证。

（2）不同点：生地黄性寒，养阴且能生津，用于阴虚内热之消渴及热病伤津口渴，又善清热凉血，为治温病热入营血证及血热出血证之佳品。熟地黄性温，滋阴作用较强，专补肝肾之阴，益精填髓。主治肝肾阴虚、精血不足诸证及消渴证。又善补血，用于血虚诸证。

44. 当归与熟地黄

（1）共同点：均能补血，用于血虚诸证。

（2）不同点：当归善调经，为妇科月经不调、闭经、痛经之要药，又能活血止痛。适用于血虚、血瘀、血虚兼血瘀之各种疼痛，且可润肠通便，用于血虚之肠燥便秘。熟地黄滋阴力较强，多用于血虚阴亏之证，尚可益精填髓，用于肝肾不足、精血亏虚证。

45. 赤芍与白芍

（1）共同点：皆味苦性寒，均可止痛，用于痛证。

（2）不同点：赤芍长于清热凉血，活血散瘀，清泻肝火。主治血热、血瘀、肝火所致诸证。白芍味兼酸甘，长于养血，平肝，敛阴止汗。主治血虚阴亏、肝阳偏亢诸证、自汗、盗汗证。

46. 龟甲与鳖甲

（1）共同点：均有滋阴清热，潜阳息风之功。用于阴虚发热、阴虚阳亢、阴虚风动等证。常相须为用。

（2）不同点：龟甲滋阴力较强，还能益肾健骨，固经止血，养血补心。用于肾虚筋骨痿弱、小儿囟门不合、行迟齿迟、阴虚血热、冲任不固之崩漏、月经过多、心虚惊悸、失眠健忘等证。鳖甲清退虚热力较强，为治阴虚发热之要药，又善软坚散结。用于癥瘕、经闭、久疟、肝脾大等证。

47. 麻黄根，浮小麦，糯稻根

（1）共同点：皆能收敛止汗，都可用治气虚自汗、阴虚盗汗等证。常配伍补益药同用。

（2）不同点：麻黄根甘平，作用较强，长于治自汗。浮小麦甘凉，长于治盗汗，兼益气养心和退虚热的功效。糯稻根甘平，兼益胃生津，汗出兼口渴者尤宜，还可退虚热。

48. 五味子与乌梅

（1）共同点：皆上能敛肺，下能涩肠。均有敛肺止咳，涩肠止泻，生津止渴之功。用于治肺虚久咳、久泻久痢之证。

（2）不同点：五味子味酸甘，性温而润，上能敛肺气，下能滋肾阴，可用于肺肾两虚之咳喘，并能补肾涩精。用治肾虚精关不固之遗精、滑精。尚能宁心安神。用于心悸、失眠、多梦等症。乌梅酸涩性平，又能安蛔止痛。此外，乌梅内服还可止血，治崩漏下血，外敷能消疮毒。

49. 肉豆蔻与白豆蔻

（1）共同点：味辛性温，归脾胃经。均能温中行气，治中焦虚寒气滞、脘腹胀痛、食少呕吐等证。

（2）不同点：肉豆蔻为肉豆蔻科高大乔木植物肉豆蔻的成熟种仁，固涩之力较强，长于涩肠止泻，又常用治脾胃虚寒，久泻不止，脾胃阳虚，五更泄泻证。白豆蔻为姜科多年生草本植物白豆蔻的成熟果实，行气力较强，又长于化湿，温中止呕。常用治湿阻中焦及脾胃气滞的脘腹胀满、不思饮食、温病初起、胸闷不饥、舌苔浊腻、胃寒湿阻气滞的呕吐、小儿胃寒吐乳等证。

50. 山茱萸与吴茱萸

（1）共同点：皆性温，归肝经。

（2）不同点：科属来源不同，功用相差较大。山茱萸酸涩微温质润，其性温而不燥，补而不峻，既能补肾益精，又能温肾助阳；既能补阴，又能补阳，为补益心肾之要药。又能收敛固涩，常用治肾虚不固所致的遗精、遗尿、肝肾亏虚、冲任不固所致的崩漏下血、月经过多等症。吴茱萸辛散苦泄，性热祛寒，既散肝经之寒邪又解肝气之瘀滞。散寒止痛，疏肝下气，为治寒滞肝脉诸痛证之要药，并能燥湿，温中止呕，助阳止泻。

51. 桑螵蛸与海螵蛸

（1）共同点：同归肝肾经，均能固精缩尿止带。都可用治遗精滑精、遗尿、尿频、白带过多等证。

（2）不同点：来源不同，功用有别。桑螵蛸甘咸性平，可补肾助阳。用于肾虚阳衰所致的上述病症，宜治遗尿、尿频，也可用治肾虚阳痿。海螵蛸咸涩性微温，固涩之力较强，多用于遗精带下，又能收敛止血，制酸止痛，收湿敛疮。用治崩漏下血、吐血、便血、外伤出血、胃痛吐酸等症。外用治湿疮、湿疹、溃疡多脓、久不愈合。

52. 莲子与芡实

（1）共同点：都能益肾固精，补脾止泻，止带。均可治肾虚不固、遗精、滑精、遗尿、尿频、脾虚久泻、食欲不振、脾虚白带过多等证。

（2）不同点：莲子作用偏于补脾，补力较强，习称“脾果”，并能养心安神，交通心肾。治心肾不交所致的虚烦、心悸、失眠等证。芡实作用偏于补肾，虽补力不及莲子，但能除湿。虽收敛，但不燥、不腻。脾虚湿盛的久泻不止，白带过多者芡实尤为多用。

53. 雄黄与硫黄

（1）共同点：皆为以毒攻毒的解毒杀虫药。常用于疥癣恶疮等证。

（2）不同点：雄黄解毒疗疮力强。主治痈疽、疔疮以及毒蛇咬伤。既能杀虫燥湿、祛痰、截疟，也可用治虫积腹痛、哮喘、疟疾、惊痫等证。硫黄外用杀虫止痒力强，多用治疥癣、湿疹、皮肤瘙痒，为疥疮要药。且硫黄也可用治肾阳不足、下元虚冷而致的寒喘、肾虚阳痿、小便频数。老年人肾阳不足，虚寒便秘。

（十二）疑难杂症 61 方

（1）治神疲体倦：红景天、五指毛桃、仙鹤草、仙灵脾、仙茅等量，水煎服。效可期。

（2）异蠲痹汤：蕲蛇、天龙、威灵仙、地鳖虫各 10g，制二乌各 9g，生白芍 30g，薏苡仁 65g，虎杖根 15g，生麻黄、水蛭、生甘草各 6g，穿山龙、紫苏梗各 12g，乌贼骨 20g。煎服。效可期。

（3）癥瘕汤：海藻、赤芍各 15g，丹参、橘核、牛膝、山楂各 20g，瓜蒌 30g，蒲黄、五灵脂、三棱、莪术、延胡索、连翘、桂枝、半夏、贝母、香附各 10g。效可期。

（4）乳腺增生：柴胡 6g，急性子、漏芦、青皮各 10g，天花粉、瓜蒌各 15g，枳实、当归、夏枯草各 12g，白芍 20g，连翘 30g，月经前 5 天服药。

（5）胃口冷痛（神经性胃痛）：吴茱萸 3g，海螵蛸 20g，肉桂、当归各 9g，荜澄茄 6g，黑丑 1g。煎服。效可期。

（6）肝胆疾病、阑尾炎：大黄牡丹皮汤治疗阑尾炎确有效。服后 3 小时不泻可继续服，症状消失后可以延长服用。效可期。

（7）赤白带下：山茱萸 10g，黄柏、炒苍术各 12g ，生薏苡仁、地榆炭各 30g，败酱草 15g，乌贼骨 20g ，生甘草 6g。效可期。

（8）小儿尿床：益智仁 30g，桑螵蛸、覆盆子、金樱子各 15g，党参、山药、杜仲、莲须各 10g，五味子、鱼螵蛸各 6g。煎服，数剂。可期愈。

（9）帕金森病：桑寄生 40g，白芷 15g，水蛭 3g，地龙 6g，乌梢蛇 20g，当归 15g。久服而期。

（10）耳鸣：仙鹤草 30g，巴戟天 15g，蝉蜕 6g，水蛭 3g，白芷、当归 15g，柴胡 10g。效可期。

（11）虚汗不止：地骨皮 20g，甘蔗叶 100g。煎水，数剂可期。

（12）中风偏瘫：当归、羌活、独活、海桐皮、制首乌、防风、天麻、生川乌、川芎、制草乌、威灵仙、姜黄、水蛭各等量，水蜜丸，餐后 4g，每日 2 次。

（13）疑难性便秘：桂枝 10g，荜茇 30g，炒莱菔子 10g，炒小茴香、蜀椒 3g，桃仁 10g。煎服。确有良效（汗多者加白术 65g）。

（14）胃痛、胃胀：海螵蛸 20g（先），通草 3g，炒吴茱萸 5g，香附、香橼皮、珍珠母、大腹皮、枳壳、高良姜、苏梗、荜澄茄各 10g，水蛭 3g。煎服。

（15）膝关节滑膜炎治疗：当归 15g，甘草、泽泻、萆薢各 12g，泽兰、牛膝、车前子 10g（包），陈皮 6g。水煎服。

（16）咳喘汤：前胡 20g，蛇蜕、露蜂房、胡桃肉、白芍、防风、浙贝母、法半夏、白果各 10g，茯苓、桑白皮各 15g，甘草、蝉蜕、地龙各 6g，鱼腥草 30g，生薏苡仁 65g。水煎服，每日 2 次，早晚服用。久服。效可期。

（17）皮肤过敏：露蜂房、北沙参、浮萍、牡丹皮各 10g，紫草、紫花地丁各 15g，荆芥、防风、蝉蜕各 6g，地肤子、连翘、白鲜皮、忍冬藤各 12g。水煎服。

（18）虚喘效方：人参 20g，熟地黄、白芍、麦冬各 15g，牛膝、枸杞子、五味子各 10g，胡桃 3 个，柴胡、生姜各 5g，生薏苡仁 65g。坚持可期。

（19）顽固性失眠：枣仁 12g，芍药、生龙骨、生牡蛎、百合、生地黄、合欢花、夏枯草各 15g，甘草、臭梧桐、蝉蜕、夜交藤各 10g，浮小麦、磁石各 30g(先)。水煎。服效可期。

（20）高血压：生牡蛎 25g（先），红曲 12g，杜仲 15g，女贞子、桑寄生、钩藤、莲须、墨旱莲、牛膝、车前草各 10g。煎，久服。效可期。

（21）高血脂：红曲 12g，鸡内金 15g，荷叶、桑叶、陈皮各 12g，山楂 30g，花椒、大黄各 3g。久服效可期。

（22）前列腺炎：黄柏、生蒲黄（包）、地骨皮各 10g，金钱草、石韦各 15g，青皮、白芷、制乳没、川楝子、苦参各 12g，王不留行、蒲公英各 30g，冬葵子 15g。久服。效可期。注意肾功能检查。

（23）男性性功能低下：巴戟天、仙茅各 12g，人参、鹿茸、雄蚕蛾各 10g，当归、川芎各 15g，水蛭 3g。

（24）肺癌：北沙参、天门冬、八月扎、麦门冬各 15g，百部、天龙、皂角刺各 10g，白花蛇舌草、半枝莲、鱼腥草、牡蛎、白英、鳖甲各 30g，海藻 6g，甜叶菊 3g。久服。

（25）乳痈：去皮仙人掌 50g，天花粉 30g。混糊，敷在病乳上，1 天 1 换，1 周多愈。

（26）糖尿病：翻白草、鬼箭羽、牛蒡、生地黄各 30g，麦冬、山茱萸、天花粉、泽兰各 20g，僵蚕粉 100g，红曲、荷叶、霜桑叶、陈皮各 12g。每日分 3 次冲服，每次 5g。

（27）红斑性狼疮：玄参 12，鱼腥草、生地、千斤拔、青蒿、五爪龙、玉米须各

30g，白芍、白术、蕲蛇各15g，黄芩、蜂房、蝉蜕、天龙、栀子、炙甘草各10g。久服。效可期。

（28）鼻衄：荆芥炭30g，生地黄30g，白茅根25g，玄参30g。3剂，水煎服。

（29）下乳：漏芦15g，炮山甲15g，王不留行30g，当归25g，猪脚1对。煎服，3～5剂。效可期。

（30）回乳：大麦芽、泡黄豆各100g，打浆入砂糖适量，一次喝下而愈。

（31）急性上消化道出血：伏龙肝50g，生大黄粉5g，生地黄15g，荆芥炭30g。煎服，5剂。

（32）肾结石：石韦、海金砂、鱼脑石、鸡内金各15g，萹蓄、瞿麦、当归、白芍、元胡各10g，琥珀粉5g，广金钱草30g，怀牛膝60。结石大于0.8cm需碎石再服。服后，辅助蹦跳20分钟。7剂1疗程（注：胆结石不建议排石）。

（33）上感：紫苏子12g，荆芥穗、七叶一枝花各9g，连翘15g，射干、贯众、白芍、鹅不食草各10g，山豆根6g，黄豆300g。煎服，7剂。

（34）过敏性紫癜：玄参20g，鸡血藤90g，生薏苡仁65g，白芍、当归、生地黄、茯苓各15g，生地榆、荆芥炭、生甘草各30g，卷柏、蜂房、蝉蜕、僵蚕各10g。久服。效可期。

（35）哮喘：蜂房、蛇蜕、地龙、蛐蜒焙干粉各6g，当归、乌药各20g。久服。效可期。

（36）小儿腹泻：积雪草、赤石脂、禹余粮、白芍各10g，茯苓15g，藿香、栀子、丁香、甘草各3g。煎服。同时针刺双足三里和六完穴，可以快速止泻。

（37）痤疮：女贞子、玄参、积雪草各20g，桑白皮、墨旱莲、连翘、桑椹各20g，丹参、侧柏叶、蔓荆子、车前子各15g，甘草、白芍各10g，甜叶菊2g。久服。效可期。

（38）心脑活络汤：红曲、荷叶、陈皮、桑叶各12g，鹿衔草、鸡内金各15g，丹参20g，水蛭3g，地龙、檀香、降香、石菖蒲、枳壳各6g，甘草6g。煎服，至病愈。若有心律失常则加苦参、甘松、功劳叶各20g。

（39）顽固性头痛：白芷、天麻各12g，葛根20g，蜈蚣2条，钩藤、僵蚕各10g，当归12g，全蝎、川芎各6g。久服。效可期。

（40）胃溃疡：白芍 20g，乌贼骨 20g（先），当归、白芷、元胡、甘松、香附各 10g，地鳖虫、白及、荜澄茄、金果榄各 6g，煅瓦楞子、珍珠母各 15g（先），冰片 1g，炙甘草 6g。久服。效可期。

（41）各种恶性肿瘤：黄芪、通关藤、冬凌草各 30g，白英、醋莪术、仙鹤草、败酱草、油松节 15g，五灵脂 10g，北豆根、甘草各 6g，甜叶菊 1g。水煎服，每天 3 次，每次 100mL。久服。效可期。

（42）蛋白尿：牛蒡子、槐花各 30g，黄蜀葵花、白芍、黄柏、黄芩各 15g，生薏苡仁 65g（该方对宫颈的 HPV 阳性亦有效）。久服。效可期。

（43）久咳（老痰）：炒全蝎、紫菀、炒僵蚕、杏仁各 10g，桔梗、海浮石各 15g，川贝母、连翘、款冬花各 12g，皂角 3g。久服。效可期。

（44）腮腺炎：把火柴擦出火，直接用烧红的杆尖对准角孙穴烧一下，便迅速离开（角孙穴：把耳朵紧贴在头上，耳尖所对的位置便是）。多见 1 ～ 3 愈。

（45）筋骨痛：全蝎、莪术、地龙、骨碎补、元胡、白芷、威灵仙、松油节、地鳖虫、川芎、徐长卿、桂枝各 10g。寻骨风、夏天无、海螵蛸、败酱草各 15g，甜叶菊 2g。煎，久服。效可期。

（46）乳腺增生：天花粉、夏枯草、天冬、漏芦各 12g，虎耳草、海浮石、海螵蛸各 20g，当归、皂角刺、木香各 10g，王不留行、荔枝核各 30g，川芎、甘草各 6g。煎，久服。效可期。

（47）女性尿频：仙茅 6g，五味子、益智仁、锁阳、萹蓄、元胡、山茱萸、车前子（包）、瞿麦各 15g。黄柏 10g，乌药 12g，丹参 30g。久服。效可期。

（48）呕吐不止：生赭石 30g，荜澄茄、大黄、生甘草、生姜 3g。煎服。

（49）乳糜尿：三七参、射干、黄芩、白及、白芍等份。共研细粉，备用。每次 10g，每日 2 次，用冷开水将药粉拌成糊状，空腹温开水送服。

（50）肩周炎：先针灸养老穴缓解疼痛症状，或以刃针松解局部筋膜，再以四两麻、姜黄、苍术各 10g，红头蜈蚣 2 条，全虫 6g，白芍、羌活各 15，甘草 6g。煎服。疗效可期。

（51）寻常疣：叶下珠、木贼草各 100g，入 75% 乙醇 300mL，一周后外用。

（52）过敏性皮肤病：露蜂房 10g，地骨皮 30g，蛇蜕 10g，徐长卿 15g，白芍 15g，北五味子 15g，甘草 6g。煎服。

（53）小儿高热：寒水石 15g，地骨皮 10g，芦根 20g，白茅根 20g，水牛角丝 10g，甜叶菊 1g。水煎服。一般当天见效。口感好，小儿易接受。

（54）止汗：人参、麦冬各 30g，黄芪 60g，地骨皮、丹皮各 12g，生赭石 30g，北沙参 15g。水煎服效可期。

（55）腮腺炎：皮硝 20g，大黄 20g，青黛 10g，赤小豆 10g，仙人掌汁适量调。外敷。效可期。

（56）祛黄褐斑：水蛭 30g，鸡内金 60g，莱菔子仁（文火炒至略焦有香气，稍冷去皮取仁，碾碎）300g。饭前冲服，每日 3 次，每次 6g。

（57）血崩（月经不止、量大）：鹿衔草、当归、伏龙肝、侧柏炭各 30g。水煎服，立止。

（58）心肌炎：人参、熟地黄各 30g ，黄芪 60g，枯芩、炒白芍、红景天、麦冬、龟甲各 10g，丹参、鹿衔草各 10g，地龙、川芎各 6g，当归 9g，水蛭、炙甘草 3g。

（59）银屑病：积雪草、蒲公英、半枝莲、白花蛇舌草、白英、蛇莓、连翘、龙葵、乌梢蛇、土茯苓各 20g，天龙、牡丹皮、黄柏、黄芩、天冬、甘草各 10g，当归 12g，地龙 6g。

（60）子宫肌瘤，乳腺纤维腺瘤：天花粉、海藻、昆布各 10g，川芎、当归、漏芦、乳香各 12g，鸡内金、煅牡蛎、醋鳖甲、夏枯草、败酱草、车前草、猫爪草各 15g，甘草 6g，甜叶菊 3g。

（61）降血压：丹参、石决明各 20g，牡丹皮、生钩藤、山茱萸、夏枯草、鬼针草各 10g，川芎、黄芩、菊花、泽泻各 10g，生山楂、白芍、葛根各 9g，地龙、甘草、罗布麻各 6g。水煎服。

第八章

临床修脉

脉动医学是中国人对人类医学独具特色的贡献

中医有五行与经络两大闭环的法宝。本书将经络科学化，使古老的中医思维接轨现代科学，但尚不能或者说难以将西医纳入五行。不在五行的西医，如今如此强大，反而生态的中医却被误认为欠科学？若我们以中国医学这种高度来认知中西医的良莠，西医和中医都是子系统。因此，本书就疾病而言将以维护健康为主目的，以看好病为主思路，选择改变病脉为途径，阐述修脉愈病、维平脉而健康理念。

西医凭理化诊断病症，以化学与手术干预病症，就慢性病则采取长期服药的理念。经方思维强调脉证互参，比如六经辨证，太阳病：头痛，项强而恶寒。阳明病：胃家实。少阳病：口苦，咽干，目眩。太阴病：腹满而吐，食不下，自利，时自腹痛，若下必胸下结坚。少阴病：脉细微，人欲寐。厥阴病：消渴，气上撞心，心中痛热，饥不欲食，食即吐，下之不止。而经脉医技强调循经刺穴，以通为要，用药也是时方。作者临床 50 年，经治病症几十万例。发现脉象之气（脉动态势）可以精准辨析人体症状，脉象之形（脏腑形、病灶形、病理形）可以诊断疾病，精准度比肩仪器。临床治病辨证之余常常研究脉象的变化：原来脉象正常，人则无病，疾病之人脉象一定是病脉，疾病康复后脉象又转为正常。于是恍然大悟：疾病让人体正常脉象转为病脉，疾病康复首先是脉象康复，医生的工作就是改变病脉使其转为正常脉象。近代医学提出个体化医疗、精准医疗的概念，事实上，依据脉动的医学才是最地道的个体化医学模式。

医经家言：人体仅存在三病，表病、里病、半表半里病，并以脉之八纲辨证。岐黄家言：感循十二经脉标本、根结，选择腧穴刺之而愈病。经方、经脉均以脉平，阴阳自和为准绳，当代人若深入学习必在临床上大有作为。临床上当据脉辨证和据脉形诊断疾病，随之进入临床干预，当脉气阴阳自和，脉形消失则病症均治愈。这种以脉象为标准的临床干预模式当是精准医学。

（1）当脉象要素发生 20 余种变化时，患者出现了疾病和症状。

（2）当脉象出现形的改变，说明患者出现了疾病。一般出现脏腑形为脏腑疾病，出现病灶形说明患者体内有病灶，出现病理形则脉诊可以辨析病理。

（3）当脉象接近平脉时则疾病近愈。

（4）当脉象正常则患者疾病康复。

（5）当疾病脉象无改变时则治疗无效。

（6）当脉象进一步偏离平脉时则疾病加重。

（7）当脉象为死脉时患者即死。

当建立改变病脉来治疗疾病的模式后，医生在临床中有了目标或者有了靶向，许多临床问题将迎刃而解，或者疑难杂症将得到有的放矢的治疗，从而高效率呵护生命健康。

一 改变脉气对症治疗

以脉象的视野来窥视人类疾病，辨别天下疾病仅有两种内涵：一是脉气（对应人体症状或体质），二是脉形（对应人体疾病）。因此，西医以仪器观形而治病，中医以四诊辨证而施治。西医有的不治之病，中医应手而愈；中医有的不治之症，经西医确诊而治愈。不存在谁科学谁不科学，仅是认识角度不同而已。若中西汇通虽旷达不羁，然能扬长避短，相得益彰。

（一）标准脉象

强调气柔无形，没有21种脉素中的独一状态。

1. 脉气柔和

（1）脉位：不浮不沉而中立。

（2）张力：不弦不散而求适度。

（3）频率：不数不迟而求缓和。

（4）节律：不促不结不代而求规律。

（5）长短：不长不短，求三部均匀。

（6）粗细：不粗于三位（浮中沉），不细于中位而求适度。

（7）流利度：不滑不涩而求和缓。

（8）虚实：不虚不实而求中柔。

（9）稠度：不稠不稀而求轻浊。

（10）对称：两脉互对无独。

（11）干湿：不湿不燥而求润。

（12）黏滞：（脉口肤表）不黏不滞而求洁。

（13）温度：两口脉同温，上下亦同温。

（14）振幅：助波不冲逆三位（浮中沉）求中柔。

（15）脉势：去回不躁（或去大回少或反之）而求态稳。

（16）脉外组织饱满度：不干瘪如柴，不按如湿土，有肌肤感。

（17）脉无独：三部无独，而求均。

（18）脉神：脉中和缓，心晕有神（心晕大小适中，圆净有根）。

2. 无形（没有脉中形的出现）

（1）无脏腑形：没有脏腑疾病的脉图腾。

（2）无病灶形：没有疾病病灶的脉图腾。

（3）无病理形：没有疾病病理的脉图腾。

（二）改脉治症

1. 脉位

强调脉动不浮不沉而中立。

（1）脉浮。

① 寸脉浮数有力、脉浮力而弦。

汤液：麻黄汤加减。

针灸：双合谷或大椎或双曲池。

快速改脉：合谷穴化气针法。可以快速发汗解表。

刃针：倒八字形平刺双侧脊络 T3—J7，也可以快速退热解表。

② 寸脉浮数无力、脉浮缓、脉表阳里弱。

汤液：桂枝汤。

针灸：双合谷加双三里。

刃针：倒八字形平刺右侧脊络 T3—J7。

③ 寸脉浮弦。

汤液：小柴胡汤。

针灸：左虫洞加双太溪。

快速改脉：合谷穴化气针法。可以快速发汗解表。

刃针：倒八字形平刺右侧脊络 T3—J7。

④ 左寸浮数。

汤液：银翘散加减。

针灸：双合谷或大椎或双曲池。

刃针：倒八字形平刺左侧脊络 T3—J7。

⑤ 右寸浮弦。

汤液：葛根汤加减。

针灸：左阳陵泉寸半针刺。

刃针：右颈 J3 颈筋膜僵可直接松解。

⑥ 左寸关浮弦，右三部虚弱。

汤液：补中益气汤。

针灸：右阳陵泉寸半针刺。

刃针：颈 J3 颈筋膜僵可直接松解，平刺左侧脊络 T3—J7。

⑦ 寸浮（或浮洪）尺弱。

汤液：引火汤加减（宜引火归藏）。

针灸：双合谷、双六完。

刃针：倒八字形平刺双侧脊络 T3—J7。

⑧ 寸关脉大，尺细数。

汤液：三甲复脉汤加生龙牡、炒小茴香。

针灸：双合谷、双太冲。

刃针：倒八字形平刺双侧脊络 T3—J7。

⑨ 关脉浮有力。

⑩ 左关脉浮有力。

汤液：小柴胡汤。

针灸：右虫洞，右洞魂。

三棱针：9 号注射针头逆挑刺左 T6—9 脊络、背俞络、太阳络。

⑪ 右关脉浮有力。

汤液：泻黄散。

针灸：左虫洞，左洞魂。

三棱针：9 号注射针头逆挑刺右 T6—9 脊络、背俞络、太阳络。

⑫ 左关浮弦或弦细。

汤液：龙骨牡蛎汤加柴胡、荜澄茄。

针灸：右虫洞。

快速改脉：合谷穴化气针法。可以快速发汗解表。

三棱针：9 号注射针头逆挑刺右 T6—9 脊络、背俞络、太阳络。

⑬ 左关浮无力。

汤液：龙骨牡蛎汤加海螵蛸、炒白术。

针灸：右虫洞。

三棱针：9 号注射针头逆挑刺右 T6—9 脊络、背俞络、太阳络。

⑭ 右关浮无力。

汤液：薏苡附子败酱散加白僵蚕。

针灸：右虫洞。

三棱针：9 号注射针头顺挑刺右 T6—9 脊络、背俞络、太阳络。

⑮ 尺脉浮有力。

汤液：栝楼瞿麦散加黄柏。

针灸：左洞魂。

三棱针：9 号注射针头顺挑刺右八髎脊络、背俞络、太阳络。

⑯ 尺脉浮弦有力。

汤液：当归芍药散加黄柏。

针灸：头后骨缝。

三棱针：9 号注射针头顺挑刺右八髎脊络、背俞络、太阳络。

⑰ 尺脉浮无力。

汤液：天苓汤（自拟）：天花粉 12g，五加皮、土茯苓各 10g，白芍 10g，熟地黄 15g。

针灸：头后骨缝。

三棱针：9 号注射针头顺挑刺右八髎脊络、背俞络、太阳络。

（2）脉沉。

① 寸沉。

汤液：泽漆汤。

针灸：洞魂。

刃针：松解颈筋膜。

三棱针：9 号注射针头顺挑刺 T1—3 脊络、背俞络、太阳络。

② 关沉。

汤液：橘枳姜汤。

针灸：左虫洞。

三棱针：9 号注射针头顺挑刺 T6—9 脊络、背俞络、太阳络。

③ 关沉弦。

汤液：龙骨牡蛎汤加柴胡、陈皮。

针灸：左虫洞。

三棱针：9 号注射针头顺挑刺双侧 T6—9 脊络、背俞络、太阳络。

④ 右关沉弦。

汤液：丹栀逍遥散。

针灸：左虫洞。

快速改脉：合谷穴化气针法。可以快速出微汗解表。

三棱针：9 号注射针头顺挑刺右 T6—9 脊络、背俞络、太阳络。

⑤ 右关沉无力。

汤液：开郁疏肝丸。

针灸：左虫洞。

三棱针：9 号注射针头顺挑刺右 T6—9 脊络、背俞络、太阳络。

⑥ 尺脉沉有力。

汤液：肾着汤加黄柏、萆茇。

针灸：左虫洞加头骨缝。

三棱针：9 号注射针头顺挑刺双侧 T9—11 脊络、背俞络、太阳络。

⑦ 尺脉沉弦。

汤液：枳实芍药散。

针灸：左虫洞加头骨缝。

三棱针：9 号注射针头顺挑刺双侧 T9—11 脊络、背俞络、太阳络。

⑧ 尺脉沉无力。

汤液：八味肾气丸。

针灸：左虫洞加头骨缝。

三棱针：9 号注射针头顺挑刺双侧 T9—11 脊络、背俞络、太阳络。

2. 脉张力

不弦不散而求适度。

（1）脉弦。

汤液：小柴胡汤加炒栀、鸡骨草。

针灸：下三黄或上三黄交替针灸。

三棱针：9 号注射针头顺挑刺双侧 T6—9 脊络、背俞络、太阳络。

① 寸弦。

汤液：羌活汤加米汤主之（枕头换棉花芯借以防颈部寒夜咳）。

针灸：双太溪。

刃针：在颈三处松解颈筋膜，力求颈软。

② 关弦。

汤液：小柴胡汤加荜澄茄。

针灸：下三黄。

三棱针：9 号注射针头顺挑刺双侧 T6—9 脊络、背俞络、太阳络。

③ 左关弦。

汤液：柴胡加龙骨牡蛎汤。

针灸：右合谷化气针法。

三棱针：9 号注射针头顺挑刺左侧 T6—9 脊络、背俞络、太阳络。

④ 尺脉弦。

汤液：建中汤加荜茇。

针灸：左虫洞加头骨缝。

三棱针：9 号注射针头顺挑刺双侧八髎脊络、背俞络、太阳络。

（2）脉散。

汤液：四逆汤和生脉饮。

针灸：双足三里、双内关。

三棱针：9 号注射针头顺挑刺双侧 T6—9 脊络、背俞络、太阳络。

左寸脉散：多见死亡前脉象，建议护送医院或 120 急救。

3. 频率

不数不迟而求缓。

（1）数脉。

汤液：数脉饮（自拟）。清半夏 9g，苦参、黄芩、晚蚕沙、地骨皮各 10g，蝉蜕、栀子、甘草各 6g。

针灸：双虫洞、双安眠穴或双人迎穴。

三棱针：9 号注射针大椎处见红点刺血。

（2）迟脉。

汤液：九味羌活汤。

针灸：合谷穴烧山火。

三棱针：9 号注射针头顺挑刺左 T3—5 脊络、背俞络、太阳络。

4. 节律

不促不结不代而求规律。

（1）促脉。

汤液：栀子大黄汤。

针灸：双三阴交、双涌泉。

三棱针：9 号注射针头顺挑刺八髎区脊络、背俞络、太阳络。

（2）结脉。

汤液：炙甘草汤加丹参 20g，苏木 10g，水蛭 3g。

针灸：合谷穴烧山火。

三棱针：9 号注射针头顺挑刺左 T3—5 脊络、背俞络、太阳络。

（3）代脉。

汤液：代脉汤（自拟）。人参、鹿角胶、降香各 10g，苏木、丹参各 12g，水蛭 3g，地龙、炙甘草各 6g。

针灸：双间使穴、内关倒马。

三棱针：9 号注射针头顺挑刺左 T3—5 脊络、背俞络、太阳络。

5. 长短

不长不短而求三部均匀。

（1）长脉。

汤液：小陷胸汤加黄芩。

针灸：双太冲透涌泉。

三棱针：9 号注射针头逆挑刺 T9—11 脊络、背俞络、太阳络。

① 寸长。

汤液：小陷胸汤。

针灸：双太冲透涌泉。

三棱针：9 号注射针头逆挑刺 T6—9 脊络、背俞络、太阳络。

② 尺长。

汤液：大黄甘遂汤。

针灸：双洞魂穴。

三棱针：9 号注射针头逆挑刺双 T1—3 脊络、背俞络、太阳络。

（2）短脉。

汤液：短脉饮（自拟）。麦冬 20g，人参、巴戟天、炒白术、桂枝各 10g，香白芷、独活各 12g，甘草 6g。

针灸：百会、内关、三阴交。

三棱针：9 号注射针头逆挑刺双 T1—3 脊络、背俞络、太阳络。

① 寸短。

汤液：寸短饮（自拟）。人参、升麻、桂枝各 10g，香白芷、羌活各 12g，麦冬 20g，甘草 6g。

针灸：双洞魂穴。

三棱针：9 号注射针头顺挑刺双 T1—3 脊络、背俞络、太阳络。

② 尺短。

汤液：尺短饮（自拟）。人参、川续断、骨碎补各 10g，麦冬 20g，巴戟天 12g，独活 15g，炙甘草 6g。胃炎者，加海螵蛸、败酱草、苏梗。

针灸：双太冲透涌泉。

三棱针：9 号注射针头顺挑刺双八髎脊络、背俞络、太阳络。

6. 粗细

不粗于三位，不细于中位而求适度。

脉粗。

① 脉实。

汤液：实脉饮（自拟）。清半夏、红曲、栀子各 9g，泽泻、枳实、厚朴各 10g，黄连、芒硝各 3g，甘草 6g。无病可用，有病加减。

针灸：合谷处气化针法。

9号注射针：无病脉实则放血100mL，每10天1次，直至脉柔。有病忌。

② 脉浊。

汤液：浊脉饮（自拟）。红曲、陈皮、桑叶各12g，鸡内金15g，山楂20g，桃仁、红花各10g，芒硝3g，甘草6g。

针灸：下三皇青筋（表浅静脉）刺血。

9号注射针：放血100mL，口服100mL淡盐水，每10天1次，直至脉柔。

③ 脉虚。

汤液：虚脉饮（自拟）。人参、炙甘草、珍珠母各10g，麦冬20g，炒白术、炙当归、刺五加各12g，熟地黄、仙鹤草各15g。

针灸：T6—9脊柱正中旁开2cm，寸半针至脊神经鞘膜。患者食欲大增。

9号注射针：顺挑刺T6—9双脊络、背俞络、太阳络。

④ 脉芤。

汤液：黄土汤加三七粉10g（后）。寸芤加荆芥炭，关芤加炒白术，尺芤加地榆炭。

针灸：腕顺，肩中，搏球。

9号注射针：顺挑刺T6—9双脊络、背俞络、太阳络。

7. 流利度

不滑不涩而求缓和。

（1）脉滑。

汤液：半夏泻心汤加晚蚕沙。

针灸：双太冲透涌泉。

9号注射针：脉气上行逆挑刺八髎区，脉气回抽在T1—3掌脊络、背俞络、太阳络逆挑刺。

（2）脉涩。涩脉为全身或脏腑的瘀血或炎症。

汤液：涩脉饮（自拟）。姜黄、僵蚕、乌梢蛇、白芍各15g，生薏苡仁65g，甘草6g。

针灸：合谷烧山火。

9 号注射针：T6—9 双脊络、背俞络、太阳络逆挑刺。

8. 对称

两脉口无独。双脉道不等主要是神经与脊柱相关性疾病的脉象表现，中医以人迎气口脉论之。

（1）右大于左或左大于右：多见于正常人，或一侧反关或一侧斜飞，但右脉略大于左脉当属正常，因为人的行为习惯常以右手、右足为主。

（2）左寸大于右寸：多见田径运动员或急性上呼吸道感染，左侧经肌僵等问题。

汤液：急性上呼吸道感染者（自拟荆防汤）。防风、荆芥各 9g，薄荷、芦根、蝉蜕、杏仁、贝母、前胡、白芍、甘草各 6g。

刃针：在左 T1—3 脊络真皮层次平刺（脉平为据）。

9 号注射针：右 T1—3 脊络、背俞络、太阳络逆挑刺。

（3）右寸大于左寸：多见慢性咽炎或右颈筋膜炎。

汤液：咽炎饮（自拟）。鹅不食草 10g，薄荷、蝉蜕、僵蚕、杏仁、白芍、甘草各 6g，皂角 3g，瓦楞子 15g。

刃针：在右 T1—3 脊络真皮层次平刺（脉平为据）。

9 号注射针：左 T1—3 脊络、背俞络、太阳络逆挑刺。

（4）左寸关大于右寸关：多见于脾气暴躁，精力旺盛、入眠较差患者。

汤液：逍遥散加减。

刃针：在左 T3—6 脊络真皮层次平刺（脉平为据）。

9 号注射针：右 T3—6 脊络、背俞络、太阳络顺挑刺。

（5）右寸关大于左寸关：与咽炎，脂肪肝，右手利，右肩低有关。

汤液：龙胆泻肝丸主之。

刃针：在右 T3—6 脊络真皮层次平刺（脉平为据）。

9 号注射针：右 T3—6 脊络、背俞络、太阳络逆挑刺。

（6）左关尺大于右关尺：多见右脑卒中或左侧腰肌过紧，腰骶间盘突出压迫右下肢。

① 右脑卒中（右风脉）。

汤液：血栓饮（自拟）。人工牛黄 0.15g（后下），红曲 12g，山楂 20g，内金 15g，水蛭 3g，地龙 6g，白芷 9g，当归 10g，川芎 6g。忌动物油脂。

放血：每周在上肢贵要静脉放血 100 ～ 150mL，同时补充淡盐水 200mL，直至风脉消失。

9 号注射针：在头顶以百会右侧为起点，对督脉、太阳络、背俞络三经脉点刺放血。

② 右脑出血。

汤液：溢血饮（自拟）。清半夏、三七各 9g，小蓟炭、牡丹皮各 10g，土茯苓 60g，甘草 6g。

9 号注射针：放血在（上肢贵要静脉）放血 150mL。3 日后可以考虑再次放血（直至病脉消失）。

针灸：双太冲透涌泉。

③ 腰骶椎间盘右侧突出。

刃针：松解左骶髂处痉挛的筋膜，令患者抬头，比较脊柱两侧筋膜张力，直至两侧张力相等方为治愈。在腰 1 左侧松解腰筋膜，并比较两侧筋膜张力，对等为治愈。

（7）右关尺大于左关尺。

与左关尺大于右关尺治法用药相同，针法相反。

9. 干湿

不干不湿而求润（体液不足为脉干，脉干瘪。体液多余为脉湿，脉饱满）。

（1）脉干。

汤液：润脉饮（自拟）。天花粉、玉竹、天冬、知母、甘草各 10g，麦冬 20g。

针灸：下三皇、三阴交。

9 号注射针：背刺 T6—9 脊络、背俞络、太阳络。

（2）脉湿。

汤液：桂枝茯苓丸。

针灸：阴陵泉、中极。

9 号注射针：背刺 T6—9 脊络、背俞络、太阳络。

10. 黏滞

（脉口肤表）不黏不滞而求清。少吃厚腻辛辣食品和节食，多饮茶水自愈或红曲12g泡水频饮。

11. 温度

两口脉同温。除血管的堵塞以外，多见于脑梗死，出现肢体脉口温度不同，应排除风脉。若见风脉或理化检查脑卒中，按脑梗死处理。

12. 振幅

助波不越三位（浮中沉）而求中柔。若发现一侧寸脉振幅低而其对侧关尺脉振幅也低，这是早期中风的脉象，若脉诊技艺不精且行理化检查，当确诊为脑卒中时，按脑梗死处理。

13. 脉势

去回不躁（或去大回少或反之）而求略同。

（1）脉去大回少（为脉躁）：指脉动态势冲向鱼际。

汤液：天麻钩藤汤。

针灸：印堂、镇静、双太冲透涌泉。

9号注射针：背刺八髎区脊络、背俞络、太阳络。

（2）脉回大去少（为脉堕）：指脉动态势向心回抽。

汤液：红桃汤（自拟）。五指毛桃30g，红景天12g，人参、桂枝各10g，葛根15g，甘草6g。

针灸：左虫洞、左洞魂。

9号注射针：背挑左顺刺T1—3脊络、背俞络、太阳络。

14. 脉外组织饱满度

脉外组织饱满度而求肌肤感。

（1）脉外组织干瘪。

汤液：健体饮（自拟）。人参、甘草、白扁豆、酒当归、川芎、生熟地黄各10g，黄芪、麦冬15g，炙苍术12g。

针灸：T6—9脊柱正中旁开2cm，寸半针至脊神经鞘膜。患者食欲大增。

9 号注射针：顺挑刺 T6—9 双脊络、背俞络、太阳络。

（2）脉外组织如湿土。

汤液：五指毛桃 30g，红景天 12g，刺五加、红参各 10g，葶苈子、茯苓各 20g，桂枝各 6g。

针灸：腕顺、肩中、博球。

9 号注射针：顺挑刺 T9—12 双脊络、背俞络、太阳络。

15. 脉神

脉中和缓，心晕有神（心晕大小适中，圆净有根）。

心晕无神。

汤液：心神饮（自拟）。五指毛桃 30g，红景天 12g，刺五加、苏木、人参 10g，麦冬 15g，水蛭 3g。

针灸：左虫洞、左洞魂。

9 号注射针：顺挑刺 T1—3 左脊络、背俞络、太阳络。

二 求脉无形

脉象无脏腑形（没有脏腑疾病的脉图腾）、无病灶形（没有疾病病灶的脉图腾）、无病理形（没有疾病病理的脉图腾）这是脉象认知人体健康无病的金标准。

人体疾病这里特指现代医学认知的疾病，脉诊同样类似西医仪器具有精准的诊断作用。春秋时期部分医家类如扁鹊、秦和、医缓及其传人，其脉诊可以“隔垣内照”，因史料不足而被淡化。后世中医脉诊均为人体体质学的脉气感觉，仅适用于中医临床辨证。在中医即将崛起的现代，中医诊断疾病的缺憾必须弥补。本章专谈脉诊诊断人体九大系统疾病及其临床干预。

笔者认为：获得人体疾病信息，脉诊为首选。临床有迟疑的医案可以再经医院物化检查验证。

要做到脉诊精准诊断疾病，要了解寸口脉各脏腑的布列，当掌握各脏腑在寸口的位置后，脉诊时对号入座就有了基础。当然要得到这些脏腑图腾的入指映眼，必须勤学苦练，另外，师承学习更加重要。许氏脉诊认为：现代医学对病理的炎症（红肿热痛）与中医的瘀血、毒聚、癥瘕、积聚关联。而风寒暑湿燥火与现代医学病毒、细菌等感染或致病因素有关，中医的七情与现代医学情志病或精神病相通。脉象都具有真切地表达。寸口各脏腑布列如图 8.1。

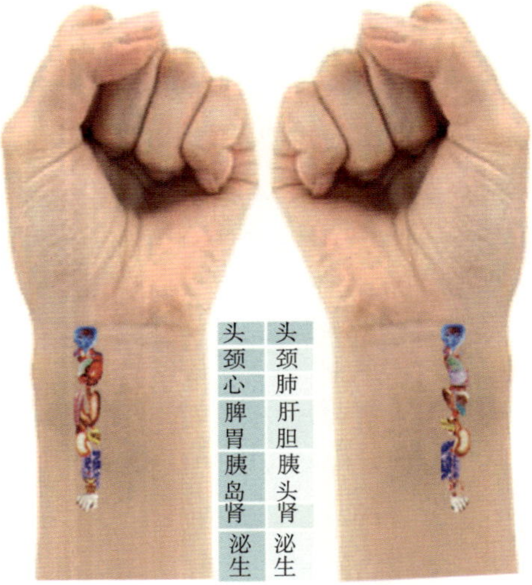

图 8.1　寸口各脏腑布列图

（一）心血管疾病与脉动

人体是以管道运输生理物质的有机体，管道不可不通。心血管疾病，又称为循环系统疾病，为人体内运送血液的器官和通道。其疾病主要涉及心、血管（动脉、静脉、微血管甚至神经）。

临床可将该类疾病细分为急性和慢性，尤以动脉疾病为重要，比如动脉硬化就非常常见。从脉诊的角度来认知这些疾病，它们都有相似的病因、发病过程和治疗方法。

心脏病主要表现为心脏血管的病变：即冠状动脉的病变。多因冠状动脉发生粥样硬化，出现狭窄甚至堵塞，导致冠心病、心肌梗死等。瓣膜病而导致心肌负荷的增加，心肌的损坏而影响心的输出功能等。

心脏病的症状主要有胸闷、胸痛、心悸、水肿、头痛、头晕、活动耐量不足，甚至喘息、晕厥。有时还牵涉其他脏腑，比如脾胃运化不足，恶心、呕吐等。现探讨心脏在寸口的位置和指下的图像。

笔者研究认为：人类摄入过量动物油脂是导致这类疾病的元凶；油脂比水轻，在人体内会漂浮游离向上，最终凝固于心脑血管壁。因此，控制过多动物油脂的摄入是预防这类疾病的关键。只要患者配合，提前干预，该病无需放支架，且可以治愈。

1. 心脏在寸口的位置

左寸脉的高骨上（图 8.2）。

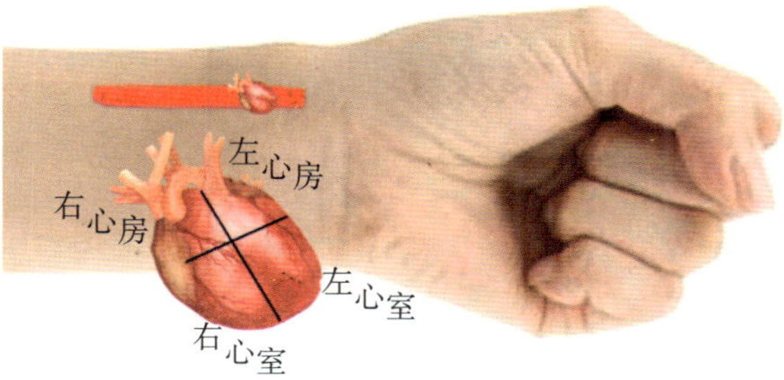

图 8.2　心脏在寸口的位置示意图

2. 心脏在指下的感知技法要领

用食指的指腹近拇指侧 1/3 处候该脉位，感知左寸口高骨上的脉动点，渐渐清晰心脏的图腾，并按图 8.2 示意，分辨出 4 个心区。了解 4 个心区的不同张力和心肌的厚度。候此脉在主观上要忽略余指的脉动，专心于食指下高骨处脉动，下指要轻直至心晕的显现。心晕出现后，心尖的方向指向鱼际，左心在桡侧缘，右心在尺侧缘，心室在远心端，心房在近心端。

（1）左冠脉梗死：左冠脉前支和前降支堵塞为临床常见心血管问题，临床早期症状为一过性心前区小刺痛。指下可以感知心尖区尺侧缘的树枝状硬化的血管和小颗粒状的斑块（图 8.3）。

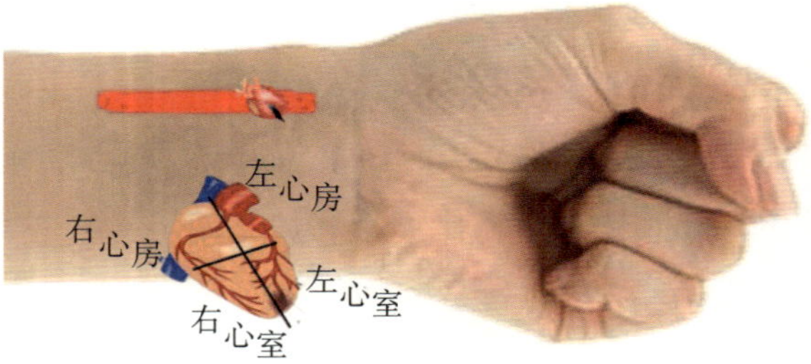

图 8.3　左冠脉梗死脉象示意图

（2）右冠脉前支梗死：在心脏脉点的内下右心室或右心房上。出现不规则树枝状形态的血管图腾和刺手感的疼痛信息（图 8.4）。

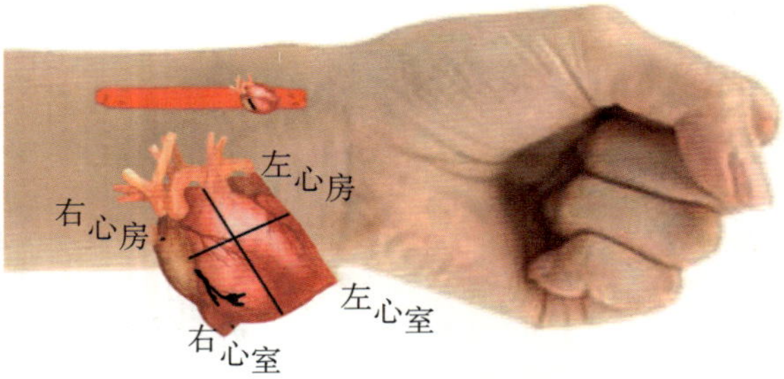

图 8.4　右冠脉梗死脉象示意图

（3）双冠脉梗死：指下出现左、右冠脉处的树枝状条索（图 8.5）。

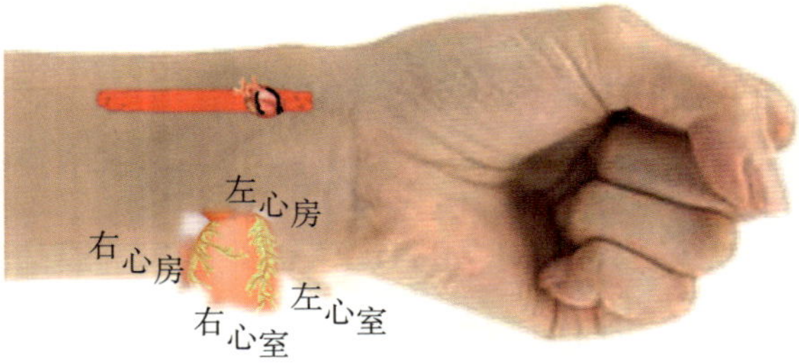

图 8.5　双冠脉梗死脉象示意图

（4）心肌坏死：多见右心肌的大片状梗死，指下有片状肌肉样图腾感（图 8.6）。

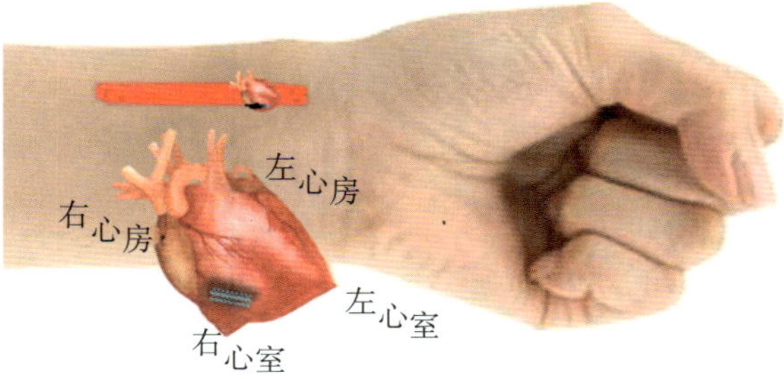

图 8.6 心肌坏死脉象示意图

3. 心血管硬化、斑块或心肌梗死的中医临床治疗

（1）治疗原则：① 降血脂和血黏度。② 破瘀消斑，疏通血道。③ 增加组织血供预防心肌梗死。④ 低脂饮食、清淡适量运动配合。

（2）中药治疗：因经方尚缺乏针对冠心病的组方，因此笔者自拟。

冠心方：红曲 12g，山楂、丹参各 20g，鸡内金、苏木各 15g，荷叶、桑叶、陈皮各 12g，檀香 10g，地龙、甘草各 6g。水蛭、芒硝各 3g（和药内服）。高血压，加桑寄生、杜仲、泽泻。糖尿病，加鬼箭羽、翻白草。心前区疼痛，蟾酥 0.05g（和药冲服）。

方解：君为红曲有降血脂、降血压、降血糖作用，具有西药他汀作用。臣为内金、山楂、荷叶辅助降血脂，消除斑块作用。佐为桑叶、陈皮有抑制食欲、减少食物吸收作用。使为水蛭、地龙、芒硝有活血化瘀、豁胸止痛、清理和加快食物残渣排除的作用。

疗效观察：本方经十余年临床观察，若保持饮食清淡（忌动物油脂）有根治冠心病的疗效。

4. 心脏结构和功能的病变

（1）高血压性心脏病：高血压导致心肌肥厚，最后导致心室腔的扩大、心功能的下降；指下左心室壁增厚，技法：轻循心晕，会发现左心位置膨大有力，仔细切入心图腾 1/4，稍等片刻，心图腾桡侧缘会出现宽厚的左心室心壁（图 8.7）。

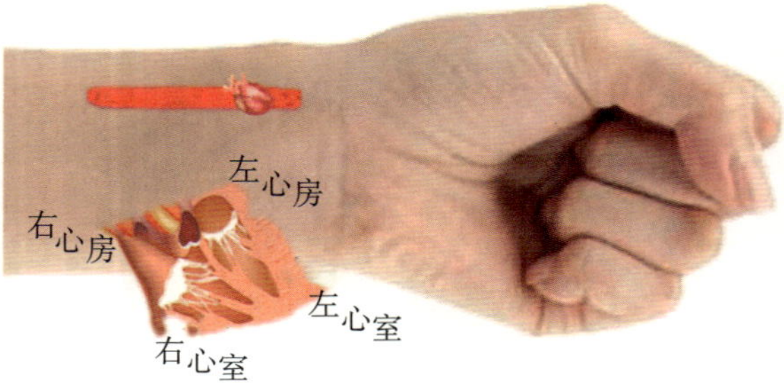

图 8.7 高血压心脏病脉象示意图

（2）扩张性心肌病：心图腾会表现出心影的增大、心脏收缩能力的下降；指下会感到膨大而右心房更鼓包的感觉，但凡右心房增大（饱满）多会出现下肢水肿。

① 扩张性心肌病组方：养心汤（自拟）。五指毛桃 30g，红景天 12g，水蛭 3g，桂枝、地龙各 6g，葶苈子 20g，人参、泽泻各 10g，炙甘草 6g。

② 心肌炎方：丹鹿饮（自拟）。丹参、人参、黄芪各 15g，红景天、炒白芍、黄芩、麦冬、龟甲各 10g，鹿衔草、地龙、川芎各 6g，当归 9g，水蛭、炙甘草 3g。（建议多休息）

（3）心脏瓣膜疾病：二尖瓣关闭不全或者狭窄，会导致心脏的结构和功能出现进一步的损害。临床脉诊很难摸清楚心脏瓣膜的问题，但根据左心室与心房大小并伴有音脉的出现（参考《象脉学》）来分析确定。二尖瓣狭窄左心房体积增大，二尖瓣关闭不全左心室增大，心肌肥厚。二尖瓣狭窄导致左心房增大，一般是由于心房与心室间的瓣膜发生狭窄引起的。血液在舒张期左心房的血液不能完全流入心室，导致心房的血液淤积，因此心房会增大，长此以往会出现肺瘀血的症状并导致心源性肺病（此病西医尚无认知）。

这类疾病中西医药物并没有可靠的治疗方案，而笔者自创的针刺方法有一定疗效，又自拟扩张型心肌病组方期望解决这一疑难问题。

5. 心脏传导系统的病变

心律失常包括快速型、缓慢型。

（1）缓慢型包括窦性心动过缓、房室传导阻滞等。脉诊技法：食指感触心图腾，用自身呼吸测量脉动次数，少于每息 4 次为心动过缓。可以感知右心房跳动后心室才脉动。有部分患者右冠脉支配窦房结的分支有梗死或斑块（可以触及该分支血管的分叉处存在小斑块）。

中药临床治疗：稳心汤（自拟）。五指毛桃 30g，红景天 12g，人参、桂枝、延胡索、当归各 10g，丹参 20g，水蛭、细辛各 3g，地龙、麻黄、制附子、甘草各 6g。

9 号针：左背 T1—3 脊络、背俞络、太阳络交接处挑刺 1 次，不显效可以重复。

（2）快速型包括房性心动过速、室性心动过速、各种期前收缩等。技法：心晕快速抖动为房颤。每息超 5 次以上为心动过速。室性心动过速为每息超过 5 次的有力脉动，但期前收缩较易分辨，脉动中突然出现小搏动为期前收缩。

汤液：平心汤（自拟）。升麻、延胡索、苦参各 10g，莲子心、水蛭各 3g，黄连、炙甘草、地龙各 6g，枣仁、柏子仁、阿胶（烊化）各 10g，甘松、茯神各 20g。

方解：甘松、升麻、苦参可降低心率，缓解心动过速。

9 号针：左背 T1—3 脊络、背俞络、太阳络交接处挑刺 1 次，不显效可以重复。

6. 心死的脉象

无论中西医临床上均以心动为生命的标志。心以脉统联五脏六腑与四肢百骸，因而充分认识脉动也就通晓生命真谛。掌握在生命即将死亡之前的脉象，为医务工作者防范和化解临床风险提供预判。

若寸口心图腾的位置出现一片薄纱的脉象或接近这种脉象（图 8.8），此为该患者即将死亡的脉象依据。图 8.8 示：心图腾无形，更无脉根，仅见浮散之气。

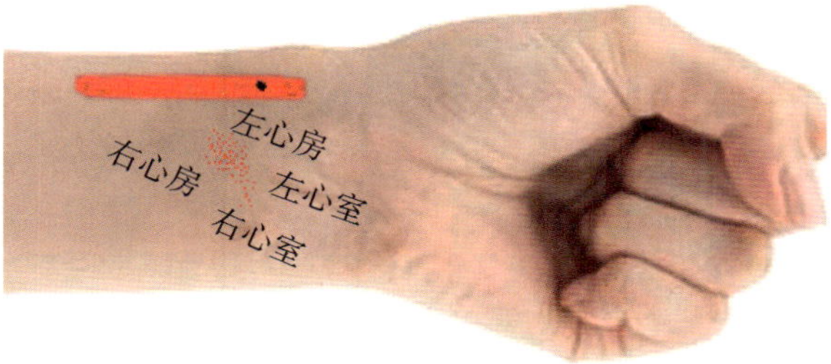

图 8.8 心死脉象示意图

汤液：救心汤（自拟）。五指毛桃、红景天、人参各 30g，水蛭 6g，地龙 9g，延胡索、甘草各 10g，蟾蜍 0.05g（煎，后下），或麝香 0.1g（煎，后下）。（个体医生不建议

用药，建议护送到有条件医院诊治）

7. 颈动脉斑块脉象

位置：双寸脉中段，中轴线与桡侧缘或之间出现条索样结节，表面或形态不规则（图 8.9）。治疗：冠心病方，煎服。

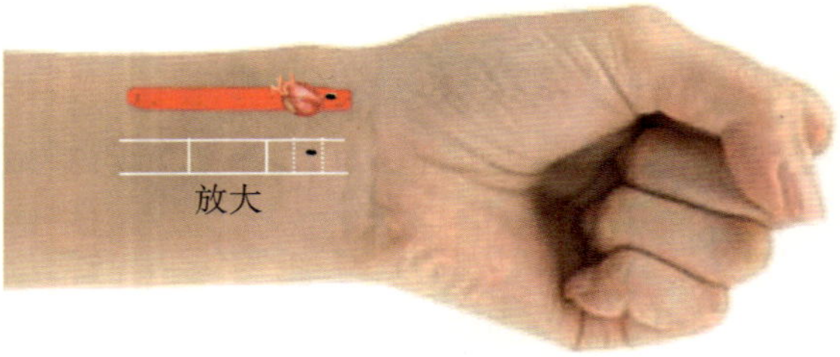

图 8.9　颈动脉斑块脉象示意图

8. 脑卒中脉象

脑卒中临床常见多种形式，现以脑出血、脑梗死的脉象表现，来说明该类疾病的临床脉诊诊断。

（1）脑梗死：① 脉浊如泥浆。② 脉缓。③ 心动无力（血压低，或仅低血压高，或心晕小）。④ 患侧关尺脉波平而弦、振动幅度低（没有明显主波）。⑤ 健侧关尺脉符合患者体质，且寸脉振动幅度低或沉细，而患侧寸脉如健侧关尺脉一样有振幅和脉力。

笔者按：一般脉诊可以提前 2 ～ 3 年预知。

脑梗死的中药治疗：脑梗汤（自拟）。桂枝、香白芷、羌活、红景天、延胡索、当归、红曲各 12g，水蛭 3g，鸡内金 15g，白芍 10g，地龙、甘草各 6g。

换血：肘贵要静脉放血 100 ～ 150mL，同时饮淡盐水 200mL，借以稀释血液，可以隔 1 周放 1 次，2 或 3 次后痊愈。若患者提前诊断而治疗效果更好。

（2）脑出血：① 血压高。② 脉数。③ 心动有力（或低血压高，或心晕大，左室壁厚）。④ 患侧关尺脉波平而弦、振动幅度低（没有明显主波）。⑤ 健侧关尺脉符合患者的体质，且寸脉振动幅度低或沉细，而患侧寸脉如健侧关尺脉一样有振幅和脉力。

（3）脑干病变：脑干无论出血或梗死，均存在立即死亡的可能，建议转有条件医院治疗（图 8.10）。

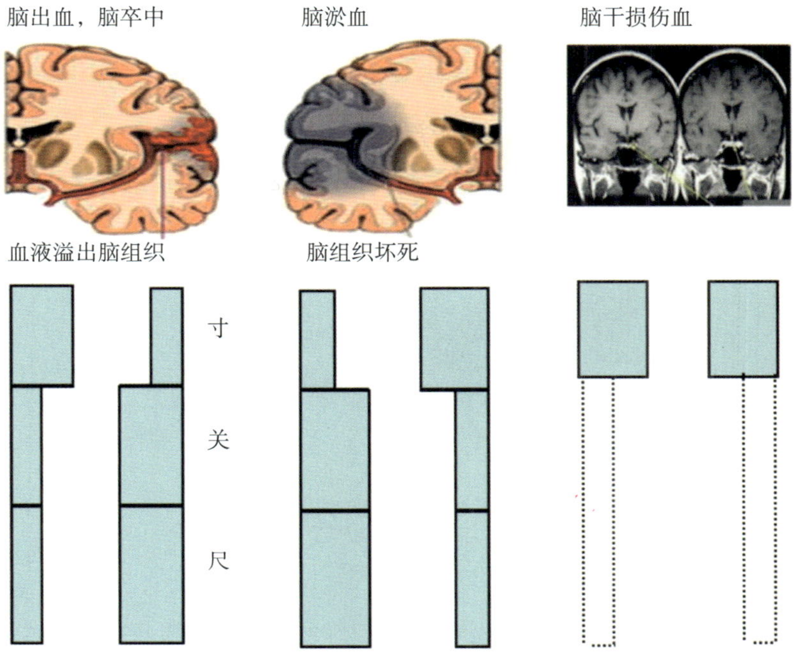

图 8.10　脑干病变脉象示意图

中药治疗：荆柏止血汤（自拟）。荆芥炭、侧柏炭各 30g，红曲 12g，生龙齿 20g，牡丹皮 10g，清半夏 9g，三七 10g，丝瓜络 10g，豨莶草 20g，桑寄生 15g，葶苈子、泽泻各 10g，炙甘草 6g。

放血：在内踝大隐静脉，9—13 号注射针放血 100 ～ 150mL，可以快速缓解脑出血，同时也让脑组织减压，减少后遗症，这非常重要，尤其是在患病的 24h 内。

刺血：制污穴刺血，每周 1 次，可促进病灶吸收。

（二）呼吸系统疾病与脉动

肺的脉气在双寸脉下 1/3 处，左肺因有心脏的遮掩，脉诊时要忽略心脏信息的干扰。许氏脉诊心肺落脏于双寸脉下 1/3 处高骨处，寸中凹陷处为颈部的落脏，而心肺脉位均在寸脉下 1/3 高骨上（注：传统脉诊将冠脉定于高骨，许氏脉诊将心肺定于高骨）。候其脉时首先找到寸脉中段凹陷的近心端，在两高骨上摸肺。触及肺图腾时需停留在脉道 1/3 深度，指腹渐渐感知肺的那种子弹头样脉形。此时，目与指配合，边感循边目观（脑中会意），将肺图腾上（肺尖）、中（肺门、气管）、下（肺下野，支气管、肺组织）三部脉气候遍，并注意肺上野桡侧缘的肩，下野的肺角（正常为锐角，大于 90° 要注意排除胸腔积液）。本节将阐述肺部常见疾病的脉诊方法（图 8.11）。

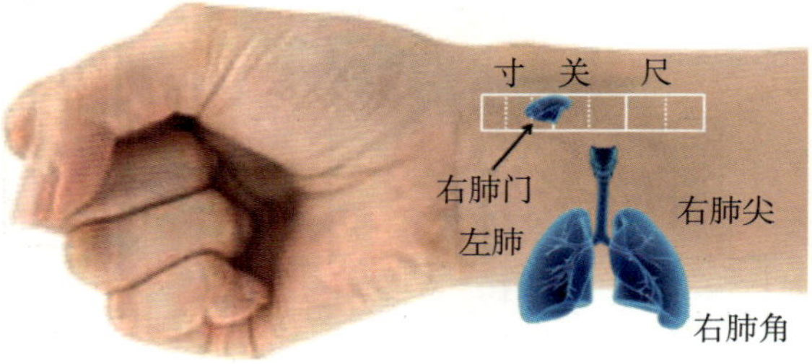

图 8.11　肺在寸口位置

1. 肺炎

炎症的脉象为肺图腾的下 1/3 处涩脉（涩脉的指感：如湿手触静电）在双侧寸脉或一侧寸脉，感触到肺晕的局部脉涩，同时脉数。也可在一侧肺晕的上、中、下位置感触到局灶性涩脉。图 8.12 示右肺大叶性肺炎。

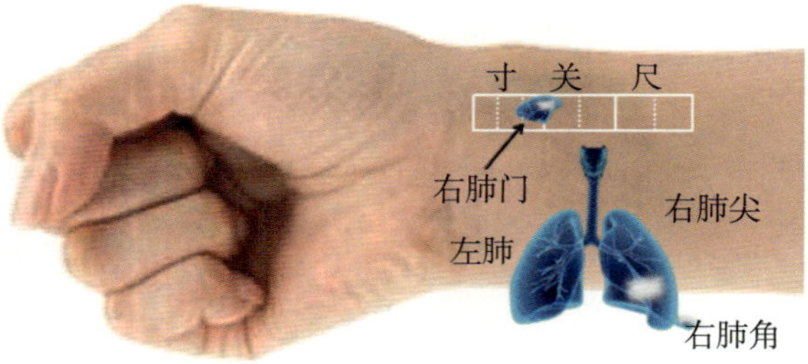

图 8.12　肺炎脉象示意图

① 肺炎。

汤液：菌肺煎（自拟）。连翘、积雪草各 30g，黄连 6g，前胡、百部、杏仁、款冬花各 10g，枇杷 12g，茯苓、瓦楞子、海螵蛸各 20g（先），生姜、甘草各 6g。

刃针：在脊络 T1—5，平刺真皮。

9 号针头：在患侧 T1—5 的脊络、背俞络、太阳络交叉处点刺。

一般通过上法，会即刻好转。

② 病毒肺炎。

汤液：清肺饮（自拟）。荆芥穗、杏仁、芦根、薄荷各 10g，银翘、淡豆豉各 12g，板蓝根、大青叶各 30g，山慈茹 3g，木贼、山豆根各 6g，甘草 6g。

刃针：在脊络 T1—5，平刺真皮。

9 号针头：在患侧 T1—5 的脊络、背俞络、太阳络交叉处点刺。

一般通过上法，会即刻好转。

③ 肺炎（支原体性）。

汤液：自拟方。紫菀 6g，白前、川贝母、旋覆花、杏仁、前胡、荆芥穗各 10g，桔梗 12g，白芍、土茯苓、桑螵蛸各 15g，山豆根、甘草各 6g。

刃针：在双脊络 T1—5，平刺真皮。

9 号针头：在患侧 T1—5 的脊络、背俞络、太阳络交叉处点刺。

一般通过上法，会即刻好转。

④ 肺结核：肺图腾肺尖区出血大小不等的涩脉灶，大涩灶中心凹陷（病理：空洞）同时脉滑或脉滑数。

汤液：肺痨汤（自拟）。连翘、夏枯草、鱼腥草各 30g，威灵仙、泽漆各 10g，白及、地骨皮、射干、百部、小蓟、白茅根、白芍、芦根、猫爪草、土茯苓各 10g，甘草 6g，甜叶菊 2g。

9 号针头：在患侧 T1—5 的脊络、背俞络、太阳络交叉处点刺。1 周 1 次（注意消毒，预防感染）。

刺血：制污穴刺血，每周 1 次。

2. 气管炎

气管炎的脉象为条索（倒树枝样）样脉感呈现于一侧或双侧肺图腾中（图 8.13）。

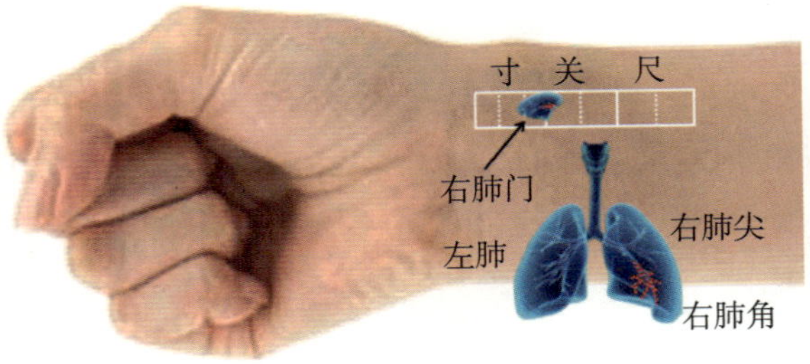

图 8.13 气管炎脉象示意图

汤液：白皂汤（自拟）。白芍 30g，皂角 3g，桔梗 12g，川贝母、杏仁、紫苏子、五倍子、荆芥、白前各 10g，桑螵蛸 15g，生姜、紫菀、甘草各 6g。

刃针：在双脊络 T1—5，平刺真皮。

9 号针头：在患侧 T1—5 的脊络、背俞络、太阳络交叉处点刺。

一般通过上法，会即刻好转。

3. 肺结节

（1）脉诊肺结节：一侧或双侧肺组织指下出现结节状脉晕团，或单发或多发、大小不等、分布不均，常见肺门气管下结节。结节有硬性或结节外有炎症物质包裹，有一种膜玻璃样感觉为膜玻璃样结节。图 8.14 示膜玻璃样结节。具体指法：食指轻抚高骨上皮肤，并将皮肤纹理略摊开，指密切接触该处，下按至 1/3 深度等待。感到有不均处时注意力便集中该处，反复轻举轻按，渐渐明显结节形态。

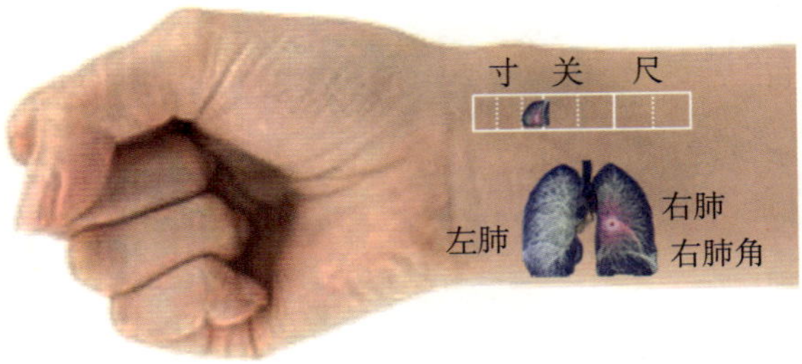

图 8.14 膜玻璃样结节脉象示意图

汤液：结节饮（自拟）。夏枯草、石见穿各 15g，海浮石、公英各 30g，葶苈子、鳖甲各 20g，漏芦 12g，天冬、浙贝母、皂角刺各 10g，虻虫、山慈菇、芒硝各 3g，甘草 6g。

9 号针头：在患侧膏肓穴点刺出血加罐，5 天 1 次。

合谷穴：气化针法，每周 1 次。

（2）肺钙化：肺钙化灶，多见炎症病灶或溃疡性病灶愈后等情况而出现的组织遗留下的疤痕组织。脉诊（图 8.15）：指感为无脉动的小颗粒状结节，可以单发但多见多发。若发生在肺尖区，多为肺结核后遗的陈旧性病灶。一般无需治疗。

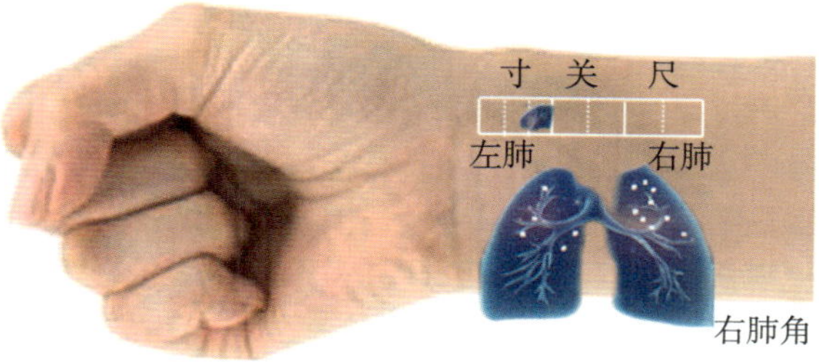

图 8.15 肺钙化脉象示意图

4. 肺肿瘤

脉诊（图 8.16）：在肺晕中出现另外的结节状或包块状占位，且该占位内有脉气冲撞手指的涩脉。据其系统辨别良恶性：有包膜、规则、单发、活动、旁无小病灶多见良性，否则无包膜、不规则、多发、固定、有卫星灶多为恶性肿瘤。具体指感以边缘不规则，刺手，质地不均匀为要。

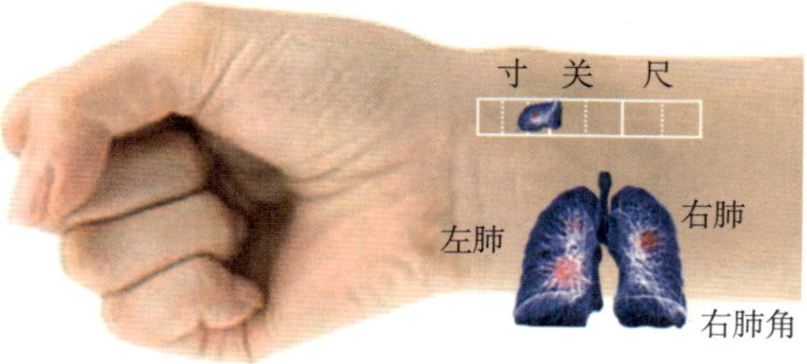

图 8.16 肺肿瘤脉象示意图

汤液：夏枯草、石见穿、仙鹤草、土茯苓各 15g，海浮石、蒲公英各 30g，漏芦 12g，五灵脂（包）、皂角刺、浙贝母各 10g，山豆根、黑丑、甘草各 6g，山慈菇、皂角、芒硝、甜叶菊各 3g。

9 号针头：在患侧膏肓穴点刺出血加罐，每 3 ～ 5 天 1 次。

刺血：制污穴刺血，每周 1 次。

合谷穴：烧山火，每 10 天 1 次。

5. 胸膜炎

脉诊（图 8.17）：要点是肺下（外侧）的肋膈角因炎症而导致肺组织的压迫，出现的肋膈角角度钝化的脉感。

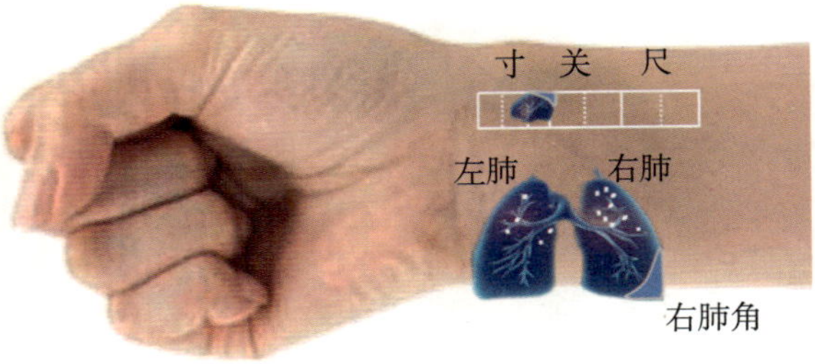

图 8.17　胸膜炎脉象示意图

汤液：椒目瓜蒌汤合十枣汤加减。注意营养状态的跟进和生活调理。

刺血：制污穴刺血，每周 1 次。

（三）消化系统疾病与脉动

主要谈及胃、肠、肝、胆、胰腺病的病脉脉动。

1. 胃

（1）胃在脉口的位置（图 8.18）：胃在左关脉的中间，脉诊时我们将该处下压到骨面，回手在表皮上等待，渐渐胃体那种瓠字形态脉图腾浮现在指下。

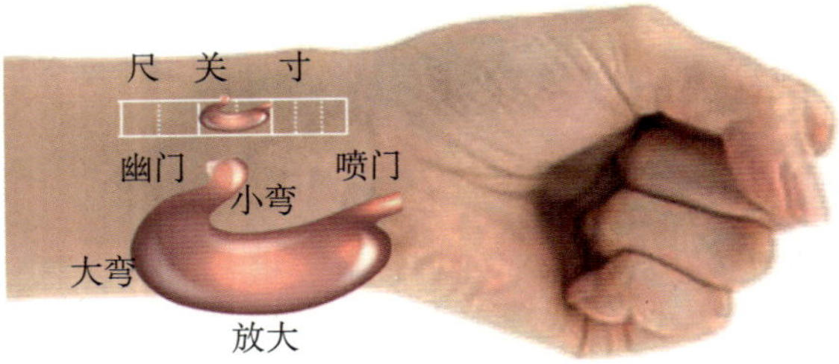

图 8.18　胃在关部位置示意图

（2）胃炎（图 8.19）：脉诊时指下有一种微麻感和灼热感，感觉炎症范围和位置有幽门炎症、贲门炎症、弥漫性炎症等。

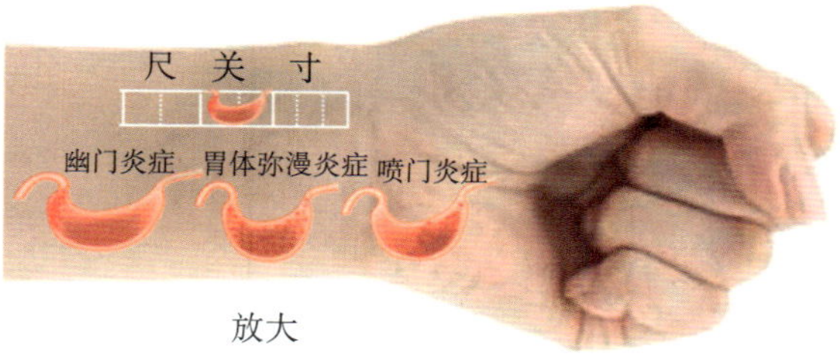

图 8.19　胃炎脉象示意图

汤液：胃炎饮（自拟）。乌贼骨 25g（先），苏梗、败酱草、积雪草、蒲公英、珍珠母各 15g，姜黄、地龙、荜澄茄、丁香、炒吴茱萸、干姜、甘草各 6g，水蛭 3g。

9 号针头：在患侧 T6—9 脊络、背俞络、太阳络交界处点刺。

刺血：制污穴刺血，每周 1 次。

（3）胃溃疡（图 8.20）：脉诊时指下胃体局部组织僵硬，病灶中心有局灶性涩脉且指感不光滑，涩脉灶中心有凹凸感，在凹凸感停留，仔细感应发现黏膜下也僵硬。

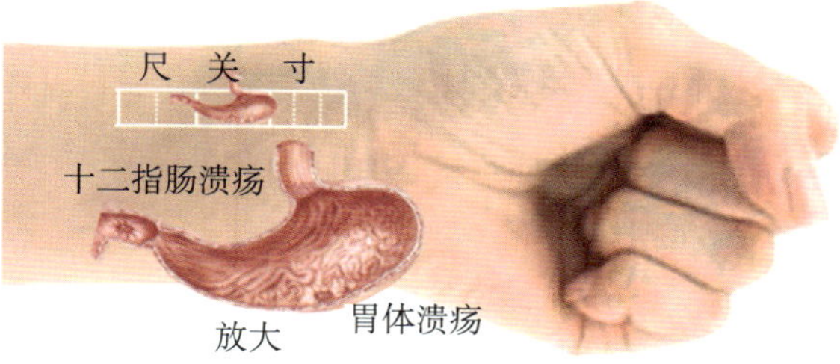

图 8.20　胃溃疡脉象示意图

汤液：胃疡煎（自拟）。海螵蛸 30g（先），苏梗、败酱草各 12g，积雪草、蒲公英、珍珠母各 15g，白及、五爪龙各 10g，荜澄茄、地龙、甘草、炒蒲黄各 6g，甜叶菊、水蛭、芒硝各 3g。

9 号针头：在左侧 T6—9 脊络、背俞络点刺出血，每 3 ～ 5 天 1 次。

刺血：制污穴刺血，每周 1 次。

（4）胃癌（图 8.21）：脉诊时指下有局灶性突兀的涩脉团，局部组织僵硬性浸润，有中心放射样图腾，或高突不平的结节，表面不光滑甚至刺手。

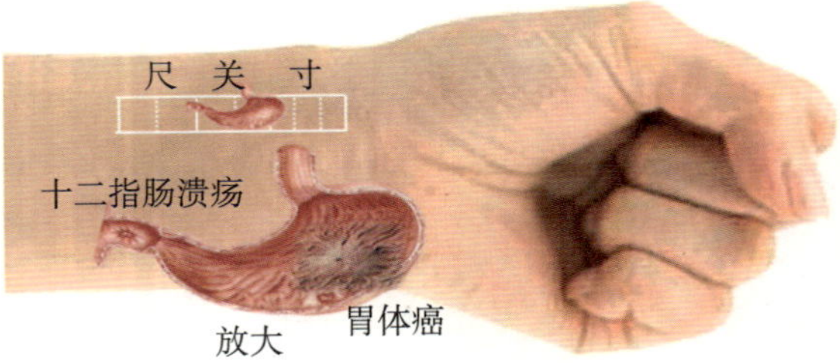

图 8.21　胃癌脉象示意图

汤液：乌苏伏梁饮（自拟）。海螵蛸 25g（先），苏梗、败酱草各 12g，积雪草、白花蛇舌草、天花粉、半枝莲、蒲公英、海浮石、珍珠母各 15g，五灵脂、黑丑、甘草各 6g，芒硝、甜叶菊各 3g。

9 号针头：在左侧 T6—9 脊络、背俞络点刺出血，每 3 ～ 5 天 1 次。

刺血：制污穴刺血，每周 1 次。

2. 肠

这里举例肠道功能不佳、肠炎、肠息肉、肠肿瘤、肠淋巴结肿大、胃肠吻合等脉诊诊断。因为肠本身是空腔脏器（中医谓腑），在脉诊中要清晰地感知正常肠形态不是易事，仅有在肠道发生病变时才能模糊地感知到。因此在临床中有关肠道疾病的脉诊感知有部分需要综合分析或者十分仔细（脉诊 10 分钟以上）。

（1）肠道在脉口的位置（图 8.22）：在尺脉的上 1/2 处，浮位。脉诊感知手法：无名指轻抚于尺脉上段（手应保持湿润）等待片刻，若整体脉缓而尺脉沉细甚至凉则多为肠功能不佳（肠吸收不佳：患者消瘦、面黄。肠运转功能不佳则便秘，患者面色黄暗，脉象也伏。长期慢性腹泻：面蜡黄而气萎）。若关脉也沉细而凉那就是胃肠功能欠佳。若脉稍数，皮肤干则患者多缺水。关尺脉沉细或伏多为大便干甚至便秘，在直肠处候及大便之火腿肠样硬物便可确定诊断便秘。

（2）肠炎：这里举例感染性肠炎和免疫性结肠炎。感染性肠炎与饮食、体质、肠道微生态因素有明确关系。

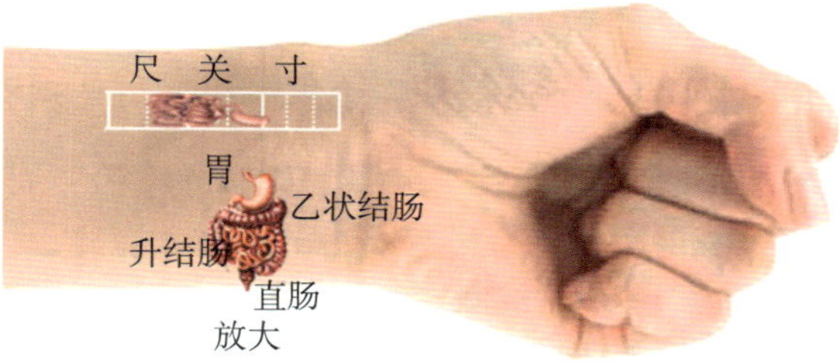

图 8.22 肠道在脉口的位置示意图

免疫性结肠炎（溃疡性结肠炎），因为免疫机制异常紊乱，遗传因素，饮食因素，环境因素以及肠道感染，肠道微生态因素有明确关系。其脉象感知：肠道有灼热的涩脉，甚至肠道的图腾出现，或触及多枚淋巴结肿大，这种肿大淋巴结的脉象为密集的颗粒状结节。

溃疡性结肠炎属于慢性结肠炎，病程比较长，反复发作，肠间隙淋巴结肿大。发病原因并不是特别清楚，可能和免疫功能紊乱有明确关系。症状多见腹痛、腹胀、腹泻以及黏液脓血便，有时还会有里急后重、肛门坠胀等自身感觉。溃疡性结肠炎脉象如图 8.23 所示。

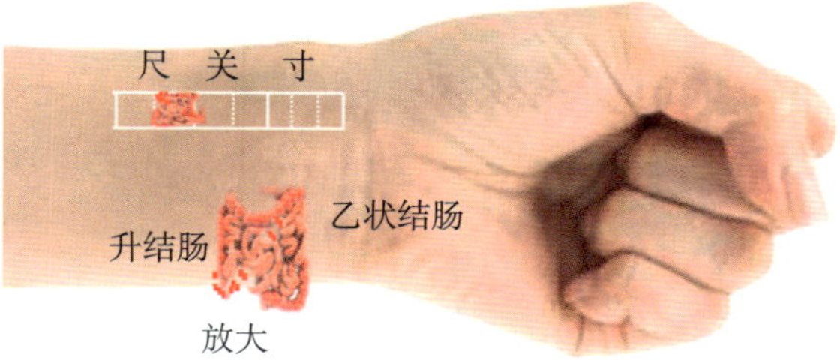

图 8.23 溃疡性结肠炎脉象示意图

汤液：肠炎饮（自拟）。海螵蛸 25g（先），败酱草、积雪草、天花粉、蒲公英、珍珠母、白芍各 15g，炒白术、黄柏各 12g，生薏苡仁 65g，地龙 6g，甜叶菊 2g。便秘煎（自拟）：荜茇 30g，川椒 3g，生白术 65g，桃仁、炒吴茱萸、桂枝、甘草各 6g。汗多者，加地骨皮、黄柏各 10g。

9 号针头：在左侧 T10—12 脊络、背俞络点刺出血。

（3）肠息肉：指感不是太清晰，临床特别易忽略。脉诊方法：轻循尺脉表皮，等待片刻，在直肠区搜索注意有没有肛周病变，痔疮、肛裂、肛瘘等疾患（痔疮：指下的感觉为肛门近心端的横卧小蝌蚪，肛门环以上那种纵向的蝌蚪为内痔。肛裂：为纵行的细线，这种细线多见于内痔差不多长。肛漏的典型脉象为肛周的蚯蚓迂回）。

在指下触及肛门后，继续上寻肠管，在肠壁若发现有结节的指感，分辨清楚肠内或肠外，肠管外多见淋巴结，内多见息肉样变。有时肠壁多大息肉多会感知息肉的表面粗糙，基底部组织僵硬等。

图 8.24 为乙状结肠息肉。息肉一般当摘除后服用中药可以预防复发，而不服药多会复发。

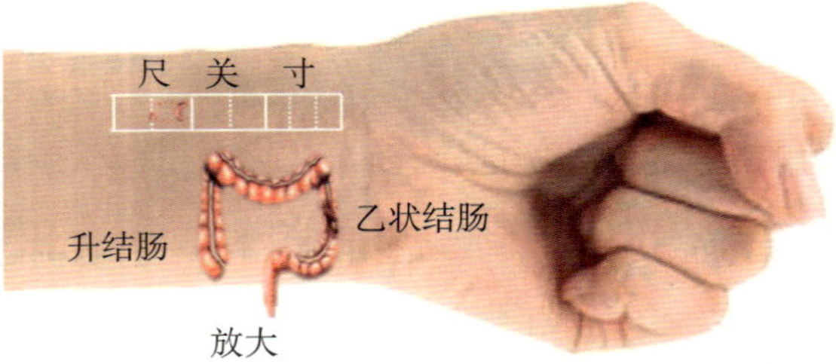

图 8.24　乙状结肠息肉脉象示意图

汤液：息肉饮（自拟）。乌梅 30g，煅龙骨、牡蛎、海浮石、珍珠母、积雪草、天花粉、蒲公英各 15g，海螵蛸 25g（先），苏梗、败酱草各 12g，芒硝 3g，甜叶菊 2g。

9 号针头：在左侧 T10—12 脊络、背俞络点刺出血，每 3～5 天 1 次。

合谷穴：烧山火，每 10 天 1 次。

（4）胃肠手术吻合术后（图 8.25）：不少来诊患者为肠道手术后，常见胃次全切除和肠吻合。若临床仔细则脉诊可以清晰明了。脉诊的要点是。关脉浮、出现齿状缝合线样的感觉。临床上若没有消化不良、吻合口瘘、肠粘连等问题一般不需要治疗。

① 吻合口瘘。

汤液：四白煎（自拟）。白晒参 60g，积雪草、炒白术 30g，白及、大黄炭、天花粉、当归、白芍、三七各 10g，甘草 6g。

9 号针头：在脏腑手术分属的脊络、背俞络、太阳络点刺出血，每 3～5 天 1 次。

刺血：制污穴刺血，每周 1 次。

② 肠粘连。

汤液：松索饮（自拟）。桂枝、枳壳各6g，积雪草、天花粉、桃仁、当归、炒小茴、荜澄茄各10g，五灵脂、生甘草各6g。

9号针头：在T9—11的脊络、背俞络、太阳络点刺出血1次。

合谷穴：烧山火1次。

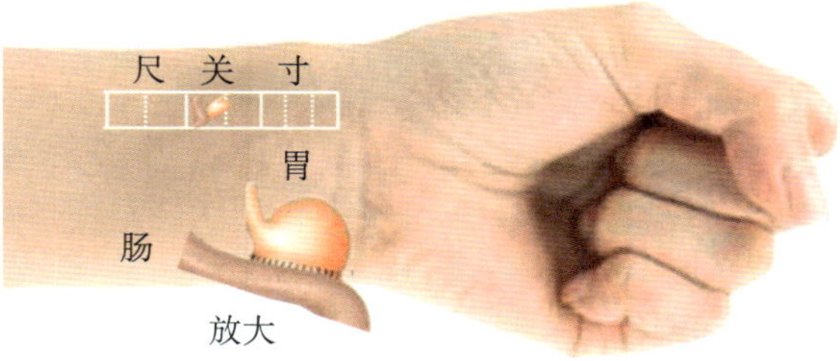

图8.25 胃肠手术吻合术后脉象示意图

（5）肠道肿瘤（图8.26）：轻抚尺脉，在尺上区域仔细感循该区域的表皮，感知表皮有没有一种高突而实质不均，在不均的组织上等待那种来往前却，轻刀刮竹的涩脉，有时仅能感知肠壁的僵化。一般肠的肿瘤脉也在浮位，不易感知。

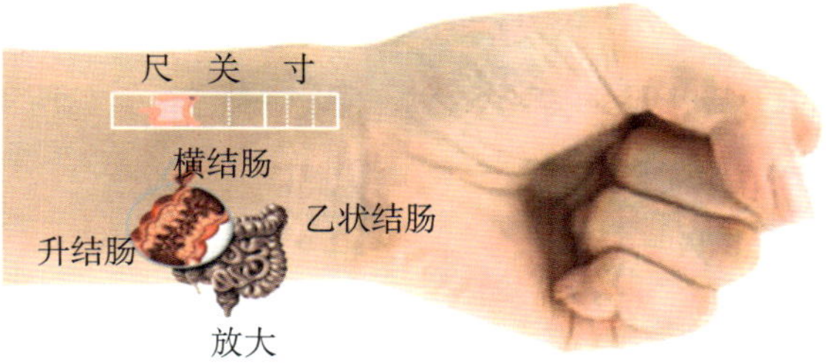

图8.26 肠道肿瘤脉象示意图

汤液：肠痞饮（自拟）。白晒参10g，海螵蛸25g（先），苏梗12g，败酱草各30g，积雪草、白花蛇舌草、天花粉、半枝莲、蒲公英、珍珠母各15g，五灵脂各10g，黑丑、甘草各6g，芒硝、甜叶菊各3g。

9号针头：在双侧T9—12脊络、背俞络点刺出血，每3～5天1次。

刺血：制污穴刺血，每周1次。

3. 肝

人体肝的位置长在自己的右侧。因而，候肝之脉位亦在右关脉上端（经典中关于肝在左的论述，是指医生对面患者的肝位）。脉诊：轻抚右关脉皮表，将这一带的皮肤和脉气下按到骨面，再回手于皮下的层次等待，等待中指下在右关脉中位会出现一枚小肝样脉图腾，轻抚肝脉表面，感知肝脏表面光滑不光滑（不光滑处为病灶处），再将手指切入肝的脉图腾内，仔细感知肝内组织的异常与否。这里简介肝的炎症、肝硬化、血管瘤、囊肿、肿瘤、肝结石的脉象诊断。正常脉组织的脉图腾（肝无病一般没有异常改变）如图 8.27 所示。

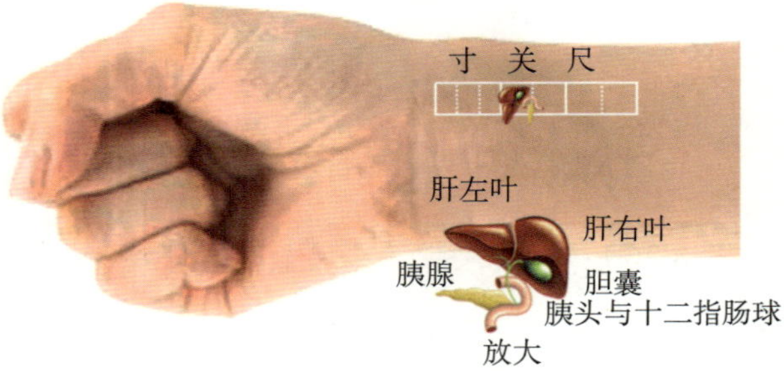

图 8.27　正常脉组织的脉图腾

（1）肝炎（图 8.28）：脉弦硬，右桡侧和左尺缘均见手太阴肺经的细线如钢丝。右关脉肝图腾稍硬，出现肝状形态的涩脉图腾。而乙肝的脉象与甲肝在指感上并没有明显的区别，只是脉力较弱，管壁略柔（可能与久病而耗有关）。

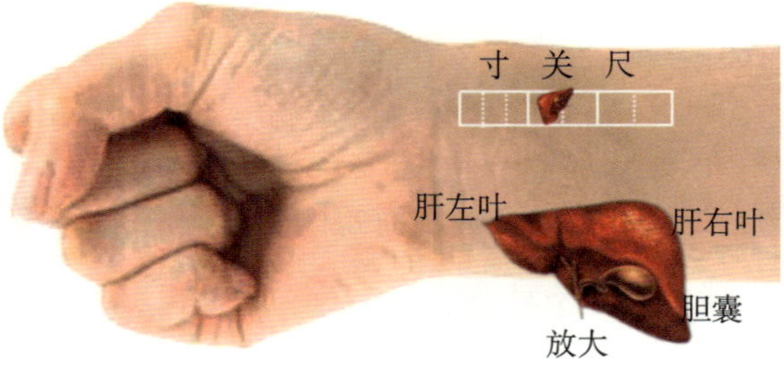

图 8.28　甲肝脉象示意图

汤液：肝炎饮（自拟）。茵陈、茄子根、十大功劳叶各 20g，太子参、虎杖、田基黄、溪黄草、垂盆草、鸡骨草各 12g，白芍、丹参、苦参、醋鳖甲、炙甘草各 10g。脂肪肝肝功能异常：加红曲、山楂、桑叶、荷叶、水蛭。丙肝：建议配合干扰素。乙肝：加灵芝菌、土茯苓、鹿衔草、半枝莲、泽漆。

9 号针头：在右侧 T6—9 脊络、背俞络点刺出血，每 3 ～ 5 天 1 次。

针灸：上、下三皇。

（2）肝硬化（图 8.29）：有肝炎的脉象，肝的形态。按至骨面，举之中为并久等，指下出现布纹样纵横小细线，类似于纱网。

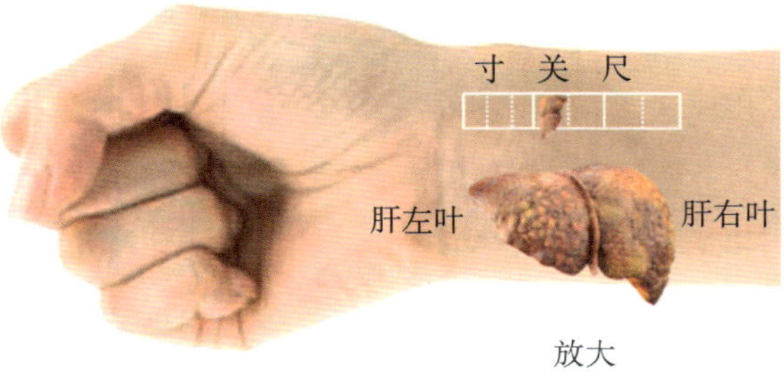

图 8.29 肝硬化脉象示意图

汤液：鼓胀煎（自拟）。太子参、白术各、十大功劳叶、瞿麦、三棱、莪术各 10g，败酱草 30g，煅龙骨、煅牡蛎、海浮石各 15g，溪黄草、醋鳖甲各 20g，地龙、甘草各 6g，水蛭、大黄、芒硝、甜叶菊各 3g。腹水：桂枝茯苓丸加黑丑。

9 号针头：在右侧 T6—9 脊络、背俞络点刺出血，每 3 ～ 5 天 1 次。

刺血：制污穴刺血，每周 1 次。

合谷穴：气化针法，每 10 天 1 次。

（3）肝血管瘤（图 8.30）：指下有一种类似于一团蚯蚓样的感觉。

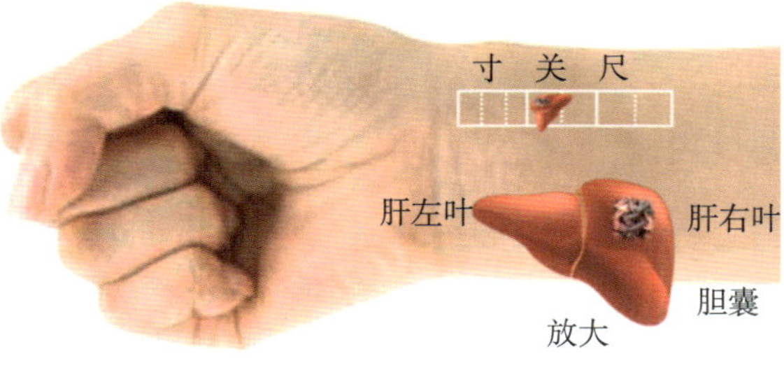

图 8.30 肝血管瘤脉象示意图

汤液：抵当汤加减。水蛭、虻虫、五灵脂、黑丑、芒硝、甜叶菊各 3g，桃仁 10g，大黄、甘草各 6g，可以按倍数配比打粉，水蜜丸，每服 3g，餐后早晚各 1 次。其他血管瘤均可。

9 号针头：在右侧 T6—9 脊络、背俞络点刺出血，每 3 ～ 5 天 1 次。

合谷穴：气化针法，每 10 天 1 次。

（4）肝囊肿（图 8.31）：指下出现囊性样脉晕，脉晕内没有脉气（有一种空洞感）。

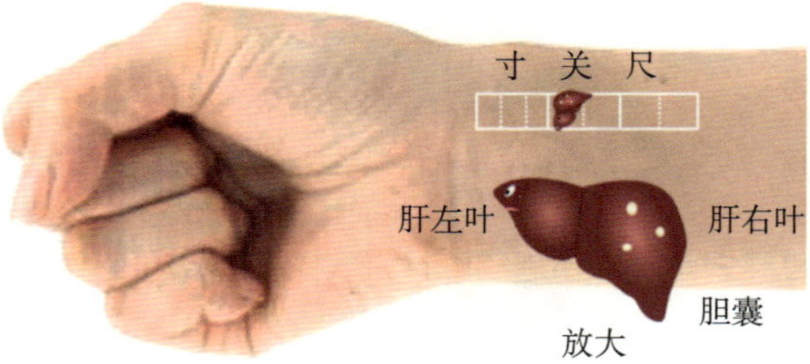

图 8.31　肝囊肿脉象示意图

汤液：抵当汤加减。水蛭、虻虫、五灵脂、黑丑、芒硝、甜叶菊各 3g，桃仁、溪黄草各 10g，大黄、甘草各 6g。可以按倍数配比打粉，水蜜丸，每服 3g，餐后早晚各 1 次（注：囊肿与血管瘤同治，其他囊肿均可）。

9 号针头：在右侧 T6—9 脊络、背俞络点刺出血，每 3 ～ 5 天 1 次。

合谷穴：气化针法，每 10 天 1 次。

（5）肝结石（图 8.32）：肝内出现颗粒状（颗粒内没有脉气）不规则脉晕。一般肝内结石多伴有胆结石和肾结石，临床注意区分。一般结石的脉象为没有脉动之气的小颗粒，可以单发，也可以多发，与钙化灶不易区别。笔者建议：肝、胆、胆总管结石应化石，而不是排石。

汤液：化石汤（自拟）。鹅胆粉 100g，鸡内金 300g，溪黄草 300g，吊南瓜蔓 300g，葶苈子 300g。水蜜丸，每 10 粒 1g。每天早晚餐后各 45 粒。同时大量喝水（3000mL 以上）。凡见小便出现小颗粒皆为排石。

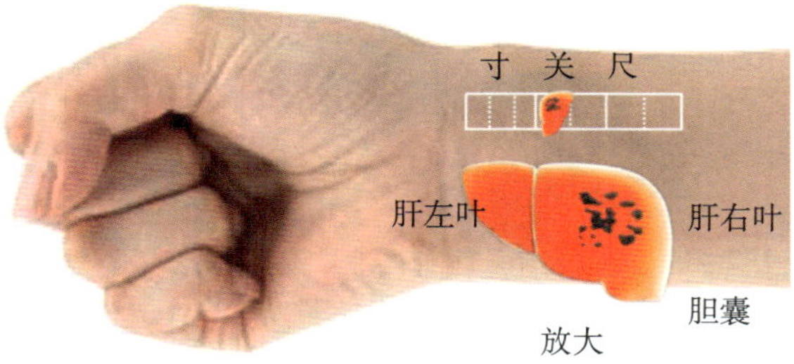

图 8.32　肝结石脉象示意图

（6）肝肿瘤（图 8.33）：右关脉肝区模糊结节样病灶，灶内有脉气冲撞的涩脉。当然它有许多类别并出现显示其形态的涩脉晕。

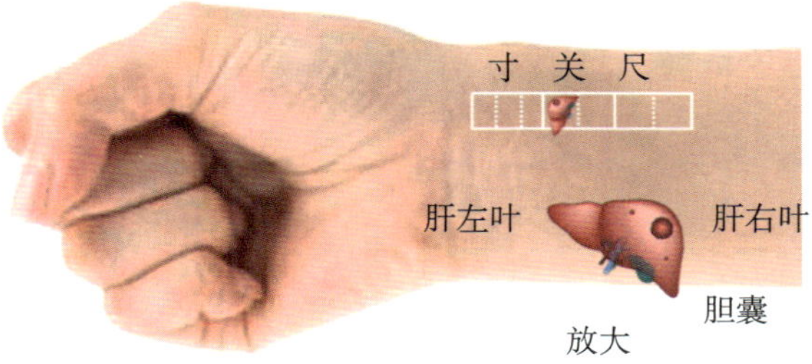

图 8.33　肝肿瘤脉象示意图

汤液：肝癌煎（自拟）。茵陈、溪黄草、十大功劳叶各 20g，苏梗 12g，白花蛇舌草、天花粉、半枝莲、败酱草、蒲公英各 15g，海浮石、珍珠母各 15g，五灵脂、龙葵、白英各 10g，醋鳖甲 20g，大黄、黑丑、山栀、山豆根、甘草各 6g，甜叶菊 3g。

9 号针头：在右侧 T6—9 脊络、背俞络点刺出血，每 3 ～ 5 天 1 次。

刺血：制污穴刺血，每周 1 次。

4. 胆

胆的脉位落脏于右关脉中线交界外侧，为葫芦状内空之脉图腾（图 8.34）。候其脉时用中指指目在该位轻点，当遇见囊性小葫芦状脉气图腾时，稍等微着力（指压的力度保持在中位以上），此时胆囊的脉气之晕映于指下。本节仅介绍胆囊炎，胆结石、胆息肉、胆囊癌、胆管炎等常见疾病疗法。

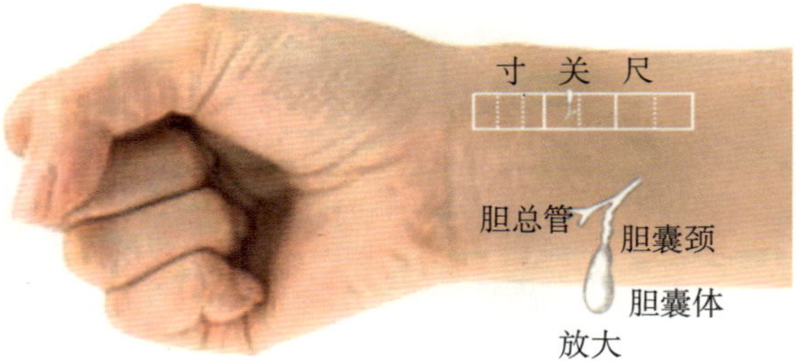

图 8.34　胆脉图腾

（1）胆囊炎症（图 8.35）：按上法触及胆囊图腾后，在胆区稍等片刻，此时我们会感触到胆囊壁不光滑、质地不均，稍下按似乎手指触及胆囊内，胆囊壁加厚或双边（毛糙为慢性胆囊炎的脉象特异标志），总有一种厚腻，僵化的感觉。

汤液：胆炎汤（二金煎，自拟）。金钱草、鸡内金、积雪草、公英各 15g，茵陈、白芍、延胡索、槐花、柴胡、姜黄各 10g，栀子、甘草各 6g。

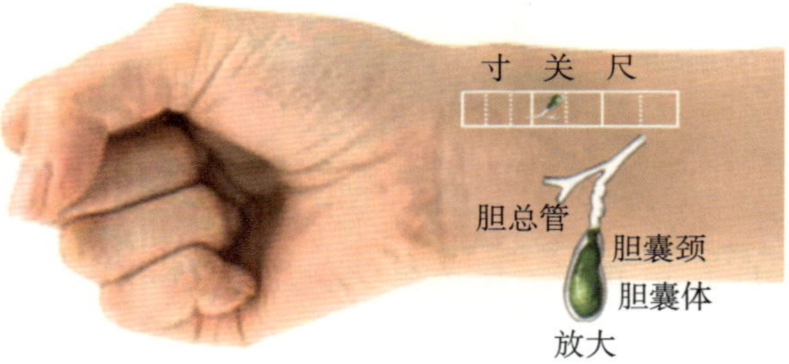

图 8.35　胆囊炎症脉象示意图

9 号针头：在右侧 T6—9 脊络、背俞络点刺出血，每 3 ～ 5 天 1 次。

（2）胆结石（图 8.36）：按上法触及胆囊图腾，稍等待，指下有许多不规则颗粒样结节，仔细候之则结节内没有脉动之气。息肉与结石的区别主要在其表面粗糙或根部僵硬不改变位置。而肿瘤主要在于其内部的冲撞性涩脉。

汤液：化石散口服。鸡内金、三七各 3g，粉冲服。鹅去胆酸片或熊去胆酸片按说明口服。

9 号针头：在右侧 T6—9 脊络、背俞络点刺出血，每 3 ～ 5 天 1 次。

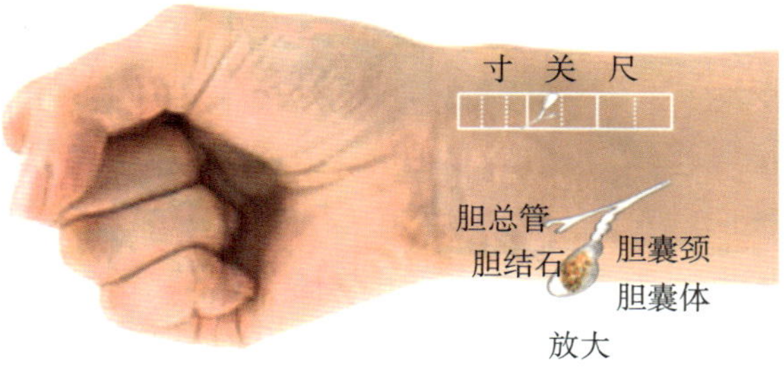

图 8.36　胆结石脉象示意图

（3）胆总管结石（图 8.37）：感知胆总管结石要点：在肝下用指目（中指）轻手扶取似乎有一道双边的细管，在细管上（屏住呼吸）仔细感循，寻一条小细管，管中出现颗粒状无脉动结节。此时，若感触到小细管局部的涩脉（炎症）即可以确诊。

汤液：化石散口服。鸡内金、三七各 3g，粉冲服。鹅去胆酸片或熊去胆酸片按说明口服。

9 号针头：在右侧 T6—9 脊络、背俞络点刺出血，每 3 ～ 5 天 1 次。

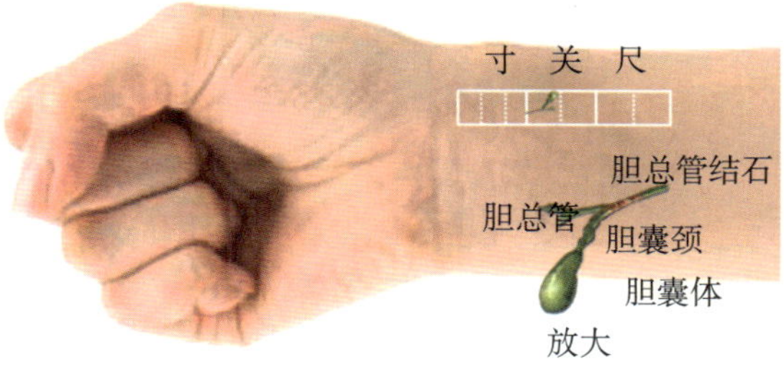

图 8.37　胆总管结石脉象示意图

5. 胰腺

胰腺在双关脉的下 1/2 的中间，脉形隐匿，但疾病状态下脉形却明显（正常人胰腺仅在关脉下 1/2 处出现脉动，这种脉动的脉势为横向趋势，而整体脉象的脉势是近心端向远心端方向）。胰腺图腾如图 8.38 所示。

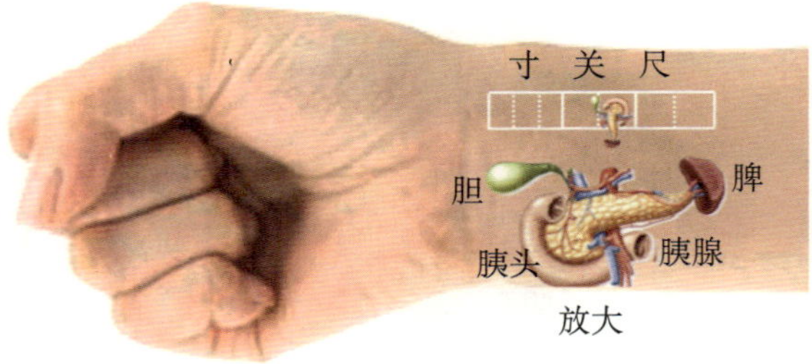

图 8.38 胰腺图腾

（1）胰腺炎（图 8.39）：临床中脉诊胰腺，须建立以胰腺脉动之势为横向的思维。若胰腺炎症则双关下横向出现胰腺的脉图腾，脉气涩而胰腺晕有冲撞感（经常嗜酒患者胰头区多肿大），同时，双关脉的尺侧缘，或桡侧缘见边脉（疼痛），当然，若发热则脉数。

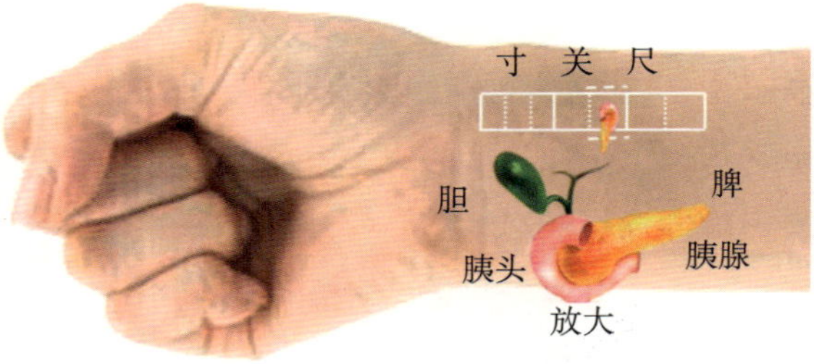

图 8.39 胰腺炎脉象示意图

汤液：柴胡疏肝散加车前草、藿香、佩兰、延胡索、蒲公英、积雪草、地龙等。

9 号针头：在双侧 T6—9 脊络、背俞络点刺出血，每 3 ～ 5 天 1 次。

刺血：制污穴刺血，每周 1 次。

（2）胰腺癌（图 8.40）：可以在胰腺体内感触到肿块的占位。

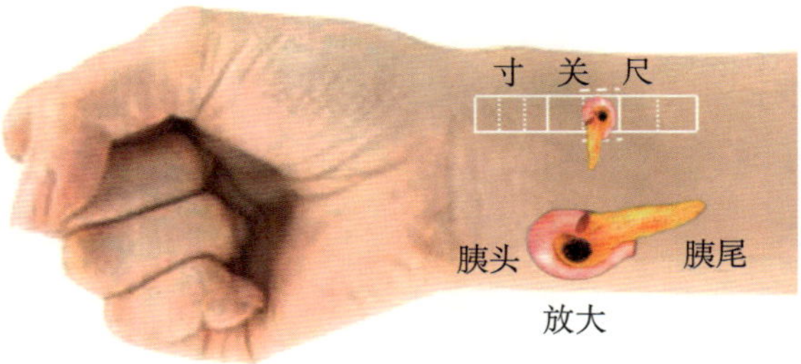

图 8.40 胰腺癌脉象示意图

汤液：胰太白煎（自拟）。太子参、白术各 10g，积雪草、半枝莲、白花蛇舌草、蒲公英各 30g，天花粉 9g，苦参、姜黄、桑寄生各 15g，五灵脂、黑丑、山豆根、大黄各 6g，水蛭、芒硝、甘草、生姜、甜叶菊各 3g。

9 号针头：在双侧 T6—9 脊络、背俞络点刺出血，每 3 ～ 5 天 1 次。

刺血：制污穴刺血，每周 1 次。

（四）泌尿系统疾病与脉动

这部分主要讲泌尿系炎症、结石、肿瘤占位等脉象诊断。肾落脏于双尺脉上 1/2 处，较易触及。触及的手法为：轻扶肾区将这一带的皮肤及脉管下按到骨面，轻举手，在皮下的深度等待，等待中，指下会出现一枚枚小豆粒大小的肾脉图腾（图 8.41）。指循目观该脉图腾，轻扶肾晕外围，观察表面光滑度。再按肾图腾一半，好似进入肾内。肾的边缘为皮质部质地略硬，中心为肾髓质，质地偏柔。尺侧缘近心端为肾盂并移行于输尿管开口。脉见输尿管为空腔般的双细线浮于尺下。

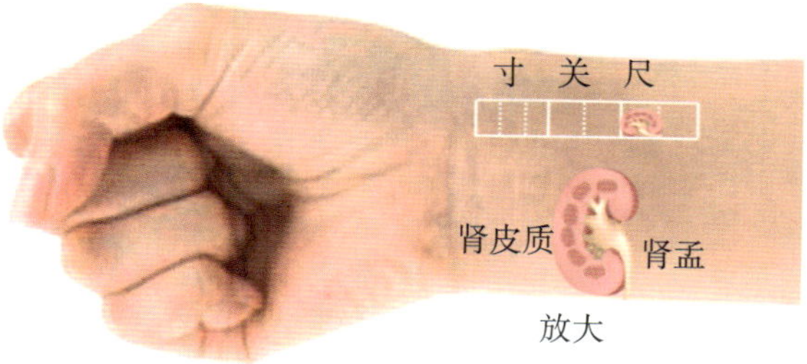

图 8.41 肾脉图腾

（1）慢性肾炎（图 8.42）。

① 病因：多因反复咽炎、扁桃体炎、上呼吸道等感染相关联。

② 症状：多出现水肿、夜尿多而脉象现示右心房张力高。高血压时脉弦紧。疲劳、贫血时脉滑而稀疏。食欲减退、恶心时左关脉沉而无力，或胃图腾饱满而无力。反复咽炎时右寸脉浮而有力，大于左寸。扁桃体反复发炎时则扁桃体脉晕出现，此时双寸脉均高而脉滑数。皮肤瘙痒而脉象出现表皮燥。

③ 病脉：肾图腾皮质脉涩为肾炎。肾髓质脉涩多为肾小球肾炎所致。尺侧缘肾盂脉涩为肾盂炎症。肾结石而出现结石晕（以肾盂内多见）。肾多囊则出现多囊脉图腾。肾肿瘤则出现肿瘤图腾。肾皮质变薄则脉图腾的肾壁薄则表明肾衰。双肾缩小而肾脉晕较硬，肾图腾也缩小，多见于尿毒症。

④ 必要的检查：肾炎的检查分为以下几个方面。

第一，确诊肾炎，尿红细胞多形性改变。

第二，24 小时尿蛋白总量在 1g 以上。

第三，高血压会引起肾损害，肾病也会继发高血压。

第四，血肌酐（成人男 >115μmol/L，成人女 >97μmol/L）。

第五，血清胱抑素 C（0.6 ～ 1.2mg/L）或升高多倍。

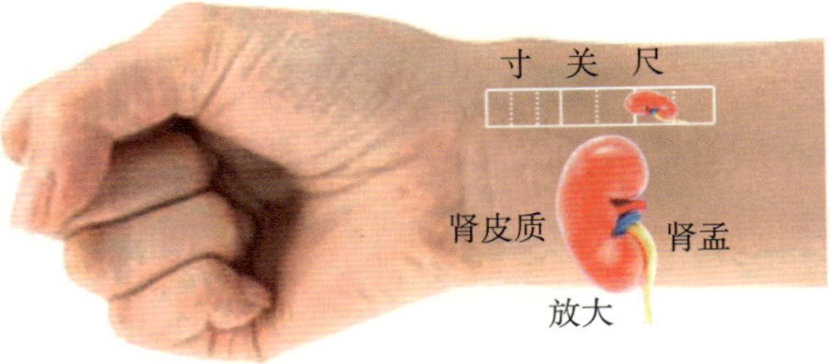

图 8.42　慢性肾炎脉象示意图

汤液：肾炎饮（自拟）。黄蜀葵花、槐米各 30g，黄芩、黄柏各 12g，僵蚕、牡丹皮、苦参、防己、桃仁各 10g，当归、白芍各 15g，生薏苡仁 65g，水蛭 3g，甘草、地龙各 6g，大枣 10 枚。高血压：加桑寄生、鬼针草、瞿麦、萹蓄。肾盂肾炎煎（自拟）：积雪草、石韦各 30g，黄连、桑白皮、白芍、车前草、瞿麦、萹蓄、大黄各 9g，黄芩、黄柏、栀子、地肤子、甘草各 6g。

9 号针头：在双侧 T6—9 脊络、背俞络、太阳络交界处点刺出血，每 3 ～ 5 天 1 次。

合谷穴：气化针法，每 10 天 1 次。

（2）肾病综合征：原尿中蛋白质含量超过肾小管重吸收能力时，产生蛋白尿，每日尿蛋白超过 3.5g，出现低蛋白血症、水肿、血脂高等。患者贫血、水肿、无力、食欲减退、皮肤色素沉着。指下肾晕感循（图 8.43）：肾体积缩小、质地变硬，色暗。

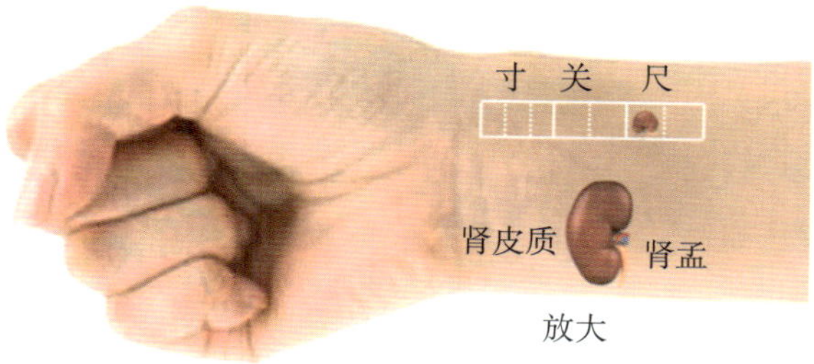

图 8.43　指下肾晕感循示意图

汤液：肾病煎（自拟）。黄芪、白花蛇舌草、连翘各 30g，防风、白术各 12g，丹参、升麻、葛根各 15g，蝉蜕、水蛭、地龙各 6g，黄蜀葵花、牛蒡子、槐花各 20g，茯苓、泽泻、白芍各 15g，生薏苡仁 65g，甘草 6g，甜叶菊 2g。

9 号针头：在双侧 T6—9 脊络、背俞络、太阳络交界处点刺出血，每 3～5 天 1 次。

合谷穴：气化疗法，每 10 天 1 次。

（3）肾结石（图 8.44）：体积较小的结石通常没有明显症状，体积较大的结石可能会导致疼痛，尤其当结石阻塞输尿管时，疼痛会剧烈。而肾绞痛则是肾结石最常见的症状，疼痛多发生于下腹部，也见疼痛蔓延到后背或鼠蹊。血尿：大部分患者存在肉眼血尿或镜下血尿，特别是发生于肾盏、肾盂、肾盂与输尿管连接处结石。脉诊技法：以中指在肾的落脏处将这一带的肌肤下压到骨面，轻举手至皮下处等待，等待中我们指循目观，渐渐指下出现一枚枚无脉动的颗粒物。若颗粒物周围有不清晰的物体包裹，多见结石伴局部炎症。曾记得一位安徽旌德县的患者，因长期血尿而请假休息，中西医均没有诊断。脉诊 3 分钟，笔者告诉他"右肾输尿管上段有一炎性病灶，内核一时辨不清晰"。开了 7 剂汤药，二诊再脉诊明确为肾输尿管结石伴局部感染，又 7 剂大剂量石韦（60g），结石排出而病愈。注：输尿管结石的脉诊技法与胆总管结石类同。0.8cm 以下结石都有排除的可能。

汤液：三金排石饮（自拟）。海金沙、金钱草、石韦各 30g，鸡内金、威灵仙各 15g，鱼脑石粉 6g（先），黄芩、黄柏、瞿麦、萹蓄各 9g，荜澄茄、大黄、甘草各 6g。

9 号针头：在患侧 T6—9 脊络、背俞络、太阳络交会处刺出血，每 3～5 天 1 次。服药半小时后做蹦跳运动，借以下石。

合谷穴：气化针法，每天 1 次，直至排石。

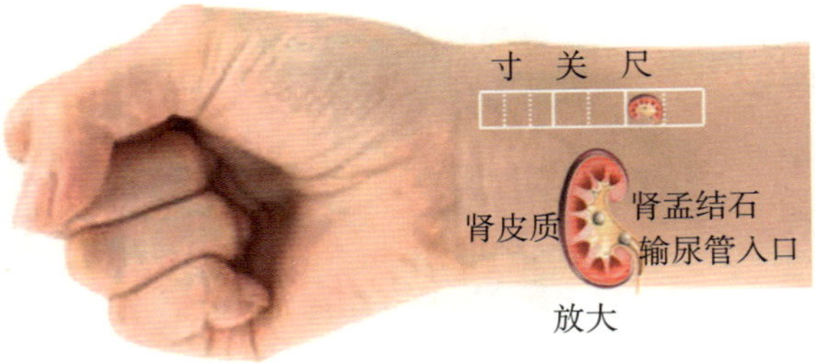

图 8.44　肾结石脉象示意图

（4）多囊肾（图 8.45）：在临床上常常候及多囊肾，轻布指，于肾区的皮表将肾区压到骨面，轻抬手至皮下等待，渐渐肾晕出现。先抚其表面了解光滑与否，再切肾晕一半，进入肾晕内等待（术者：屏息）渐渐一种葡萄样脉形出现，葡萄内没有脉动。

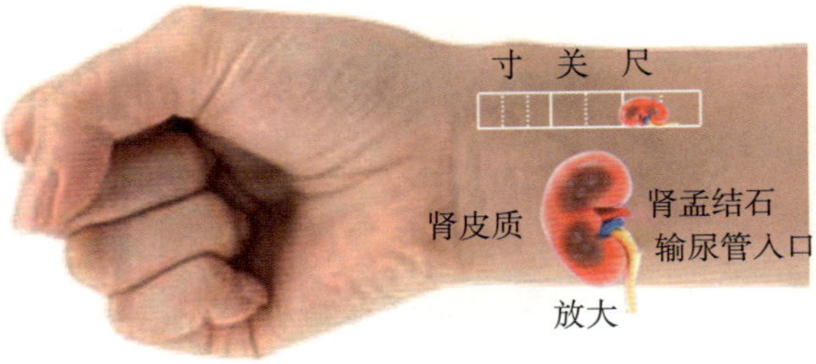

图 8.45　多囊肾脉象示意图

汤液：抵当汤加减。水蛭 3g，虻虫 3g，桃仁 10g，大黄 6g，甘草 6g，五灵脂、黑丑、芒硝、甜叶菊各 3g。可以按倍数配比打粉，水蜜丸，每服 3g，餐后早晚各 1 次。

9 号针头：在患侧 T6—9 脊络、背俞络、太阳络交会处络点刺出血，每 3～5 天 1 次。

合谷穴：气化针法，每 10 天 1 次。

（5）肾癌（图 8.46）：肾内探及占位性涩脉灶，该涩脉灶没有薄膜，形态欠规则，较固定，脉涩若轻刀刮竹，具有冲撞感。

肾癌的治疗强调手术。癌灶较小可以采用射频消融、冷冻消融、高强度聚焦超声等。笔者自拟中药可以术前术后加减化裁。

汤液：海莲煎（自拟）。海浮石、半枝莲、藤梨根、白花蛇舌草各 30g，天花粉、威灵仙各 12g，车前子、瞿麦、萹蓄各 10g，人参、炒白术、当归、茯苓各 6g，炙甘草 5g。

9号针头：在患侧T6—9脊络、背俞络、太阳络交会处点刺出血，每3～5天1次。

刺血：对侧制污穴刺血，每周1次。

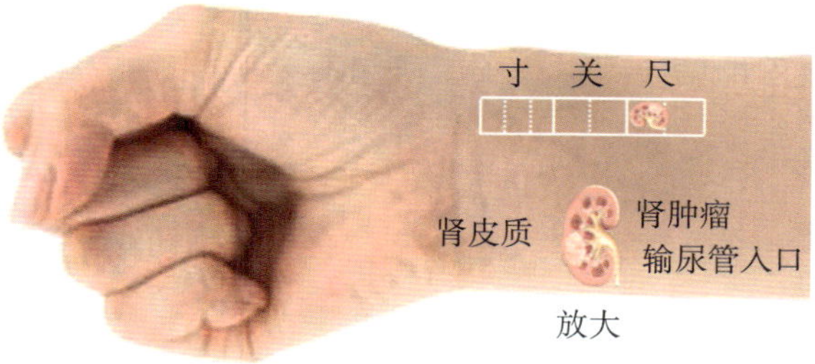

图 8.46 肾癌脉象示意图

（五）生殖系统疾病与脉动

本部分主要阐释常见疾病的临床脉诊技法，比如炎症、肿瘤、男女不孕症等。

1. 前列腺炎伴增生

前列腺落脏于尺脉下1/3位置（图8.47）。指下的感觉为小黄豆样脉晕团，事实上当有这种小黄豆样感觉时，患者的前列腺已经有中度增生了。假若伴有炎症，则前列腺的指感会出现混沌的雾霾感。若伴有小颗粒密集则为前列腺钙化。

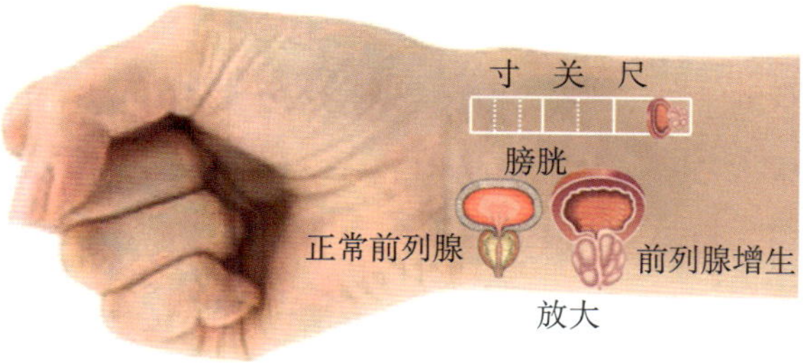

图 8.47 前列腺图腾

汤液：白莲藤煎（自拟）。白花蛇舌草、半枝莲、藤梨根、鳖甲各15g，天花粉、苦参、沙参、威灵仙各12g，王不留行、瞿麦、萹蓄、白芍各10g，地肤子、甘草各6g，白芷3g。若夜尿多：加金匮肾气丸6g。

9 号针头：在八髎区脊络、背俞络、太阳络交会处点刺出血，每 3 ～ 5 天 1 次。

合谷穴：气化针法，每 10 天 1 次。

2. 前列腺癌

脉诊感循前列腺，可见前列腺脉图腾中另有一脉涩的病灶，该脉图腾好像在侵占前列腺的空间，但彼此边缘并没有明显的界线。图 8.48 示前列腺癌生长在前列腺包膜边缘，破坏了前列腺边缘的完整性，这类癌症脉诊易诊断。临床治疗应以手术为主，手术前后中药调理有益。

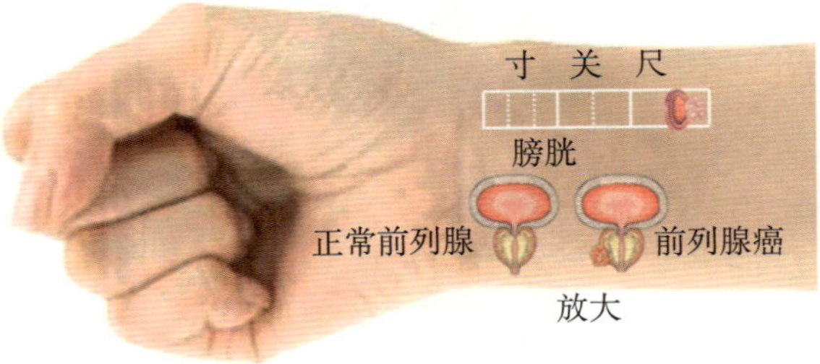

图 8.48 前列腺癌脉象示意图

汤液：癃闭煎（自拟）。龙葵、白英、白花蛇舌草各 10g，醋鳖甲、金钱草、土茯苓、萹蓄、石韦各 15g，天葵子、皂角刺、蒲黄（包）、五灵脂（包）、三棱、莪术、土鳖虫、石菖蒲、知母、黄柏各 10g，地肤子、甘草各 6g，甜叶菊 3g。

9 号针头：在八髎区脊络、背俞络、太阳络交会处点刺出血，每 3 ～ 5 天 1 次。

刺血：制污穴刺血，每周 1 次。

3. 精索静脉曲张

精索静脉曲张在男性中占有相当的比例，尤其是肥胖患者。精索静脉曲张并不是男性不育症的主因，但临床特别常见。脉诊该病时，指法要虚拟，无名指虚拟于尺脉下 1/3 位置，渐渐指下会出现条蚯蚓样索状，双尺脉均能候及（图 8.49）。确定左右精索静脉曲张的方法是：心目中人为地在脉道中建立中心线，中心线以外侧为对侧。

腹股沟韧带张力过高或过粗，张力过高或过粗的腹股沟韧带卡压外环和内环口，挤压腹股沟管将直接导致年轻人发生精索静脉曲张：由于静脉血及其微循环瘀滞，阴囊内温度和压力升高，影响精子生成与发育。睾丸内代谢毒素不能有效清除，精母细胞缺乏新鲜血液营养，影响了精子的发生及精子功能。睾丸组织内氧自由基增加，脂质过氧化作用加重，从而影响了精子的发生及精子功能。而松解患处腹股沟韧带，消除了病因，适宜选用中药调理则患者很快恢复功能。如五子衍宗丸加减。

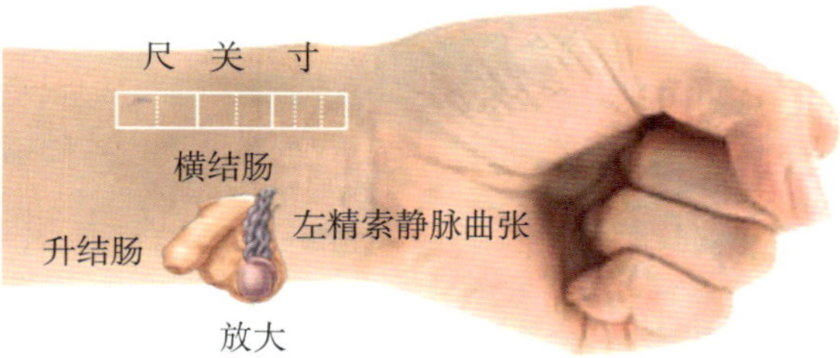

图 8.49　精索静脉曲张脉象示意图

刃针（图 8.50）：在患侧髂前上棘缘消毒后，左手寻到髂前上棘高张力的腹股沟韧带，轻松解（注意：不可以切断以免腹疝发生）。

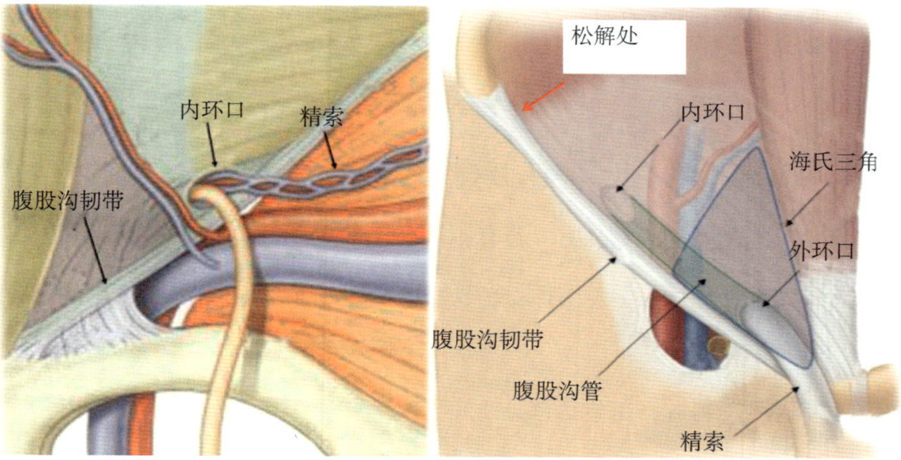

图 8.50　刃针针刺示意图

9 号针头：在八髎区脊络、背俞络、太阳络交会处点刺出血，每 3 ～ 5 天 1 次。

4. 子宫颈

女性的子宫颈与男性的前列腺脉图腾是相同的位置，都在尺脉下 1/3 处。候其脉时用无名指轻抚该区域，渐渐一枚类如绿豆大小，柿饼形态的宫颈图腾出现，宫口朝向鱼际肌方向。若其表面脉涩则为宫颈炎，根据其炎症范围可以辨别炎症的轻、中、重级别。图 8.51 示正常子宫图腾。

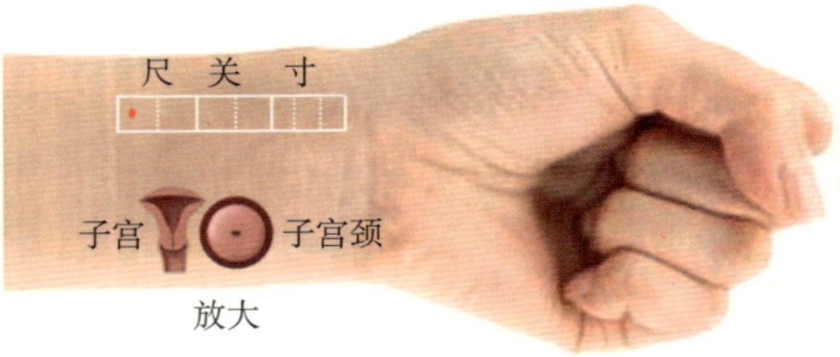

图 8.51　正常子宫图腾

（1）宫颈炎：宫颈晕若其表面脉涩则为宫颈炎，根据宫颈图腾表面涩脉的范围可以辨别炎症的轻、中、重级别。宫颈炎脉象如图 8.52 所示。

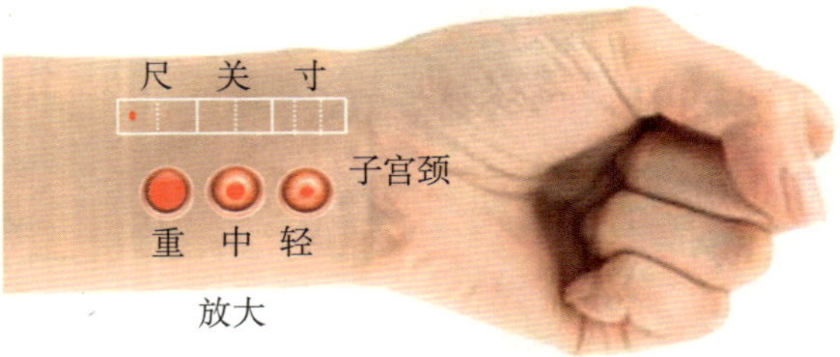

图 8.52　宫颈炎脉象示意图

① 外涂：以长棉签蘸 1.5% ～ 2% 碘伏涂局部及后穹窿、阴道，每周 1 ～ 2 次，数次即效（男子检查是否有前列腺炎，若有则同时治疗。另，对碘剂过敏者忌）。

② 口服：抗宫炎软胶囊、金刚藤胶囊，由湿热瘀滞导致霉菌性阴道炎引起的外阴瘙痒适用保妇康栓等。

③ 刺血：制污穴刺血，每周 2 次。

（2）宫颈息肉：宫颈图腾若其表面出现表面粗糙的突起，但尚没有破坏子宫颈表面的组织，多见宫颈息肉。宫颈息肉脉象（图 8.53）：无名指轻抚宫颈晕，仔细感知其表面，渐渐可以显现。

① 局部：激光、微波。（均强调基底部的根除，不是简单地将膨大的蒂切除而留基底部，手术后服乌龙煎预防复发）

② 口服：乌龙煎（自拟）。乌梅、煅龙牡、半枝莲、白英各 30g，白僵蚕、白芍各 10g，甘草 6g。（息肉在切除后，选择该汤液口服，直至愈合，并减少复发）

③ 刺血：制污穴刺血，每周 2 次。

合谷穴：气化针法，每 10 天 1 次。

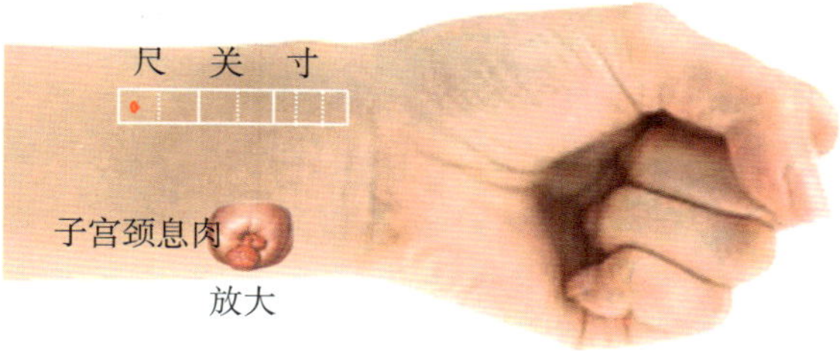

图 8.53 宫颈息肉脉象示意图

（3）宫颈癌：无名指轻抚宫颈图腾，渐渐感知宫颈晕表面突兀或不规则或出现粗糙的突起，甚至感知宫颈组织质地不均匀，要点还在于病灶与宫颈组织间没有明显界限，病灶组织内涩脉明显。有时来诊患者已经行子宫颈切除，指下的感觉是宫颈图腾变形，没有宫颈原有的豆状感。宫颈癌的脉象图腾如 8.54 所示。

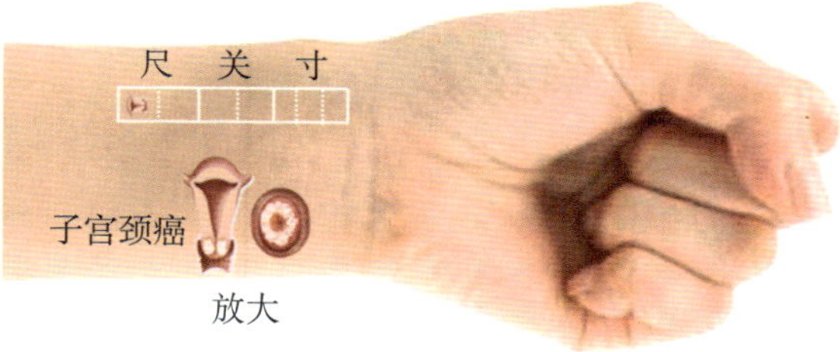

图 8.54 宫颈癌脉象示意图

手术：强调早期病灶手术或物理摘除。

汤液：宫颈逐瘀汤（自拟）。延胡索、川芎、没药各 3g，赤芍、炒五灵脂各 6g，当归、蒲黄各 9g，半枝莲、白花蛇舌草、藤梨根各 30g，天花粉、威灵仙、白僵蚕各 12 克，仙鹤草、油松节各 15g，炙甘草 6g。

9 号针头：在双侧八髎区脊络、背俞络、太阳络交会处点刺出血，每 3～5 天 1 次。

（4）子宫肌瘤（图 8.55）：肌瘤的性质多为良性。肌瘤在宫颈图腾的近心端，顺延至宫颈图腾继续向近心端感应。瘤体有包膜，包膜内脉涩，脉动在包膜内冲撞手指是其脉诊要点。子宫肌瘤的类别或者是位置都有不同，分别为黏膜下、肌肉间、浆膜下等。该瘤除较大或者影响月经生理外，一般无需手术切除。

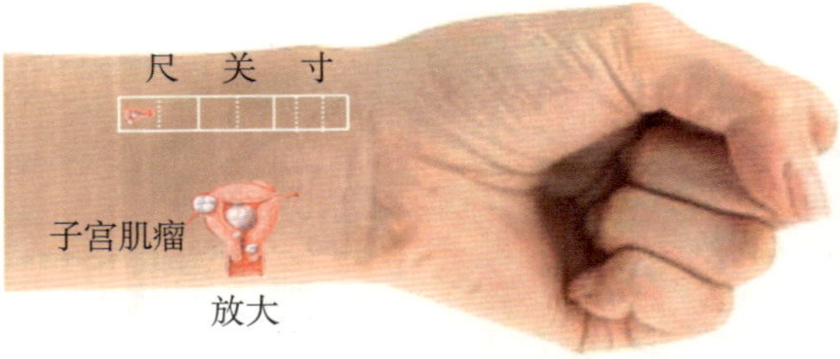

图 8.55　子宫肌瘤脉象示意图

汤液：肌瘤煎（自拟）。天花粉、海藻、昆布各 9g，川芎、当归、漏芦、乳香各 6g，鸡内金、海螵蛸、蒺藜、煅牡蛎、鳖甲、夏枯草、败酱草、车前草、泽泻各 10g，甘草 6g，甜叶菊 3g。

9 号针头：在双侧八髎区脊络、背俞络、太阳络交会处点刺出血，每 3～5 天 1 次。

合谷穴：气化针法，每 10 天 1 次。

（5）子宫内膜炎（图 8.56）：女子下腹痛、白带增多、小腹坠胀或一般为持续性腹痛，活动或性交后会加重，以及月经淋漓不尽多是子宫内膜炎症的原因。在尺脉下 1/3 的近心端，触及子宫颈脉晕后，再向近心端感循，若发现子宫颈向近心端的方向出现一条粗细不均的线状条索，就可确定为子宫内膜炎。

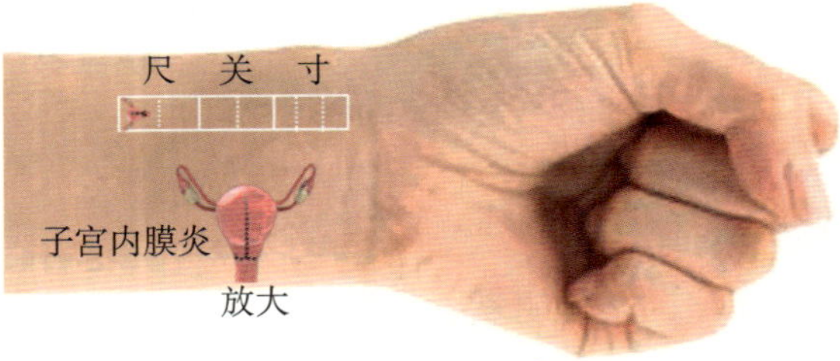

图 8.56　子宫内膜炎脉象示意图

汤液：内膜炎煎（自拟，见红即用）。积雪草、蒲公英 80g，鹿衔草、当归、独活各 15g，凌霄花 10g，鹿角胶、伏龙肝各 15g，甘草 6g。（连用 3 个月经周期）

9 号针头：在八髎区脊络、背俞络、太阳络交会处点刺出血，每 3 天 1 次，月经止则停。

（6）输卵管不通（图 8.57）：脉象的感觉为，患者子宫角处出现线样条索。左无名指轻扶尺脉下 1/3 处，先寻子宫颈（柿饼样脉结节），寻到后，沿该结节向近心端感循，感循的顺序为子宫颈→宫颈管→子宫壁→子宫角→两侧。若该线样条索为双管壁则可诊断为通而不畅，若线样条索很明显则为该侧输卵管不通。

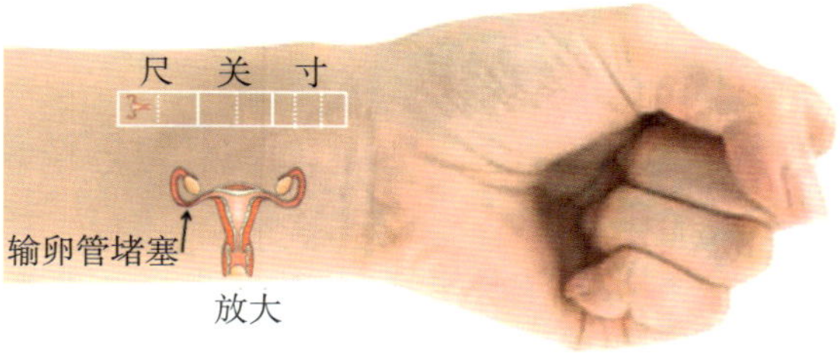

图 8.57 输卵管不通脉象示意图

汤液：卵管煎（自拟）。积雪草、公英各 60g，当归 15g，鳖甲 12g，地龙、乌药各 6g，皂角刺、香附、路路通、炒蒲黄、僵蚕各 10g，大黄 3g，蜈蚣 1 条，炙甘草 6g。

9 号针头：在患侧 T6—9 脊络、背俞络、太阳络交会处点刺出血，每 3～5 天 1 次。

合谷穴：气化针法，每 10 天 1 次。

（7）卵巢囊肿（图 8.58）：为子宫脉图腾底部两侧囊性占位。无名指轻触尺脉下 1/3 寻及子宫颈结节，顺宫颈→宫颈管→子宫底部其两侧为输卵管远心端可触及囊性水泡（以无名指指目轻触）。

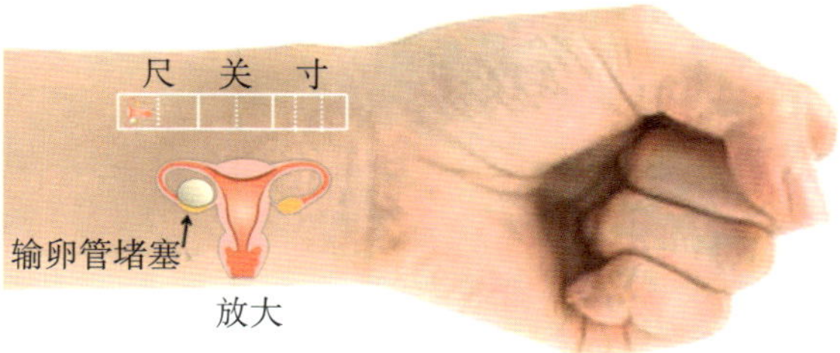

图 8.58 卵巢囊肿示意图

汤液：卵囊煎（自拟）。水蛭、虻虫、五灵脂、黑丑、芒硝、甜叶菊各 3g。桃仁 10g，大黄、甘草各 6g。可以按倍数配比打粉，水蜜丸，每服 3g，1 天 2 次。

9 号针头：在八髎区脊络、背俞络、太阳络交会处点刺出血，每 3～5 天 1 次。

合谷穴：气化针法，每 10 天 1 次。

（8）腺肌症（图 8.59）：腺肌症脉象诊断不易，但若手法正确（呼吸暂停），注意力高度集中于无名指下，即刻，肿大的子宫、粗糙的子宫肌线条以及质地不均的子宫图腾会给人留下不适的脉象触觉。结合患者月经多、腹痛等症状，多能诊断。

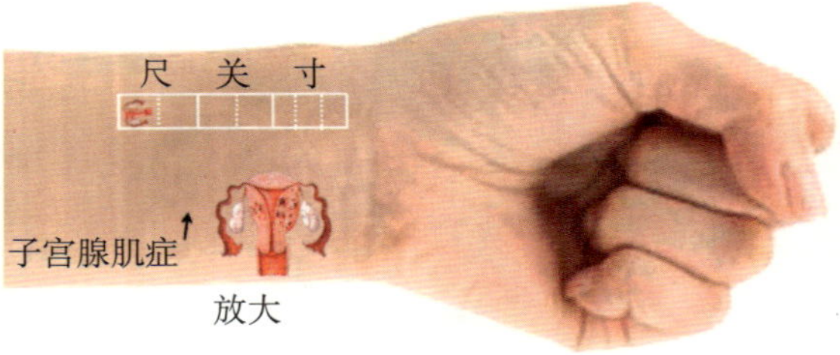

图 8.59 腺肌证脉象示意图

汤液：腺肌饮（自拟）。天花粉 15g，天冬 12g，香附、枳壳、乌药、莪术各 10g，炒小茴香、鹿衔草、延胡索、当归 12g，丹参、茯苓 20g，川芎、炙甘草各 6g。

9 号针头：在八髎区脊络、背俞络、太阳络交会处点刺出血，每 3 ～ 5 天 1 次。

合谷穴：气化针法，每 10 天 1 次。

（9）乳腺增生。

汤液：天鹤饮（自拟）。天花粉、天门冬各 15g，老鹤草、葶苈子各 30g，漏芦、泽泻各 10g，炙甘草 6g。

9 号针头：在患侧 T6—9 脊络、背俞络、太阳络交会处点刺出血，每周 1 次。

合谷穴：气化针法，每 10 天 1 次。

（六）内分泌系统疾病与脉动

1. 淋巴系统增生

淋巴系统是人体的防卫体系，它与心血管系统密切关联，但并没有像心脏那样的泵来输送淋巴液。呼吸的力在胸导管内造成负压，使淋巴液向上流并回到血循环中。另外，动脉和肌肉缩与张也对淋巴液施加向前的推力。当组织炎症、肿胀、肿瘤等疾病会影响淋巴液的回流。淋巴结的主要功能是过滤淋巴液、清除细菌和异物、产生淋巴细胞和抗体等功能。人体各部位或器官的淋巴管，一般都先汇至附近的局部淋巴结，当身体某部或某器官发生病变或炎症时，细菌、毒素等异物可经淋巴管扩散到附近相应的淋巴结。该局部淋巴结具有阻截和清除这些细菌或毒素等异物的防御屏障。细菌、毒素等异物可使淋巴结内的细胞迅速增殖，机能亢盛，体积增大并发生淋巴结增生病变。如果局部淋巴结不能阻止和清除这些细菌或毒素，则病变将向远端蔓延和扩散。图 8.60 为寸口常见人体淋巴结群的位置，候其脉时，指下有多枚小结节状涩脉点，密集成群或散在分布。

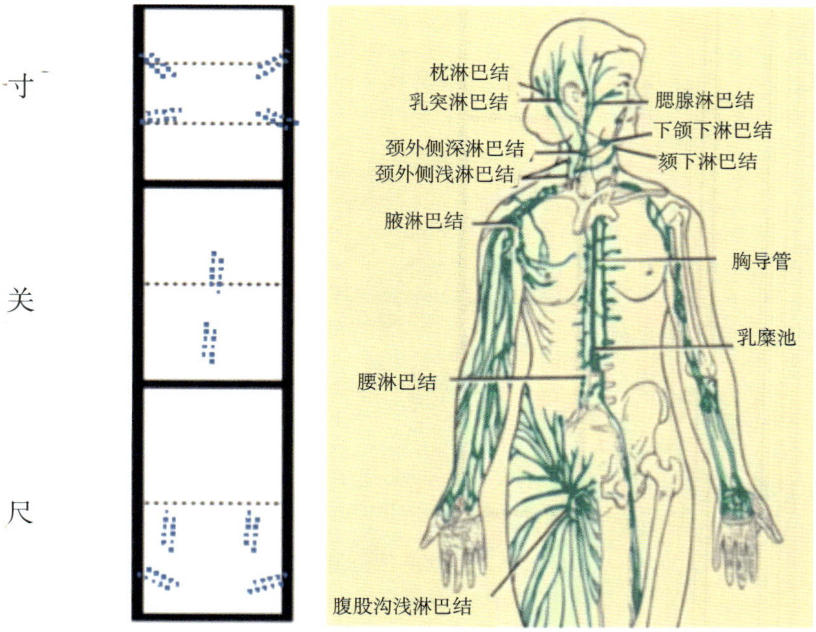

图 8.60　寸口常见人体淋巴脉象示意图

汤液：枯草饮（自拟）。夏枯草、积雪草、虎耳草、海浮石各 30g，牡丹皮、芦根、菊花各 12g，山慈菇 3g，瓜蒌、浙贝母、瓦楞子各 15g，皂角刺、丝瓜络各 10g，海螵蛸 20g，黑丑、栀子、甘草各 6 克。水煎服。

针灸：外三关、下三皇。

合谷穴：气化针法，每 10 天 1 次。

2. 甲状腺疾病

甲状腺功能亢进症，简称“甲亢”，会表现为因甲状腺肿大而脖子变粗、眼球外凸呈现突眼症，因基础代谢增加和自主神经系统功能异常，而表现为怕热、多汗、体重减轻、心律不齐、焦虑烦躁、震颤、容易疲劳、肌肉无力等。

甲状腺疾病脉象（图 8.61）可以清晰地感应到甲状腺图腾的肿大，甲状腺脉图腾的脉涩，寸口脉滑数等。在寸脉的中 1/3 近心端人为画一条中心线，其交界处两侧可及。功能性问题对症，形态学改变对病，对人体伤害太过而摘除并终身服药。

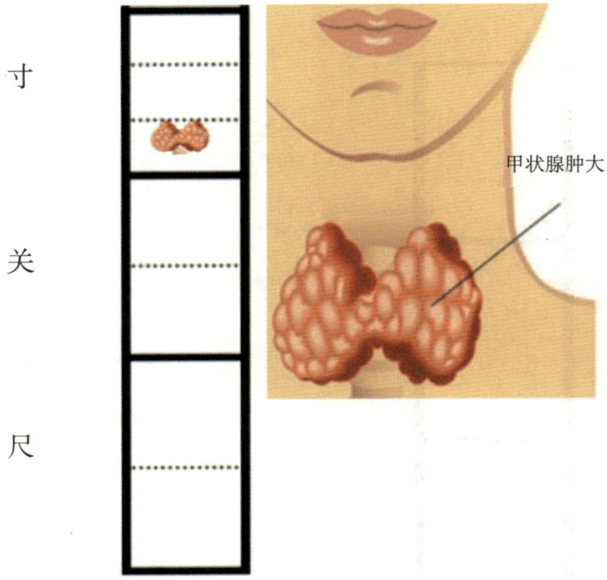

图 8.61　甲状腺疾病脉象示意图

（1）甲减，即甲状腺功能减退症。甲减重症患者会表现为水肿，也就是特征性非凹陷型水肿，比如小腿出现水肿，手指压下去较快又能恢复，没有明显凹陷呈现。此外，患者还会出现怕冷、出汗减少、动作变慢、表情淡漠、皮肤粗糙、面色苍白，以及眼睑、脸面浮肿、听力下降、畏寒肢冷、智力减退、嗜睡或失眠、眩晕、指甲脆而增厚、体重增加等代谢降低的症状。

脉诊：脉迟，甲状腺容积增大等。

临床干预：低碘饮食。

西药：甲状腺素按医嘱。

中药：桂枝汤加制附子、红景天、五指毛桃等。

9 号针头：在左侧 T1—3 脊络、背俞络、太阳络交会处点刺出血，每周 1 次。

合谷穴：气化针法，每 10 天 1 次。

（2）甲亢，即甲状腺功能亢进症。各种原因导致甲状腺激素分泌过多和甲状腺激素在血液中水平增高所导致的各系统高代谢症候群。甲状腺肿或肿大。临床主要表现为心动过速、怕热、多汗、食欲亢进、消瘦、体重下降、疲乏无力、情绪易激动、性情急躁、失眠、眼球突出、手舌颤抖。女性可有月经失调，甚至闭经。男性可有阳痿或乳房发育等。

脉诊：脉滑数，甲状腺容积增大，腺体内或脉气涩。

临床干预：低碘饮食。

西药：甲巯咪唑按医嘱。

中药：甲亢饮（自拟）。清半夏 9g，夏枯草 30g，生龙牡各 30g（先），黄芩、地骨皮、白芍、芦根各 10g，生地黄 12g，栀子、甘草各 6g。

9 号针头：在甲状腺青筋处点刺出血，每周 1 次。

（3）甲状腺炎：一种由感染、自身免疫等因素引起的甲状腺炎症性疾病，多见于中年及年轻女性。表现为甲状腺大小、质地、功能异常。患者由于甲状腺受到损害，会出现甲状腺功能亢进或者减退的表现。病因多见遗传因素、怀孕妊娠、吸烟、外伤、衰老、心理异常、碘摄入过量、服用干扰素、胺碘酮药物等。

脉诊：甲状腺炎的脉图腾与甲状腺肿大图腾类似但脉气涩，可见脉迟或脉数滑中甲状腺形态的涩脉灶等。

西药：泼尼松，每晚睡前 5mg。

中药：薏白汤（自拟）。白芍 30g，生龙牡各 30g（先），生薏苡仁 65g，地龙 6g，瓦楞子 15g（先），葶苈子 12g，桂枝 10g，制附子 9g，炙甘草 6g。

9 号针头：在甲状腺青筋处点刺出血，每周 1 次。

合谷穴：气化针法，每 10 天 1 次。

（4）甲状腺结节：甲状腺结节临床常见。如果患者的甲状腺部位出现了炎症，就可能会对甲状腺造成刺激，容易导致甲状腺细胞异常增生，进而在甲状腺组织中出现局限性肿块，引发甲状腺结节。此病病情较轻时，患者通常没有不适症状，但当甲状腺结节不断增大后，可能会导致患者出现异物感，甚至气促、呼吸困难等。

脉象（图 8.62）：寸脉中段正中线两侧出现肿大的甲状腺，并在一侧甲状腺中出现结节状脉图腾。据结节内脉气和表面粗糙级别来辨别其性质。一般形态欠规则的涩脉灶，表面粗糙刺手应考虑局部穿刺，病理化验，必要时手术摘除。而囊性、脉气不涩或微涩且表面又规则的中药调理便可。

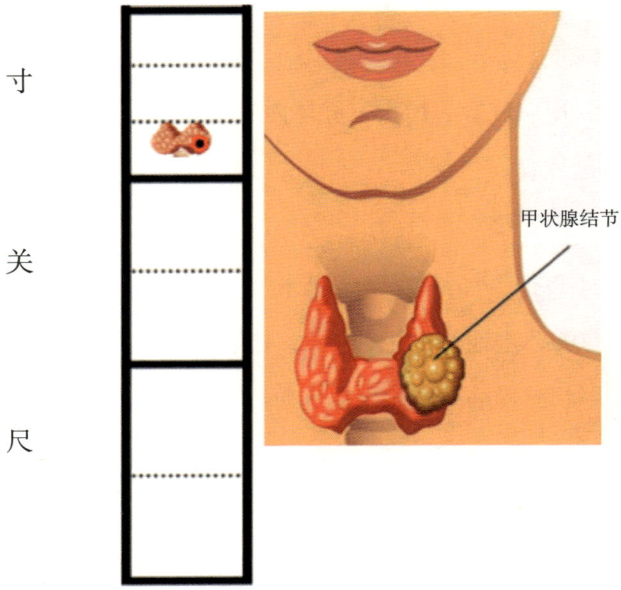

图 8.62　甲状腺结节脉象示意图

汤液：囊肿汤加减（良性结节）。煅龙牡 30g，瓦楞子 30g（先），夏枯草、虎耳草、猫爪草各 20g，皂角刺、浙贝母各 12g，五灵脂、黑丑、芒硝各 3g，生姜、山慈菇、甘草各 6g。

9 号针头：在甲状腺青筋处点刺出血，每周 1 次。

合谷穴：气化针法，每 10 天 1 次。

（5）甲状腺癌：也称恶性甲状腺肿，包括乳头状癌，滤泡状癌，未分化癌和髓样癌。一般来说，乳头状癌比较常见。乳头状癌预后程度好，相对来说治疗也可见效果。通过脉诊和超声检查发现甲状腺小肿块，甲状腺癌需要早治疗，否则很难被发现，一般发现时已是晚期了。往往与家族因素有关，当出现腹泻，面色潮红时应结合家族史来进行诊断。

脉诊：早期甲状腺图腾可以出现表面粗糙的结节，对于甲状腺脉晕固定难移，脉气涩且刺手不规则甲状腺图腾应警惕该病，必要时行理化检查。

临床干预：低碘饮食。

西医：甲状腺癌的治疗方法有手术治疗、内分泌治疗、^{131}碘放疗、外放疗、靶向药治疗、免疫治疗等。

通常 90% 以上的甲状腺癌通过手术治疗就可以获得根治性的效果。做完手术以后需要同步的内分泌治疗，要服用甲状腺素片，防止肿瘤的复发。晚期的甲状腺癌，或者远处转移，还可以合并采取联合治疗。对分化癌采取^{131}碘的放疗，对于未分化癌或者分化不好的肿瘤采取外放疗；对于远处转移或者治疗效果不好的肿瘤，还可以通过靶向药、免疫治疗等综合治疗。

在甲状腺癌西药或手术等治疗的过程中，口服中药具有相辅相成的意义。

汤液：瘿瘤汤。夏枯草、公英各 30g，黄药子、水红花子、山慈菇各 5g，王不留行、蛇莓、苍耳根、虎耳草、天花粉各 15g，牡蛎、海蛤壳、天花粉各 9g，甘草 6g，甜叶菊 1g。

9 号针头：在甲状腺青筋处点刺出血，每周 1 次。

合谷穴：气化针法，每 10 天 1 次。

3. 垂体瘤

垂体瘤起源于蝶鞍内脑垂体细胞，发生率较高，约占颅内肿瘤的 12%，多属良性，以中年人多见。瘤体直径在 1cm 以内且局限于鞍内者称微腺瘤；直径 1 ～ 3cm 突破蝶鞍者称大腺瘤；直径在 3cm 以上且向鞍旁和视丘下部伸展者称为巨大腺瘤。

脉象（图 8.63）：在寸脉上 1/3 中心位置，出现结节状脉图腾（食指指目候及）。轻扶寸脉上 1/3 正中，指下出现小结节（正常情况下不应出现），经 CT、磁共振确诊。

西医：伽马刀、放疗或手术、化疗等。

中药：垂体瘤煎（自拟）。土茯苓 60g，鱼脑石 15g，重楼、龙葵、白英、蛇莓、三七各 10g，守宫、蜈蚣各 2 条，生天南星、生半夏各 9g，甘草 10g。

刺血：双制污穴交替刺血，每周 1 次。

合谷穴：气化针法，每 10 天 1 次。

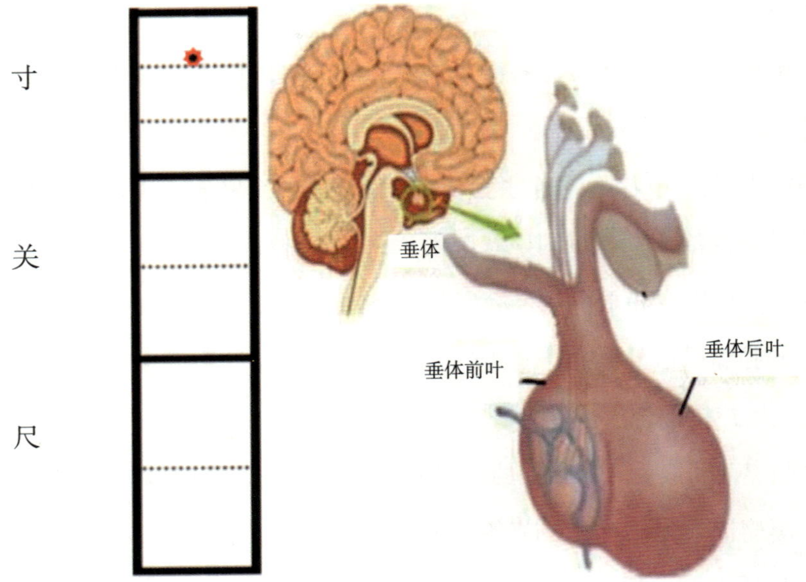

图 8.63　垂体瘤脉象示意图

4. 肾上腺肿瘤

临床见满月脸、水牛背、皮肤紫纹、痤疮多发、高血压、骨质疏松甚至糖尿病患者，应当警惕该病的发生。

（1）肾上腺皮质功能减退：表现为精神萎靡不振、乏力、没有食欲，甚至恶心、体重减轻、头晕、全身不适以及直立性低血压、皮肤色素沉着等症状。

（2）嗜铬细胞瘤：原因不明的持续性高血压或者阵发性高血压，以及头晕、头痛、心慌、多汗等症状。

（3）多囊卵巢综合征：多毛、痤疮多发，月经紊乱，甚至闭经、无排卵、怀孕困难、腹型肥胖等。

脉象（图 8.64）：在尺脉上端，深压中指到骨面，回抬中指在中位的深度等待，渐渐肾图腾显现。再在肾图腾的远心端以指目轻待片刻方见有质地不均的地方，仔细分辨便有肿瘤图腾的那种质地不均，脉气涩手的感觉。

西医：放化疗能抑制肿瘤细胞的扩散。若存在肾上腺囊肿瘤，采取手术治疗或经腹腔镜下肾上腺肿瘤切除，微小腹腔镜肾上腺切除术等。

西药：辅助口服激素类药物，替代治疗。

中药（放化疗或手术切除的前后，中药治疗相辅相成）：腺瘤煎（自拟）。白花蛇舌草、藤梨根、煅龙牡、海蛤壳、土茯苓、半枝莲各30g，白英、浙贝母、龙葵各15g，白芍、龙葵各12g，小蓟、炙甘草各6g。煎服。

9号针头：在患侧T9—11脊络、背俞络、太阳络交会处点刺出血，每3～5天1次。

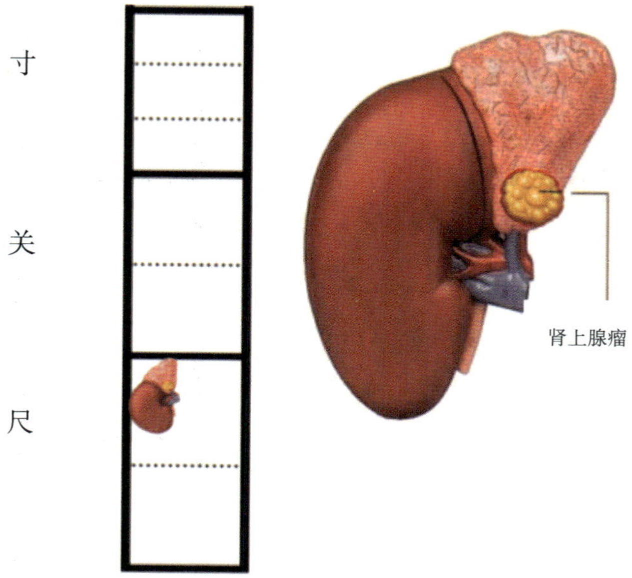

图 8.64　肾上腺瘤脉象示意图

5. 胸腺瘤

胸腺瘤的临床症状产生于对周围器官的压迫和肿瘤本身特有的症状——合并综合征。小的胸腺瘤多无症状，也不易被发现。胸腺瘤特有的表现是合并某些综合征，如重症肌无力、单纯红细胞再生障碍性贫血、低球蛋白血症、肾炎肾病综合征、类风湿性关节炎、红斑狼疮、巨食管症等疾病时，临床脉诊应寻之。

脉象（图8.65）：以食指在右寸脉尺侧候及。具体技法：将食指浅出肺图腾的尺侧缘，用食指的指腹向纵隔侧寻该占位。

西医：胸腺肿瘤无手术禁忌证，可采用外科手术切除，即使良性肿瘤也应手术切除。但较早期或小的胸腺结节可以用中药治疗。若为恶性淋巴源性肿瘤，应采用放射治疗，能够尽量杀灭肿瘤细胞。如肿瘤恶变并侵入邻近器官或有远处转移，可以采用放疗或化疗。

中药：与肺结节同治。

9 号针头：在双侧 T3—6 脊络、背俞络交会处点刺出血，每 3 ～ 5 天 1 次。

合谷穴：气化针法，每 10 天 1 次。

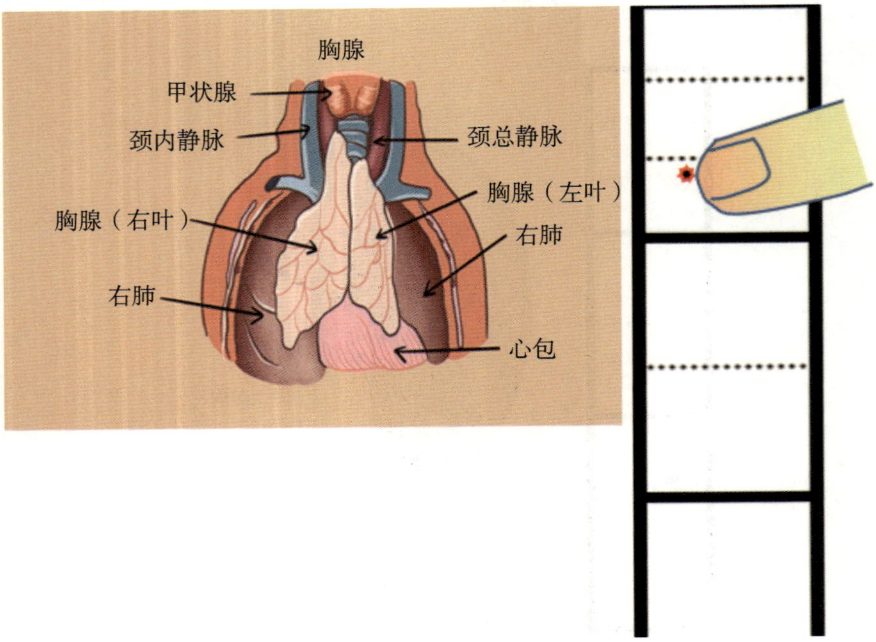

图 8.65　胸腺瘤脉象示意图

（七）血液病与脉动

红细胞疾病、白细胞疾病、出血和血栓性疾病。临床上常见的疾病有白血病，再生障碍性贫血，骨髓增生异常综合征，血小板减少症，多发性骨髓瘤和淋巴瘤，骨髓纤维化，血友病，地中海贫血等。脉学诊断除骨髓瘤淋巴瘤，骨髓纤维化等有形病变之外，仅可以参考脉气的稀稠判定气血虚实、脉的滑数辨证虚热、脉的张力判断疾病轻重等改变。依据检验室诊断比较明智。这里就有关中草药的调治略谈一二。

1. 白血病

（1）症状：起病多急骤，病程短（尤以儿童和青年）。首发症状多为发热，不多寒战。出血部位可遍及全身，因而出现贫血症状。肝脾大、全身广泛的淋巴结肿大、皮肤及黏膜病变。有神经系统炎症表现，骨及关节病变等。

（2）诊断：急性白血病，骨髓内原始细胞占比≥ 20% 即可诊断。慢性淋巴细胞白血病以 B 细胞为主，慢性粒细胞白血病以中晚幼粒细胞为主。

2. 再生障碍性贫血

根据血常规，会出现全血细胞的减少，血红蛋白的值低于 100g/L、血小板低于 50×10^9/L，中性粒细胞要小于 1.5×10^9/L，网织红细胞的减少。

骨髓的标准：骨髓穿刺的造血成分的减少（粒系、红系、巨核系），非造血成分的增多（淋巴细胞、浆细胞、肥大细胞）。

3. 血小板减少症

正常成年人血液中的血小板数值范围在（100 ～ 300）$\times10^9$/L，当低于 100×10^9/L 算血小板减少。

4. 地中海贫血

血液检查见泪滴状红细胞、靶形红细胞、网织红细胞轻度增高，间接胆红素增高、乳酸脱氢酶增高，还有血红蛋白电泳分析。检测到 α 基因缺失以及 β 基因突变，就是提示患者是哪一型的地中海贫血，如 α 型地中海贫血或 β 型地中海贫血。治疗上多数轻度的 β 型地中海贫血或者是 α 型地中海贫血，一般没有症状，不需要治疗。只有重度的地中海贫血，需要慢性输血治疗，或中草药治疗。如果是轻度或中度 β 型地中海贫血，可能没有症状或在妊娠、感染时会有贫血加重。

5. 中药对于出血和贫血的调理

贫血饮（自拟）。晚蚕沙、茜草根 30g，生地黄 15g，玄参 12g，荆芥炭 20g，牡丹皮、阿胶、鹿角胶（烊化）、白芍、黄芩各 10g，甘草 6g。

6. 中药针对血小板减少的调理

黄芪、晚蚕沙、茜草根各 30g，仙鹤草、生地黄各 15g，千金藤、绞股蓝、地榆、小蓟、侧柏叶、牡丹皮、茜草、白及、炙甘草各 10g。

7. 中药针对白细胞增多的调理

（1）升白细胞：升白煎（自拟）。黄芪 60g，太子参 30g，炒白术、山茱萸各 30g，丹参、茯苓、枳壳、川芎各 12g，香菇、甘草各 10g，红枣 10 枚。

（2）下降白细胞：降白汤（自拟）。水牛角、料姜石、生石膏、半枝莲各 30g，漏芦、元参、射干各 10g，青黛、山豆根各 3g，炙甘草 6g。

（八）肌肉与脉动

肌肉病变一般有肌无力、周期性瘫痪、多发性肌炎、强直性肌病等症状，当然脉象也会出现对应变化。

1. 肌无力

本病为自身免疫性疾病，免疫系统错误地攻击神经肌肉突触后膜上的乙酰胆碱受体，导致神经递质乙酰胆碱无法发挥作用，形成突触后动作电位，并出现肌无力症状。其脉象的改变常见心肌晕无力，或双尺脉芤。

2. 周期性瘫痪

本病患者血钾浓度波动会导致肌肉病变。而脉象多会出现脉壁变薄，脉滑数、寸口皮肤潮湿等异常。

3. 多发性肌炎

由于病毒感染、免疫失衡等原因引起的骨骼肌变性、坏死、萎缩、再生、浸润、渗出等炎性病变，导致肌肉病变症状。而脉则弦细滑数。

4. 强直性肌病

可能与基因突变有关，主要表现为骨骼肌收缩后不能立即放松，表现为持续的强直性肌肉病变。脉弦滑数伴边脉，有时能摸到椎骨的形态。脉中肌肉的图腾如图 8.66 所示。假如，右股四头肌瘀血病变，则脉口在对应的位置也会出现肌肉的图腾。尤其是坏死的肌肉，肌肉图腾更清晰。

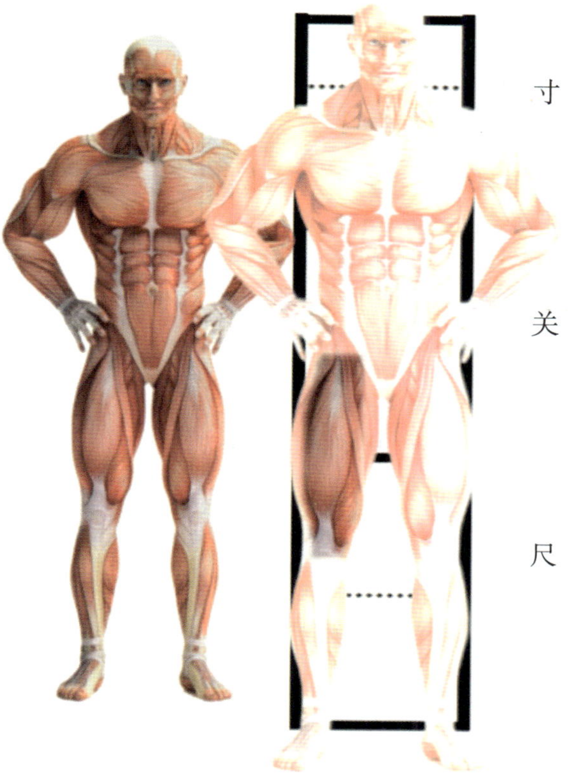

图 8.66 肌肉图腾

（九）筋膜与脉动

筋膜炎：典型病症表现包括疼痛、肿胀、肌肉僵硬、肢体麻木等，其中病变部位常集中于颈椎、肩胛、足部等。晨起或天气变化时，病症多会加重。随着病程发展，病患多影响肢体活动，久之会伴有肌肉萎缩、功能障碍等。

1. 颈肩肌筋膜炎

颈肩肌筋膜炎病变部位多集中于患者颈、肩或腰部等区域，由肌肉的损伤、韧带或肌腱过度劳损所致。患者通常会出现特定区域疼痛，活动或触碰疼痛加重现象。脉象（图 8.67）则见同侧肩部脉图腾的涩边脉。

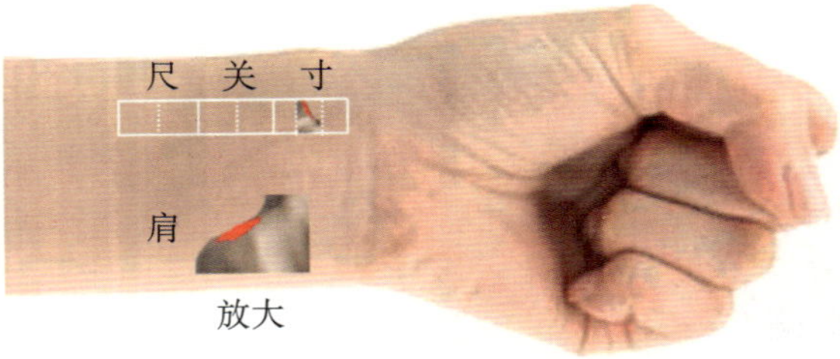

图 8.67　颈肩肌筋膜炎脉象示意图

中药：五合散（自拟）。白芷、羌活、僵蚕、全蝎各 10g，蜈蚣 2 条。以上药共研为末，取末 2 ～ 3g 撒在虎骨膏或祛痛膏上贴患处。

针灸：养老穴可以快速缓解疼痛症状。

9 号针头：在患侧 T5—7 脊络、背俞络、太阳络交会处点刺出血，见效。

刃针：松解僵化的肩筋膜，多可快速缓解疼痛。

2. 腰背部肌筋膜炎

腰背部肌筋膜炎患者，大多都会伴随有腰椎间盘突出、腰肌劳损、椎管狭窄等病变。病变部位常见于腰臀肌、腰骶等部位并出现局部疼痛、对侧下肢功能异常性疼痛，继而引起肢体功能障碍。人类的直立是该病多发的诱因，一侧肢体经久地活动，肌张力大于对侧时多会出现腰骶椎间盘突出于对侧，并造成对侧肢体出现神经压迫症状。而脉象（图 8.68）多出现对侧关尺脉的脉力增加或伴有纵向的边脉（一种由下向上的举力）。脉象资深研究者可以清晰指出具体哪一块椎间盘突出、哪一块肌肉疼痛以及疼痛的病因。临床上，中风的脉象之形与之类同，但仔细辨识也可以鉴别。

（1）腰椎间盘突出症：多以风、寒、湿、痹、瘀、伤为病因，治以桂枝汤加减为要。笔者经验：九味羌活汤佐以杜仲、桑寄生、地龙加减疏风解表，散寒除湿疗效满意。

汤液：腰痛煎（自拟）。羌活、骨碎补、秦艽、桑寄生、白芷、续断、杜仲各 12g，防风、川芎、苍术各 10g，川椒、细辛各 3g，地龙、制附子、甘草各 6g，海螵蛸 30g（先），苏梗、败酱草各 10g。水煎服，每日 2 次。

刃针：体位俯卧，暴露腰、骶背面，2%～ 3%碘伏消毒（无须脱碘），术者双手消毒。左手触及右侧腰背部，皮、脉、筋、肉骨五层，寻找痉挛的髂筋膜、背筋膜，僵硬与挛缩的肌肉，右手持小刃针，快进至皮下，点刺松解。但凡结节、扳机点必须松解至指下感觉松软为止。图 8.69 中箭头区内为重点。术毕，随即候脉，务求两寸口均等为病愈。

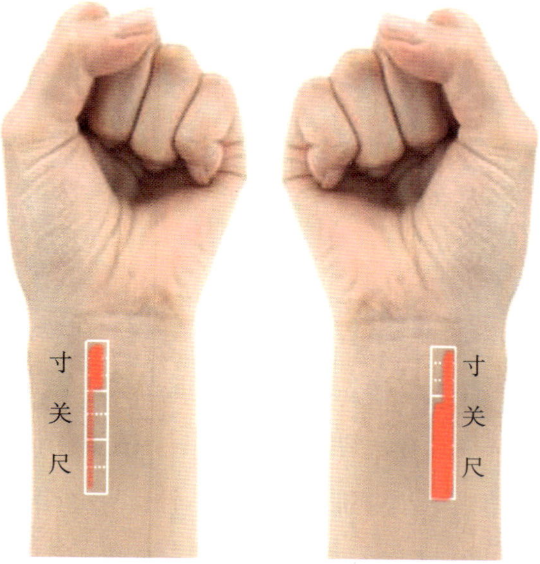

图 8.68 腰背部肌筋膜炎脉象示意图

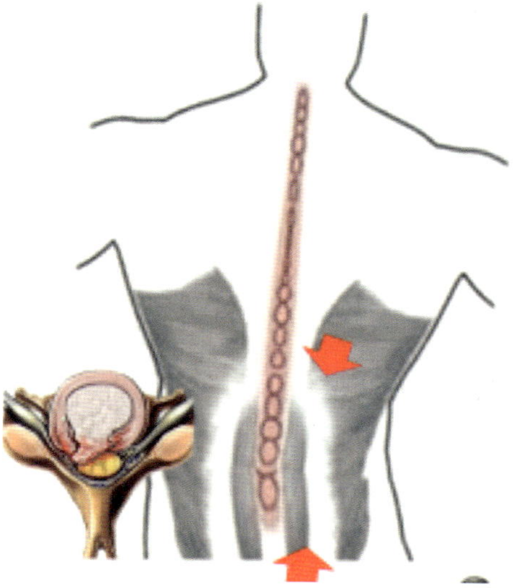

8.69 示意图

腰椎间盘病变是人类高发、疑难问题。临床许多病痛与它有关联。选择脉诊诊断该病不逊色于CT、磁共振。刃针治疗该病有疗效可靠、痛苦小、方便快捷的优点。笔者在医堂出诊25天，接诊该类患者330例，其中98例为腰椎间盘病患，采取刃针治疗本类疾病有1或2次愈病的奇效（但腰椎间盘脱出应该手术摘除病灶）。因此笔者认为，刃针松解高张力筋膜的临床方法是人体椎间盘突出、膨出症的最佳方法。适当休息，左手持重，预防复发，注意复诊。

（2）偏头痛：患者感受风寒发病，脉缓而弦。久服止痛药脾胃虚寒，久之血虚、血瘀。治当补中益气，合以活血化瘀，佐以温经暖胃调理。脉缓为寒，脉弦多痛。右寸桡侧缘有弦边为右偏头痛典型脉象。

汤液：头痛饮（自拟）。黄芪、白芷、当归各12g，生姜、柴胡、全蝎、甘草各6g，葛根、元胡各9g，水蛭3g。10剂，煎服，每日2次。

刃针：刃针治疗偏头痛具有针到病除的效果。头皮碘伏消毒，0.35×0.3小刃针，刀口立起，在偏头痛处平刺。选择病痛中心为第1针，两头间隔1.5寸各1针，从近督脉处进针，在真皮层次，针刺方向向外下。无需分辨穴位，盲刺即可。如图8.70所示。原理：刃针沿真皮平刺，将头痛的感觉小皮神经切断，头痛立止。

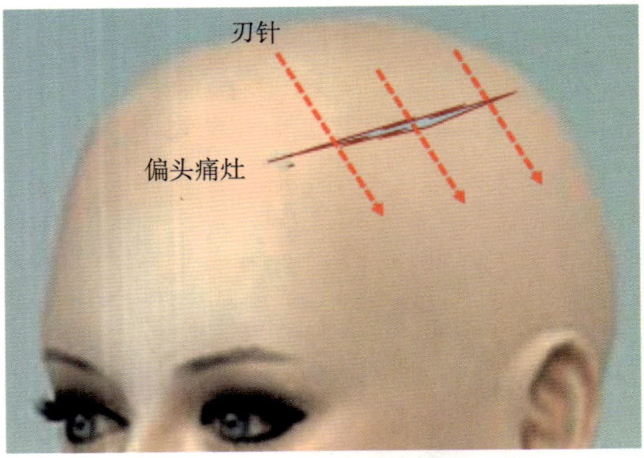

图8.70 示意图

（十）骨骼病与脉动

本部分主要谈骨质疏松、股骨头坏死、骨肿瘤脉象等。

1. 骨质疏松

骨质疏松会出现腰、腿或背疼痛或全身酸疼，乏力甚至易骨折现象。患者在活动后劳累加重，负重能力明显下降。或轻微外力和简单运动后即会发生骨折，且愈合时间较常人更长。脉象则多见双尺脉脉力的减退，活脉宽而芤，关尺脉脉势减弱甚至关尺无脉等。

汤液：密骨汤（自拟）。熟地黄、山茱萸各 15g，制首乌 6g，炙龟甲 15g，杜仲 12g，枸杞子、覆盆子、紫河车粉（后下）、山药各 10g，茯苓 20g。

西医：骨化三醇按医嘱。

针灸：命门、足三里、肾关等。

2. 股骨头坏死

临床当候及双关脉的下 1/3 处出现自上而下外展的斜形火腿肠样脉图腾（图 8.71）时，应立即警觉排除股骨头无菌坏死病变。事实上当病变部位会出现轻度至重度疼痛，随着病症发展会呈现逐渐加重的情况。疼痛向臀或膝部放射，腹股沟区深部压痛，髋部活动障碍，患肢短缩而跛行，骨骼倾斜等均因警惕股骨头坏死。

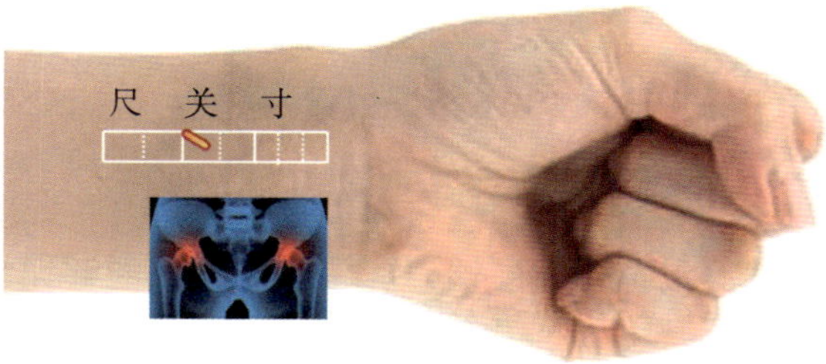

图 8.71　股骨头坏死脉象示意图

汤液：愈骨汤（自拟）。土鳖虫、三七、乳香、没药、白芷、僵蚕各 10g，丹参、当归、狗脊各 20g，骨碎补、苏木各 12g，延胡索、败酱草、海螵蛸各 15g，全蝎、川芎、甘草各 6g。煎服。

9 号针头：在患肢点刺青筋出血。同侧腘静脉放血 100mL。

刃针：5 寸刃针，在骶髂关节处松解挛缩的肌筋膜（注意：不要刺破股动脉、神经）。

3. 骨肿瘤

骨肿瘤的典型表现是疼痛与压痛、局部肿块和肿胀、功能障碍和压迫症状、病理性骨折。晚期恶性骨肿瘤可出现贫血、消瘦、食欲缺乏、体重下降、低热等全身症状。远处多可见血行转移等。当然晚期恶性骨肿瘤会出现贫血、消瘦、食欲缺乏、体重下降、低热等全身症状。应注意：骨软骨瘤多见夜间痛，骨软骨瘤可长期无症状，软骨瘤多见无痛性肿胀和畸形，有时因病理性骨折而发现。

窥骨骼的病变不易甚至徒劳，但对突出于骨骼外表的占位性病变，脉象有诊断意义。脉诊（图 8.72）：在尺脉的浮位，轻抚寸口皮肤，仔细梳理指下的感觉，不时将骨质破坏的不规则骨肿瘤图腾出现。

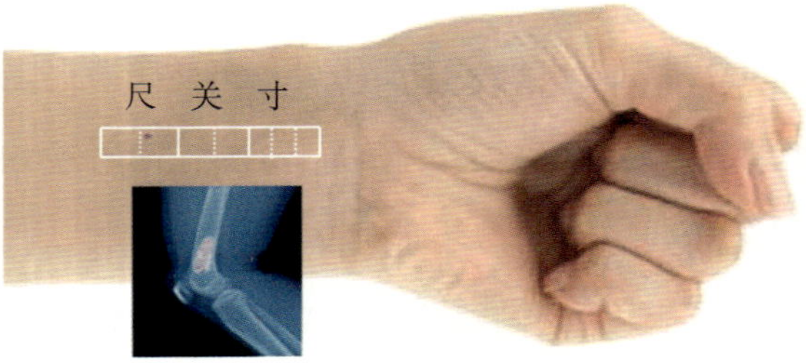

图 8.72　骨肿瘤脉象示意图

（1）西医治疗：良性的骨肿瘤，单纯清除病灶为主。若病灶不影响骨的结构和功能，可先观察。当患者疼痛不忍，肢体活动受到影响，再考虑手术。恶性骨肿瘤治疗：恶性骨肿瘤保肢治疗或截肢治疗。保肢治疗应化疗。肿瘤能够完整切除；术后局部复发率和转移率低于截肢手术。放射治疗：主要用于少数敏感的骨恶性肿瘤的治疗。肉瘤对放疗无效。

（2）中药调理：在手术、放疗、化疗的间隙可以考虑中药调理，缓解临床症状。阳和汤加减调理。

（3）刃针：较浅的骨肿瘤，手指可以触摸到肿瘤的供血动脉和神经，用刃针切断，加压止血，术后观察。

（十一）神经系统疾病与脉动

神经系统是连接人体各个组织、器官的枢纽，为人体生理活动功能调节起到主导作用。它主要由神经组织构成，其中包括中枢神经系统和周围神经系统两大部分。中枢神经系统又包括脑和脊髓。周围神经系统包括脑神经和脊神经。这里列举部分临床病例研究其脉象表现。

1. 周围神经系统

周围神经系统是指除脑和脊髓以外的所有神经结构，包括周围神经、神经肌肉接头、肌肉，周围神经大致分为脑神经、脊神经和自主神经三大部分。

（1）脊神经：共包括 31 对，由 8 对颈神经、12 对胸神经、5 对腰神经、5 对骶神经以及 1 对尾神经构成。人体如果在运动的过程中受到损伤，常常会伤及脊神经进而引发感觉和运动障碍等症状。事实上，各种临床手段，包括中医针刺、艾灸、推拿、按摩疗效的实现多以气血的疏通，表皮与真皮神经的恢复为思路，其他多为奢望。

（2）自主神经：主要由交感神经和副交感神经两大部分组成。

① 交感神经：可以支配腹腔内脏、腺体平滑肌以及心脏血管等，还可以调节上述组织器官的功能活动。如果刺激交感神经就会引起心跳加速、心肌收缩力加强、新陈代谢亢进、瞳孔散大、腹腔内脏和皮肤末梢血管收缩等情况。临床背刺操作中，患者常常眼亮气爽，这种反映就是交感神经的效应。

② 副交感神经：受到刺激后可引起胃肠蠕动增强、心跳减慢、瞳孔缩小、腺体分泌增加以及括约肌松弛等情况。人体内大多数的组织器官均受到交感神经与副交感神经的双重支配，在大脑皮层的管理上使内脏活动相互协调和促进。临床上，部分患者当接受腹部针刺后的不久会渐渐睡眠，全身肌肉松软，这也与副交感神经作用关联。

2. 神经系统疾病伴发的精神障碍

神经系统疾病伴发的精神障碍多会出现心理问题，心理疾病是一种严重影响个体思维、情感、行为和社交功能的疾病。《素问 · 六节藏象论》中又云“心者，君主之官，神明出焉”“心舍脉，脉舍神”，说明脉和人的情志活动密切相关。《素问 · 经脉别论》则表达得更为直接，认为“凡人之惊恐恚劳动静，脉皆为之变”。这充分说明了人的心理活动均可通过脉象表现出来。因此，现代心理疾病，可通过脉诊来诊断。中医学关于心理疾病的记载有很多，如百合病、狐惑病、癫狂病、痫病、脏燥等数十种疾病。关于心理的脉象亦有很多，如《脉象图说》云“过喜则脉缓，暴怒则脉急，悲伤则脉短，大恐则脉沉”；有人对古代情志相关的 1328 例医案的脉象做了初步的统计分析，认为弦、数、滑、细、涩、动是常见的情志脉象。中医的七情脉脉象特征比疾病脉更具有特异性，具有更高的诊断价值。如惊恐脉，张景岳在其《景岳全书》中云“惊伤于胆，其气乱而脉动掣”“恐伤于肾，脉当沉而怯”“恐则气下”，气机下沉，脉位亦下沉，故脉见沉弱；再如《金匮要略 · 惊悸》记载“寸口脉动而弱，动则为惊，弱则为悸”。因此综合以上两种之说，可以确定惊恐的脉象应为脉沉而动。如果再将七情和五脏相配属，可以推测惊恐的脉位应该在两尺肾脉的部位，这种结合部位和脉型的特异脉学特征具有更强的特异性，笔者验之临床可谓精准。同样的方法，可以推测抑郁症的脉象特征。抑郁症是西医病名，中医并无此病名，但从抑郁症的临床表现来看，它和中医的郁证有很多相似之处，他们均表现为“三低”，即情绪低落、思维缓慢、意志行为降低等，此多为气机郁滞之象。据《丹溪心法》中记载说“气郁者脉多沉涩”，《脉理求真 · 新增四言脉要》中亦有“郁脉皆沉，甚则伏结，或代或促知是郁极”的记载，《景岳全书 · 脉神章》亦云“凡脉见涩滞者，多由七情不遂，营卫耗伤，血无以充，气无以畅”。该类疾病临床上尚没有理化仪器标准诊断，多为医生的经验性判断。以下是常见心理疾病：

（1）焦虑：持续或发作性的焦虑、恐惧、紧张和不安的心理症状，常见包括皮肤出汗、心悸、胸闷、气短、性功能障碍、尿频或尿急、窒息感、胃肠不适等躯体症状，也见坐立不安、面部表情不自然、肌肉紧张抽动、心悸和心率增加、恶心、腹部不适或疼痛等行为不正常，说明该患者存在焦虑问题。但脉象的诊断更有意义。

脉象（图 8.73）：脉壁薄而轻弦，脉势滑数而管壁微颤，心晕范围小于脉道，心搏去大回小，有颤抖感。

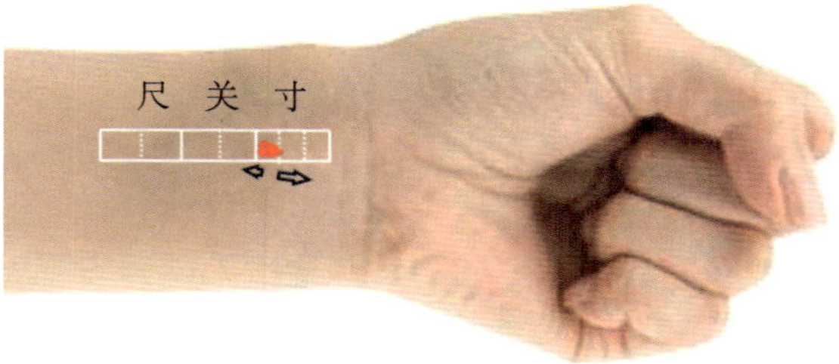

图 8.73　焦虑脉象示意图

汤液：安神温胆丸加减。生龙齿、炒酸枣仁各 15g，五味子、枳实、钩藤各 12g，制半夏 9g，竹茹、太子参、远志、熟地黄各 10g，茯神 20g，蝉蜕、炙甘草各 6g。

针灸：双太冲透涌泉。

（2）抑郁：抑郁症患者的症状多种多样，常见难以睡眠特别是难以入睡，失眠或早醒；常常食欲下降，对吃饭没有兴趣；对待周围事务淡漠，反应迟缓，缺乏关注力。如果这种现象持续一段时间（半个月）以上多为抑郁症，当然脉象判断更精准。

脉象（图 8.74）：脉弱缓，双关脉沉，右关脉表面多有浮砂，心图腾小而柔，脉气回大去小。

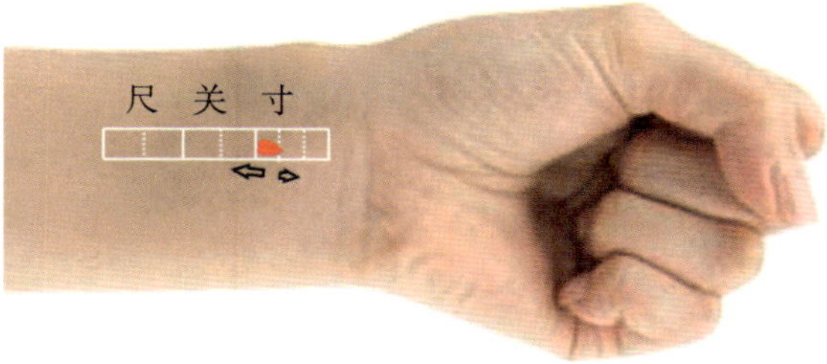

图 8.74　抑郁脉象示意图

汤液：抑郁煎（自拟）。姜半夏、夜交藤各 9g，小麦 20g，酸枣仁 30g，合欢花、合欢皮各 15g，枳壳 10g，琥珀、蝉蜕、薄荷各 5g，炙甘草 6g。

针灸：双太冲透涌泉。

（3）心理创伤后应激障碍：心理创伤是一种由于经历了严重创伤而导致的心理问题。患者可能会经历噩梦、回忆和情绪波动等症状。

脉象（图 8.75）：出现脉弦而壁颤，心晕变小，心晕在尺侧缘有刺样条索。

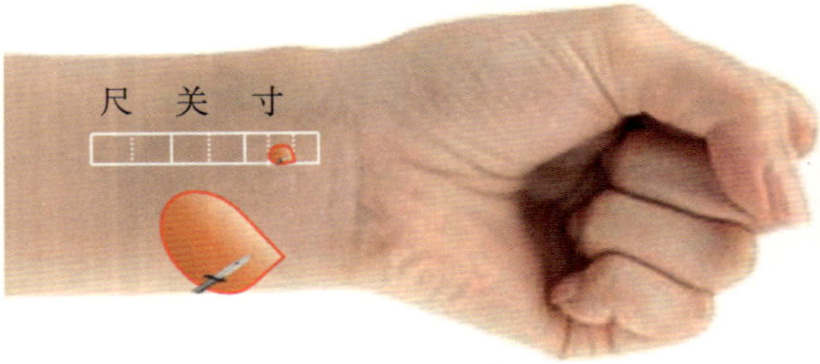

图 8.75 心理创伤后应激障碍脉象示意图

中医治疗：同抑郁症。

（4）强迫症：一种常见的心理疾病，患者常常被强烈的强迫思维和行为所困扰。患者可能会出现反复洗手、检查物品等情况。

脉象（图 8.76）：脉弦而有张力，双关脉微凹，心晕收缩变小且左心壁偏厚。

调理：临床改变或松弛脉道及心肌张力，是主要思路或者说非常重要。当脉道柔软以及心室壁肌肉张力下降则愈。

西医：氟伏沙明等（不良反应包括恶心、困倦、无力、头疼、口干和失眠等）。

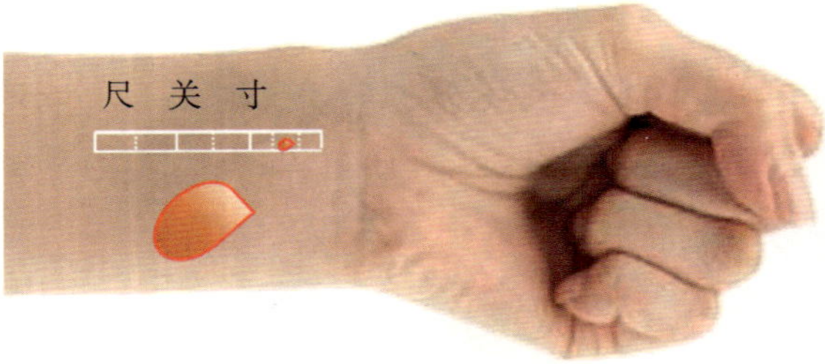

图 8.76 强迫症脉象示意图

汤液：柔尔煎（自拟）。生龙齿、水牛角、葛根（先）各 30g，蝉蜕、荜澄茄、地龙、麻黄各 6g，木瓜、天麻、钩藤各 10g，枣仁、合欢皮各 20g，甘草 6g。煎服。

中医的汗法和泻法对此病均有效。

汗法：麻黄汤加热米汤，服后盖被睡觉，大汗后（盐排除）体软而爽，此时补充水分，平时保持清淡饮食。

泻法：如温下法，润下法，逐水法皆可短期使用，中病即止。

针灸：印堂、镇静、双合谷、三阴交、双太冲透涌泉等。

气化针：选左合谷穴，运用气化针法，每周 1 次。

（5）孤独症：患者在社交和沟通能力上存在极度困难，以及刻板重复行为的特征。脉象表现为脉弦，双关脉有力。

（6）注意力缺陷多动障碍：该病是一种常见的儿童心理疾病，其特征包括注意力不集中、多动和冲动性行为。脉象表现为脉宽大（若多汗则脉软），心晕大且左心室略厚。临床调理同强迫症。

（十二）体外脉象拾贝

中医人非常关注人与自然的关联，在六淫致病乃至五运六气的思维中，无不体现出自然与人的自然关联。该部分内容不是唯心，反而更是唯物，这与人们视野的维度有直接因果，毕竟人类的视觉有限而自然无限。在寸口人类医学的第二视窗中人们的感性、理性、悟性或许机缘殊胜，或许禀赋异常。感知、思考与洞察必将有所折射。

1. 沙砾之地脉象

人长期居住在沙砾之地，且饮地下水则易患肝、肾、胆结石。其脉象的表象为：①患者右关出现密集性沙砾样脉晕颗粒（图 8.77）。② 住宅内（现住宅）长期收藏大的石块，患者常有胸闷的感觉。研究认为：冰冷的石头会消耗人体的能量，而脉象中可以感知到心晕中的石头样颗粒（图 8.78）。

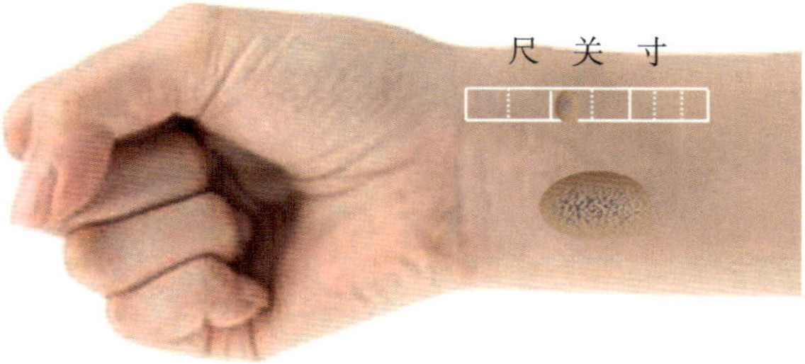

图 8.77　密集性沙砾样脉晕颗粒示意图

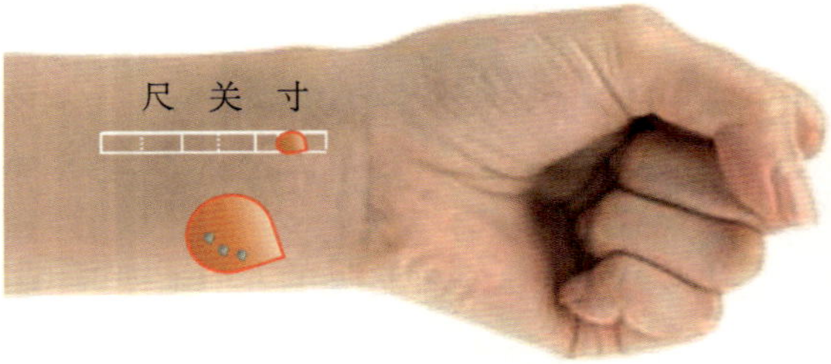

图 8.78 石头样颗粒脉象示意图

2. 不合时宜的室内挂件会影响人体健康

如室内挂剑常常会激励人的械斗或复仇心理。而脉象则在心的脉晕中感知到宝剑的图腾（图 8.79）。

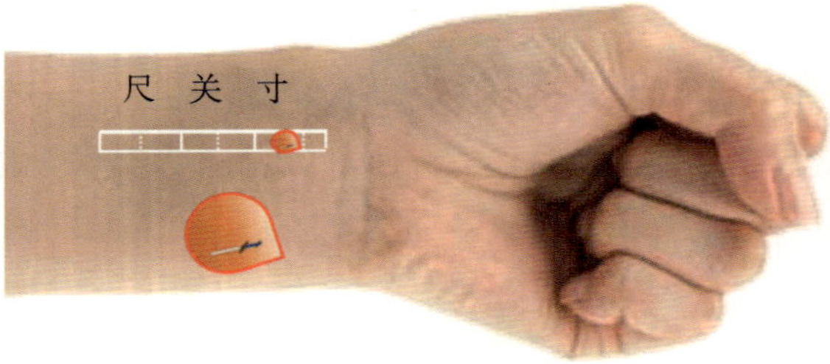

图 8.79 宝剑脉晕图腾

3. 房屋古藤攀爬主人多见抑郁

在国外的别墅门前屋后见有古藤攀爬，主人多出现抑郁心理或夜间胸闷。脉象的心晕上可以感知古藤样脉晕图腾（图 8.80）。

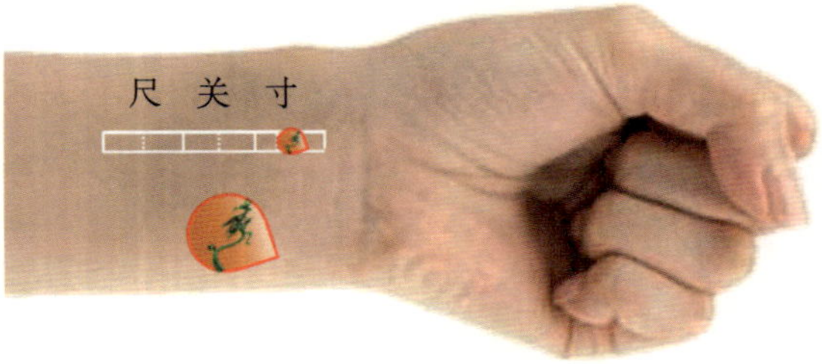

图 8.80 古藤样脉晕图腾

临床发现此类问题，可以低调告知并设法让其远离、丢弃等方法处理，此时再根据情况用中医药调理为妥。

跋

汤液斗观五行、岐黄经络脏腑，神农、岐伯、俞跗、扁鹊、仲景、华佗，春秋医学盛世之翘楚。

世上病症形气可略，改病脉而治病则为铁律。吾业医有年，方知执一法之偏，然现代医学五次飞跃，而中医仍在五行生克第一次医学认知中翘首回眸，时空让我们认知中医“重证盲病”和西医过度依赖仪器的思维束缚，智慧与创新地重建中国生态医学新模式“经脉医疗”。

脉动是人类无需借助仪器观察和认知生命奥秘的第二视野，至深研究则诊治于一窗，驾驭她，医者将徒手类比仪器，践行中国秦汉时期经脉医学曾经的辉煌。《脉动医学大成》所述，医者可徒手类仪器、辨病症治、宗中汇西，探究人体自备或自愈机制，将以新理念肩负起呵护人体健康的重任。将以不变的事实，力证中医学的科学性和前瞻性。

中医人“知病”既重要又迫切，若神仙手眼于临床则中医的辉煌指日可待。笔者每会诊疑难杂症，误诊误治之冰鉴常动念此书写作，每闻“中医不科学”则催生《脉动医学大成》的面世。

余年古稀，方知业医胸中有尘必误于人，知不治比治不效和误病更可尚。许氏脉诊虽在国内外影响部分学子，然中医人驾驭脉动之宏愿尚需时日。朱熹曰：“未觉池塘春草梦，阶前梧叶已秋声。”《西北有高楼》言：“不惜歌者苦，但伤知音稀。”

拙作与临床诊务，我的结发，相伴斯守。她那来自内心的善良和温暖濡沫于心，时光荏苒人生苦短，且行且珍惜。合肥市许氏脉诊非遗传承人许睿怡为本书图文设计任劳任怨，负重致远。本书亦得到各位学者、专家、教授的指导，笔者在这里深表感恩。

许跃远于北京

2024 年 2 月 11 日